의학약어해설

Abbreviation of Medical Terminology

민 순

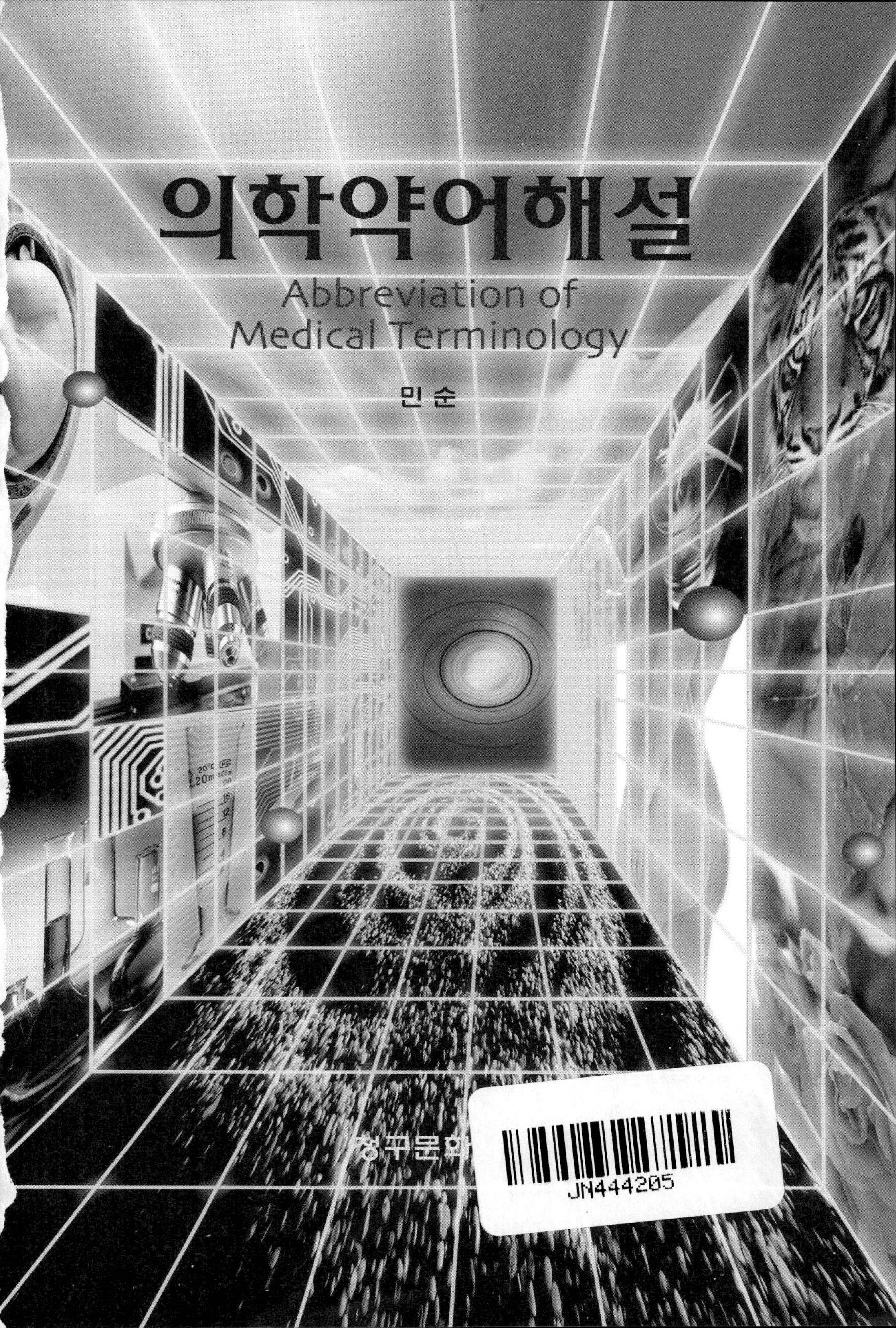

청구문화

머리말

하루가 다르게 급변하고 있는 21세기 첨단사회에서 의사전달을 가능한 빠르고 간편하게 하기 위해 고안해낸 약어는 각 분야별로 오랜 시간을 거치면서 정리되어 활용되면서 업무의 효율성 증대를 가속화시키는 계기가 되었다.

특히 의료분야에서 사용되는 약어는 진료 중에는 물론 치료나 시술 등 시간적으로 최대한의 신속함을 요구하는 긴박한 순간에 적절히 사용되어 양질의 의료를 제공할 수 있는 단초가 되고 있다고 해도 과언이 아닐 것이다.

그러나 약어의 올바른 숙지가 이루어지지 않는다면 오히려 업무의 혼선과 과실은 물론 응급치료나 수술 시에는 생명을 위협하는 중대한 사태에 이르게 될 가능성도 배제할 수 없게 될 것이다. 따라서 의료보건분야에 종사하는 모든 종사자들은 의학용어는 물론 의학약어를 완벽하게 숙지하여 업무진행 시 혼선을 초래하거나 중대한 과오를 범하는 일이 없도록 해야 할 것이다.

이번에 출간하는 의학약어 풀이집은 국내외 병원에서 통용되는 모든 의학약어를 총망라한 것으로서 의료보건분야 종사자들의 원활한 실무에 일조함은 물론 이 분야를 공부하는 학생들에게도 실제로 임상에 투입되었을 때에 당황하지 않고 쉽게 적응할 수 있도록 도움이 될 것으로 믿어 의심치 않는다. 특히 임상에서 자주 쓰이는 약어는 굵은 bold체로 표시하여 학습에 도움이 되도록 배려하였다.

오랜 시간에 걸쳐 최선을 다해 정성껏 원고를 정리하였으나 아직도 미흡한 마음이다. 이러한 점들은 앞으로 여러분들의 도움을 받아 지속적으로 수정 · 보완해 나갈 것을 다짐하며, 여러분들의 따뜻한 성원과 배려를 기대해 본다.

유난히도 무더웠던 지난 여름 내내, 미국유학 중에 귀국한 큰아들 영롱과 함께 원고를 집필할 수 있었던 행운을 주신 하나님께 감사를 드리며, 아내의 역할이 부족함에도 아무런 불평 없이 든든한 힘이 되어준 남편과, 모처럼의 소중한 시간을 기꺼이 투자해준 큰아들 영롱과 지루한 시간을 참아준 둘째 영광에게도 미안하고 감사한 마음을 전한다.

끝으로 원고교정에 많은 도움을 준 첨단종합병원 진단검사의학과 최하영 과장님과 원고정리를 도와준 제자 김미란 양과 이민혁 군에게 감사를 드리며, 출판을 맡아 수고하신 청구문화사 이상태 사장님과 임직원 여러분들에게도 깊은 감사를 드린다.

2006년 여름

서석동 연구실에서 민순, 이영롱

차 례

A

약 어	원 어	해 설
A	accommodation	적응, 조절
	age	연령
	alive	살아 있는
	allergy	**알레르기**
	ambulatory	보행의(걸을 수 있는)
	angioplasty	혈관성형술
	anterior	전방의
	anxiety	불안
	apical	근첨의
	arterial blood	동맥혈
	artery	동맥
	Asian	아시아인, 아시아의
	assessment	**사정(평가)**
(a)	at	~에서
	axillary temperature	액와(겨드랑이)체온
a	= ante, before	~의 앞에
A_2	aortic second sound	대동맥 제2심음
	phisonhex solution	피부 소독용액의 일종
A250	5% albumin 250mL	
A68	Alzheimer's disease	알츠하이머 병
AⅡ	angiotensin Ⅱ	
A, A° (or Au)	Angström unit 10^{-8}cm	자외선, X선 등의 파장 측정단위
AA	acetic acid	아세트산, 초산
	active assistive	능동적 도움
	acute asthma	급성천식

약 어	원 어	해 설
AA	alcoholics anonymous	알코올 중독자단체
	alcohol abuse	알코올 남용
	alveolar arterial gradient	폐포동맥 변화율
	amino acid	아미노산
	antiaerobic	항호기성의
	antiarrhythmic agent	항부정맥 약물
	aortic aneurysm	대동맥류
	aortic arch	대동맥궁
	aplastic anemia	**재생불량성 빈혈**
	arm ankle(pulse ratio)	팔목(맥박률)
	artificial abortion	**인공유산**
	ascending aorta	상행대동맥
	audiologic assessment	청각 사정
	Australia antigen	Au항원
	automobile accident	자동차사고
aa	= ana of each = ea	각각, 같은 양으로 배합
A&A	arthroscopy and arthrotomy	관절경검사와 관절절개술
	awake and aware	각성과 인식
AAA	**abdominal aortic aneurysmectomy(aneurysm)**	**복부대동맥류 절제술**
	acute anxiety attack	급성 불안 충격
	aromatic amino acids	방향족 아미노산
aaa	amalgam	아말감 (금속과 수은의 연성 합금)
AAAI	American academy of allergy and immunology	미국 알러지 면역학회
AAC	adrenalin, atropine and cocaine antimicrobial agent associated colitis	아드레날린, 아트로핀, 코카인, 살균성 인자와 관련된 대장염
AACG	acute angle closure glaucoma	급성 폐쇄우각 녹내장

약 어	원 어	해 설
AACN	American association of colleges of nursing	미국 간호대학협회
	American association of critical care nurses	미국 중환자간호사협회
AACR	American association for cancer research	미국 암연구협회
AAD	acid ash diet	산성식이
	adrenalectomized Alloxan diabetes	**부신적출 알록산 당뇨병**
	antibiotic associated diarrhea	항생제와 관련된 설사
AAE	active assistance exercise	활동 보조운동
	acute allergic encephalitis	급성 알레르기성 뇌염
	annuloaortic ectasia	**대동맥 판륜 확장증**
AAG	alpha-1-acid glycoprotein	알파 1산 당단백질
AAI	acute alveolar injury	급성 폐포손상
AAIN	Amercan Association of Industrial Nurses	미국 산업간호사협회
AAL	anterior axillary line	전방 액와선
AAM	amino acid mixture	아미노산 혼합물
AAMC	American Association of Medical Colleges	미국 의과대학협회
AAMD	American Association on Mental Deficiency	미국 정신박약협회
AAMS	acute aseptic meningitis syndrome	급성무균성 뇌수막염 증후군
AAN	American academy of nursing	미국 간호학회
	analgesic abuse nephropathy	진통제 남용 신병증
	analgesic associated nephropathy	진통제 관련 신장병
	attending's admission notes	주치의의 입원노트

약 어	원 어	해 설
AANN	American Association of Neurological Nurses	미국 신경학 간호사협회
AANNT	American Association of Nephrology Nurses and Technicians	미국신장전문 간호사와 의료기사협회
AAO	alert, awake & oriented	기민, 각성, 지남력
	amino acid oxidase	아미노산 산화효소
AAO×3	awake and oriented to time, place and person	시간, 장소, 사람에 대한 각성과 지남력
AAOC	antacid of choice	제산제의 선택
AAOTG	alveolar arterial oxygen tension gradient	폐포동맥 산소분압경사
AAP	assessment, adjustment, pass	사정, 조정, 통과
	American Academy of Pediatrics	미국 소아과학회
AAPA	American Academy of Physicians Assistants	미국 물리치료사 보조자학회
AAPB	American association of pathologists and bacteriologists	미국병리학자와 세균학자협회
AAPC	antibiotic acquired pseudomembranous colitis	항생제 후천성 위막대장염
AAPMC	antibiotic associated pseudomembranous colitis	항생제 관련성 위막대장염
AAPMR	American Academy of Physical Medicine and Rehabilitation	미국 물리의학과 재활학회
AAR	**antigen antibody reaction**	**항원-항체반응**
	antigen antiglobulin reaction	항원항글로불린반응
AARF	acute alveolar respiratory failue	급성 폐포호흡 부전

약 어	원 어	해 설
AARIT	antigen antibody reaction inhibition test	항원-항체반응 억제검사
AAROM	active assistive range of motion	능동적 보조운동범위
AART	arterial automated reagin test (for syphilis)	자동 동맥혈 레아긴 검사 (매독)
AAS	acute abdominal series	급성 복부시리즈
	androgenic anabolic steroid	안드로젠 동화작용 스테로이드
	aortic arch syndrome	**대동맥궁 증후군**
	atlantoaxis subluxation	환추 염좌
	atomic absorption spectrophotometer	원자 흡수(분광)측광기
	atypical absence seizure	비정형적 결여발작
	amino acid screen	아미노산 선별
AAT	alpha antitrypsin	알파 항트립신
	at all times	언제든지
	atypical antibody titer	비정형 항체역가
A_1AT	alphas antitrypsin	알파 1-항트립신
$A_1AT\text{-}P_1$	alphas-antitrypsin (phenotyping)	알파-1-항트립신 (표현형)
AAU	acute anterior uveitis	급성 전방부 포도막염
AAV	adeno-associated virus	아데노선 관련 바이러스
AAVV	accumulated alveolar ventilatory volume	축적된 폐포 환기량
AB	**abortion**	**유산**
	abdominal binder	복대
	Ace bandage	Ace 붕대
	antibiotic	항생제
	antibody(Ab)	**항체**
	antigen binding	항원결합
	aphasia battery	실어증 계열

약 어	원 어	해 설
AB	apical beat	근첨 박동
	arm board	팔 지지대
A/B	asthmatic bronchitis	천식성 기관지염
	attitude & behavior	태도와 행동
	apnea/bradycardia	무호흡/서맥
Ab	Alabamine	알라바민
A>B	air greater than bone (conduction)	공기가 뼈보다 크다 (전도율)
A&B	atopic bronchial asthma	무호흡과 서맥
ABA	**atopic bronchial asthma**	**아토피성 기관지 천식**
ABC	abbreviated blood count	간이혈액계산
	absolute band neutrophils counts	절대 밴드 호중구수
	absolute band counts	절대 밴드 수
	absolute basophil count	절대 호염기 수
	aneurysm bone cyst	**동맥류성 골낭종**
	antigen binding capacity	항원 결합능
	apnea, bradycardia and cyanosis	무호흡, 서맥과 청색증
	argon beam coagulator	아르곤 광속지혈기
	aspiration biopsy and cytology	흡인생검 세포학
	artificial beta cells	인공 β세포
	avidin biotin complex	결합 바이오틴 복합제
	axiobuccocervical	축면, 협면, 경면의
ABCC	atomic bomb casualty commission	원폭상해조사위원회
ABD	after bronchodilator	기관지확장제 투여 후
	average body close	평균 인체 투여량
Abd	**abdomen**	**복부**
	abdominal	**복부의**

약 어	원 어	해 설
Abd	**abduction**	**외전**
	aseptic burn dressing	**무균적 화상 소독**
ABDCT	atrial bolus dynamic computer tomography	역동적 심방 볼러스(조영) 컴퓨터 단층촬영
ABDGR	abdominal girth	복대
ABD PB	abductor pollicis brevis	단무지 외전근
ABD PL	abductor pollicis longus	장무지 외전근
ABE	**acute bacterial endocarditis**	**급성 세균성 심내막염**
	adult basic education	성인 기초교육
	botulism equine trivalent	보툴리누스중독증 마(馬) 3가 항독소
ABEM	American board of emergency medicine	미국응급의료위원회
ABEP	auditory brain stemevoked potentials	뇌간의 청각유발전위
ABF	aortobifemoral(bypass)	대동맥양측 대퇴우회술
ABG	air/bone gap	공기/골 전도차
	aortoiliac bypass graft	대동맥장골의 우회이식
	arterial blood gas	**동맥혈가스**
	axiobuccogingival	축면, 협면, 치은면의
ABGA	**arterial blood gas analysis**	**동맥혈액가스분석**
ABH	Ativan, Benadryl and Haldon	
ABI	**ankle brachial index**	**발목-상완수축기 혈압 비율**
	atherothrombotic brain infarction	죽상혈전성 뇌경색
ABID	antibody identification	항체식별 확인
A Big	atrial bigeminy	심방성 이단 맥박현상
ABK	aphakic bullous keratopathy	무수정체성 수포성 각막병증
	acute basophilic leukemia	급성 호염기성 백혈병
ABL	allograft bound lymphocytes	동종이식한계 림프구

약 어	원 어	해 설
ABL	axiobuccolingual	축면, 협설면의
ABLB	alternate binaural loudness balance	양쪽귀의 소리크기 균형
A/B Mods	apnea/bradycardia moderate stimulation	무호흡/서맥의 중등도 자극
A/B MS	apnea/bradycardia mild stimulation	무호흡/서맥의 가벼운 자극
ABMT	autologous bone marrow transplantation	자가 골수이식
ABN	abnormality(ies)	비정상(들)
	association of British neurologists	영국 신경학자협회
ABNM	American Board of Nuclear Medicine	미국 핵의학협회
abnor	abnormal	비정상적인
ABO	**blood group system (A, AB, B and O)**	**ABO식 혈액형**
ABP	**arterial blood pressure**	**동맥혈압**
	acute bronchopulmonary asthma	급성 기관지폐 천식
ABPA	**allergic bronchopulmonary aspergillosis**	**알러지성 기관지폐 국균증 (아스페르길루스증)**
ABPC	antibody producing cell	항체생산세포
ABPM	ambulatory blood pressure monitoring	이동성 혈압측정장치
ABR	**absolute bed rest**	**절대 침상안정**
	auditory brain(evoked) responses	청각뇌간(유발)반응
ABS	absent	결손, 부족
	absorbed	흡수된
	absorption	흡수
	acute brain syndrome	**급성 뇌증후군**

약 어	원 어	해 설
ABS	admitting blood sugar	허용 혈당
	at bedside	침상옆에서
A/B SS	apnea/bradycardia self stimulation	무호흡/서맥의 자가 자극
ABT	aminophylline breath test	아미노필린 호흡검사
ABU	**asymptomatic bacteriuria**	**무증후성 세균뇨**
ABVD	**Adriamycin, bleomycin, vinblastine and dacarbazine (DTIC)**	**항암제의 일종**
ABW	actual body weight	실제 체중
ABx	antibiotics	항생제
AC	**abdominal circumference**	**복부둘레**
	abdominal compression	복압
	absorption coefficient	흡수계수
	absorption cell	흡수세포
	abuse case	오남용 사례
	acetate	아세트산
	acromioclavicular	견봉쇄골의
	actinium	악티늄(Ac)-원소기호
	activated charcoal	활성화 목탄(해독제)
	acute cholecystitis	급성 담낭염
	adrenal cortex	부신피질
	air change	환기
	air conditioned	대기상태의
	air conduction	공기전도
	alveolar capillary	치조동맥
	ambulatory care	보행간호
	anchored catheter	카테터를 고정하다
	ankle clonus	족간대 경련
	ante cibum = before meals	식전
	antecubital	전완 앞쪽의

약 어	원 어	해 설
AC	anticoagulant assist control	항응고제
	aortic closure	대동맥 복합
	aortocoronary	관상대동맥
	ascending colon	상행결장
	anterior chamber of the eye	**눈의 전방(전안방)**
A/C	assist/control	보조/조절
	acromioclavicular	견봉쇄골의
	acyclovir	항바이러스제
ACA	adenocarcinoma	선암
	aminocaproic acid	아미노카프로산(ipsilon)
	anomalous coronary artery	기형 관상동맥
	anterior cerebral artery	**전대뇌동맥**
	anterior communicating aneurysm	전교통 (뇌)동맥류
	anterior communicating artery	**전교통동맥**
AC/A	accommodation convergence accommodation(ratio)	(안과에서)조절성 폭주(AC)와 조절(A) 비율
ACB	alveolar capillary block	폐포 모세혈관 차단
	antibody coated bacteria	항체피복세균
	before breakfast	아침식사전
AC&BC	air and bone conduction	공기와 골전도
ACBE	air contrast barium enema	공기조영 바륨 관장
ACBG	aorta coronary bypass graft	대동맥 관상동맥 우회로이식술
ACC	accident	사고
	accommodation	조절, 순응, 적응
	adenoid cystic carcinomas	선양 낭포암
	acute catarrhal conjunctivitis	**급성 누성 결막염**
	administrative control center	투약조절센터
	ambulatory care center	아동진료센터

약 어	원 어	해 설
ACC	amylase creatinine clearance	아밀라제 크레아틴 청소치
	anodal closure clonus	양극 폐쇄 간대성 경련
ACCH	association for the care of children's health	아동건강간호협회
ACHL	air conducion hearing loss	기도청력소실
AcCoA	acetyl coenzyme A	아세틸 보조효소 A
ACCS	alternating convergent concomitant strabismus	교대성 폭주공동 내사시
ACCU	accuchek (blood glucose monitoring)	혈당감시장치
ACD	absolute cardiac dullness	절대 심탁음
	acid citrate dextrose	산성 구연산 포도당
	allergic contact dermatitis	**알레르기성 접촉피부염**
	anemia of chronic disease	**만성질환으로 인한 빈혈**
	anterior chamber diameter	전방직경
	anterior chest diameter	전흉부직경
ACDK	acquired cystic disease of the kidney	후천성 낭포성 신질환
ACDs	anticonvulsant drugs	항경련제
ACDS	acid citrate dextrose solution	산성 구연산 포도당액
ACE	**angiotensin converting enzyme**	**안지오텐신 전환 효소**
	adrenal cortical extract	부신피질추출물
	mixture alcohol 1 chlorform 2, ether 3	혼합액 마취제의 일종
ACEI	**angiotensin converting enzyme inhibitor**	**안지오텐신 변환효소억제인자**
ACF	accessory clinical findings	2차적 임상소견
	acute care facility	급성 간호시설
	anterior cervical fusion	전방경부융합
ACG	**angiocardiography**	**심혈관 조영술**

약 어	원 어	해 설
ACG	apexcardiogram	심첨박동도
ACH	**active chronic hepatitis**	**활동성 만성 간염**
	adrenal cortical hormone	부신피질호르몬
	after coming head	아두만출 후
	arm girth, chest depth and hipwidth	팔둘레, 가슴두께와 엉덩이 넓이
ACh	acetylcholine	아세틸콜린
AChE	acetylcholinesterase	아세틸콜린 에스테라제
ACHES	abdominal pain, chest pain, headache, eye problems and severe leg pains(early danger signs of oral contraceptive adverse effects)	복통, 흉통, 두통, 눈질환과 심한 다리통증 (구강피임 부작용에 의한 초기의 위험신호)
AC&HS	before meals and at bedtime	식전과 취침시
ACI	adrenal cortical insufficiency	부신피질 기능부전
	after care instructions	추후간호지시
ACJ	acromioclavicular joint	견쇄관절
ACL	**anterior cruciate ligament**	**전방 십자인대**
aCL	anticardiolipin(antibody)	항카르디오리핀
ACLD	association for children and adults with learning disabilitis	학습장애 아동과 성인을 위한 모임
ACLR	anterior cruciate ligament repair	전방 십자인대 봉합술
ACLS	**advanced cardiac life support**	**전문심장 구조술**
ACMC	association of canadian medical colleges	캐나다 의과대학협회
ACME	aphakic cystoid machular edema	무수정체 낭포성 황반부종
ACMV	assist controlled mechanical ventilation	기계적 보조 인공호흡기
ACN	acute conditioned neurosis	급성 조건화 신경증
ACNM	American college of nurse midwives	미국 간호사조산원학회

약 어	원 어	해 설
ACO	anodal closing odor	양극폐쇄취기(냄새)
ACOG	American college of obstetricians and gynecologists	미국 산부인과학회
ACOMA	anterior communicating artery	전방 교통동맥
ACP	acid phoshpatase	산인산효소
	American college of pathologists	미국 병리학자학회
	anterior condylar plate	전(측)관절구판
ACP	anodal closing picture	양극폐쇄상
A_2CP_2	aortic 2nd heart sound is less than pulmonic 2nd sound	대동맥 제2심음이 폐동맥 제2음보다 작다
AC-PH	acid phosphatase	산-인산효소
ACPP	adrenocorticopolypeptide	부신피질 폴리펩타이드
ACPPPF	acid phosphatase prostatic fluid	산인산효소 전립선액
ACR	adenomatosis of the colon and rectum	결장과 직장의 선종증
	anterior chamber reformation	전방 재형성
	anticonstipation regimen	변비예방요법
ACS	American cancer society	미국 암협회
	American college of surgeons	미국 외과학회
	American chemical society	미국 화학회
	anodal closing sound	양극폐쇄음
	before supper	저녁식사전
ACSM	American college of sports medicine	미국 스포츠의학회
ACSVBG	aortocoronary saphenous vein bypass graft	대동맥관상동맥 복재정맥우회술
ACSW	academy of certified social workers	사회사업 학회
ACT	actinomycin activated clotting time	악티노마이신 활성화 응고시간

약 어	원 어	해 설
ACT	allergen challenge test	알레르기반응검사
	anticoagulant therapy	항응고요법
	asthma care training	천식치료훈련
	atropine coma therapy	아트로핀 혼수요법
ACT-D	dactinomycin	항암제의 일종
ActEx	active exercise	능동 운동
ACTG	AIDS clinical trial group	에이즈 임상 실험군
ACTH	**corticotropin(adrenocorticotrophic hormone)**	**뇌하수체(부신피질자극)호르몬**
ACV	acyclovir	바이러스치료제
	atrial/carotid/ventricular	심방/경동맥/심실의
ACVD	acute cardiovascular disease	급성 심혈관질환
ACW	anterior chest wall	전방 흉벽
AD	accident dispensary	조제사고
	admitting diagnosis	입원시 진단
	affirmative duty	확인의무
	allergy division	**알레르기 분과**
	alternating days	교대날짜
	Alzheimer's disease (Alzheimer's dementia)	**알쯔하이머 병(노인성 치매)**
	atopic dermatitis	**아토피성 피부염**
	auris dextra(right ear)	오른쪽 귀
	axis deviation	축만곡
A&D	alcohol and drug	알코올과 약물
	ascending and descending	상승과 하강
	vitamins A and D	비타민 A와 D
ADA	**adenosine deaminase**	**아데노신 탈아마이드효소**
	American diabetes ssociation	미국당뇨병협회
	anterior descending artery	전방 하행동맥

약 어	원 어	해 설
ADAM	adjustment disorder with anxious mood	불안한 기분을 가진 조정장애
ADAU	adolescent drug abuse unit	청소년 약물남용병동
ADC	AIDS dementia complex	에이즈 복합성 치매
	anxiety disorder clinic	불안장애치료
ADCC	antibody dependent cellular cytotoxicity	항체의존성 세포독성
ADCMC	antibody dependent cell mediated cytotoxicity	항체의존성 세포매개 세포독성
ADD	adduction	내전
	attention deficit disorder	**주의집중력 장애**
	average daily dose	평균하루용량
ADDH	attention deficit disorder with hyperactivity	과다활동을 가진 주의집중력 장애
ADDL	additional	부가적인
ADDM	adjustment disorder with depressed mood	우울증을 지닌 조정장애
ADDP	adductor pollicis	무지내전
ADDU	alcohol and drug dependence unit	알코올과 약물 의존단위
ADE	**acute disseminated encephalitis**	**급성 전염성 뇌염**
ADEM	acute disseminating encephalomyelitis	급성 전염성 뇌척수염(=ADE)
ADF	antidiarrheal formula	항설사 처방(지사제)
ADFU	agar diffusion for fungus	진균류를 위한 한천배지확산
ADG	atrial diastolic gallop	심방성 이완기의 갤럽(분마성 폐렴)
	axiodistogingival	축면, 원위, 치은면의
ADH	**antidiuretic hormone**	**항이뇨 호르몬**
ADHD	attention deficit hyperactivity disorder	과도활동 및 주의력 장애

약 어	원 어	해 설
ADI	**acute drug intoxication**	**급성 약물중독**
	allowable daily intake (acceptable)	1일 허용 섭취량
ADIC	doxorubicin and dacarbazine	항종양성 항생물질
ADIS	anxiety disorder interview schedule	불안장애 면담시간표
ADL	**activities of daily living**	**일상생활 능력**
ad lib	as desired	원하는 대로
	at liberty	임의량
	as much as wanted	원하는 양
ADM	admission	입원
	administration	**투여, 관리**
ADMC	antibody dependent macrophage mediated cytotoxicity	항체의존성 대식세포 매개성 세포독성
ADME	absorption, distribution, metabolism and excretion	흡수, 분포, 대사와 배설
ADOAP	axiodistocclusal	축면, 원위, 교합면의
	doxorubicin, vincristine, cytarabine and prednisone	항암제 일종
ADOL	adolescent	청소년기의
ADP	**adenosine diphosphate**	**아데노신 2인산염 (혈소판 응집검사 시약)**
	advanced pancreatitis	**진행성 췌장염**
	antidiuretic principle	**항이뇨 인자**
ADPKD	autosomal dominant polycystic kidney disease	상염색체성 우성 다낭성 신장질환
ADPL	average daily patient load	평균 일일환자
ADQ	abductor digiti quinti	외전 새끼손(발)가락
	adequate	충분한, 적절한
ADR	acute dystonic reaction	급성 실조반응
	adverse drug reaction	약물 부작용

약 어	원 어	해 설
ADRIA	doxorubicin(Adriamycin)	항암제의 일종
	adult rotavirus	성인 로타바이러스
ADS	admission day surgery	외과 입원일
	anatomical dead space	해부학적 사강
	anonymous donor's sperm	익명기증자의 정자
	antibody deficiency syndrome	항체결핍 증후군
	antidiuretic substance	항이뇨 물질
ADT	alternate day therapy	격일치료
	anticipate discharge tomorrow	내일퇴원예정
	auditory discrimination test	청력판별검사
ADTP	adolescent day treatment program	청소년기 낮 치료 계획
	alcohol dependence treatment program	알코올 중독자 치료 계획 프로그램
ADX	audiological diagnostic	청각적 진단
AE	above elbow(amputation)	상완위(절단)
	acrodermatitis	선단피부염
AE	acute exacerbation	급성악화
	air entry	공기 유입
	antiembolitic	항색전제
	arm ergome	상완력 측정
	arytepiglottic	파열연골 후두개의
A&E	accident and emergency (department)	사고와 응급(실)
AEA	**above elbow amputation**	**주관절 상부 절단**
	acute erythroblastopenia	급성 적아구감소증
AEB	as evidenced by	~에 의해 증명된
	atrial ectopic beat	심방 기외 수축
AEC	at earliest convenience	형편 닿는 대로 조속히

약 어	원 어	해 설
AECD	**allergic eczematous contact dematitis**	**알레르기성 습진성 접촉 피부염**
	atomic energy commission	원자력위원회
AED	**antiepileptic drug**	**항간질약**
	automated external defibrillator	**자동체외 제세동기**
AEDP	assisted end diastolic pressure	보조이완기말압
	automated external defibrillator pacemaker	자동체외 제세동 조율기
AEH·AEDH	**acute epidural hematoma**	**급성 경막외 혈종**
AEG	air encephalogram alcohol education group	공기 뇌조영도
AEM	ambulatory electrogram monitor	보행시 전기곡선도 조사
AEP	auditory evoked potential	청각유발전위
AER	acoustic evoked response	청각유발반응
	auditory evoked response	청각자극 반응
Aer. M.	aerosol mask	분무 마스크
Aer. T.	aerosol tent	분무 텐트
AES	antiembolic stockings	항색전 스타킹
AET	alternating esotropia	교대 내사위
	atrial ectopic tachycardia	심방기외성 빈맥
AEV	avian erythroblastosis virus	조류 적아구증 바이러스
AEX	aerosol ether xylene	에어졸 에테르 키실렌 혼합제
AF	acid fast	항산성
	afebrile	비열성의
	amniotic fluid	**양수**
	anterior fontanel	대천문
	antifibrinogen	항섬유소원

약 어	원 어	해 설
AF	aortofemoral	대퇴대동맥의
	atrial fibrillation	**심방세동**
	atrial flutter	**심방조동**
AFA	antimuslce fibril antibody	항근섬유 항체
AFB	**acid-fast bacilli**	**항산성 간균**
	aortofemoral bypass	대동맥 대퇴우회
	aspirated foreign body	흡인된 이물질
AFBG	aortofemoral bypass graft	대동맥 대퇴우회이식
AFC	air filled cushions	공기가 찬 쿠션
AFD	appropriate for date	적당한 날짜
AFDC	aid to family and dependent children	가족 및 아동보호 지원
AFE	amniotic fluid embolization	양수색전증
AFEB	afebrile	무열의
aFGF	acidic fibroblast growth factor	산성섬유아세포 성장요인
AFI	**amniotic fluid index**	**양수지수**
A fib	**atrial fibrillation**	**심방 세동**
AFIP	armed forces institute of pathology	군 병리학 연구소
AFKO	ankle foot knee orthosis	발목-발-무릎 정형술
AFLP	acute fatty liver of pregnancy	임신에 의한 급성 지방간
AFO	**ankle foot orthosis**	**발목-발 정형술**
AFOF	anterior fontanel open and flat	전방 대천문 개방과 평평함
AFP	**alpha-fetoprotein**	**α-태아성 단백질(간암 등과 관련된 혈장 단백)**
	ascending frontal parietal	상행 전두 두정부의
AFRD	acute febrile respiratory disease	급성열성 호흡기질환
AFT	acute follicular tonsillitis	급성여포성 편도선염

약 어	원 어	해 설
AFV	amniotic fluid volume	양수량
AFVSS	afebrile, vital signs stable	무열의, 활력증후 안정
AFX	air fluid exchange	공기 액체교환
AG	abdominal girth	복부둘레, 복대
	aminoglycoside	항균성 항생물질
	anion gap	음이온차
	antigen	**항원**
	antigravity	항중력
	atrial gallop	심방의 갤럽
	axiogingival	축, 치은면의
Ag	silver	은
	argentum=silver	은
A/G	**albumin to globulin ratio**	**알부민 대 글로불린비율**
AGA	accelerated growth area	가속증식부위
	acute gonococcal arthritis	**급성 임균성 관절염**
	allergic granulomatous angitis	**알레르기성 육아종성 혈관염**
	appropriate for gestational age	**적정 임신연령**
	average gestational age	평균 임신연령
AG/BL	aminoglycoside/betalactam	
AGC	absolute granulocyte count	과립구 절대치
	advanced gastric cancer	**진행성 위암**
AGD	agar gel diffusion	한천 겔 확산
AGE	**acute gastroenteritis**	**급성 위장염**
	angle of greatest extension	최대 신장각
AGF	angle of greatest flexion	최대 굴곡각
AGG	agammaglobulinemia	무감마글로불린 혈증
aggl	agglutination	응집반응
AGL	acute granulocytic leukemia	급성과립구성 백혈병

약 어	원 어	해 설
A GLA-CTO-LK	alpha galactoside leukocytes	알파 갈락토사이드 백혈구
AGN	**acute glomerulonephritis**	**급성 사구체신염**
$AgNO_3$	silver nitrate	질산은
AGP	**antergrade pyelography**	**전진성 신우 조영술**
AGPT	agar gel precipitation test	한천 겔 침전시험
AGS	adrenogenital syndrome	부신성선 증후군
AGTT	abnormal glucose tolerance test	비정상적인 포도당 내성 검사
AGV	anilin gentian violet	아닐린 젠티아나 바이올렛
AGW	atemgrenzwert	최대환기량(=MVV)
AH	**abdominal hysterectomy**	**복식 자궁적출술**
	acute hepatitis	**급성간염**
	ascites hepatoma	**복수를 동반한 간암**
	amenorrhea hyperprolactinemia antihyaluronidase	무월경-과잉프로락틴혈증
A&H	**accident and health(insurance)**	**사고와 건강(보험)**
AHA	acetohydroxamic acid (Lithostat)	아세토하이드록사민산
	acquired hemolytic anemia	**후천성 용혈성 빈혈**
	autoimmune hemolytic anemia	**자가면역성 용혈성 빈혈**
	American hospital association	미국 병원협회
AHBE	hepatitis B core antibody	B형 간염 핵항체
AHC	acute hemorrhagic conjunctivitis	급성 출혈성 결막염
	acute hemorrhagic cystitis	급성 출혈성 방광염
	ascites hepatoma cell	**복수간암세포**
AHD	arteriosclerotic heart disease	동맥경화성 심장병
	autoimmune hemolytic disease	자가면역성 용혈성질환

약 어	원 어	해 설
AHE	acute hemorrhagic encephalomyelitis	급성 출혈성 뇌척수염
AHEC	area health education center	지역건강교육센터
AHF	antihemophilic factor	항혈우병인자
AHFS	American hospital formulary service	미국병원법규 서비스
AHG	antihemophilic globulin	항용혈성 글로불린
AHGS	acute herpetic gingival stomatitis	급성헤르페스성 치은구내염
AHH	aryl hydrocarbon hydroxylase	방향족탄화수소수산화효소
AHHD	arteriosclerotic hypertensive heart disease	동맥경화성 고혈압성 심질환
AHI	apnea/hyperpnea index	무호흡/과호흡 지수
AHJ	**artificial hip joint**	**인공 고관절**
AHL	apparent half life	외관상의 반감기
AHM	ambulatory Holter monitoring	이동형 홀터 모니터링
AHMA	antihepatocyte membrane antibody	항간세포막 항체
AHN	adenomatous hyperplastic nodule	선종양 과형성 소결절
	assistant head nurse	수석간호사 보조
AHP	acute hemorrhagic pancreatitis	급성출혈성 췌장염
AHS	adaptive hand skills	적합한 손 기술
AHT	alternating hypertropia	교대성 상사위(상사시)
	autoantibodies to human thyroglobulin	인간 갑상선 글로불린에 대한 자가항체
AI	accidentally incurred	우연히 초래된
	apical impulse	심첨부 자극
	allergy index	**알레르기 지수**
	aortic insufficiency	**대동맥(판막폐쇄) 부전증**
	artificial insemination	인공수정

약 어	원 어	해 설
AI	**artificial intelligence**	**인공지능**
A&I	allergy and immunology (department)	알레르기와 면역학
AIA	anti-insulin antibody	항인슐린 항체
	aspirin induced asthma	**아스피린성 천식**
AIAb	antiinsulin antibody	항인슐린 항체
AIAO	autoimmune aspermatogenic orchitis	자가면역 정자무형성 고환염
AIBF	anterior interbody fusion	전방체간융합
AICA	anterior inferior cerebellar artery	전하방 소뇌동맥
	anterior inferior communicating artery	전하방 교통동맥
AICD	automatic implantable cardioverter defibrillator	체내이식형 자동심장제세동기
AID	**acute infectious disease**	**급성 감염성 질환**
	artificial insemination of donor	**비배우자간 인공수정**
	automatic implantable defibrillator	자동이식 전기적 제세동기
AIDH	artificial insemination husband	배우자간 인공수정
AIDKS	acquired immune deficiency syndrome with Kaposi's sarcoma	카포시육종을 가진 후천성 면역결핍증
AIDP	**acute inflammatory demyelinating polyradiculoneuropathy**	**급성 염증성 탈수초성 다발성 신경병증**
AIDS	**acquired immune deficiency syndrome**	**후천성 면역결핍증**
AIE	acute inclusion body encephalitis	급성 봉입체 뇌염
AIF	aortic-iliac-femoral anterior interbody fusion	대동맥-장골-대퇴 전방체간융합

약 어	원 어	해 설
AIG	**anti immuno globulin**	**항면역글로불린**
AIH	artificial insemination with husband's sperm	남편의 정자를 사용한 인공수정
AIHA	**autoimmune hemolytic anemia**	**자가면역성 용혈성 빈혈**
AIHD	**acquired immune hemolytic disease**	**후천성 면역용혈성 질환**
AIIS	anterior inferior iliac spine	전하방 장골극
AIL	acute infectious lymphocytosis	급성 전염성 림프구 증가증
AILD	angioimmunoblastic lymphadenopathy (with dysproteinemia)	단백질이상혈증을 겸한 혈관 면역아세포 림프선병증
AIMS	**abnormal involuntary movement scale**	**비정상적 불수의적 운동척도**
	arthritis impact measurement scales	관절염 충격 측정척도
AIN	acute interstitial nephritis	급성 간질성 신염
	anal intraepithelial neoplasia	항문 상피내 종양
AINS	antiinflammatory nonsteroidal	항염증성 비스테로이드성
AIOD	aortoiliac occlusive disease	대동맥장골 폐쇄성 질환
AION	anterior ischemic optic neuropathy	전방 허혈성 시신경병증
AIP	acute infectious polyneuritis	급성 전염성 다발신경염
	acute intermittent porphyria	급성 간헐성 포르피린증
	acute interstitial pneumonia	**급성 간질성 폐렴**
AIR	accelerated idioventricular rhythm	가속성 자체심실 리듬
AIS	**abbreviated injury score**	**약식 손상계수**
	antiinsulin serum	항인슐린 혈청
AIS/ ISS	abbreviated injury scale/ injury severity score	상해원인 생략/ 상해정도 평점

약 어	원 어	해 설
AITP	autoimmune thrombocytopenia purpura	자가면역 혈소판 감소성 자반병
AIU	absolute iodine uptake	요오드흡수 절대량
AIVR	accelerated idioventricular rhythm	가속성 심실 고유율동
AJ	ankle jerk	족근반사
AJR	abnormal jugular reflex	비정상적인 경정맥 반사
AK	**above knee(amputation)**	**무릎위(절단)**
	actinic keratosis	단파장 광선각화증
	artificial kidney	**인공신장**
AKA	above knee amputation	슬관절 상부 절단
	alcoholic ketoacidosis	알코올성 케톤산증
	all known allergies	모두 알려진 알레르기
	also known as	이미 알려진 것처럼
AKBR	arterial keton body rate	동맥의 케톤체 비율
AKS	arthroscopic knee surgery	관절경 무릎수술
AKU	artificial kidney unit	인공 신장실
AL	**acute leukemia**	**급성 백혈병**
	argon laser	아르곤 레이저
	arterial line	동맥선
	axial length	축면길이
	left ear	왼쪽 귀
ALA	aminolevulinic acid	아미놀 레불린산
ALAC	antibiotic loaded acrylic cement	항생물질 부하 아크릴 시멘트
ALAD	abnormal left axis deviation	비정상 좌측편위
ALARA	as low as reasonably achievable	합리적으로 달성가능한
ALAX	apical long axis	장축첨단
Alb	**albumin** albuterol	**알부민**

약 어	원 어	해 설
ALC	acute lethal catatonia	급성 치사성 긴장증
	alcohol	알코올
	alcoholic liver cirrhosis	알코올성 간경변증
	allogeneic lymphocyte cytotoxicity	동종림프구 세포독성
	alternate lifestyle checklist	교대 생활양식 점검표
	axiolinguo cervical	축면, 설면, 경면의
ALCR	alcohol rub	알코올로 닦음
ALD	adrenoleukodystrophy	부신 백질 이영양증
	alcoholic liver disease aldolase	알코올성 간질환
ALDOST	aldosterone	알도스테론
ALFT	abnormal liver function tests	비정상 간기능 검사
ALG	antilymphoblast globulin	항림프아구 글로불린
	antilymphocyte globulin	항림프구 글로불린
	antihuman lymphocyte immunoglobulim	**항림프구성 면역글로부린**
ALGOL	algorithmic language	알고리즘 언어(컴퓨터)
ALGP	alkaline glycerophosphatase	
ALH	anterior lobe of the hypophysis	뇌하수체 전엽
ALI	argon laser iridotomy	아르곤레이저 홍채절개술
A-line	**arterial catheter**	**동맥카테터**
alk	alkaline	알카리성의
ALPISO	alkaline phosphatase isoenzymes	알카리성 포스파타제 동위효소
ALL	**acute lymphoblastic leukemia**	**급성 림프아구성 백혈병**
	acute lymphocytic leukemia	급성 림프구성 백혈병
	allergy	알레르기
ALM	acral lentiginous melanoma	선단 흑점모양의 흑색종

약 어	원 어	해 설
ALMI	**anterolateral myocardial infarction**	**전측방 심근경색**
ALN	anterior lymph node	전방 림프절
$Al(OH)_3$	aluminum hydroxide	수산화 알루미늄
ALO	axiolinguoocclusal	축면, 설면, 교합면의
ALP	alkaline phosphatase	간기능 효소
	anterior lobe of pituitary	하수체 전엽
	argon laser photocoagulation	아르곤레이저 광선응고법
	Alupent	알루펜트
ALPZ	alprazolam	
ALRI	anterolateral rotary instability	전측방순환성 불안정
ALS	acute lateral sclerosis	급성 측부 경화증
	advanced life support	**전문 인명 구조술**
	amyotrophic lateral sclerosis	**근위축성 측삭 경화증**
	antilymphocyte serum	항림프구 혈청
ALT	**alanine transaminase(alanine aminotransferase; SGPT)**	**알라닌 아미노기전이효소 (간기능 효소 활성검사)**
	argon laser trabeculoplasty	아르곤 레이저 육주 성형술
2 alt	every other day	격일로
ALTB	acute laryngotracheobronchitis	급성후두기관 기관지염
ALUP	Alupent	알루펜트
ALV	avian leukemia virus	조류 백혈병 바이러스
ALVAD	abdominal left ventricular assist device	복식 좌심실 보조장치
ALWMI	anterolateral wall myocardial infarction	전측벽 심근경색
AM	adult male	성인남자
	alternative medicine	대체의학
	amalgam	아말감(금속과 수은의 합금)

약 어	원 어	해 설
AM	anovulatory menstruation	무배란성 월경
	ante meridiem morning(a.m.)	**오전**
	myopic astigmatism	근시성 난시
AMA	against medical advice	의사의 권고에도 불구하고 치료를 중단하려는 환자의 결심
	antimitochondrial antibody	항미토콘드리아항체
AMAD	morning admission	아침에 입원
AMAG	adrenal medullary autograft	부신수질 자가이식
AMAL	amalgam	아말감
AMAP	as much as possible	가능한한 많이
AMAT	antimalignant antibody test	항악성 항체시험
	amorphous material	무정형물질
AMB	ambulate	이동하다
	ambulatory	보행성, 이동성, 이동형
	amphotericin B	전신성 진균증 치료제
AMBER	advanced multiple beam equalization radiography	진전된 다발성 광속 균등화 방사선촬영
Ambu	artificial mandatory breathing unit	인공호흡 병동
AMC	arm muscle circumference	팔근육 둘레
	arthrogryposis multiplex congenita	**선천성 다발성 관절 구축증**
	axiomesiocervical	축면근위경면의
AM/CR	amylase to creatinine ratio	아밀라제/크레아틴 비율
AMD	age related macular degeneration	노화관련성 반점변성
	arthroscopic micro dissectomy	**내시경적 수핵 제거술**
	axiomesiodistal	축면, 근위원위의
	dactinomycin(actinomycin D) methyldopa(alphamethyldopa)	항암제의 일종

약 어	원 어	해 설
AMDS	association of military dental surgeons	치과군의관협회
AME	agreed medical examination	동의한 의료검진
AMegL	acute megalokaryoblastic leukemia	급성 거핵아세포 백혈병
AME-SLAN	American sign language	미국 수화
AMF	aerobic metabolism facilitator	호기성대사성 촉진제
AMG	acoustic myography	청각근 조영술
	aminoglycoside	항균성 항생제
	axiomesiogingival	축면근위치은면의
AMH system	automated medical history taking system	자동문진시스템
AMHTS	automated multiphasic health testing system	자동종합건강진단 시스템
AMI	**acute myocardial infarction**	**급성 심근경색증**
	amitriptyline	
AMK	amikan	
AML	**acute myelogenous leukemia**	**급성 골수성 백혈병**
	angiomyolipoma	**혈관-근 지방종**
AMM	agnogenic myeloid metaplasia	특발성 골수성 화생증
AMML	**acute myelomonocytic leukemia**	**급성 골수단핵구백혈병**
AMP	adenosine monophosphate	아데노신 1인산
	ampule	**앰플**
	amputation	**절단**
AM pr	Austin-Moore prosthesis	오스틴무어 보철
AMPS	acid mucopolysaccharide	산성뮤코다당류
AMPT	alphamethylpara tyrosine	메티로신
AMR	alternating motor rates	교대운동률
	average minimum equirement	평균 최소필요량

약 어	원 어	해 설
AMR	**artificial membrane rupture**	**인공 양막 파열**
AMS	acute mountain sickness	급성 고산병
	acute maxillary sinusitis	**급성 상악동염**
	altered mental status amylase	변화된 정신상태
	atypical measles syndrome	비정형 홍역증후군
	auditory memory span	청각기억기간
AMSIT	portion of the mental status examination : A-appearance, M-mood, S-sensorium, I-intelligence, T-thought process	정신상태검진영역: 외양, 기분, 감각, 지능, 사고과정
AMT	**amniotic membrane transplantation**	**태아양막이식술**
AMTR	angiomesenchymal tissue reaction	혈관실질 조직반응
amt.	amount	총액, 총량
AMTS	abbreviated mental test score	축소형 정신검사 점수
AMU	accessory muscle use	보조근육 사용
AMV	alveolar minute ventilation	매분당 폐포환기량
	assisted mechanical ventilation	보조 인공호흡기
AMY	amylase	아밀라제
AN	**anorexia nervosa**	**신경성 식욕부진**
	aneurysm	**동맥류**
	associate nurse	간호보조사
An	anode	양극의
	actinon	악티논(방사물)
AN_{22}	1, 5. 5-trimethylbarbituric acid	
AN_{23}	5. 5-diethyl-1-methyl barbituric acid	
ANA	**antinuclear antibody**	**항핵 항체**

약 어	원 어	해 설
ANAD	anorexia nervosa and associated disorders	신경성 식욕부진과 관련된 장애
ANA SWAB	anaerobic swab	혐기성 면봉법
ANC	**absolute neutrophil count**	**절대 호중구수**
	antenatal care	**산전 진찰**
ANCA	**antineutrophil cytoplasmic antibody**	**항호중구 세포질항체**
	anch anchored	고정된
ANCOVA	analysis of covariance	공분산 분석
AND	anterior nasal discharge	전비강 분비물
ANDA	abbreviated new drug application	신약 적용 생략
ANE	angioneurotic edema	혈관신경성 부종
ANES	anesthesia	마취
ANF	antinuclear factor	항핵인자
	atrial natriuretic factor	심방성 나트륨 배뇨인자
ANG	angiogram	혈관 조영도
ANISO	anisocytosis	부동세포증
ANLL	**acute nonlymphoblastic leukemia**	**급성 비림프구성 백혈병**
ANOVA	analysis of variance	변량분석, 분산분석
ANP	atrial natriuretic peptide (anaritideacetate)	심방성 나트륨 이뇨 펩티드
ANS	answer	대답, 응답
	autonomic nervous system	**자율신경계**
ANT	anterior	전방의
	enpheptin (2-amino-5-nitrothiazol)	
ante	before	~전에
ANTI A:AGT	anti blood group A antiglobulin test	항 A형 항글로불린 검사

약 어	원 어	해 설
Anti bx	antibiotic	항생제
ANTU	alpha naphthylthiourea	α-나프틸티오우레아
ANUG	acute necrotizing ulcerative gingivitis	급성 괴사성 궤양성 치은염
ANX	anxiety	불안
	anxious	걱정하는, 열망하는
AO	absorption ointment	흡수성 연고
	anterior oblique	전사위
	aorta	대동맥
	aortic opening	대동맥개방
	plate, screw(orthopedics)	판, 나사(정형외과)
	right ear	우측 귀
A&O	alert and oriented	의식명료하고 지남력있는
A&O x 4	awake and oriented to person, place, time and date	사람, 장소, 시간과 날짜에 대한 각성과 적응
AOA	administration of aging	노인행정
AOAP	as often as possible	가능한 자주
AOB	alcohol on breath	호흡시 알코올
AOC	anode opening contraction	양극개방수축
	antacid of choice	제산제의 선택
AOCD	anemia of chronic disease	만성 질환성 빈혈
AOD	alleged onset date	진술된 발병일
	arterial occlusive disease	동맥 폐쇄성 질환
	assistant officer of the day	주간 사무보조원
AODA	alcohol and other drug abuse	알코올과 다른 약물남용
AODM	adult onset diabetes mellitus	성인형 당뇨병
ao-il	aorta-iliac	대동맥 장골
AOM	**acute otitis media**	**급성 중이염**
	alternatives of management	교대관리
	master of obstetric art	산과학 석사

약 어	원 어	해 설
AONAD	alert, oriented, and no acute distress	기민, 지남력이 있고 급성장애 없음
AOP	**aortic pressure**	**대동맥압**
AOR	Alvarado orthopedic research	알바라도 정형외과학연구
AORN	association of operation room nurses	수술실 간호사협회
AOS	**ambulatory outpatient surgery**	**통원 환자 수술**
	antibiotic order sheet	항생제 처방지
	anodol opening sound	양극 개방음
AOSC	acute obstructive suppurative cholangitis	급성 폐쇄성화농성 담관염
AOSD	**adult onset Still's disease**	**성인발증형 스틸질환**
AOTA	American occupational therapy association	미국 작업요법협회
AP	**acute pancreatitis**	**급성췌장염**
	aerosol pentamidine	분무형 제압제
	alkaline phosphatase	**간기능 효소**
	anatomical pathology	**해부 병리**
	angina pectoris	**협심증**
	antepartum	분만전
	antipernicious anemia factor	항악성 빈혈인자
	anterior pituitary	하수체 전엽
	anterior posterior(X-ray)	**전후방(chest AP)**
	arterial pressure	**동맥압**
	apical pulse	첨단맥박
	appendectomy	**충수절제술**
	appendicitis	충수염
	atrial pacing	심방조율
A&P	active and present	활동성이고 현존함
	anterior and posterior	전후방
	assessment and plans	사정과 계획

약 어	원 어	해 설
A&P	**auscultation and percussion**	**청진과 타진**
A/P	ascites/plasma ratio	복수/혈장 비율
$A_2>P_2$	second aortic sound greater than second pulmonic sound	대동맥 제2음이 폐동맥 제2음보다 크다
AP_{-43}	amolanone hydrochloride	진경제(경련안정제)
ap	ante prandium=before meals	식전
APA	American psychiatric association	미국 정신의학협회
	antiblood platelet antibody	항혈액 혈소판 항체
	American physiotherapy association	미국 물리치료협회
	antipernicious anemia factor	항악성빈혈인자
APACHE	**Acute physiology and chronic health evaluation**	**급성생리와 만성건강 평가**
APAD	anterior-posterior abdominal diameter	전후방 복부직경
APAG	antipseudomonal aminoglycosidic penicillin	항슈도모나스 아미노글리코사이드 페니실린
APAMI	**Asia pacific association for medical informatics**	**아시아 태평양 의료정보학회**
APAP	acetaminophen (N acetyl-para-aminophenol)	아세트아미노펜
APB	abductor pollicis brevis	단무지외전
	atrial premature beat	심방성 기외수축
APC	acetylsalicylic acid, phenacetin, caffeine	해열진통제(3종 혼합)
	adenoidal pharyngeal conjunctival	선종성 인두결막의
	adenomatous polyposis coli	선종성 결장 용종증
	antigen presenting cell	항원 공여세포
	aspirin, phenacetin and caffeine	아스피린, 페나세틴과 카페인

약 어	원 어	해 설
APC	anterior posterial colporraphy	전후 질벽 협축술
	atrial premature contraction	심방성 조기수축
	autologous packed cells	자가 농축세포
APCD	**adult polycystic disease**	**성인형 다발성 낭포성질환=APKD**
APD	action potential duration	활동전압지속
	afferent pupillary defect	구심성 동공결손
	anterior posterior diameter	전후방 직경
	atrial premature depolarization	심방성기외성 탈분극
	automated peritoneal dialysis	자동복막투석
APDC	anxiety and panic disorder clinic	불안과 공황장애 크리닉
APE	absolute prediction error	절대 예측 착오
	acute psychotic episode	급성 정신성 에피소드
	acute pulmonary edema	급성 폐부종
	anterio pituitary extract	하수체전엽 추출
	animal protein factor	동물단백인자
APG	Apgar(score)	아프가르 채점법
APGAR	appearance(color) pulse(heart rate) grim ace(reflex irritability) activity(muscle tone) and respiration(score reflecting condition of newborn)	외양(색깔) 맥박(심장박동수) 찌푸린 얼굴(자극반응성) 행동(근육탄력 정도)과 호흡(신생아의 반사 조건점수)
APGN	acute post streptococcal glomerulonephritis	급성 연쇄구균 감염후 사구체신염
APH	adult psychiatric hospital	성인정신병원
	alcohol positive history	알코올 양성력
	antepartum hemorrhage	출산전 출혈
	aphasia	**실어증**
APHA	American public health association	미국공중위생협회

약 어	원 어	해 설
APIC	association for practitioners of infection	감염실무자 협회
APIVR	artificial pacemaker induced ventricular rhythm	심박조율기로 인한 심실율동
APKD	**adult polycystic kidney disease**	**성인형 다발성 신증 (=APCD)**
	adult onset polycystic kidney disease	성인발병형 다낭포성 신질환
APL	abductor pollicis longus	장무지내전
	accelerated painless labor	촉진된 무통성 진통
	acute promyelocytic leukemia	급성 전골수구성 백혈병
	anterior pituitary like(hormone)	하수체전엽양 호르몬
	chorionic gonadotropin	융모성 성선자극 호르몬
AP&L	anteroposterior and lateral	전후 및 측방의
APM	acromopilous bacteria	acromobacter의 1주 배양액 속에서 발견된 항생물질
	anterior papillary muscle	전유두근
APMPPE	acute posterior multi focal placoid pigment epitheliopathy	급성 후방 다발성 색소성 상피병증
APN	**acute pyelonephritis**	**급성 신우신염**
	advanced practical nurse	**상급 실무간호사**
APO	apolipoprotein A-1	혈장지방단백질 A-1
	apoplexia cerebri	**뇌졸중**
	doxorubicin, prednisone and vincristine	항생제
apo E	**apolipoprotein E**	**아포지단백 E**
APP	adenine diphosphate	아데닌 이인산
Appe	**appendicitis**	**충수염**
APPG	aqueous procaine penicillin G	수용성 프로카인 페니실린 G
appr	approximat	인접한, 비슷한

약 어	원 어	해 설
appt	appointment	예약, 약속
APPY	appendectomy	충수절제술
APR	**abdominoperineal resection**	**복식 회음절제술**
AP Repair	**anterior posterior repair**	**전후방 치료**
APRV	airway pressure release ventilation	기도 압박 방출환기
APS	acute physiology scoring (system)	급성 생리적 평점
	adult protective services	성인 보호서비스
	adult psychiatric service	성인 정신과 서비스
APSAC	anistreplase(anisoylated plasminogen streptokinase activator complex)	복합활성체
APSD	Alzheimer's presenile dementia	알쯔하이머 전노인성 치매
	aortic pulmonary septal defect	**대동맥 폐동맥 중격결손**
APSGN	**acute post streptococcal glomerulonephritis**	**연쇄구균 감염후 급성 사구체신염**
APSP	assisted peak systolic pressure	보조 수축기 절정압
APT	**acute pharyngeal tonsillitis**	**급성 인두편도염**
	aluminum precipitated toxoid	알루미늄 침전 독소
APTT	**activated partial thromboplastin time**	**활성 부분 트롬보플라스틴 시간**
APU	ambulatory procedure unit	외래통원 처치실
	antepartum unit	산전병동
APUD	amine precursor uptake and decarboxylation	아민 전구물질 흡수와 탈탄산
APVC	partial anomalous pulmonary venous connection	부분적 기형 폐정맥 연결
APVR	aortic pulmonary valve replacement	대동맥 폐동맥 판막 대치(술)

약 어	원 어	해 설
APW	aortopulmonary window	대동맥 폐문
aq	aqua, water	물
AQ	accomplishment quotient	성취지수
aq dest	distilled water	증류수
A quad	atrial quadrageminy	심방사구체
AR	acoustic reflex	청각반사
	active resistance	능동적 저항
	airway resistance	기도 저항
	alcohol related	알코올과 관련된
	aortic regurgitation	**대동맥 역류**
	assisted respiration	보조호흡
	aural rehabilitation	청력 재활
	autorefractor	자동굴절기
Ar	argon	아르곤
A&R	adenoidectomy with radium	라듐을 이용한 아데노이드 적출술
	advised and released	조언과 자유
A-R	apical radial(pulse)	심첨(맥박)
ARA	adenosine regulating agent	아데노신 조절 인자
	american rheumatism association	**미국 류마티즘 협회**
ARA-A	vidarabine	
ARA-AC	fazarabine	
ARA-C	cytarabine	대사길항제
ARAS	ascending reticular activating system	상부망상 활동계
ARB	any reliable brand	믿을 수 있는 상표
ARBOR	arthropod borne virus	절지동물 매개성 바이러스
ARBOW	artificial rupture of bag of water	양수 인공 파열

약 어	원 어	해 설
ARC	abnormal retinal correspondence	망막이상 대응
	AIDS related complex	AIDS관련 복합 증후군
	American red cross	미국 적십자사
ARCBS	American red cross blood services	미국 적십자혈액원
ARD	**acute respiratory disease**	**급성 호흡기질환**
	antibiotic removal device	항생제 제거도구
	antibiotic retrieval device	항생제 검색도구
	aphakic retinal detachment	무수정체성 망막박리
ARDS	**adult respiratory distress syndrome**	**성인 호흡장애증후군**
ARE	active resistive exercises	활동저항운동
ARF	**acute renal failure**	**급성 신부전**
	acute respiratory failure	**급성 호흡부전**
	acute rheumatic fever	**급성 류마티스열**
ARG	arginine	아르기닌
ARI	acute renal insufficiency	급성 신부전
	acute respiratory illness	**급성 호흡기 질환**
	aldose reductase inhibitor	알도스 환원효소 억제제
ARLD	alcohol related liver disease	알코올과 관련된 간질환
ARM	anxiety reaction, mild	경미한불안반응
	artificial rupture of membranes	인공적인 양막파열
ARMD	**age related macular degeneration**	**노인성 황반변성**
ARMS	amplification refractory mutation system	증폭 대상성 변이계
ARN	acute retinal necrosis	급성 망막괴사
Arona-minG	aronamin gold	아로나민 골드
AROM	active range of motion	능동적 운동범위

약 어	원 어	해 설
AROM	artifical rupture of membranes	인공적 양막파열
ARP	absolute refractory period	절대 대상기
	alcohol rehabilitation program	알코올(환자) 재활 프로그램
ARPA	association for research in paradentosis	치주증 연구학회
arr	arrive	도착
ARRT	American registry of radiologic technologists	미국 정규방사선기사 자격증
ARS	antirabies serum	항광견병 혈청
ART	active resistance training	활동(능동적) 저항훈련
	Achilles(tendon) reflex test	아킬레스건 반사검사
	acoustic reflex threshold(s)	청각반사 역치
	acute recurrent tonsillitis	**급성 재발성 편도선염**
	assessment, review and treatment	사정, 검토와 치료
ARTIC	articulation	관절
Art T	art therapy	예술치료요법
ARU	alcohol rehabilitation unit	알코올 재활병동
ARV	AIDS related virus	에이즈관련 바이러스
ARVD	arrythmogenic right ventricular dysplasia	부정맥원성 우심실 이형성
ARW	accredited rehabilitation worker	공인 재활치료사
ARWY	airway	기도
AS	activated sleep	수면
	anal sphincter	항문괄약근
	ankylosing spondylitis	강직성 척수염
	anterior synechia	홍채-각막 유착증
	aortic stenosis	**대동맥 판막 협착증**
	arsenic	비소
	atherosclerosis	죽상경화증

약 어	원 어	해 설
AS	doctor called through answering service	응답서비스를 통한 의사호출
	atropine sulfate	아트로핀 설파제
	autosuture	자동봉합
	left ear, auris sinistro	좌측 귀
A/S	Apgar score(scale)	아프가르 채점법
	arthroscopy	**관절경검사**
ASA	American society of anesthesiologists	미국 마취과 의사학회
	aminosalicylic acid (mesalamine)	결핵치료제 (상품명)
	argininosuccinate	아르기니노 호박산염
	aspirin(acetylsalicylic acid)	**아스피린**
ASA I	healthy patient with localized pathological process	국소적 병변을 가진 건강한 환자
ASA II	a patient with mild to moderate systemic disease	경한 신체질환 환자
ASA III	a patient with severe systemic disease limiting activity but not incapacitating	비무력 활동제한 심한 신체질환환자
ASA IV	a patient with incapacitating systemic disease	무기력신체질환자
ASA V	moribund patient not expected to live	살 가망이 없는 빈사 환자
	(these are American society of anesthesiologists' patient classifications.	(미국 마취학회의 분류)
	emergency operations are designated by "E" after the classification)	응급수술은 "E"로 지정됨
ASAA	acquired severe aplstic anemia	후천성 악성 무형성성 빈혈
ASACL	American society of anesthesiologists classification	미국 마취분류학회

약 어	원 어	해 설
AS/AI	aortic stenosis/ aortic insufficiency	대동맥판막협착증/ 대동맥 판막부전
A's and B's	apnea and bradycardia	무호흡과 서맥
ASAP	as soon as possible	가능한 빨리
ASB	anesthesia standby	마취준비
	asymptomatic bacteriuria	무증후성 세균뇨
ASC	altered state of consciousness	의식의 변화상태
	ambulatory surgery center	보행가능한 외과센터
	anterior subcapsular cataract	전낭하 백내장
	antimony sulfur colloidal	안티몬 교상황
	ascorbic acid	수용성 비타민
ASCVD	arteriosclerotic cardiovascular disease	동맥경화성 심혈관질환
ASD	**atrial septal defect**	**심방중격결손**
	aldosterone secretion defect	알도스테론 분비결핍
	anterior sagittal diameter	전방시상면 직경
ASD Ⅰ	atrial septal defect, primum	심방중격결손 1차 개존증
ASD Ⅱ	atrial septal defect, secundum	심방중격결손 2차 개존증
ASDH	**acute subdural hematoma**	**급성 경막하혈종**
ASDR	American society of dental radiographers	미국 치과방사선과 학회
ASE	acute stress erosion	급성 스트레스성 미란
ASF	anterior spinal fusion	전방 척추유합
ASH	asymmetric septal hypertrophy	비대칭성 중격비대
AsH	hypermetropic astigmatism	원시성 난시
ASHD	**arteriosclerotic heart disease**	**동맥경화성 심장질환**
ASI	anxiety status inventory	불안상태 목록
	aortic stenoinsufficiency	**대동맥판막 폐쇄 부전증**
ASIS	anterior superior iliac spine	전상 장골극

약 어	원 어	해 설
ASK	antistreptokinase	항스트렙토키나제
ASL	antistreptolysin(titer)	항스트렙토리신(역가)
ASLE	acute systemic lupus erythematous	급성 전신성 홍반성 낭창
ASLT	antistreptolysin-O test	항스트렙토리신 O 검사
ASLV	avian sarcoma and leukosis virus(Rous virus)	조류육종과 백혈병 바이러스
AsM	myopic astigmatism	근시성 난시
ASMA	antismooth muscle antibody	항평활근 항체
ASMI	anteroseptal myocardial infarction	전방중격 심근경색
ASMT	American society of medical technologists	미국 의료기사 협회
ASO	aldicarb sulfoxide	
	American society orthodontists	미국 교정치과의사회
	arteriosclerosis obliterans	**폐쇄성 동맥경화증**
	automatic stop order	자동 정지명령
ASOT	**antistreptolysin-O test**	**항스트렙토리신 O 검사**
ASP	acute suppurative parotitis	급성 화농성이하선염
	acute symmetric polyarthritis asparaginase	급성 대칭성 다발성 관절염
	aspartic acid	아스파라긴산
ASPD	anterior superior pancreatic duodenal artery	전상 췌십이지장동맥
ASPO	American society psychoprophylaxis in obstetrics	미국 정신예방학 산과학회
ASPVD	arteriosclerotic peripheral vascular disease	동맥경화성 말초혈관질환
	aortic stenoregurgitation	**대동맥 판막 협착 및 폐쇄부전증**
ASR	automatic speech recognition	자동 언어인지

약 어	원 어	해 설
ASRT	Americansociety of radiologic technologists	미국 방사선사 협회
ASS	anterior superior supine assessment	전상 안와위 사정
asst	assistant	보조원
AST	**acoustic stimulation test**	**청각자극검사**
	after skin test	**피부반응 검사후**
	aphasia screening test	실어증 선별검사
	angiotensin sensitivity test	엔지오텐신 민감성 시험
	aspartate transaminase (SGOT)	**간기능 효소활성검사**
	astigmatism	난시
AS TOL	as tolerated	내성이 생긴 만큼
ASTIG	astigmatism	난시
ASTZ	antistreptozyme test	항스트렙토자임 검사
ASU	acute stroke unit	급성뇌졸중 병동
	ambulatory surgical unit	외래통원 외과처치실
ASV	antisnake venom	항뱀독액
ASVD	arteriosclerotic vessel disease	동맥경화성 혈관질환
ASVR	anomalies of systemic venous return	체정맥 환류이상
ASYM	asymmetric(al)	비대칭의
AT	activity therapy(therapist)	활동치료요법(치료사)
	antithrombin	안티트롬빈
	applanation(applanatic) tonometry	압평 안압계
	aroma therapy	향기요법
	atraumatic	비외상성의
	axial tomogram	축면 단층촬영
At	astatine	아스타틴
	axillar temperature	겨드랑이 체온

약 어	원 어	해 설
AT_s	atropin eye solution	아트로핀 안용액
AT_t	atropin eye ointment	아토로핀 안연고
AT 10	dihydrotachysterol	테타니 치료제
ATA	**anterior tibial artery**	**전경골 동맥**
ATB	antibiotic	항생제
ATC	aerosol treatment chamber	분무치료실
	alcoholism therapy classes	알코올중독 치료반
	around the clock	24시간 계속
	arthritis treatment center	관절염치료센터
ATD	**antithyroid drug(s)**	**항갑상선 약물**
	asphyxiating thoracic dystrophy	질식성 흉곽 이영양증
	autoimmune thyroid disease	자가면역성 갑상선질환
A/t diet	alternis diebuo = every other da	격일로
A/t hor	alternis horis = every other hour	1시간걸러마다
ATE	adipose tissue extraction	지방조직 적출술
At Fib	atrial fibrillation	심방세동
AT Ⅲ FUN	**antithrombin Ⅲ** functional	**항트롬빈 Ⅲ 기능적**
ATG	**antithymocyte globulin**	**항흉선세포성 글로불린**
ATHR	angina threshold heart rate	협심증역치 심박동률
ATI	abdominal trauma index	복부외상지수
	antitumor immunity	항종양 면역
ATL	abdominal tubal ligation	복식 난관결찰
	Achilles tendon lengthening	아킬레스건 견인
	adult T-cell leukemia	성인 T세포 백혈병
	anterior tricuspid leaflet	삼첨판 전엽
	atypical lymphocytes	비정형성 림프구
ATLL	adult T-cell leukemia lymphoma	성인 T세포 백혈병 림프종
ATLS	**advanced trauma life support**	**진행성 외상 생명유지**
ATM	acute transverse myelitis	급성 횡단성척수염

약어	원어	해설
atm	atmosphere	대기, 기압
At ma	atrial milliampere	심방성 밀리암페어
ATN	**acute tubular necrosis**	**급성 세뇨관괴사**
ATNC	atraumatic normocephalic	비외상성 정상두부의
ATNM	autopsy staging of cancer	암 검시단계
ATNR	asymmetrical tonic neck reflex	비대칭성 긴장성 목반사
ATP	addiction treatment program	중독치료계획
	adnosine triphosphate	아데노신 3인산
	anterior tonsillar pillar	전편도주
	atypical pneumonia	**이형폐렴**
	autoimmune thrombocytopenia purpura	자가면역성 혈소판 감소성 자반증
ATPase	**adenosine triphosphatase**	
ATPS	ambient temperature & pressure, saturated with water vapor	실온, 대기압, 수증기포화상태
ATR	**Achilles tendon reflex**	**아킬레스건 반사**
	atrial	심방의
	atropine	아트로핀
atr fib	atrial fibrillation	심방세동
ATRO	atropine	아트로핀
ATS	antitetanic serum (tetanus antitoxin)	항파상풍 혈청(파상풍항독소)
	anxiety tension state	불안긴장상태
ATSDLD	American thoracic society, division of lung disease	미국흉부질환학회, 호흡기질환 분과 위원회
$ATSO_4$	atropine sulfate	아트로핀 황산염
ATT	arginine tolerance test	아르기닌 내성검사
ATU	alcohol treatment unit	알코올 치료실
at. wt	atomic weight	원자량
AU	allergenic units	알레르기(유발) 지수

약 어	원 어	해 설
AU	anteverted uterus	전굴된 자궁
	both ears	양쪽 귀
Au	gold	금
^{198}Au	radioactive gold	방사능 금
AUB	**abnormal uterine bleeding**	**비정상적 자궁출혈**
AUC	area under the concentration curve	(혈중약물)농도곡선 아래영역
AUCt	area under the curve to last time point	최종지점까지의 호흡곡선 하영역
AUD COMP	auditory comprehension	청각 이해력
AUGIB	acute upper gastrointestinal bleeding	급성 상부 위장출혈
AUL	acute undifferentiated leukemia	급성 미분화 백혈병
AUR	acute urinary retention	급성 뇨정체
AUS	**acute urethral syndrome**	**급성 요도증후군**
	auscultation	청진
AV	adenoid vegetation	아데노이드 증식증
	ante version	**전경, 외반**
	anteverted	전굴된
	arteriovenous	**동정맥의**
	atrioventricular	**방실의**
	auditory visual	시청각의
	auriculoventricular	이실의
AVA	aortic valve atresia	대동맥판막 폐쇄증
	arteriovenous anastomosis	동정맥 문합(술)
AVB	atrioventricular block	방실차단
AVC	acrylic veneer crown	아크릴 베니어 관
	automatic volume control	자동 음량조절

약 어	원 어	해 설
AVD	aortic valve disease	대동맥 판막질환
	apparent volume of distribution	겉보기 분포용적
AVDP	avoirdupois	상형법(16온스를 1파운드로 함)
AVF	**arteriovenous fistula**	**동정맥루**
	anteverted flexion	전경 굴곡
	augmented unipolar foot (left leg)	증폭단자(왼쪽다리)
avg	average	평균
AVGs	ambulatory visit groups	외래통원 방문집단
AVH	**acute viral hepatitis**	**급성 바이러스성 간염**
AVI	air velocity index	공기속도 지수
AVJR	atrioventricular junctional rhythm	방실접합부 리듬
AVL	augmented unipolar left (left arm)	증폭단자(왼쪽팔)
AVM	**arteriovenous malformation**	**동정맥 기형**
AVN	arteriovenous nicking	동정맥 결찰
	atrioventricular node	방실 결절
	avascular necrosis	**무혈성 괴사**
AVNRT	atrioventricular nodal reentry tachycardia	방실결절 재진입 빈맥
	atrioventricular node recovery time	방실결절 회복시간
$AVOD_2$	arteriovenous oxygen difference	동정맥 산소차이
AVP	antiviral protein	항바이러스 단백
	aortic valvoplasty	대동맥 판막성형술
	arginine vasopressin	**아르기닌 바소프레신**
AVR	**aortic valve replacement**	**대동맥 판막치환술**
	augmented unipolar right (right arm)	증폭단자(오른쪽 팔)

약 어	원 어	해 설
AVR	average voiding rate	평균 배뇨율
AVRT	**atrioventricular reciprocating tachycardia**	**심실교환 빈맥**
AVS	atriovenous	동정맥 단락문합술
AVSD	**atrioventricular septal defect**	**심방심실 중격결손**
AVSS	afebrile, vital signs stable	무열성, 활력징후 안정
AVT	**atrioventricular tachycardia**	**방실성 빈맥**
	atypical ventricular tachycardia	비전형적 심실빈맥
AW	abdominal wall	복벽
	abnormal wave	비정상적인 파동
	airway	기도
A/W	able to work	작업가능
A&W	alive and well	원기왕성하제
AWA	alcohol withdrawal assessment	알코올 금단증상 사정
	as well as	~뿐만 아니라
A waves	atrial contraction wave	심방성 수축파
AWB	autologous whole blood	자가전혈
AWD	alive with disease	질환을 가진 생존
AWDW	assault with a deadly weapon	치명적인 무기로 인한 폭행
AWI	anterior wall infarct	전방벽 경색
AWMI	anterior wall myocardial infarction	전방벽 심근경색
AWO	airway obstruction	기도폐색
AWOL	absent without leave	무단이탈, 무단부재
AWR	airway resistance	기도저항
AWU	alcohol withdrawal unit	알코올 금단병동
AX of Cx	axis of cylindric lens	원주체 렌즈축
ax	axillary	액와의

약 어	원 어	해 설
AXB	axillary block	액와차단
AXC	aortic cross clamp	대동맥 교차겸자
ax-fem. fem.	axilla-femoral-femoral(graft)	액와-대퇴-대퇴(이식)
AXR	abdomen X-ray	복부 X선 촬영
AXT	alternating exotropia	교차 외사시
AYF	antiyeast factor	항효모 인자
AYV	aster yellow virus	성상 황색 바이러스
AZ	azote, azobacter (azotobacter)	질소, 질소균속
AZA-CR	azacitidine	아자시티딘
5-AZC	azacitidine	
AzdU	azidouridine	
AZQ	diaziquone	
AZT	zidovudine(aziothymidine)	HIV 억제제
A-Z test	Aschheim-Zondek test (diagnostic test for pregnancy)	아쉬하임-콘텍검사 (임신반응 검사)

B

약 어	원 어	해 설
B	bacillus	간균
	bands	띠, 환
	barometer	기압계
	basophil	호염기구
	bath	목욕
	behavior	행동
	bilateral	양측의
	black	검정
	bloody	피가 나는, 혈성의
	boron	붕소의 원소기호
	both	양쪽
	brother	형제
	botulism (vaccine B is botulism toxoid)	보툴리즘
	buccal	협면의, 볼의
B_1	thiamine HCl	티아민
BI&II	Billroth I and II	위장 문합술식 일종
B_2	riboflavin	리보플라빈
B_3	nicotinic acid	니코틴산
b/4	before	이전에
B_5	pantothenic acid	판토텐산
B_6	pyridoxine HCl	피리독신
B_7	biotin	바이오틴
B_8	adenosine phosphate	아데노신 포스타트
B_{12}	cyanocobalamin	사이아노코바라민
B_{55}		결핵균 치료제
B_{194}		항히스타민 치료제

약 어	원 어	해 설
BA	backache	배부통
	bachelor of Arts	문학사
	Baptist	세례주는 사람
	barium	**바륨**
	basilar artery	**뇌저 동맥**
	benzyl alcohol	벤질 알코올
	bile acid	**담즙산**
	biliary atresia	담관폐쇄증
	blood alcohol	혈중 알코올
	bone age	골 연령
	boric acid	붕산
	brachial artery	상완동맥
	broken appointment	약속을 어김
	bronchial asthma	**기관지 천식**
Ba	barium	바륨
B>A	bone greater than air	골전도가 공기전도보다 빠르다
B&A	brisk and active	민첩하고 능동적
BAB	blood agar base	혈액 한천기초배지
Bab	Babinski sign	바빈스키 징후
BAC	benzalkonium chloride	표면 소독제
	blood alcohol concentration	혈중 알코올농도
	bronchoalveolar carcinoma	기관지 폐포 암종
	buccoaxiocerivical	협면, 축면, 치경면의
BACI	bovine anticryptosporidium immunoglobulin	우형항크립토스포리륨속 면역글로불린
BACON	bleomycin, doxorubicin, lomustine, vincristine, and mechlorethamine	항암제의 일종
BACOP	bleomycin, adriamycin, cyclophosphamide, vincristine, and prednisone	항암제의 일종
BACT	**bacteria**	**세균**

약 어	원 어	해 설
BACT	base activated clotting time	염기 활성응고시간
BAD	bipolar affective disorder	양극성 정동장애
BaE	barium enema	바륨관장(대장)
BAE	**bronchial artery embolization**	**기관지동맥 색전술**
BAEP	**brain stem auditory evoked potential**	**뇌간 청각유발 전위 검사**
BAER	brainstem auditory evoked responses	뇌간 청각유발반응
BAF	B lymphocyte activating factor	B림프구 활성인자
BAG	bronchial arteriography	기관지 동맥조영술
	buccoaxiogingival retrograde brachial arteriography	협면, 축면, 치은면의 역행성 상완동맥조영법
BAI	bronchial arterial infusion	기관지 동맥내 마취제의 일종 주입
BAIB	β-aminoisobutylic acid	베타 아미노 이소부틸산
BAL	balance	균형
	blood alcohol level	혈중 알코올농도
	bronchoalveolar lavage	**기관지폐포 세척**
BALB	binaural alternate loudness balance	양쪽 귀의 교대성 음량 균형
BALF	bronchoalveolar lavage fluid	기관지 폐포세척액
BALT	bronchial associated lymphoid tissue	기관지관련 림프성 조직
BaM	barium meal	바륨식이
BANS	back, arm, neck and scalp	등, 팔, 목과 두피
BAO	basal acid output	기초위액 분비량
BAP	blood agar plate	혈액 한천 배지판
BAPA	β-aminopropionic acid	
BAPC	bacampicillin	
BAPG	biauricle plethysmography	양이개 혈량측정법 (기관의 체적 측정법)
Barb	barbiturate	바르비투르산염

약 어	원 어	해 설
BARN	bilateral acute retinal necrosis	양측 급성 망막괴사
BAS	boric acid solution	붕산용액
	ballon atrial septostomy	풍선 심방중격절개술
	British Anatomical Society	영국 해부학회
BaS	barium swallow	바륨삼킴(식도조영술)
BASK	basket cells	고름세포(포르킨예)
baso	basophil	호염기구
BASO-STIP	basophilic stippling	중성 과립구 반점
BAT	behavioral avoidance test	행동기피검사
	brightness acuity tester	광명시력측정기
BATA	antigen brain associated T cell antigen	뇌와 관련된 T세포항원
BATO	boronic acid adduct of technetium dioxine	technetium dioxine에 의한 붕산 부가물
batt	battery	건전지
BAVP	balloon aortic valvuloplasty	풍선 대동맥판막 형성술
BAW	bronchoalveolar washing	기관지 폐포세척
BB	baby boy	남자아기
	backboard	**등판**
	bad breath	나쁜 호흡
	bed bath	침상목욕
	bed board	침대판
	beta-blocker	β-차단제
	blanket bath	담요 목욕
	blood bank	**혈액은행**
	blow bottle	불기 병(호식에 대한 저항력 향상장치)
	blue bloaters	청색 고장증
	body belts	신체 벨트
	both bones	양쪽 뼈(골절시)
	breakthrough bleeding	분출출혈

약 어	원 어	해 설
BB	breast biopsy	유방 생검
	brush biopsy	찰과 생검
	buffer base	완충 염기
B&B	bowel and bladder	장과 방광
B/B	backward bending	뒤로 구부림
	blood bank	혈액은행
BBA	born before arrival	도착전에 출생
BBB	baseball bat beating	야구방망이로 때림
	blood brain barrier	**혈액뇌관문**
	bundle branch block	**히스가지 차단**
BBBB	bilateral bundle branch block	양측 가지 차단
BBC	brombenzylcyanide	브롬벤질시안
BBD	before bronchodilator	기관지확장제 투여전
	benign breast disease	양성 유방질환
BBM	banked breast milk	저장된 모유
BBOW	bulging bag of water	양막돌출
25% B. B sol	benzyl benzoate solution	
BBS	**bilateral breath sounds**	**양측 호흡음**
BBT	**basal body temperature**	**기초체온**
BB to MM	belly button to medial malleolus	배꼽에서 내측 복사뼈까지
B Bx	breast biopsy	유방생검
BC	back care	등간호
	bed and chair	침상과 의자
	bicyle	자전거
	birth control	산아 조절
	blood culture	혈액배양
	blue cross	미국민간보험의 일종
	bone conduction	골 전도
	breathing capacity	호흡 용량

약 어	원 어	해 설
BC	**bronchia cancer**	**기관지암**
	buccocervical	협측, 치경면의
B/C	because	왜냐하면
	blood urea nitrogen/creatinine ratio	혈중뇨질소/크레아티닌 비율
B&C	bed and chair	침상과 의자
	biopsy and curettage	**생검과 소파술**
	board and care	숙박(식사)과 간호
	breathed and cried	호흡과 울음
BCBR	bilateral carotid body resection	양측 경동맥체 절제술
BC/BS	blue cross/blue shield	미국민간보험의 일종
BCA	ballon catheter angioplasty	풍선 카테터 혈관형성술
	basal cell atypia	기저세포 이형성
	brachiocephalic artery	상완두부 동맥
BCAA	branched chain amino acids	분지사슬 아미노산
B. cat	Branhamella catarrhalis	혈호균족 설사
BCAVe	bleomycin, lomustine, doxorubicin and vinblastine	항암제의 일종
BCC	**basal cell carcinoma**	**기저 세포암**
	birth control clinic	가족계획실
BCCa	basal cell carcinoma	기저세포암
BCD	basal cell dysplasia	기저세포 이형성
BCDF	B cell differentiation factor	B세포 분화인자
B cell	large lymphocyte	거대 림프세포
BCF	bacterial culture filtrate	세균배양 여과액
	basophil chemotactic factor	호염기구 주화성 인자
BCFS	breast cancer frozen section	유방암 동결절제
BCG	**Bacille Calmette Guérin Vaccine**	BCG **생백신**
	bicolor guaiac	2색과 이액검사
BCH	basal cell hyperactivity	기저세포 과활성

약어	원 어	해 설
BCH	basal cell hyperplasia	기저세포 과형성
BCHL	bone coduction hearing loss	골도 청력손실
BCKA	branched chain ketoaciduria	단풍당뇨병(MSUD)
BCL	basic cycle length	기본 회로길이
BCLS	basic cardiac life support	기본적 심장생명유지법
BCM	below costal margin	늑골하
	birth control medication	출산조절약제
	body cell mass	체세포 덩어리
BCME	bis(chloromethyl) ether	비스(클로로메틸) 에테르
BCN	bilateral cortical necrosis	양측 피질괴사
BCNP	board certified nuclear pharmacist	자격을 갖춘 핵약학자
BCNU	carmustine	항종양제
BCOC	bowel care of choice	장간호의 선택
	bowel cathartic of choice	설사약의 선택
BCP	birth control pills	출산조절 피임약
	blood cell profile	혈구 구성
	carmustine, cyclophosphamide and prednisone	항종양제
BCPAP	Broun's contineous positive airway pressure	브로운의 지속성 양압기도압력
BCR	bulbocavernous reflex	구해면체 반사
BCRS	brief cognitive rate scale	간이 인지율 척도
BCS	battered child syndrome	아동학대 증후군
	Budd-Chiari syndrome	버드-캬리 증후군
BC/SD	breech Ceasarean section delivery	둔위 제왕절개 분만
BCT	blood coagulation time	혈액 응고시간
BCU	burn care unit	화상간호 병동
BD	base down	염기 저하
	Baudelocgue's diameter	바우델로규 직경

약 어	원 어	해 설
BD	bile duct	담관
	birth date	출생일
	birth defect (congenital anomaly)	선천성 기형
	blood donor	혈액 공여자
	bottle drainage	병 배액
	brain dead	뇌사
	bronchial drainage	기관지배액
b. d	bis dis(twice a day)	1일 2회
BDA	British dental association	영국 치과협회
BDAE	Boston diagnostic aphasia examination	보스톤 실어증 진단검사
BDC	burn dressing change	화상 드레싱 교환
BDE	bile duct exploration	담관 탐색
BDF	black divorced female	이혼한 흑인 여성
BDI	Beck depression inventory	Beck의 우울척도
BDL	below detectable limits	탐지한도 아래
	bile duct ligation	담관 결찰
BDM	black divorced male	이혼한 흑인 남성
	bone densitometry	골밀도 검사
BDOPA	bleomycin, dacarbazine, vincristine, prednisone, and doxorubicin	항암제의 일종
BDP	beclomethasone dipropionate	
	best demonstrated practice	최상의 시범실습
BDR	background diabetic retinopathy	당뇨병성 망막병증
BDS	bachelor of dental surgery	구강외과 학사(學士)
BDSc	bachelor of dental sciency	치의학 학사
BDT	basophil degranulation test	호염기구 탈과립검사
BDV	blood dilution value	혈액 희석치

약 어	원 어	해 설
BE	**bacterial endocarditis**	**세균성 심내막염**
	barium enema	**바륨관장(대장)**
	base excess	염기초과
	below elbow	**팔굽아래**
	bladder exercise	방광 운동
	bottom echo	저에코(낮은에코)
	brain edema	뇌부종
	bronchiectasis	**기관지 확장증**
	bronchoesophagology	기관식도학
	bread equivalent	빵 당량
	breast examination	유방검사
Be	beryllium	원자번호 4 원소
B↑E	both upper extremities	양쪽 상부사지
B↓E	both lower extremities	양쪽 하부사지
BEA	**below elbow amputation**	**전완(팔꿈치 아래) 절단**
BEAM	brain electrical activity mapping	뇌전도 활성지표 지도
BEAMP	**below elbow ampatation**	**전완(팔꿈치 아래) 절단**
BEC	bacterial endocarditis	세균성 심내막염
BED	biochemical evidence of disease	질병의 생화학적 증거
BEE	**basal energy expenditure**	**기초에너지 소비량**
BEF	bronchoesophageal fistula	기관지 식도 누공
BEH	benign essential hypertension	양성 본태성 고혈압
Beh Sp	behavior specialist	행동(치료) 전문가
BEI	butanol extractable iodine	부타놀 추출성 요오도 (갑상선 검사)
BEP	bleomycin, etoposide, and cisplatin	항암제의 일종
	brainstem evoked potentials	뇌간 유발전위
BER	brainstem evoked response	뇌간 유발반응
BES	balanced electrolyte solution	균형잡힌 전해질용액
BEV	billion electron volts	10억 전자볼트(방사선 요법)

약 어	원 어	해 설
BEV	bleeding esophageal varices	식도 정맥류 출혈
BF	black female	흑인 여성
	boy friend	남자 친구
	breakfast fed	아침식사
	breast feed	모유주기
B/F	bound to free ratio	결합형 대 유리형 비율
BFA	baby for adoption	입양아
	bifemoral arteriogram	양쪽 대퇴부동맥 촬영
BFC	**benign febrile convulsion**	**양성 열성경련**
bFGF	basic fibroblast growth factor	기초 섬유아세포 성장요소
BFHR	basal fetal heart rate	기초 태아 심박수
BFL	breast firm and lactating	유방 건강과 젖 분비
BFM	black married female	흑인 기혼여성
	blood flow measurement	혈류 측정
BFP	biologic false positive	생물학적 위양성
B. frag	Bacillus fragils	간균의 일종
BFPR	biological false positive reaction	생물학적 위양성반응
BFS	blood fasting sugar	공복시 혈당
	burning feet syndrome	작열족 증후군
BFT	bentonite flocculation test	벤토나이트 면상검사
	biofeedback training	생물학적 피드백 훈련
BFUe	erythroid burst forming unit	적혈구성 집락 형성단위
BG	baby girl	어린소녀
	blood glucose	혈당
	bone graft	**골이식**
BG	Bender Gestalt(test)	벤더(시각운동) 형태(시험)
BGAL	beta galactosidase	베타 갈락토시다제
BGC	basal ganglion calcification	기저 신경절 석회화
BGCT	benign glandular cell tumor	양성 선세포 종양

약 어	원 어	해 설
BGDC	Bartholin gland, duct, cyst	바르톨린선, 관, 낭
BGE	butyl glycidyl ether	부틸 글리시딜 에테르
BGG	bovine r-globulin	우형 감마글로불린
BGL	blood glucose level	혈당치
BGM	blood glucose monitoring	혈당 모니터링
BH	breath holding	숨을 멈춤
BHC	benzene hexachloride	벤젠 헥사클로라이드
BHD	carmustine, hydroxyurea, and dacarbazine	항종양제
B-HEX-OS-A-LK	beta hexosaminidase A leukocytes	베타헥소사미니다제 A 백혈구
BHI	biosynthetic human insulin	생합성 인체 인슐린
BHL	bilateral hilar lymphoma	양측 폐문 림프종
	biological half life	생물학적 반감기
BHN	bridging hepatic necrosis	가교간 괴사
BHR	bronchial hyperresponsiveness	기관지 과민반응
BHS	beta-hemolytic streptococci	베타용혈성 연쇄구균
	breath holding spell	호흡을 멈추는 소발작
BHT	breath hydrogen test	호흡 수소 시험
	butylated hydroxytoluene	항산화제 일종
BI	base in	~에 기초를 두다
	brain injury	**뇌손상**
	body language	신체언어
	bowel impaction	장매복
Bi	bismuth	창연, 원자번호 83
BIA	bacterial inhibition assay	세균 억제분석
	bioelectric impedance analysis	체지방 측정법
BIB	brought in by	~에 의해 데려오다
BIC	brain injury center	뇌손상 센터
Bicarb	bicarbonate	중탄산염, 산성탄산염

약 어	원 어	해 설
BICROS	bilateral contralateral routing of signals	양측 대측위 방향신호
BICU	burn intensive care unit	화상 중환자실
BID	brought in dead	사망한 채로 들어옴
b.i.d.	**twice a day(bis in die)**	**하루에 2번**
BIDS	bedtime insulin daytime sulfonylurea	취침시 인슐린 주간 설파닐요소
BIF	bifocal	이중 초점의
BIG	botulism immune globulin	보툴리누스중독증 면역글로불린
BIG 6	analysis of 6 serum components	6번 혈청성분 분석
BIH	benign intracrania hypertension	양성 두개내 고혈압
	bilateral inguinal hernia	**양측 서혜부 탈장**
BII	butanol inextractable iodine	
BIL	bilateral	양측
BILAT SLC	bilateral short leg cast	양측 단하지 석고 고정
BILAT-SXO	bilateral salpingo oophorectomy	양측 난관 난소절제술
Bili	**bilirubin**	**빌리루빈**
BILI-C	conjugated bilirubin	결합 빌리루빈
BIL MRY	bilateral myringotomy	양측 고막절개술
BIMA	bilateral internal mammary arteries	양측 내측 유방동맥
b.i.n.	**(bis in nocte)twice a night**	**밤에 2번**
BIOF	biofeedback	생체 자기제어
BIP	bipolar affective disorder	양극 정동장애
BiPD	biparietal diameter	양측 두정골 직경
BISP	between ischemial spine (pelvic measurement)	좌골극간
bisp	bispinous diameter	좌골극간경

약 어	원 어	해 설
BIW	twice a week	일주일에 2번
BIZPLT	bizarre platelets	거대 혈소판
BJ	**biceps jerk**	**이두근 반사**
	body jacket	몸통 기브스
	bone and joint	뼈와 관절
BJE	bones, joints and extremities	골, 관절과 사지
BJI	bone, joint infection	골, 관절감염
BJM	bones, joints and muscles	골, 관절과 근육
BJP	Bence Jones protein	벤스존스 단백질
BK	**below knee(amputation)**	**하퇴(절단)**
	berkelium	원자번호 97원소
	bradykinin	브라디키닌
	bullous keratopathy	수포성 각막병
BKA	below knee amputation	하퇴절단
BKC	blepharo eratoconjunctivitis	결막 각막 안검염
bkft	breakfast	아침식사
BKG	ballistokardiogram	심동도, 심탄도
Bkg	background	배경
BKU	base up	~에 기초를 두다
BKWP	below knee walking plaster (cast)	슬하부 보행성(보행용) 석고고정
BL	baseline(fetal heart rate)	기본선(태아심박률)
	bland	자극이 적은
	blast cells	아세포
	blood levels	**혈액 검사치**
	blood loss	혈액 손실
	bronchial lavage	기관지 세척
	Burkitt's lymphoma	버킷 림프종
BLB	Boothby Lovelace Bulbulian (oxygen mask)	항공용마스크(산소마스크)
BLBS	bilateral breath sounds	양측 호흡음

약 어	원 어	해 설
BL=BS	bilateral equal breath sounds	양측이 같은 호흡음
bl cult.	blood culture	혈액 배양
BLD	bacteremia of long duration	장기간 균혈증
B-L-D	breakfast, lunch and dinner	아침, 점심과 저녁식사
BLDG	bleeding	출혈
BLE	both lower extremities	양쪽 하지
BLEO	bleomycin sulfate	
BLESS	bath, laxative, enema, shampoo and shower	목욕, 완화제, 관장, 머리감기와 샤워
BLL	bilateral lower lobe	양측 하엽
BLM	bleomycin sulfate	베타-락타마제 생성기관
BLOBS	bladder obstruction	방광폐쇄
BLPO	beta-lactamase producing organism	베타 락타마제 생성 유기체
BLQ	both lower quadrants	양쪽하지 1/4
BLR	blood flow rate	혈류량
BLS	**basic life support**	**기본적 생명유지**
BM	basal metabolism	기초대사량
	behavior modification	행동 변경
	biomedical model	생체의학적 모델
	black male	흑인 남성
	bone marrow	**골수**
	bowel movement	**장 운동**
	breast milk	**모유**
	breast massage	유방 마사지
BMA	biomedical application	응용 생체의학
	bone marrow aspirate	골수 천자
	British Medical Association	영국 의학협회
BMB	bone marrow biopsy	골수생검
BMC	bone marrow cells	골수 세포
BMD	Becker muscular dystrophy	베커 근위축증

약 어	원 어	해 설
BMD	bone marrow depression	골수 억제
	bone mineral density	**골전해질 밀도**
BME	biomedical engineering	의공학
	brief maximal effort	단기최상노력
BMF	breast milk feeding	모유수유
BMI	**body mass index**	체질량 지수
BMJ	bones, muscles, joints	골, 근육, 관절
BMK	birthmark	출생반점, 모반
BML	bone marrow lymphocytosis	골수림프구 증가증
BMN	bone marrow necrosis	골수괴사
BMP	behavior management plan	행동 관리계획
BMPP	benign mucous membrane pemphingus	양성 점막 천포장
BMR	**basal metabolic rate**	**기초대사율**
	best motor response	최상 운동반응
BMRC	British Medical Research Council	영국 의학연구협의회
BMSH	β-melanocyte stimulating hormone	β-멜라닌세포 자극호르몬
BMT	bilateral myringotomy and tubes	양측고막 절개술과 관
	bone marrow transplantation	**골수이식**
BMTN	bone marrow transplant neutropenia	골수이식 호중구 감소증
BMTT	bilateral myringotomy with tympanic tubes	고실관을 통한 양측 고막절개술
BMTU	bone marrow transplant unit	골수이식 단위
BMU	basic multicellular unit	기초다세포 단위
BMV	Bromgrass mosaic virus	브롬그래스 모자이크 바이러스
BN	bladder neck	방광 경부
BNA	Baseler nomina anatomica	바젤 해부학 명명법
BNC	binasal cannula	양비측 배관

약 어	원 어	해 설
BNC	bladder neck contracture	방광경부 경축
BNCT	boron neutron capture therapy	붕소중성자 포획요법
BNI	blind nasal intubation	비강삽관법
BNL	below normal limits	정상하한계
	breast needle localization	유방바늘 국소화
BNO	bladder neck obstruction	방광경부 폐쇄증
BNR	bladder neck retraction	방광경부 퇴축
BNS	benign nephrosclerosis	양성 신경화증
BO	base out	~의 근거를 배제하다
	behavior objective	행동목적
	body odor	체취
	bowel obstruction	장폐쇄증
B&O	Belladonna & opium (suppositories)	벨라돈나와 아편(좌약)
BOA	born on arrival	도착하자마자 출산
	born out of asepsis	무균 출산법
BOD	bilateral orbital decompression	양측 안와감압
Bod Units	Bodansky's units (phosphatase)	보단스키 단위 (포스파타제)
BOE	bilateral otitis externa	양측 외이염
BOI	biological oxygen index	생물학적 산소지수
BOLD	bleomycin, vincristine (oncovin), lomustine, and dacarbazine	항암제의 일종
BOM	bilateral otitis media	양측성 중이염
BOMA	**bilateral otitis media, acute**	**급성 양측성 중이염**
BOO	bladder outlet obstruction	방광출구폐쇄증
BOOP	bronchitis obliterans with organized pneumonia	폐렴을 동반한 폐색성 기관지염
BOR	bowel open regular	통변 정상
BOT	base of tongue	혀의 기저부

약 어	원 어	해 설
BOVR	Bureau of Vocational Rehabilitation	직업재활 사무국
BOW	bag of water	양막
BOWI	bag of water intact	양막 손상없는
BOWR	bag of water reptured	양막 파열된
BP	bathroom privileges	특정욕실
	bed pan	침상용 변기
	bench press	가슴운동(역기)
	benzathine penicillin	장기지속형 페니실린
	benzoyl peroxide	과산화 벤조일 (여드름 치료제)
	bipolar	양극의
	birth place	출생 장소, 산실
	blood pressure	**혈압**
	Bell's palsy	벨 마비(안면신경)
	boiling point	끓는 점
	bullous pemphigoid	**수포성 천포장**
	bypass	측관, 측부로
BPA	burst promoting activity	배출 촉진 동작
BPAS	benzoyl-*p*-aminosalicylic acid sodium	신결핵 치료제
BP-200	Bourn's infant pressure ventilator	Bourn의 유아 강제 환기(호흡)장치
BPC	British pharmaceutical codex	영국 의약품집
BPD	**biparietal diameter**	**두정엽간 직경**
	borderline personality disorder	경계성 인격장애
	bronchopulmonary dysplasia	**기관지폐 형성부전증**
BPd	diastolic blood pressure	확장기혈압
BPDE	benzo(a) pyrene dihydrodiol epoxide	흡연 관련 발암물질
BPE	breech partial extraction	둔부 부분적 적출
	benzene petroleum ether	벤젠 석유에테르용매
BPF	bradykinin potentiating factor	브라디키닌 상승인자

약 어	원 어	해 설
BPH	**benign prostatic hypertrophy**	**양성 전립선 비대증**
	bronchopleural fistula	기관지늑막 누공
BPG	bypass graft	측관 이식
BPI	bipolar affective disorder, Type I	양극성 정동장애, I 유형
	bactericidal/permeability increasing(protein)	살균/투과성 증강 단백질
BPL	benzyl penicilloyl-polylysine	벤질 페니실로일 폴리라이신
BPLA	blood pressure, left arm	혈압, 좌측팔
bpm	**beats per minute**	**분당 박동수**
	breaths per minute	**분당 호흡수**
BPN	bacitracin, polymyxin B, and neomycin sulfate	
BPO	bilateral partial oophorectomy	양측 부분적 난소 절제술
BPP	**biophysical profile**	**생물리학적 프로필**
BPPP	bilateral pedal pulses present	양측발의 맥박이 있음
BPPV	**benign paroxysmal postural vertigo**	**양성 발작성 체위성 현훈**
BPR	blood per rectum	직장에서 나온 혈액
	blood pressure recorder	혈압 기록계
BPRS	brief psychiatric rating scale	단기 정신병 평가등급
BPS	bilateral partial salpingectomy	양측 부분 난관절제술
BPs	systolic blood pressure	수축기 혈압
BPSD	bronchopulmonary segmental drainage	기관지폐 분절배액법
BPT	bronchial provocation test	기관지 자극검사
BPV	benign paroxysmal vertigo	양성 발작성 현훈
	bovine papilloma virus	우형 유두종 바이러스
Bq	becquerel	베쿠렐(방사능 단위)
BR	barium reduction	바륨정복
	baby room	아가방(신생아실)
	bathroom	욕실

약 어	원 어	해 설
BR	**bed rest**	**침상안정**
	Benzing retrograde	벤진역행
	birthing room	출산실, 분만실
	bowel rest	장 휴식
	bridge	가공의치
	brown	갈색의
Br	bromide	취화물
	bromine	취소, Br
BRA	brain	뇌
BRADY	bradycardia	서맥
BRAO	branch retinal artery occlusion	망막 분지동맥폐쇄
BRAT	bananas, rice cereal, applesauce and toast	바나나, 쌀시리얼(곡류), 사과소오스와 토스트
BRATT	bananas, rice cereal, applesauce, tea and toast	바나나, 쌀 시리얼(곡류) 사과소오스, 차와 토스트
BRB	blood retinal barrier	혈액 망막 장벽
	bright red blood	밝은 적혈
BRBC	burro red blood cell	당나귀 적혈구
BRBPR	bright red blood per rectum	직장에서 나온 선홍색 혈액
BRCA	BRCA 1~3	유방암 유전자 1~3
BRCM	below right costal margin	우측 하늑골연
BRex	breathing exercise	호흡운동
Br. Fdg.	breast feeding	모유수유
BRF	bulbar reticular formation	연수망의 형성
BRH	benign recurrent hematuria	양성 재발성 혈뇨
BRJ	brachial radialis jerk	요상완근 반사
BRL_{1341}	ampicillin	
BRL_{2064}	carbenicillin	
BRL_{2333}	amoxicillin	
BRL_{8988}	talampicillin	
BRM	biological response modifiers	생체반응 조정물질

약 어	원 어	해 설
BRO	brother	형제
BRONK	bronchoscopy	기관지경 검사법
BRP	bathroom privileges	화장실 출입만 허용
	brief reactive psychosis	**단기 반응성 정신병**
BR RAO	branch retinal artery occlusion	망막분지 동맥폐색
BR RVO	branch retinal vein occlusion	망막분지 정맥폐색
BrS	breath sounds	호흡음
	bypass surgery	측부로 개통술
Br.S.D.	Brown spontaneous delivery	브라운 자연분만
BRU	basic remodeling unit(osteon)	기초개조단위(골단위)
Br.V.D.	Brown vacuum delivery	브라운 진공분만
BRVO	**branch retinal vein occlusion**	**망막분지 정맥폐색증**
BS	barium swallow	바륨삼키기
	bedside	침상옆, 병상
	before sleep	**취침전**
	Bennett seal	베네트 용봉
	blood sugar	**혈당**
	Blue Shield	미국민간보험의 일종
	bowel sounds	**장음**
	breath sounds	**호흡음**
	bypass surgery	측부로 개통술
B&S	Bartholin and Skene(glands)	바르톨린선과 스켄선
BSA	**body surface area**	**체표면적**
	bowel sounds active	장음활발
BSAB	balthazar scales of adaptive behavior	순응적 행동의 발다자르 비율
BSB	bedside bag	침상옆 주머니
	body surface burned	화상을 입은 체표면
BSC	bedside care	침상간호
	bedside commode	침상용 변기

약 어	원 어	해 설
BSC	burn scar contracture	화상반흔 경축
BSCC	bedside commode chair	침상용 좌변기
BSD	baby soft diet	유아식
	bedside drainage	침상옆 배액
BSE	bovine spongiform encephalopathy	우형해면양 뇌병증
	breast self examination	**유방 자가검진**
BSEC	bedside easy chair	침상옆 간이 의자
BSEP	brain stem evoked potentials	뇌간 유발전위
BSER	**brain stem evoked responses**	**뇌간 유발반응**
	basal skull fracture	두개저 골절
BSF	black single female	흑인독신여성
	busulfan	만성골수성 백혈병 치료제
BSG	Bagolini striated glasses	Bagolini 줄무늬 안경
BSGA	beta streptococcus group A	
BSI	body substance isolation	체조직물질 격리
	brain stem injury	뇌간 손상
BSL	beside learning	(간호사)임상실습
	blood sugar level	혈당치
BSL base	breath sounds diminished, left base	왼쪽 기저호흡음 감소
BSM	black single male	흑인 독신 남성
BSN	bachelor of science in nursing	간호과 학사(學士)
	bowel sounds normal	장음 정상
BSNA	bowel sounds normal and active	정상적이고 활동적인 장음
BSNMT	bachelor of science in nuclear medicine technology	핵의학기술 이학사
BSNT	breast soft and nontender	유방이 부드럽고 압통없음
BSO	bilateral salpingo oophorectomy	**양측 난관 난소절제술**

약 어	원 어	해 설
BSOM	bilateral serous otitis media	양측 장액성 중이염
BSP	bromsulphalein	브롬설팔레인
BSPA	bowel sounds present and active	현재 활동적인 장음
BSPM	body surface potential mapping	체표면 전위 지도
BSR	blood sedimentation rate	혈액 침강속도
	brain stem response	뇌간 반응
BSRF	brain stem reticular formation	뇌간망상체
	British society of rheumatology	영국 류마티스협회
BSRT(R)	bachelor of science in radiologic technology	방사선기술 이학사
	body sonic room therapy	고급살롱풍의 방요법 (치매치료를 위한)
BSS	balanced salt solution	평형 생리 식염수 (세포배양액)
	bedside scale	침상척도
	bismuth subsalicylate	살리실산염내 비스므스
	black silk sutures	검정색 견사 봉합
	balanced salt solution	균형잡힌 염용액
BSSO	bilateral sagittal split osteotomy	양측 시상 분리 골절개술
BSSS	benign sporadic sleep spikes	양성 특발성 수면극파
BST	bedside testing	침상에서 하는 검사
	bovine somatotropin	우형 성장호르몬
	brief stimulus therapy	간단한 자극요법
BSU	Bartholin, Skene's, urethra (glands)	바르톨린선, 스켄선, 요도선
	base service unit	기초 서비스실
BSV	basal secretion volume	기초분비량
	binocular single vision	양안단일시력
BSW	bachelor of social work	사회사업학사

약 어	원 어	해 설
BT	**bedtime**	**취침시간**
	behavioral therapy	**행동요법**
	bituberous	이중 결절성
	bladder tumor	**방광종양**
	Blalock-Taussig(shunt)	블라록-타우시그 측로
	bleeding time	**출혈시간**
	blood type	혈액형
	blood transfusion	수혈
	brain tumor	**뇌종양**
	breast tumor	유방종양
BTA	below the ankle	발목아래
BTB	back to bed	침대뒤에
	beat to beat(variability)	박동(변화)
	break through bleeding	파열성 출혈
BTBV	beat to beat variability	박동 변화
BTC	bladder tumor check by the clock	방광경 검사시 시계방향으로 전방광 부위(방광종양)를 관찰
BTE	Baltimore therapeutic equipment (work simulator)	발티모어 치료장비
	behind the ear (hearing aid)	귀뒤(보청기)
	breech total extraction	둔위 완전만출
BTF	blenderized tube feeding	혼합관 영양
BTFS	breast tumor frozen section	유방암 조직 동결 절제
BTG	beta thromboglobulin	베타 트롬보글로불린
BTI	biliary tract infection	담관계 감염
	bitubal interruption	양쪽 난관 차단
BTL	bilateral tubal ligation	양쪽 난관 결찰
BTO	**bilateral tubal occlusion**	**양쪽 난관 폐쇄**
BTP	brain tissue pressure	뇌조직압력
BTPD	body temperature, ambient pressure dry	체온, 대기건조압력

약 어	원 어	해 설
BTPS	body temperature, ambient pressure saturated	체온, 대기포화압력
BTR	bladder tumor recheck	방광종양 재확인
BTS	bradycardia-tachycardia syndrom	서맥-빈맥 증후군
BTU	British thermal unit	영국열량단위
BU	base up(prism)	~에 근거를 두다
	below umbilicus	배꼽아래
	Bodansky units	보단스키 단위
	burn unit	화상병동
BUE	both upper extremities	양측 상지
BUFA	baby up for adoption	입양아
BUN	**blood urea nitrogen**	**혈액 요질소(신기능검사)**
	bunion	건막류
BUR	back up rate(ventilator)	회수율(통풍기)
BUS	Bartholin, urethral and Skene's glands	바르톨린, 요도, 스켄선
BV	bacterial vaginitis	세균성 질염
	biological value	생물학적 가치
	blood vessel	혈관
	blood volume	혈액량
	bronchovesicular (breath sounds)	폐포성(호흡음)
BVA	binocular visual acuity	양안 시력
BVAD	biventricular assist device	양심실 보조장치
BVE	blood volume expander	혈량 증량제
BVH	biventricular hypertrophy	양심실 비대
BVL	bilateral vas ligation	양측 정관결찰술
BVM	bag-valve-mask (resuscitator)	낭-밸브-마스크 인공소생기 (ambu bag)
BVO	branch vein occlusion	지정맥 폐색

약 어	원 어	해 설
BVR	Bureau of vocational rehabilitation	직업 재활사무국
BVRT	Benton visual retention test	벤톤 시력정체검사
BVRV	both great vessels from right ventricle	양쪽 대혈관 우심실 기시증
BVT	bilateral ventilation tubes	양측 환기관
BW	**birth weight**	**출생시 체중**
	bite wing(radiograph)	교익(구강방사선)
	body water	체액
	body weight	**체중**
	Bordet Wassermann reaction	보르뎃 왓세르만 반응
BWA	bed wetting admission	야뇨증 입원
BWCS	bagged white cell study	포장된 백혈구 검사
BWD	bacillary white diarrhea	세균성 백색설사
BWFI	bacteriostatic water for injection	주사용 무균액
BWR	boiling water reactor	끓는물 반응장치
BWS	battered woman syndrome	피학대 여성증후군
BWs	bite wing(X-rays)	교익
BWX	bite wing X-ray	교익 X선
BX	blue cross and blue shield	
Bx	**biopsy**	**생검(조직검사)**
BXM	B cell crossmatch	β세포 교차
BYE	Barile Yagunchi-Eveland(agar)	
φBZ	phenylbutazone	
BZA	benzamidine	
BZD	benzodiazepine	
BZDZ	benzodiazepine	
BzH	benzaldehyde	
Bzl	benzol	
BZOF	benzoic acid	
BZS	Bor-Zink-Salbe	

C

약 어	원 어	해 설
C	ascoribic acid	아스코르빈산(Vit. C)
	calorie	칼로리
	capacity	용량, 용적
	carbohydrate	탄수화물
	Caucasian	코카서스인, 백인
	Celsius	섭씨
	centigrade	백분도
	centum(hundred)	100
	clubbing	곤봉모양
	cocain	코카인
	complement	보체
	constricted	협착
	contact	접촉
	cyanosis	청색증
$\bar{c}$	**with = cum**	**~와 함께**
$C_1 \cdots C_7$	cervical nerve 1 through 7	경부신경 1~7
C_1 to C_9	precursor molecules of the complement system	보완체계의 전구분자
C_3	**complement C_3**	**보체 C_3**
C_4	**complement C_4**	**보체 C_4**
CⅡ	controlled substance, class 2	조절물질, 2군
C_{II}	second cranial nerve	제 2뇌신경
5CA	compassion, competence, confidence, conscience, commitment	사랑, 능력, 확신, 양심, 헌신(돌봄의 속성)
CA	cancelled appointment	예약 취소
	carcinoma	**암종**
	cardiac arrest	심정지

약 어	원 어	해 설
CA	carotid artery	경동맥
	carotid angiogram	경동맥 혈관조영
	celiac artery	복강동맥
	chronologic age	연(월)역령
	common antigen	공통항원
	compressed air	압축공기
	congenital anomaly	선천성 기형
	continuous aerosol	지속적인 분무
	coronary angioplasty	관상동맥 혈관형성술
	coronary artery	관상동맥
Ca	**calcium**	**칼슘**
	cancer, carcinoma	암, 종양
CA_{125}	cancer antigen $_{125}$	암항원 125
C&A	clinitest and acetest	당뇨테스트 스틱과 아세톤 검출기
CAA	crystalline amino acids	결정형 아미노산
CAAP	continuous arterial asynchronous pacing	지속적인 비동시성 심방 조율
CAB	catheter associated bacteriuria	카테터와 관련된 세균뇨
	cellulose acetate butyrate	셀룰로스 초산염 낙산염
	coronary artery bypass	관상동맥 우회
CABG	**coronary artery bypass graft**	**관상동맥 우회 이식술**
CaBI	calcium bone index	칼슘 골지수
CaBP	calcium binding protein	칼슘결합단백질
CABS	coronary artery bypass surgery	관상동맥 측로수술
CAC	cardioacceleratory center	심장조절중추
	certified alcohol counselor	(자격)알코올중독 상담자
	community action center	지역사회 활동센터
CACG	chronic angle closure glaucoma	만성 누각 폐쇄녹내장

약 어	원 어	해 설
CACI	computer assisted continuous infusion	컴퓨터보조에 의한 지속주입
CaCl	calcium chloride	칼슘 염화물
$CaCO_3$	calcium carbonate	칼슘 탄산염
CACP	cisplatin	항암제의 일종
CAD	**coronary artery disease**	**관상동맥 질환**
	congenital alveolar dysplasia	선천성 기포 이상증
CADD	computerized ambulatory drug delivery(pump)	전산화 보행약물공급 (펌프)
CADP	computer assisted design of prosthesis	전산화보조 보철디자인
CAE	cellulose acetate electrophoresis	셀루로오스 아세테이트 전기영동법
	cyclophosphamide, doxorubicin, and etoposide	항암제의 일종
CAEC	cardiac arrhythmia evaluation center	심부정맥 평가센터
CaEDTA	calcium disodium edetate	중금속 중독 치료제
CAEP	cellulose acetate electrophoresis	셀루로오스 아세트산 전기영동법
CAF	chronic atrial fibrillation	만성 심방세동
CAFT	Clinitron air fluidized therapy	클리니트론 공기 유동화 요법
CAG	carotid arteriography	경동맥 조영술
	chronic atrophic gastritis	**만성 위축성 위염**
	continuous ambulatory gamma globin(infusion)	이동성 자동 감마글로불린 주입기
CaG	calcium gluconate	글루콘산 칼슘
CAGE	a questionnaire for alcoholism evaluation	알코올중독 평가질문지 (4개 사항)
CAH	**chronic active hepatitis**	**만성 활동성 간염**
	chronic aggressive hepatitis	만성 침습성 간염
	congenital adrenal hyperplasia	선천성 부신과형성

약 어	원 어	해 설
CAHD	**coronary atherosclerotic heart disease**	**관상동맥 죽상경화성 심장질환**
CAI	carbonic anhydrase inhibitor	탄산탈수효소 저해제
	carboxyamide aminoimidazoles	
CAIV	cold adapted influenza virus vaccine	감기적용 인플루엔자 바이러스 백신
CAL	callus	가골
	calories(cal)	칼로리
	chronic airflow limitation	만성 기류제한
cal	caliber	구경(口徑)
CALA	common acute leukemia antigen	급성 백혈병 공통항원
cal ct	calorie count	칼로리계산
CALD	chronic active liver disease	만성 활동성 간질환
CALGB	cancer and leukemia group B	암과 B형 백혈병
CALLA	common acute lymphoblastic leukemia antigen	급성 림프구성 백혈병 공통항원
CAM	Caucasian adult male	백인 성인남자
	child abuse management	아동학대 관리
	chorioallantoic membrane	융모뇨막-장뇨막
	confusion assessment method	혼돈 사정법(평가법)
CAMD	computer aided molecular design	컴퓨터 분자도안
CAMF	cyclophosphamide, adriamycin, methotrexate, and fluorouracil	항암제의 일종
CAMI	Civil aviation medical institute	민간항공 의료연구소
CAMP	cyclophosphamide, doxorubioin, methotrexate, and procarbazine	항암제의 일종
cAMP	cyclic adenosine monophosphate	환상아데노신 1인산
CAN	contrast associated nephropathy	조영제와 관련된 신병증
CA/N	child abuse and neglect	아동학대와 경시

약 어	원 어	해 설
CANC	cancelled	취소
CANP	certified adult nurse practitioner	
CAO	chronic airway(airflow) obstruction	만성 기도폐쇄증
CAP	**capsule**	
	carotid artery pulse	경동맥 맥박
	catabolic(gene) activator protein	이화 활성 단백 (분자유전학)
	chronic advanced periodontitis	만성 진행성 치주염
	community acquired pneumonia	**지역사회 후천성 폐렴**
	compound action potentials	복합 활동전위
	cyclophosphamide, doxorubicin, and cisplatin	항암제의 일종
CaP	carcinoma of the prostate	전립선 암
Ca/P	calcium to phosphorus ratio	칼슘과 인 비율
CAPB	central auditory processing battery	중심청각 진행 건전지
CAPD	central auditory processing disorder	중추청각처리장애
	chronic ambulatory peritoneal dialysis	**만성 이동성 복막투석법**
	continuos ambulatory peritoneal dialysis	지속적 복막투석법
CAR	cardiac ambulation routine	규칙적인 심장운동
CARB	carbohydrate	탄수화물
CARBO	carbocaine	
CARD	cardiac automatic resuscitative device	심장자동 소생기구
Card	cardiology	심장학
CARN	certified addiction registered nurse	약물중독 자격간호사
CARTOS	computer aided reconstruction by tracing serial sections	연속절단추적 컴퓨터보조재건(복원)
CAS	carotid artery stenosis	경동맥 협착증
	chemical abstract service	화학추출물 서비스

약 어	원 어	해 설
CAS	clinical asthma score	임상 천식점수
CASA	computer assisted semen analysis	컴퓨터보조 정액분석
CASHD	coronary arteriosclerotic heart disease	관상동맥 경화성 심질환
CASP	child analytic study program	아동분석연구 프로그램
CASS	computer aided sleep system	컴퓨터보조 수면시스템
CAST	color allergy screening test	색 알레르기 선별검사
CAT	cellular atypsm	세포이형증, 비정형세포
	children's apperception test	어린이 통각검사
	computerized axial tomography	전산화 단층 촬영술
CAT-CAM	contoured adducted trochanteric-controlled alignment method	수복내전 전자제어 정렬법(무릎 이상의 인조다리 설계법)
CATH	cathartic	설사약, 하제
	catheter	**카테터**
	catheterization	도뇨
CATS	catecholamines	카테콜아민
CAU	Caucasian	코카서스인의
caut	cauterige, cauterigation	소작법, 부식법
CAV	computer aided ventilation	컴퓨터보조통기법
	cyclophosphamide, doxorubicin, and vincristine	항암제의 일종
CAVB	complete atrioventricular block	완전방실차단
CAVC	common artrioventricular canal	총방실관
CAVD	completion, arithmetic, problems, vocabulary, following directions(a battery of four tests of intelligence)	완료, 계산문제, 어휘, 추적(정신과학의 4가지 지능 통합테스트)
CAVH	**continuous arteriovenous hemodialysis**	**지속적(동정맥) 혈액투석**
CAVPVP	cyclophosphamide, doxorubicin, vincristine, cisplatin, and etoposide	항암제의 일종

약 어	원 어	해 설
CAVU	continuous arteriovenous ultrafiltration	지속적(동정맥) 초여과
CAW	airway conductance	기도 전도
CAZ	ceftazidime	항생제(psendomonas)
CB	Cesarean birth	제왕절개 출산
	chronic bronchitis	**만성 기관지염**
	code blue	청색코드
Cb	Columbium의 화학기호	
	cerebral	뇌의
C&B	chair and bed(rest)	의자와 침상휴식
	crown and bridge	치관과 가공의치
CBA	chronic bronchitis and asthma	만성 기관지염과 천식
	congenital bile duct atresia	선천성 담관폐색증
	cost-benefit analysis	가격 이익 분석(의료비의)
CBB	carbonate bicarbonate buffer	탄산중탄산 완충
	communications in behavioral biology	행동생물학의 전달
CBC	carbenicillin	카르베니실린
	compassion-based caring	사랑어린 간호
	complete blood count	**총 혈구수치(검사치)**
CBCDA	carboplatin	
CBCT	community based clinical trials	지역사회별 임상실험
CBD	closed bladder drainage	폐쇄식 방광배액
	common bile duct	**총담관**
CBDE	common bile duct exploration	총담관 진단검사
CBER	center for biologics evaluation and research	생물학적 평가를 위한 센터와 연구
CBF	**cerebral blood flow**	**뇌혈류**
	coronary blood flow	관상동맥혈류
CBFS	cerebral blood flow studies	뇌혈류 검사
CBFV	cerebral blood flow velocity	뇌혈류 속도

약 어	원 어	해 설
CBG	capillary blood glucose	모세혈관 혈당
CBI	continuous bladder irrigation	지속적 방광세척
Cbll	**cerebellum**	**소뇌**
CBL	cord blood lymphocyte	제대혈액 림프구
CBN	chronic benign neutropenia	만성 양성 호중구감소증
	collected by nurse	간호사에 의한 수집
C-B oint	cambison ointment	캄비손 연고
CBP	chronic benign pain	만성양성통증
	copper binding protein	구리 결합단백질
CBPR	copper binding protein reaction	구리 결합단백질 반응
CBPS	coronary bypass surgery	관상동맥 측로외과술
CBR	carotid bodies resected	경동맥체의 절제
	chronic bedrest	장기간 병상안정
	complete blood rate	총 혈액률
	complete bedrest	절대 안정
Cbr	cerebrum	대뇌
CBRAM	controlled partial rebreathing anesthesia method	부분적 재호흡조절 마취방법
CBS	**clear breathing sound**	**깨끗한 호흡음**
	chronic brain syndrome	만성 뇌증후군
	coarse breath sounds	**거친 호흡음**
	Cruveilhier Baumgarten syndrome	문맥성 고혈압증
CBT	computed body tomography	전신 전산화단층촬영법
CBU	chlorophyl, benzocaine, urea	엽록소, 벤조카인, 요소
CBZ	carbamazepine	3차 신경 진통제
CC	cardiac catheterization	심장카테터
	cardiac cycle	심장주기
	cerebral concussion	뇌진탕

약 어	원 어	해 설
CC	cerebral contusion	뇌좌상
	chief complaint	**주 호소(주소)**
	chronic complainer	만성 호소자
	choriocarcinoma	융모암
	circulatory collapse	순환허탈
	clean catch(urine)	깨끗하게 받은 소변
	clinical course	임상과정
	closing capacity	폐쇄용량
	coracoclavicular	오훼 쇄골의
	cord compression	제대결찰, 제대압박
	corpus callosum	뇌량
	creatinine clearance	크레아틴 청소율
	critical condition	임계상태(한계상황)
	cubic centimeter(cc),(ml)	입방 센티미터
	current complains	현재 증상호소
	customized care	맞춤 간호
Cc	concentration of drug in the central compartment	중심부의 약물 농도
C/C	cholecystectomy and operative cholangiogram	담낭절제술과 수술적 담관 조영도
	complete upper and lower dentures	완전 상하의치
C-cream	Celeston cream	세레스톤 연고
C&C	cold and clammy	차고 축축함
CCA	circumflex coronary artery	관상동맥 회선지
	common carotid artery	총경동맥
	concentrated care area	집중간호영역
CCAD	chronic cold agglutinin disease	만성 한냉응집병소
CCAP	capsule cartilage articular preservation	연골관절낭 보존
CCAT	conglutinating complement absorption test	유착보체 흡수검사

약 어	원 어	해 설
CCB	calcium channel blocker(s)	칼슘통로 차단제
CCBV	central circulating blood volume	중심순환 혈액량
CCC	cancer care center	암간호센터
	child care clinic	아동(간호)병원
	comprehensive cancer center	종합 암센터
CC&C	colony count and culture	집락 계산과 배양
CCCA	certificate of clinical competence in audiology	청력학 임상적응 지도사 면허
CCCSP	certificate of clinical competence in speech language Pathology	언어병리학 임상적응 지도사 면허
CCCyl	cylinder(cylindric lens)	원주(원주 수정체)
CCD	change coupled device	변경 1쌍장치
	childhood celiac disease	소아복강질환
CCE	clubbing, cyanosis and edema	곤봉형 손가락, 청색증과 부종
	countercurrent electrophoresis	역류 전기영동법
	cephalin cholesterol flocculation	세팔린 콜레스테롤 면상반응
CCF	compound comminuted fracture	복합 분쇄골절
	crystal induced chemotactic factor	결정유발 주화인자
CCFE	cyclophosphamide, cisplatin, fluorouracil, and estramustine	항암제의 일종
CCHD	**cyanotic congenital heart disease**	**청색증 동반, 선천성 심질환**
CCI	**chronic coronary insufficiency**	**만성 관상동맥부전증**
CCK	cholecystokinin	소화액
CCK-179	dihydroergocornine, dihydroergocristine	맥각 알칼로이드의 일종 (진경제)
CCKOP	cholecystokinin octapeptide	담낭수축자극호르몬 옥타펩타이드
CCKPZ	cholecystokinin pancreozymin	담낭수축자극호르몬 판크레오자임

약 어	원 어	해 설
CCL	cardiac catheterization laboratory	심도자술 검사실
	critical condition list	위기조건 목록
CC_{14}	carbon tetrachloride	탄소 4염화물
CCM	calcium citrate malate	칼슘 구연산
	critical care medicine	응급의료
	cyclophosphamide, lomustine, and methotrexate	항암제의 일종
CCMSU	clean catch midstream urine	깨끗하게 받은 중간소변(검사물)
CCMU	critical care medicine unit	중환자실(응급의료실)
CCN	continuing care nursery	지속적 간호육아실
CCNS	cell cycle nonspecific	세포순환 비특이성
CCNU	lomustine	뇌종양 치료제
C-collar	cervical collar	경부칼라
CCP	children's cognition of parents	소아의 양친인식
CCPD	continuous cycling(cyclical) peritoneal dialysis	순환복막투석
CCR	cardiac care room	심장 간호실
	cardiac catheterization recovery	심장카테터 회복
	continuous complete remission	지속적 완전완화
	conterclockwise rotation	시계 반대방향 회전
Ccr	creatinine clearance	크레아티닌 청소율
CCRC	continuing care residential community	지속간호 상주집단
CCRN	certified critical care registered nurse	위기간호 면허간호사
CCRU	critical care recovery unit	중환자 회복실
CCS	cell cycle specific	세포주기 특이성
	culture counter models	배양 계산 모델
	casualty clearing station	사상자 처리소
CCT	calcitriol	칼슘 대사 조절물질(vit. D)

약 어	원 어	해 설
CCT	certified cardiographic technician	심전도 기사 면허
	closed cerebral trauma	폐쇄적 대뇌외상
	closed cranial trauma	폐쇄적 두개외상
	congenitally corrected transposition(of the great vessels)	(대혈관의) 선천적 교정된 전치
	crude coal tar	천연석탄타르
CCTGA	congenitally corrected transposition of the great arteries	대혈관의 선천적 교정전위
CCT in PET	crude coal tar in petroleum	석유속의 천연석탄타르
CCTV	**closed circuit television**	**폐쇄회로 텔레비젼**
CCU	coronary care unit	**관상동맥질환 집중치료실**
	critical care unit	중환자실
CCUA	clearn catch urinalysis	깨끗하게 받은 뇨분석
CCUP	colpocystourethropexy	질방광 요도고정술
CCV	critical care ventilator(ohio)	중환자 인공호흡기
CCW	childcare worker	아동간호 종사자
	counterclockwise	시계반대방향
CCX	complications	합병증
CCY	cholecystectomy	담낭절제술
CD	cadaver donor	사후 장기 공급자
	cardiac dullness	심장둔탁음
	cardiovascular disease	심장계 질환
	caudal	꼬리쪽
	cereal diet	미음식이
	cervical dystonia	경부의 긴장이상
	Cesarean delivery	제왕절개분만
	character disorder	성격장애

약어	원어	해설
CD	chemical dependency	약물(화학적) 의존
	childhood disease	소아 질환
	chronic dialysis	장기 투석
	common duct	총담관
	communication disorders	의사소통 장애
	complicated delivery	합병분만
	conjugate diameter	골반결합선의 직경
	contageous disease	전염병
	continuous drainage	연속배액
	convulsive disorder	경련성 장애
	Crohn's disease	크론병
	cystic duct	담낭관
Cd	cadmium	카드뮴
	concentration of drug	약의 농도
C/D	cigarettes per day	1일 흡연량
	cup to disc ratio	함요/유두경 비율
CD_4	**helper inducer T-cell**	**보조유도 T세포**
CD_8	**suppressor cytotoxic T-cell**	**세포독소 T세포 억제인자**
CD_{-68}	chlordane	살균제, 정신안정제
C&D	curettage and desiccation	소파술과 건조
	cystectomy and diversion	방광절제술과 분할
	cytoscopy and dilatation	방광경검사와 확장
CDA	certified dental assistant	면허치위생사
	chenodeoxycholic acid (chenodiol)	항담석형성제 (담석용해제)
	congenital dyserythropoietic anemia	선천성 이형 적혈구성 빈혈
2CdA	chlorodeoxyadenosine	글로로 데옥시 아데노신
CDAI	Crohn's disease activity index	크론병 활성지수
CDAK	Cordis Dow artificial kidney	코디스 다우 인공신장

약 어	원 어	해 설
CDAP	continuous distended airway pressure	지속성 확장 기도압력
CDB	cough and deep breath	거칠고 깊은 호흡
CDC	calculated day of confinement	분만예정일
	cancer detection center	암검사센터
	carboplatin, doxorubicin, and cylophosphamide	항암제의 일종
	centers for disease control	질병조절센터
	certified drug counselor	면허약물상담자
cdc	cell division cycle	세포 분열 주기
CDCA	chenodexycholic acid(chenodiol)	담석용해제
CDCR	conjunctivodacryocystorhinostomy	결막누낭비강문합술
CDD	certificate of disability for discharge	장애자 증명(퇴원시)
	chronic degenerative disease	만성 변성(퇴행성) 질환
CDE	canine distemper encephalitis	개의 디스템퍼 뇌염
	certified diabetes educator	면허 당뇨병 교육자
	common duct exploration	총관 진단검사(총관탐색)
CDF	cell division factor	세포분열 인자
	cumulative distribution factor	누적분포 인자
CDGF	cartilage derived growth factor	연골에서 유도된 증식인자
CDH	chronic daily headache	만성 두통
	congenital diaphragmatic hernia	선천성 횡격막 탈장
	congenital dislocation of hip	**선천성 고관절 탈구**
	congenital dysplasia of the hip	선천성 고관절 이형성
CDI	children's depression inventory	소아 우울검사
	corynebacterium diphtheria	디프테리아균
C Dif	clostridium difficile	클로스트리디움 속
CDK	climatic droplet, keratopathy	기후성 비말, 각막이상
	creatine phosphokinase	크레아틴 포스포키나제

약 어	원 어	해 설
CDK	cyclin-dependent kinase	사이클린 의존성 키나아제
CDLE	chronic discoid lupus erythematosus	만성 원판상 홍반성 낭창
CDP	child development program	소아발달 프로그램
CDQ	corrected development quotient	교정 발달지수
CDR	clinical dementia rating	임상적 치매척도
CDR(H)	cup to disc ratio horizontal	함요/유두경 수평비율
CDR(V)	cup to disc ratio vertical	함요/유두경 수직비율
CDS	cervical dry smear	경관 건조 도말표본
	colistin dextromycin salbe	콜리스틴 덱스트로마이신 연고
CDU	chemical dependency unit	약물(화학) 의존단위
CDV	canine distemper virus	견온열 바이러스
CDX	chlordiazepoxide	클로르다이아제폭사이드
cdyn	dynamic compliance	역동적 이행
CDZ	chlordiazepoxide	안정제
CE	California encephalitis	캘리포니아 뇌염
	capillary electrophoresis	모세혈관 전기영동
	cardiac enlargement	심 비대
	cardioesophageal	심장식도의
	cataract extraction	백내장 적출술
	central episiotomy	중앙 회음절개술
	code of ethics	윤리강령
	community education	지역사회 교육
	continuing education	보수 교육
	contrast echocardiology	조영심초음파학
Ce	Cerium의 화학기호	세륨
C&E	consultation and examination	의뢰과 검진
	cough and exercise	기침과 운동
	curettage and electrodesiccation	소파술과 전기건조법

약 어	원 어	해 설
CEA	**carcinoembryonic antigen**	**암배아성 항원**
	carotid endarterectomy	경동맥 내막절제술
CEC	council for exceptional children	소외아동 협회
CECT	contrast enhancement computed tomography	조영제를 가한 컴퓨터 단층촬영
CED	cephradine	박테리아감염 항생제
CEE	central European encephalitis	중앙유럽 뇌염
CEG	cardiac electrogram	심전도
CEI	continuous extravascular infusion	지속적 혈관외주입
CEID	crossed electroimmuno diffusion	교차 전기면역 확산
CEL	cardiac exercise laboratory	심장운동 검사실
CEM	central excitatory mechanism	중추 흥분기전
CEN	certified emergency nurse	면허응급간호사
CEO	chief executive officer	최고 경영자
CEP	cardiac enzyme panel	심장효소 판넬
	cognitive evoked potential	인식 유발전위
	congential erythropoietic porphyria	선천성 적아구증식 포르피린증
	countercurrent electrophoresis	역전기영동법
CEPH	cephalic	두부의
	cephalosporin	항생제
CEPH-FLOC	cephalin flocculation	면상 응집반응
CEQ	coenzume Q	조효소 Q
	council on environmental quality	환경평가위원회
CER	conditioned emotional response	조건화된 정서반응
CE&R	central episiotomy and repair	중앙 회음절개술과 치료

약 어	원 어	해 설
CERA	cortical evoked response audiometry	피질 유발반응 청력측정
CERD	chronic end stage renal disease	만성 말기 신질환
CERULO	ceruloplasmin	혈장구리 운반단백질
CERV	cervical	경부의
CES	chronic ethmoid sinusitis	만성사골 부비동염
	conjugated estrogen substance	에스트로젠 결합물질
CEU	continuing education unit	보수교육기관
CET	concept evaluation test	개념평가검사
	corrected effective temperature	교정한 효과
CEV	cyclophosphamide, etoposide, and vincristine	항암제의 일종
CEW	centrum Erker Winkel	대퇴골 중심구개각
CEX	cephalexin	세팔렉신(경구용 항생제)
CEZ	cefazolin	세파졸린(주사용 항생제)
CF	calcium leucovorin (citrovorum factor)	류코보린 칼슘 (엽산독성 억제약물)
	californium	방사성 동위원소
	cancer free	암 없이
	cardiac failure	**심부전**
	Caucasian female	백인 여성
	Christmas factor	크리스마스인자 제IX인자
	cisplatin and fluorouracil	항암제의 일종
	complement fixation	보체고정
	confer	비교하라, 협의하라
	contractile force	수축력
	count fingers	수 계산
	cystic fibrosis	낭포성 섬유증
C&F	cell and flare	세포와 확장성발적
	chills and fever	오한과 열

약 어	원 어	해 설
CFA	common femoral artery complete Freund's adjuvant	총대퇴동맥
CFAC	complement fixing antibody consumption	보체결합 항체 소비
CFC	capillary filtration coefficient	모세혈관 여과계수
	colony forming cell	집락 형성세포
	continuous flow centrifugation	지속성 유속 원심분리법
C-factor	cleverness factor	민첩인자
CFF	critical fusion(flicker) frequency	임계 융합빈도
CFI	confrontation fields intact	대면시야 측정법
CFIDS	chronic fatigue immune dysfunction syndrome	만성피로 면역 기능장애 증후군
CFIT	complement fixation inhibition test	보체결합고정 억제검사
CFL	cisplatin, fluorouracil, and leucovorin	항암제의 일종
CFLX	ciprofloxacin	
CFM	close fitting mask	밀폐(적응) 마스크
	craniofacial microsomatia	두개 안면 소체증
	cyclophosphamide, fluorouracil, and citoxantrone	항암제의 일종
CFNS	chills, fever and night sweats	오한, 열과 저녁에 땀이 남
CFP	cystic fibrosis protein	낭포성 섬유증 단백질
CFPT	cyclophosphamide, fluorouracil, prednisone, and tamoxifen	항암제의 일종
CFS	cancer family syndrome	가족성 암 증후군
	child and family service	소아, 가족 서비스
	chronic fatigue syndrome	만성 피로증후군
CFT	complement fixation test	보체결합 검사
	chronic follicular tonsillitis	만성 여포성 편도염

약 어	원 어	해 설
CFT-AV	chronic follicular tonsillitis & adenoid vegetation	만성여포성 편도염과 아데노이드증식증
CFU	colony forming units	집락형성단위
CFUE	colony forming unit erythroid	집락형성단위- 적혈구
CFUG/M	colony forming unit granulocyte/macrophage	집락형성단위- 과립구/대식세포
CFUM	colony forming unit macrophage	집락형성단위- 대식세포
CFUS	colony forming unit spleen	집락형성단위-비장
CG	cardiogreen(dye)	심장그린(염색)
	cholecystogram	담낭조영도
CGAS	children's global assessment scale	아동종합평가기준
CGB	chronic gastrointestinal(tract) bleeding	만성 위장관 출혈
CGD	chronic granulomatous disease	만성 육아종 질환
CGFNS	commission on graduates of foreign nursing school	외국간호학교 졸업위원회
CGG	chicken r-globulin	치킨 감마글로불린
CGH	chorionic gonadotropic hormone	융모막 고나도트로핀 호르몬
CGI	clinical global impressions(scale)	임상종합영향(기준)
CGL	chronic granulocytic leukemia with correction/with glasses	만성 과립구성 백혈병
CGM	central grey matter	중심 회백질
cGMP	cyclic guanosine monophosphate	주기형 일인산 구아노신
CGN	chronic glomerulonephritis	만성 사구체신염
CGP	circulating granulocyte pool	순환중인 과립구 풀
CGS	catgut suture	장선(봉합용 실)
	centimeter gram second unit system	센티미터 그람 2차단위체계

약 어	원 어	해 설
CGT	chorionic gonadotropin	융모성 성선자극 호르몬
CGTT	cortisol glucose tolerance test	코르티솔 포도당 부하시험
cGy	centigray	흡수 방사선량
CH	chest	흉부
	chief	주요한
	child(children)	어린이, 아동
	chronic	만성의
	cluster headache	군발성 두통
	congenital hypothyroidism	선천성 갑상선 기능저하증
	convalescent hospital	회복기 병원
	crown heel	두정부-종부간거리
C_2H_4	etylene	에틸렌
ch^1	Christchurch chromosone	크라이스트 처치 염색체
CH_{50}	total hemolytic complement	총 용혈성 보체
CHA	compound hypermetropic asigmatism	복합 원시성 난시
CHAD	cyclophosphamide, adriamycin, cisplatin, and hexamethylmelamine	
CHAI	continuous hepatic artery infusion	지속적인 간동맥 주입
CHAP	child health associate practitioner	아동건강관련 실무자
	cyclophosphamide, hexamethylmelamine doxorubicin, and cisplatin	
CHAR-GE	Columbus(of eyes), hearing deficit, choanal atresia, retardation of growth, genital defects(malesonly) and endocardial cushion defect	청력결손, 후비공 폐쇄, 성장지연, 생식기결손과 심내막 완충결손
CHB	**complete heart block**	**완전 심장차단**
CHBHA	congenital Heinz body hemolytic anemia	선천성 하인쯔소체 용혈성빈혈

약 어	원 어	해 설
$CHCL_3$	chloroform	마취제
CHL CHN	conductive hearing loss	전도성 청각손실
chold	central hemorrhagic necrosis with hold	중심 출혈괴사억제
cHct	central hematocrit	중심 헤마토크리트
CHD	center hemodialysis	혈액투석 센터
	childhood diseases	소아질환
	chronic hemodialysis	만성 혈액투석
	common hepatic duct	**총 간관**
	congenital heart disease	**선천성 심질환**
	coordinate home care	가정간호의 조정
	coronary heart disease	관상동맥성 심질환
CHE	cholinesterase	콜린에스테라제
CHEM 7	laboratory tests for gulucose, blood urine nitrogen, creatinine, potassium, sodium, chloride and carbon dioxide	당, 혈뇨질소 크레아틴, 칼륨, 나트륨, 염화물과 이산화탄소에 대한 임상검사
CHEMO	**chemotherapy**	**화학요법**
CHES	cyclohexylaminoethane sulfonic acid	
CHESS	chemical shift selective	선택적 화학약품의 변경
CHF	**congestive heart failure**	**울혈성 심부전**
	Crimean hemorrhagic fever	크리미아 출혈열
CHFV	combined high frequency of ventilation	고빈도 인공호흡
CHG	change	교체, 변화
CHI	closed head injury	폐쇄적 두부손상
	creatinine height index	크레아티닌 높이 지수
CHI_3	Iodoform	
CHIP	iproplatin	
Chix	chickenpox	수두

약 어	원 어	해 설
CHL	conductive hearing loss	전도성 청력손실
CHN	community nursing home	지역사회 간호실
	community health nurse	지역사회 간호사
CHO	carbohydrate	탄수화물
chol	**cholesterol**	**콜레스테롤**
	cholesteatoma	진주종
CHOP	cyclophosphamide, doxorubicin, vincristine, prednisone	항암제의 조합
CHPS	congenital hypertrophic pyloric stenosis	선천성 비후성 유문협착증
CHPX	chickenpox	수두
CHR	Cercaria Hullen reaction	
	chronic hypertrophic rhinitis	**만성 비후성 비염**
CHRM	chromomycin	
CHRS	congenital hereditary retinoschisis	선천성 유전성 망막분리
CHS	Chediak Higashi syndrome	체디악 히가시 증후군
	compression hip screw	**압축 고관절나사**
	chronic hypertrophic tonsillitis	만성비후성 편도염
CHT	closed head trauma	폐쇄성 두부외상
	congenital hypothyroidism	선천성 갑상선기능저하증
CHU	closed head unit	폐쇄두부(치료) 병동
CI	**cardiac index**	**심장 지수**
	cerebral infarction	뇌경색
	cesium implant	세슘 이식
	cochlear implant	와우 이식
	complete iridectomy	완전 홍채절제술
	continuous infusion	계속적 주입
	coronary insufficiency	**관상(동맥)부전**
	critical illness	**치명적 질병**

약 어	원 어	해 설
CI	crystalline insulin	결정성 인슐린
Ci	curie(s)	방사능 단위
CIA	calcaneal insufficiency avulsion	근골 부전결출
	chronic idiopathic anhidrosis	만성특발성 무한증
	common iliac artery	총장골 동맥
CIAA	competitive insulin autoantibodies	경쟁성 인슐린 자가항체
CIAED	collagen induced autoimmune ear disease	교원질유도성 자가면역 귀 질환
CIB	Carnation instant breakfast	카네이션 인스턴트 아침식사
	crying induced bronchospasm	울음유도 기관지 경련
	cytomegalic inclusion bodies	거대세포 봉입체
CIBD	chronic inflammatory bowel disease	만성 염증성 장질환
CIBHA	congenital inclusion body hemolytic anemia	선천성 봉입체 용혈성 빈혈
CIBP	chronic intractable benign pain	만성 난치성 양성 통증
CIC	cardioinhibitory center	심기능억제중추
	circulating immune complexes	순환 면역복합체
	clean intermittent catheterization	**무균적 간헐적 도뇨**
	coronary intensive care	관상동맥 집중간호
CICE	combined intracapsular cataract extraction	복합성 낭내 백내장 적출
CICU	cardiac intensive care unit	심장 집중간호실
CID	cervical immobilization device	경부 고정장치
	cytomegalic inclusion desease	거대세포 봉입체 질환 (CMV 감염질환)
CIDP	**chronic inflammatory demyelinating polyradiculoneuropathy**	**만성 염증성 탈수질성 다발성 신경근 병증**
CIDS	cellular immunodeficiency syndrome	세포성 면역부전 증후군

약 어	원 어	해 설
CIDS	continuous insulin delivery system	지속적 인슐린 전달체계
CIE	chemotherapy induced emesis	화학요법으로 인한 구토
	counter immunoelectrophoresis	역면역전기영동법
	crossed immunoelectrophoresis	교차 면역 전기영동법
CIEA	continuous infusion epidural analgesia	무통성 경막상 지속적 주입
CIF	clonal inhibition factor	클론화 억제인자
	colony inhibition factor	균집락 억제인자
CIFD	congenital intrinsic factor deficiency	선천성 내인자 결핍증
CIG	cigarettes	담배
CIH	chronic inactive hepatitis	만성 비활동성 간염
CIHD	chronic ischemic heart disease	만성 허혈성 심질환
CII	continuous insulin infusion	계속적 인슐린주입
CIIA	common internal iliac artery	총 내장골동맥
CIN	cervical intraepithelial neoplasia	경부 상피내 이상증식
	chemotherapy induced neutropenia	화학요법으로 인한 호중구 감소증
	chronic interstitial nephritis	만성 간질성 신장염
CINE	chemotherapy induced nausea and emesis	화학요법으로 인한 오심과 구토
	cineangiogram	혈관조영영상
CINX	cinoxacin	
CIP	Cardiac Injury Panel	심장손상판넬
CIPC	carindacillin	
CIPD	chronic intermittent peritoneal dialysis	만성 간헐적 복막투석
Circ	circulation	순환
	circumcision	포경수술

약어	원어	해설
Circ	circumference	둘레
circ.&sen	circulation and sensation	순환과 감각
CIRPN	chronic idiopathic relapsing polyneuropathy	만성 특발성 재발성 다발성 신경병증
CIS	**carcinoma in situ**	**상피내암**
CI&S	conjunctival irritation and swelling	결막자극과 종창
CISCA	cisplatin, cyclophosphamide, and doxorubicin	항암제의 일종
Cis-DDP	cisplatin	항암제의 일종
CIT	conventional immunosuppresslve therapy	전통적인 면역억제 요법
	conventional insulin therapy	전통적 인슐린 요법
CITP	capillary isotachophoresis	모세혈관 동종급속영동법
CIU	chronic idiopathic urticaria	만성 특발성 담마진
CIV	communication interventriculaire	뇌실간 연결
CIX	circumflex	회선
CJD	Creutzfeld Jakob disease	크루이츠펠드 야콥병
CJP	Canadian Journal of Public Health	캐나다 공중보건 잡지
CJR	centric jaw relation	중간 턱 연결
CK	check	대조
	creatine kinase	**크레아틴 부활소**
CK-BB	creatine kinase BB band	CK 뇌대
CKC	cold knife conization	냉동칼 원추절제술
CKISO	creatine kinase isoenzyme	크레아틴 부활소 동위효소
CK-MB	creatine kinase MB band	크레아틴 부활소 MB대
CK MM	creatine kinase MM band	크레아틴 부활소 MM대
CKW	clockwise	시계방향
Cl	**chloride**	**염화물**

약 어	원 어	해 설
CL	centiliter(Cl)	10cc
	chloramphenicol eye solution	클로람페니콜 안용액
	clear liquid	맑은 유동식
	cleft lip	토순
	cloudy	흐린
	critical list	위기목록
	cycle length	주기
C/L	conscious level	의식수준
CLA	community living arrangements	지역사회 생활정리
CLASS	computer laser assisted surgical system	컴퓨터 레이저보조 외과체계
Classic C/S	classic Cesarean section	고전적 제왕절개술
Clav	clavicle	쇄골
CLB	chlorambucil	
CLBBB	complete left bundle branch block	완전 좌각차단
CLC	cork leather and celastic(orthotic)	코르크가죽과 셀라스틱
CL/CP	cleft lip and cleft palate	토순과 구개열
CLD	chronic liver disease	만성 간질환
	chronic lung disease	**만성 폐질환**
CLDM	cindamycin	
Cld	dialysis clearance	투석 청소(율)
CLE	centrilobular emphysema	소엽중심성 폐기종
	continuous lumbar epidural (anesthetic)	연속적 요부 경막상 마취
CLF	cholesterol lecithin flocculation	콜레스테롤 레시틴 면상반응
CLG	clorgyline	
CLH	chronic lobular hepatitis	만성 엽성간염
CLI	clomipramine	

약 어	원 어	해 설
CLL	**chronic lymphocytic leukemia**	**만성 림프구성 백혈병**
CLLE	columnar lined lower esophagus	주선상 하부 식도
cl liq	clear liquid	맑은 유동식
CLNR	normal clearance	정상 청소율
CLN	cleft lip nose	구개순과 비
CLO	**Campylobacter like organism**	**캄필로박터속양 세균**
	close	폐쇄
	cod liver oil	대구 간유
C-lotion	Calamine lotion	칼라민 로션
CL&P	cleft lip and palate	토순과 구개열
Clr	renal clearance	신장 청소율
CLRO	community leave for reorientation	재교육을 위한 단체연수
CLS	capillary leak syndrome	모세혈관 누출 증후군
CLSE	calf lung surfactant extract (infasurf)	송아지 폐 계면활성제 추출물
CLSL	chronic lymphosarcoma cell leukemia	만성림프육종세포 백혈병
CLT	chronic lymphocytic thyroiditis	만성 림프구성 갑상선염
	cool lace tent	냉 레이스 텐트
ClT	total body clearance	총 신체 제거율
CL VOID	clean voided specimen	깨끗하게 받은 소변
	cluster hypodermoclysis	대량 피하주사
CM	capreomycin	
	cardiac monitor	**심장 모니터**
	care management	간호 관리
	case management	사례관리
	Caucasian male	백인 남자
	cervical mucus	경관점액

약 어	원 어	해 설
CM	chondromalacia	연골연화증
	cochlear microphonics	와우 마이크로폰 효과
	common migraine	일반적 편두통
	complementary medicine	보완대체 의학
	concentrative meditation	집중명상
	continuous murmur	연속적 잡음
	contrast media	조영제
	costal margin	늑골연
	cow's milk	우유
	cras mane	내일 아침
	cross matching	**교차시험**
	culture media	배지 배양
	cystic mesothelioma	낭포성 중피종
cm	centimeter	
cm^3	cubic centimeter	입방 센티미터
CMA	compound myopic astigmatism	복합성 근시성 난시
	Canadian Medical Association	캐나다 의학협회
CMAF	centrifuged microaggregate filter	원심분리 미세응집 여과기
CMAJ	Canadian Medical Association Journal	캐나다 의학협회지
CMAPs	compound muscle action potentials	복합성 근육활동 전위
C max	maximum concentration of drug	최대 약물 농도
CMB	carbolic methylene blue	석탄산 메틸렌 블루
CMBBT	cervical mucous basal body temperature	경부 점막 기초체온
CMC	carpometacarpal(joint)	수근 중수골(관절)
	carboxymethylcellulose	
	chloramphenicol	

약 어	원 어	해 설
CMC	**chronic mucocutaneous candidasis**	**만성 피부 점막 칸디다증**
	closed mitral commissurotomy	폐쇄 승모판 교련 절개술
	congenital megacolon	선천성 거대결장
CMD	cytomegalic disease	거대세포 질환
CME	cervicomediastinal exploration(examination)	경부종격 진단검사
	continuing medical education	계속적인 의료교육
	cystoid macular edema	**낭포성 반점부종**
CMER	current medical evidence of record	기록상의 현재 의학적 증거
CMF	cyclophosphamide, methotrexate and fluorouracil	합성 항암제
CMFP	cyclophosphamide methotrexate, fluorouracil and prednisone	합성 항암제
CMFT	same as CMF with tamoxifen	
CMFVP	cyclophosphamide, methotrexate fluorouracil, vincristine and prednisone	항암제의 일종
CMG	**cystometrogram**	**방광내압측정도**
CMGN	chronic membranous glomerulonephritis	만성 점막성 사구체신염
CMH	cell mediated hypersensitivity	세포매개성 과민증
	ceramide mono hexoid	
CMHC	community mental health center	지역사회 정신건강 센터
CMHN	community mental health nurse	지역사회 정신건강 간호사
CMI	cell mediated immunity	세포성 면역
CMID	cytomegalic inclusion disease	거대세포 봉합체 질환
Cmin	minimum concentration of drug	최소 약물농도
C/min	**cycles per minute**	**분간 진동수**

약 어	원 어	해 설
CMIR	cell mediated immune response	세포매개성 면역반응
CMJ	**carpometacarpal joint**	**수근중수골간관절**
CMK	congenital multicystic kidney	선천성 다발성 낭포성 신장
CML	cell mediated lympholysis	세포성 림프구용해
	chronic myelogenous leukemia	**만성 골수성 백혈병**
CMM	comprehensive major medical(insurance)	종합 의료(보험)
	cutaneous malignant melanoma	피부 악성흑색종
CMML	**chronic myelomacrocytic leukemia**	**만성 골수 대적혈구성 백혈병**
CMMS	Columbia mental maturity scale	콜롬비아 정신성숙척도
CMO	cardiac minute output	분간 심장혈 박출량
	chief medical officer	수석 의료사무관
	consult made out	타과의뢰 완료
CMP	**cardiomyopathy**	**심근병증**
	chondromalacia patellae	슬개골 연골연화증
	cushion mouthpiece	완충용 마우스피스
CMPD	chronic myeloproliferative disease	만성 골수증식성 질환
CMPGN	chronic membranoproliferative glomerulonephritis	만성 막증식성 사구체신염
CMPT	cervical mucous penetration test	경부점막 관통검사
CMR	cerebral metabolie rate	뇌 대사율
CMRNG	chromosomally mediated resistant Neisseria gonorrhea	염색체매개 내성 임균
$CMRO_2$	cerebral metabolic rate for oxygen	뇌산소 대사율
CMS	children's medical services	소아 의료서비스
	circulation motion sensation	순환 운동감각
	chronic maxillary sinusitis	**만성 상악동염**

약 어	원 어	해 설
c.m.s	cras mane sumendus	내일 아침 복용하시오
CMSUA	clean midstream urinalysis	청결 중간뇨 분석
CMT	carpometatarsal(joint)	수근 중수골간관절
	certified medical transcriptionist	의학전사 자격자
	cervical motion tenderness	경부운동 압통
	Charcot Marie tooth(disease)	샤르코 마리 치과(질환)
	cutis marmorata telangiectasia	대리석양 피부-모세혈관 확장증
CMTX	chemotherapy treatment	화학요법치료
CMV	cisplatin, methotrexate and vinblastine	
	controlled mechanical ventilation	조절된(기계적) 인공호흡
	conventional mechanical ventilation	일상적(기계적) 인공호흡
	cool mist vaporizer	한증기
	cytomegalovirus	**거대세포 바이러스**
CMVS	culture midvoid specimen	중간뇨 배양
CN	**cranial nerve**	**뇌신경**
	cras nocte = tomorrow night	내일 저녁
	cyanogen	
Cn	cyanide	사이안화물
C/N	contrast to noise ratio	대비 소음 비율
CN Ⅱ-XⅡ	cranial nerves 2-12	뇌신경 2-12
CNA	certified nurse aide	면허간호조무사
	chart not available	유효하지 않은 차트
	Canadian nurse association	캐나다 간호사협회
CNATS	Canadian nurses' association testing service	캐나다 간호사협회 국가시험기관
CNAG	chronic narrow angle glaucoma	만성 협우각 녹내장
CNC	community nursing center	지역사회 간호센터
CNCbl	cyanocobalamin	

약 어	원 어	해 설
CND	canned	통조림한
	cannot determine	결정할 수 없는
CNDC	choronic nonspecific diarrhea of childhood	만성 비특이성 소아설사
CNE	chronic nervous exhaustion	만성 신경성 탈진
CNF	cyclophosphamide, mitoxantrone, and fluorouracil	
	Canadian nurse foundation	캐나다 간호사 재단
CNH	central neurogenic hyperpnea	중추신경성 과호흡
CNHC	chronodermatitis nodularis helicis chronicus	나선상 만성 소결절성 만성피부염
CNL	clinical nurse leader	수석 임상 간호사
CNM	certified nurse midwife	면허간호조산사
CNMT	certified nuclear medicine technologist	면허핵의학기사
CNN	congenital nevocytic nevus	선천성 모반낭 모반
CNOR	certified nurse operating room	면허 수술실 간호사
CNP	community nurse practitioner	지역사회 간호 실무자
CNPS	cardiac nuclear probe scan	심장 핵표지자 스캔
CNRN	certified neurosurgical registered nurse	면허 신경외과 간호사
CNRS	Canadian nurses' respiratory society	캐나다 호흡간호사 협회
CNS	**central nervous system**	**중추 신경계**
	clinical nurse specialist	**임상전문간호사**
CNSLD	chronic nonspecific lung disease	만성 비특이성 폐질환
CNSHA	congenital nonspherocytic hemolytic anemia	선천성 비구상 적혈구 용혈성 빈혈
CNV	contingent negative variation	우발적 음성변동
CO	**carbon monoxide**	**일산화탄소**
	cardiac output	**심박출**
	castor oil	아주까리 기름
	centric occlusion	중심교합

약 어	원 어	해 설
CO	certified orthoptist	면허 시력교정자
	cervical orthosis	경부 정형술
	court order	법원 명령
Co	**cobalt**	코발트 C 원자번호
	compound	화합물
C/O	**check out**	점검, 검사
	complained of	~의 호소
	complaints	호소
	craniotomy(osteopla)	개두술
	under care of	간호중인
CO_2	**carbon dioxide**	**이산화탄소**
CO_3	carbonate	탈산염
CoA	**coarctation of the aorta**	**대동맥 협착증**
COAC	coarctation of aorta complex	대동맥 협착증 증후군
COAD	chronic obstructive airway disease	만성 폐쇄성 기도질환
	chronic obstructive arterial disease	만성 폐쇄성 동맥질환
COAG	chronic open angle glaucoma	만성 개방각녹내장
COAGSC	coagulation screen	응고 선별
COAP	cyclophosphamide, vincristine, cytarabine and prednisone	항암제의 일종
COARCT	coarctation	협착
COB	cisplatin, vincristine, and bleomycin	항암제의 일종
COBS	chronic organic brain syndrome	만성 기질성 뇌증후군
COBT	chronic obstruction of biliary tract	만성 담관폐쇄
COC	combination oral contraceptive	복합 구강피임제
	cathodal opening contraction	유극 개구 수축
COCCIO	coccidioidomycosis	콕시디오이디스 진균증
COCM	congestive cardiomyopathy	울혈성 심근병증

약 어	원 어	해 설
COD	cataract right eye	우측 백내장
	cause of death	**사망 원인**
	codeine	코데인
	coefficient of oxygen delivery	산소유리 계수
	condition on discharge	분비물 양상
COE	court ordered examination	법원명령에 의한 검진
COEPS	cortically originating extrapyramidal symptoms	피질 추체외로증상
COG	closed angle glaucoma	폐쇄각 녹내장
	cognitive function tests	인지능력검사
COGN	cognition	인지
COH	carbohydrate	탄수화물
COHB	carboxyhemoglobin	
COLD	**chronic obstructive lung disease**	**만성 폐쇄성 폐질환**
COLD A	cold agglutin titer	한냉응집소 역가
Collyr	eye wash	눈세척
col/ml	colonies per milliliter	ml당 집락
colp	colporrhaphy	질벽 협축술
COM	chronic otitis media	만성 중이염
Comb. OP	combination operation	복합 수술
COM c-chole	chronic otitis media c-cholesteatoma	만성중이염과 진주종
COMF	comfortable	편안한
COMLA	cyclophosphamide, vincristine, methotrexate, calcium, leucovorin and cytarabine	항암제의 일종
COMP	complications	합병증
	compound	**화합물**
	compress	**습포, 압박**
	cyclophosphamide, vincristine, methotrexate and prednisone	항암제의 일종

약 어	원 어	해 설
COMT	catecholomethyl transferase	카테콜아민 비활성화 효소
CONA	concanavalin A	
	canadian orthopedic	캐나다 정형외과
	nurse's associtation	간호사협회
cone	concentrated	농축된
CONG	congenital gallon	선천성 갤런(분마율)
CONPA-DR II	cyclophosphamide, vincristeine, doxorubicin, and melphalan	
CONPA-DRI II	conpadri I plus high dose methotrexate	
CONPA-DRI III	conpadri I plus intensified doxorubicin	
cont	continuous	지속적인
	contraction	수축
	contusions	**타박상**
CONTRAL	contralateral	반대 측면의
Conv.ex.	convergence excess	과잉폭주(사시)
COP	cicatricial ocular pemphigoid	반흔성 안구천포창
	colloid osmotic pressure	모세혈관삼투압
	cyclophosphamide, vinvristine and prednisone	항암제의 일종
COP I	copolymer l	혼성중합체
COPD	**chronic obstructive pulmonary disease**	**만성 폐쇄성 폐질환**
COPE	chronic obstructive pulmonary emphysema	만성 폐쇄성 폐기종
COPP	cyclophosphamide, vincristine, procarbazine and prednisone	항암제 칵테일 요법
COPT	circumoval precipitin test	회전형 침강 검사
COR	conditioned orientation response	조건방향 정위반응
cor	coronary	관상의
CORE	cardiac or respiratory emergency	심장 또는 호흡기 응급
CORT	cortex	피질

약 어	원 어	해 설
CORT	cortison	코티손
COS	cataract, left eye	왼쪽 백내장
	chief of staff	팀장, 조장
	clinically observed seizure	임상적으로 관찰된 발작
COT	content of thought	사고내용
COTE	comprehensive occupational therapy evaluation	종합 직업요법 평가
COTX	cast off to X-ray	기브스 제거후 X-선 촬영
COU	cardiac observation unit	심장 관찰실
	central operation unit	**중앙수술실**
coulters	coulter counter	자동계산기
COX	Coxsackie virus	
	cytochrome C oxidase	
CP	canal paresis	편마비
	capillary pressure	모세혈관압
	centric position	중심부
	cerebral palsy	**뇌성마비**
	chest pain	흉통
	chloroquine primaquine (combination tablets)	클로로퀸-프리마퀸(복합정)
	chief problem	**주요 문제**
	chondromalacia patella	슬개골 연골연화증
	chronic pain	만성 통증
	chronic pyelonephritis	만성 신우신염
	cilliary process	**모양돌기**
	cleft palate	**구개파열**
	closing pressure	폐쇄압력
	combining power	결합력
	convenience package	편리하게 만들어진 기구세트

약 어	원 어	해 설
CP	creatine phosphokinase	
	critical pathway	**표준진료지침**
	cyclophosphamide and cisplatin	
Cp	concentration of drug plasma	혈장 약물농도
C&P	complete and pushing	완벽한 밀착
	cystoscopy and pyelography	방광경검사와 신우조영술
CPA	cardiopulmonary arrest	심폐정지
	carotid photoangiography	경동맥 광혈관 조영술
	cerebellar pontine angle	소뇌 교각
	conditioned play audiometry	청력상태측정
	costophrenic angle	늑횡격막 각
	cyclophosphamide	
	cyproterone acetate	
CPAF	chlorpropamide alcohol flush	알코올 가용성 혈당강하제
CPAP	**continuous positive airway pressure**	**지속적 기도 양압**
CPA tumor	cerebral pontine angle tumor	소뇌교각종양
CPB	**cardiopulmonary bypass**	**심폐 우회술**
	competitive protein binding	경쟁적 단백질결합
CPBA	competitive protein binding assay	경쟁적 단백질결합분석
CPBN	collective payment based on negotiation	협상에 의한 지불총액
CPC	cerebral palsy clinic	뇌성마비 진료소
	chronic passive congestion	만성 수동성 울혈
	clinic opathologic conference	임상병리회의
CPCR	**cardiopulmonary cerebral resuscitation**	**심폐소생술**
CPCS	clinical pharmacokinetics consulting service	임상 약리학 상담서비스
CPD	**cephalopelvic disproportion**	**아두골반 불균형**

약 어	원 어	해 설
CPD	childhood polycystic disease	소아 다낭성 질환
	chorioretinopathy and pituitary dysfunction	맥락 망막질환과 뇌하수체 기능부전
	chronic peritoneal dialysis	만성 복막투석
	citrate phosphate dextrose	
CPDA-1	citrate phosphate dextroseadenine	
CPDD	calcium pyrophosphate deposition disease	칼슘 피로인산염 침전질환
CPDS	caboxypyridine disulfide	
CPE	cardiogenic pulmonary edema	심장성 폐부종
	chronic pulmonary emphysema	만성 폐기종
	clubbing, pitting or edema	곤봉모양 손가락 함몰부종
	complete physical examination	정밀 신체검진
CPEC	cyclopentenylcytosine	
CPEO	chronic progressive	만성진행성 외안근 마비
CPEO	external ophthalmoplegia	외안근 마비
CPER	chest pain emergency room	흉통 응급실
CPF	chorioid plexus fluid	맥락 총액
CPG	**clinical practice guideline**	**임상진료지침**
CPGN	chronic progressive glomerulonephritis	만성 진행성 사구체 신염
CPH	**chronic persistent hepatitis**	**만성 지속성 간염**
CPHA	Canadian public health association	캐나다 공중보건협회
CPI	constitutionally psychopathia inferior	체질적 열성 정신병
CPID	chronic pelvic inflammatory disease	만성 골반 염증질환
CPIP	chronic pulmonary insufficiency of prematurity	미숙아의 만성 폐부전
CPK	creatinine phosphokinase (BB, MB, MM are isoenzymes)	크레아틴 인산효소

약 어	원 어	해 설
CPKD	childhood polycystic kidney disease	소아 다낭성 신질환
CPKMB	creatine phosphokinase of muscle band	근육대의 크레아티닌 인산화효소
CPM	central pontine myelinolysis	뇌교중심수초박리
	chlorpheniramine maleate	
	clinical practice model	임상실습 모형
	continuous passive motion (movement)	**지속적 수동운동**
	counts per minute	분당 회수
	cycles per minute	분당 순환
	cyclophosphamide	
CPmax	peak serum concentration	최고 혈청농도
CPMDI	computerized pharma cokinetic model driven drug infusion	전산화 약력학 모형 에 의한 약물주입
CPMM	constant passive motion machine	지속적 수동운동기계
CPN	**central parenteral nutrition**	**중심경정맥 영양**
	chronic pyelonephritis	만성 신우신염
CPP	central precocious puberty	중심 조발성 사춘기
	cerebral perfusion pressure	뇌관류압
	chronic pelvic pain	만성 골반통
CPPB	**continuous positive pressure breathing**	**지속적 양압호흡**
CPPD	calcium pyrophosphate dihydrate	인산칼슘수산화물 (연골석회화증 유발물질)
CPPV	**continuous positive pressure ventilation**	**지속적 양압환기**
CPQ	Conner's parent questionnaire	코너의 환자 설문지
CPR	**cardiopulmonary resuscitation**	**심폐소생술**
CPRAM	controlled partial rebreathing anesthessia method	재호흡 조절식 부분 마취법
CP/RO MI	chest pain, rule out myocardial infarction	흉통, 심근경색 배제
CPS	cardiopulmonary support	심폐보조(지지)

약 어	원 어	해 설
CPS	**central piping system**	**중앙난방시스템**
	chronic pansinusitis	**만성 부비동염**
	child protective services	아동 보호소
	clinical pharmacokinetic service	임상 약력학 기관
	coagulase positive staphylococci	응고촉진효소양성 포도구균
	complex partial seizures	**복합 부분발작**
	congenital pyloric stenosis	선천성 유문협착
	cycles per second	초당 사이클수(Hertz)
CPT	chest physiotherapy	흉부 물리요법
	child protection team	아동 보호팀
	continuous performance test	지속적 수행능 검사
	current procedural terminology	최신 시술용어
CPTA	certified physical therapy assistant	면허 물리치료 보조사
CPTH	chronic post traumatic headache	외상후 만성 두통
CPU	central processor unit	중앙 정보처리 장치
CPUE	chest pain of unknown etiology	원인불명의 흉통
CPV	circulating plasma volume	순환 혈장량
	cytoplasmic polyhedrosis virus	세포질 다각체병 바이러스
CPX	complete physical examination	정밀 신체검진
CPZ	chlorpromazine	
	Compazine	
CQ	century of quality	완벽한 품질
CQI	**continuous quality improvement**	**지속적 질 향상**
CR	cardiac rehabilitation	심장 재활
	cardiorespiratory	심장 호흡기
	case reports	사례보고
	central ray	중심선(X선 촬영시 목표점)
	chief resident	수석전공의
	closed reduction	폐쇄정복

약 어	원 어	해 설
CR	colon resection	결장절제
	complete remission	**완전관해**
	completed response	완전반응(종양의 완전소멸)
	computed radrography	**컴퓨터 영상처리 장치**
	contact record	접촉기록
	controlled release	방출 조절
	controlled respiration	호흡 조절
	crown rump	두정-두부
	cycloplegia retinoscopy	모양근마비 망막검영법
C/R	craniectomy	두개골절개술
Cr	chromium	크롬
	creatinine	크레아티닌
C&R	cystoscopy and retrograde	역행 방광경 검사
CR 1	first cranial artery	첫번째 두개동맥
CRA	chronic rheumatoid arthritis	만성 류마티스성 관절염
	cross reacting antigen	**교차반응 항원**
	colorectal anastomosis	결장직장 문합술
CRAG	cerebral radionuclide angiography	대뇌방사핵종 혈관촬영술
CrAg	cryptococcal antigen	효모균항원
CRAMS	circulation, respiration abdomen, motor and speech	순환, 복식호흡, 운동과 언어
CRAN	craniotomy	개두술
CRAO	**central retinal artery occlusion**	**망막중심동맥 폐쇄**
CRBBB	**complete right bundle branch block**	**완전 우각 차단**
CRBP	cellular retinol binding protein	세포의 레티놀결합단백질
CRC	child resistant container	아동 활동제한 컨테이너
	clinical research center	임상 연구센터
	colorectal cancer	결(장) 직장암
CR&C	closed reduction and cast	폐쇄정복과 석고붕대

약 어	원 어	해 설
CrCl	creatinine clearance	크레아티닌 제거율
CRD	childhood rheumatic disease	소아 류마티스성 질환
	chronic renal disease	**만성 신질환**
	chronic respiratory disease	**만성 호흡기질환**
	congenital rubella deafness	선천성 풍진 난청
CREAT	serum creatinine	혈청크레아티닌
CREST	**calcinosis, Raynaud's disease, esophageal dysmotility, sclerodactyly and telangiectasia**	**석회침착증, 레이노병, 식도운동장애, 수지경화증과 모세혈관확장증**
CRF	**chronic renal failure**	**만성 신부전**
	corticotropin releasing factor	**부신피질 자극호르몬 방출인자**
CRFZ	closed reduction of fractured zygoma	협골골절의 폐쇄적 정복
CRH	corticotropin releasing hormone	부신피질 방출호르몬
CRI	cardiac risk index	심 위험지수
	catheter related infection	카테터와 관련된 감염
	chronic renal insufficiency	만성 신부전증
CRIE	crossed radioimmunoelectrophoresis	교차방사선 면역전기영동
CRIF	closed reduction and internal fixation	폐쇄정복과 내부고정
crit.	hematocrit	
CRL	crown rump length	두정-두부길이
CRM	cream	
CRM+	cross-reacting material positive	교차반응물질 양성
CRNA	certified registered nurse anesthetist	면허 마취간호사(등록)
CRNI	certified registered nurse intravenous	면허 정맥주사간호사(등록)
CRNP	certified registered nurse practitioner	면허 간호 실무자(등록)
CRO	cathode ray oscilloscope	음극선 역전류검출관

약 어	원 어	해 설
CRO	contract research organization(s)	연구계약 조직
CRP	chronic relapsing pancreatitis	만성 재발성 췌장염
	coronary rehabilitation program	관상동맥 재활 프로그램
	C-reactive protein	**C 반응단백**
CRPA	C-reactive protein agglutination	C 반응단백 응집
C&RP	curettage and root planning	소파술과 치근평활
CRPD	chronic restrictive pulmonary disease	만성 억제성 폐질환
CRPF	chloroquine resistant plasmodium falciparum	클로로퀸 저항성 열대열 말라리아
CRPS	**complex regional pain syndrom**	복합성 국소적 통증 증후군
CRQ	chronic respiratory(disease) questionnaire	만성 호흡기(질환) 질문지
CRS	Carroll self rating scale	캐롤 자기평가척도
	catheter related sepsis	카테터와 관련된 패혈증
	Chinese restaurant syndrome	중국음식점 증후군
	colon rectal surgery	결장 직장외과
	congenital rubella syndrome	선천성 풍진 증후군
	cryoreductive surgery	냉동 절제술
CRSA	congenital refractory sideroblastic anemia	선천성 불응성 철아구성 빈혈
CRST	calcification, Raynaud's phenomenom, scleroderma and telangiectasia	석회화, 레이노현상, 공피증과 모세관확장증
CRT	cadaveric renal transplant	사체 신장이식
	cathode ray tube	음극선관
	central reaction time	중추 반응시간
	chronic recurrent tonsillitis	만성 재발성 편도선염
	copper reduction test	구리 환원검사
	cranial radiation therapy	두개방사선 요법
Cr Tr	crutch training	목발 연습

약 어	원 어	해 설
CRTT	certified respiratory therapy technician	면허 호흡치료사
CRTX	cast removed take X-ray	X-ray 촬영후 석고붕대제거
CRU	cardiac rehabilitation unit	심장 재활실
	clinical research unit	임상 연구단위
CRV	center retinal vein	중추 망막정맥
CRVF	congestive right ventricular failure	울혈성 우심실 부전
CRVO	**central retinal vein occlusion**	**망막중심정맥 폐쇄**
CRW	**Crown's Roberts Wing**	
CRYO	crosurgery	냉동유착술
CRYST	crystals	크리스탈
CS	cat scratch	고양이가 할퀸자욱(묘소)
	central supply	중앙공급
	cervical spine	경추
	cesarean section	제왕절개
	chest strap	흉부대
	cholesterol stone	콜레스테롤 담석
	cigarette smoker	흡연가
	clinical stage	임상적 단계
	Clonorchis Sinensis	**간디스토마**
	close supervision	폐쇄 감독
	compartment syndrome	구획 증후군
	conjunctiva sclera	결막 공막
	consciousness	의식
	consultation	타과의뢰
	coronary sinus	관상 동
	corticosteroid	코르티코스테로이드
	craniosynostosis	두개골 유합증
	Cushing's syndrome	쿠싱 증후군

약 어	원 어	해 설
CS	cycloserine	항생물질
C-S	**chest surgery**	**흉부외과**
Cs	cesium의 화학기호	세슘
C&S	conjunctiva and sclera	결막과 공막
	cough and sneeze	기침과 재채기
	culture and sensitivity	배양과 민감도
C/S	cesarean section	제왕절개
CSA	compressed spectral activity	압축 분광활동
	controlled substance analogue	유사 조절물질
CsA	cyclosporin	카페인 안식향산 나트륨
CSAG	chronic superficial atrophic gastritis	만성 특이성 위축성 위염
CSB	caffeine sodium benzoate	카페인 안식향산 나트륨
	cheyne Stokes breathing	체인 스토크 호흡
	children's services board	
CSB I & II	chemistry screening batteries I and II	화학선별 건전지 I과 II
CSBF	coronary sinus blood flow	관상부비동 혈류
CSBP	chronic systemic bacterial pancreatitis	만성의 전신성 세균성 췌장염
CSC	**concussion of spinal cord**	**척수 진탕증**
	cornea, sclera and conjunctiva	각막, 공막과 결막
CSCI	continuous subcutaneous infusion	지속적 피하주입
CRCR	central serous chorioretinopathy	중심장액성 맥락망막질환
CSD	cat scratch disease	묘소병
C S&D	cleaned, sutured and dressed	청결한, 봉합과 드레싱
CSDH	**chronic subdural hemorrhage**	**만성 경막하출혈**
CSE	cross section echocardiography	횡단면 심장 초음파 촬영법
C sec.	**Cesarean section**	**제왕 절개술**
CSF	**cerebrospinal fluid**	**뇌척수액**

약 어	원 어	해 설
CSF	colony stimulationg factors	집락형성 자극인자
CSFP	cerebrospinal fluid pressure	뇌척수압
CSFWR	cerebrospinal fluid Wassermann reaction	뇌척수 밧세르만 반응
CSG	**chronic superficral gastritis**	만성 표재성 위염
C-Sh	chair shower	좌욕
CSH	carotid sinus hypersensitivity	경동맥동 과민증
CSDH	chronic subdural hematoma	만성 경막하혈종
CSI	computerized severity index	전산화된 중증지수
	continuous subcutaneous infusion	지속적 피하주입
CSICU	cardiac surgery intensive care unit	심장외과 집중간호실
CSII	**continue subcutaneous insulin infusion**	지속적 피하 인슐린 주입
CS IV	clinical stage 4	임상적 4단계
CSLU	chronic status leg ulcer	만성 다리 궤양
CSM	carotid sinus massage	경동맥동 마사지
	cerebrospinal meningitis	**뇌척수막염**
	circulation, sensation and movement	순환, 감각과 운동
	consumer sovereignty model	민간 보험방식
CSME	**clinically significant macular edema**	**임상적으로 의미있는 황반부종**
	cotton spot macular edema	목화반점 황반 부종
CSMN	chronic sensorimotor neuropathy	만성 감각운동 신경병증
CSN	cystic suppurative and movement necrosis	낭포성 화농성 이동성 괴사
CSNRT	corrected sinus node recovery time	교정 동결절 회복시간
CSNS	carotid sinus nerve stimulation	경동맥동 신경자극
CSO	copied standing orders	복사된 표준화된 처방
CSOM	chronic serous otitis media	만성 장액성 중이염

약 어	원 어	해 설
CSOM	chronic suppurative otitis media	만성 화농성 중이염
CSP	cellulose sodium phoshate	셀룰로스 인산나트륨
CSR	**central serous retinopathy**	**중심성 장액 맥락 망막증**
	central supply room	**중앙공급실**
	Cheyne Strokes respiration	**체인-스토크 호흡**
	carotid sinus response	경동맥동 반응
	corrected sedimentation rate	교정 침강률
	cortisol secretion rate	코티솔 분비율
	corrective septorhinoplasty	교정 비중격 성형술
CSS	**carotid sinus stimulation**	**경정(동)맥동 자극**
	central sterile services	무균적 중앙 서비스
	chewing, sucking and swallowing	저작, 흡인과 연하
Css	concentration of drug at steadystate	안정상태에서의 약물농도
CSSD	closed system sterile drainage	폐쇄 방식에 의한 무균적 배액법
CST	**cardiac stress test**	**심장 스트레스 검사**
	carvenous sinus thrombophlebitis	**해면정맥동혈전증**
	cerebroside sulfotransferase	대뇌당지질 황전이효소
	certified surgical technologist	면허 외과기사
	contraction stress test	**(자궁)수축 스트레스 검사**
	convulsive shock therapy	경련 충격요법
	cosyntropin stimulation test	코신트로핀 자극검사
CSTART	static lung compliance	정적 폐탄성
CSU	cardiac surgery unit	심장외과 병동
	cardiac surveillance unit	심장 감시 병동
	cardiovascular surgery unit	심혈관외과병동
	casualty staging unit	사망판정 기준
	catheter specimen of urine	카테터 채취뇨
CT	calcitonin	갑상선 호르몬의 일종

약 어	원 어	해 설
CT	cardiothoracic	심흉곽
	carpal tunnel	수근관
	cervical traction	경부 견인
	chemotherapy	**화학요법, 약물요법**
	chest tube	흉관
	circulation time	순환시간
	closed thoracotomy	폐쇄적 개흉술
	clotting time	**응고시간**
	coated tablet	피복 정제
	cognitive therapy	인지 요법
	communication theory	의사소통론
	compressed tablet	압축 정제
	computed tomography	**전산화 단층촬영술**
	Coomb's test	쿰스 검사
	corneal thickness	각막 두께
	corneal transplant	각막 이식
	corrective therapy	교정요법
	cytarabine and thioguanine	
	cytotoxicity test	**세포독성검사**
	catheterization	카테터 삽입법
	cervicothoracic(spine)	경부, 흉부
Ct	concentration of drug in tissue	조직의 약물농도
CTA	catamenia(menses)	월경(생리)
	clear to auscultation	청진시 깨끗함
C-TAB	cyanide tablet	사이안화물 정제
CTAP	clear to ausculration and percussion	청진과 타진시 깨끗함
	computed tomography during arterial portography	동맥 문맥조영중 컴퓨터 단층촬영술
CTB	ceased to breathe	호흡이 멈춤
CTC	circular tear	원형 누낭 절개술

약 어	원 어	해 설
CTC	clinical transplant coordinator	장기 이식 코디네이터
CTCL	cutaneous T-cell lymphoma	피부 T세포 림프종
CT & DB	cough, turn and deep breath	기침, 회귀와 깊은 호흡
CTD	carpal tunnel decompression	수근관 감압
	chest tube drainage	흉관 배액
	closed thoracotomy drainage	폐쇄적 개흉술 배액
	connective tissue disease	결합조직 질환
	corneal thickness depth	각막 두께 깊이
	critical test dilution	희석도 임계실험
CTDW	continues to do well	계속 양호
CTE	cytotoxic effect	세포독성 효과
CTF	Colorado tick fever	콜로라도 진드기열
	continuous tube feeding	계속적 관 영양법
C/TG	cholesterol to triglyceride ratio	콜레스테롤 트리-글리세라이드 비율
CTGA	complete transposition of the great arteries	완전 대동맥 전위
	corrected transposition of the great arteries	대동맥의 교정
CTH	clot to hold	응고상태유지
CTI	certification of terminal illness	말기질환 증명서
CTL	cervical, thoracic and lumbar	경부, 흉부와 요부
	chronic tonsillitis	만성편도염
cytotoxic	T-lymphocytes	세포장애 T림프구
CTM	Chlor Trimeton	
	clinical trial materials	임상시험 재료
CT/MPR	computed tomography with multiplanar reconstructions	컴퓨터 단층촬영 다면 재구성
CTN	calcitonin	
C&TN. BLE	color and temperature normal both lower extremities	양쪽 하지의-정상피부색과 체온
cTNM	clinical diagnostic staging of cancer	임상진단적 암의 단계

약 어	원 어	해 설
CTP	comprehensive treatment plan	종합 치료계획
CTPN	central total parenteral nutrition	중앙 총- 비경구적영양
CTR	carpal tunnel release	수근관 방출
	carpal tunnel repair	수근관 회복
	cardiothoracic ratio	심장흉곽 비
CTRS	Conner's teachers rating scale	코너의 교육율법
CTS	**carpal tunnel syndrome**	**수근관 증후군**
CTSP	called to see patient	환자를 보기 위한 호출
CTube	canter tube	연습용 관
CTT	cefotetan	
	compressed tablet triturate	압축정제 분쇄
	computerized transaxial tomography	전산화 경축 단층촬영법
CTU	centigrade thermal unit	섭씨온도
CTW	central terminal of Willson	윌슨 중추회로
CTX	cerebrotendinous xanthomatosis	뇌건 황색종증
	clinical trial exemption	임상시험 면제
	cyclophosphamide(Cytoxan)	항암요법계
CTXN	contraction	수축
CTZ	chemoreceptor trigger zone	화학수용체 유발대
	co-trimoxazole (sulfamathoxazoletrimethoprin)	
CU	cause unknown	원인불명
Cu	**copper**	**구리**
CUC	chronic ulcerative colitis	만성 궤양성 대장염
	clinical unit clerk	병동사무원
CUD	cause undetermined	원인불명
CUG	cystourethrogram	방광요도 조영상
CUP	carcinoma of unknown primary(site)	원인불명 원발성 암종
CUPS	carcinoma of unknown primary site	원발부위가 규명되지 않은 암
CUR	curettage	소파술

약 어	원 어	해 설
CUR	cystourethrorectocele	방광 요도 직장류
CUS	chronic undifferentiated schizophrenia	만성 미분화형 정신분열증
	colonfiberscopic ultrasonogram	대장 내시경적 초음파
	contact urticaria syndrome	접촉성 담마진 증후군
CUSA	Cavitron ultrasonic suction aspirator	카비트론 초음파 흡인기
CUT	chronic undifferentiated type(schizophrenia)	만성 미분화형(정신분열증)
CV	**cardiovascular**	**심혈관의**
	cell volume	세포 용적
	cisplatin and etoposide	항암제
	closing volume	폐쇄용적
	coefficient of variation	변이계수
	color vision	색각
	common ventricle	총뇌실
CVA	**cerebrovascular accident**	**뇌혈관 사고, 뇌졸중**
	costovertebral angle	늑골척추각
CVAH	congenital virilizing adrenal hyperplasia	선천성 남성화 부신 비대증
CVAT	costovertebral angle tenderness	늑골 척추각 압통
CVB	chorionic villus biopsy	융모막 융모채취 검사법
	group B coxsackievirus	콕사키바이러스 B군
CVC	central venous catheter	중심정맥 카테터
	crying vital capacity	울음 폐활량(유아)
CVD	**cardiovascular disease**	**심혈관 질환**
	cerebrovascular disease	**뇌혈관 질환**
	color vision deviant	색맹(color blindness)
	combined valvular disease	복합 판막질환
	collagen vascular disease	교원질 혈관질환
CVF	cardiovascular failure	심혈관 부전

약 어	원 어	해 설
CVF	central visual field	중심 시야
	cervicovaginal fluid	자궁경부와 질액
	cobra venom factor	코브라독 인자
CVG	cerebral venography	뇌정맥조영술
	cerebral ventriculogram	뇌실조영도
	cerebral ventriculography	뇌실조영술
	coronary vein graft	**관상정맥 이식**
CVH	central venous hyperalimentation	중심정맥 영양
	combined ventricular hypertrophy	복합심실비대
CVHD	chronic valvular heart disease	만성 판막성 심질환
CVI	carboplatin, etoposide, ifosfamide and mesnauroprotection	
	cerebrovascular insufficiency	뇌혈관 부전
	check valve index	판막지수확인
	common variable immunodeficiency(disease)	일반적인 다양성 면역결핍(질환)
	continuous venous infusion	지속적 정맥주입
CVICU	cardiovascular intensive care unit	심혈관 집중 간호실
CVID	common variable immune deficiency	총 면역결핍 변화량
CVINT	cardiovascular intermediate	심혈관 매개성
CVL	central venous line	중심정맥선
CVMT	cervical, vaginal, motion tenderness	자궁경부, 질, 운동압통
CVN	central venous nutrient	중심정맥 영양
CVNSR	cardiovascular normal sinus rhythm	심혈관동 정상리듬
CVO	central vein occlusion	중심정맥 폐쇄
CVO_2	mixed venous oxygen	혼합정맥 산소
CVOR	cardiovascular operating room	심혈관 수술실
CVP	**central venous pressure**	**중심 정맥압**
	clot volume percentage	혈병 백분비율

약 어	원 어	해 설
CVP	coronary venous pressure	관상정맥압
	cyclophosphamide, vincristine and prednisone	항암 칵테일 요법
CVPP	lomustine, vinblastine, procarbazine and prednisone	항암 칵테일 요법
CVR	cardiovascular renal(disease)	심혈관 신성질환
	cardiovascular respiratory	심혈관 호흡기
	cerebral vascular reactivity	뇌혈관 반응성
	cerebral vascular resistance	뇌혈관 저항
CVRI	coronary vascular resistance index	관상혈관 저항 지수
CVS	cardiovascular surgery	심혈관 외과술
	chorionic villi sampling	**융모막 융모채취 검사**
	clean voided specimen	깨끗하게 받은 검체
	closing valve sound	폐쇄시 판막음
CVS method	constant volume sampling method	정량추출법
CVSCU	cardiovascular special care unit	심혈관 특별간호실
$CVSO_2$	central venous oxygen saturation	중심정맥 산소포화도
CVT	crystal violet tetrazolium	
CVTC	central venous tunneled catheter	중심정맥관 카테터
CVV	crystal violet inactivated vaccine	크리스탈바이올렛 불활화백신
CVVHD	continuous venovenous hemodialysis	지속성 정정맥 혈액 투석
CVU	clean voided urine	깨끗하게 받은 소변
CVUG	cystovoid urethrogram	방광 배뇨 요도조영상
CW	cardiac work	심장 기능
	chest wall	흉벽
	clockwise	시계방향
	compare with	~와 비교하다
	crutch walking	크러치 (목발)보행
C/W	consistent with	일관된

약 어	원 어	해 설
CWAF	chemical withdrawal assesment flowsheet	약물 금단 사정 기록지
CWD	cell wall defective	세포벽 결손
CWE	cotton wool exudates	면, 모 삼출물
CWL	Caldwell-Luc	칼드웰-룩(축농증수술)
CWMS	color, warmth, movement and sensation	피부색, 따뜻함 운동과 감각
CWP	centimeters of water pressure	수압 cm 눈금
	childbirth without pain	무통 분만
	coal worker's pneumoconiosis	광부 진폐증
	cotton wool patch	면-모 헝겊조각
CWS	cell wall skeleton	세포벽 골격
	cold water soluble	냉수용성
	comfortable walking speed	편안한 걸음속도
	cotton wool spots	면모 반점
cwt	hundred weight	100파운드
CX	cancel	취소
	cervix	**(자궁)경부**
	circumflex	회선
	convex	볼록면의
	culture	배양
	cylinder axis	원통 축
CXA	circumflex artery	회선동맥
CXD	cefroxadine	
CxBx	cervical biopsy	자궁경부 생검
CxDil	cervix dilatation	자궁경부 확장
CXM	cefuroxime	
CxMT	cervical motion tenderness	자궁경부 운동압통
CXR	chest X-ray	흉부 X-선
CXTX	cervical traction	경부 견인
CY	cyclophosphamide	

약 어	원 어	해 설
CYA	cover your ass	
CyA	cyclosporine	
CyADIC	cyclophosphamide, doxorubicin, and dacarbazine	
Cyclo C	cyclocytidine HCI	
CYL	cylinder	원통
CYP	cytochrome P-450	
Cys	cysteine	비필수 아미노산의 일종
CYSTO	cystogram	방광조영상
	cystoscopy	방광경검사법
CYT	cyclophosphamide	
Cytol	cytological	세포학의
	cytology	**세포학**
CYVADIC	cyclophosphamide, vincristine, adriamycin and dacarbazine	항암제의 일종
CZE	capillary zone electrophoresis	모세혈관 전기영동법
CZI	crystalline zinc insulin (regular insulin)	결정 아연 인슐린 (규정 인슐린)
CZN	chlorzotocin	
CZP	carzinophilin	
CZX	ceftizoxime	

D

약 어	원 어	해 설
D	daughter	딸
	date, day	날짜, 낮, 일
	dead	죽음, 사망
	dead space gas	사강가스
	deciduous	탈락성의
	degree	도
	dentrite	수상돌기
	density	밀도, 농도, 음영
	depression	우울증
	dermatology	피부과학, 피부학
	deuterium	중수소
	deviation	편위, 사위, 편차
	dexter	오른쪽
	dextrose	포도당
	diagnosis	진단
	diameter	직경
	diaphragm	횡격막
	diarrhea	설사
	diastole	확장기, 이완기
	diffusing capacity	확산능
	dilated	팽창된
	diopter	굴절도(시력검사의 단위)
	dispense	조제하다
	distal	말단의, 원심의
	distance	거리, 먼거리
	divorced	이혼한, 분리시킨
	dordal	뒷면, 후면
	dose	용량, 투여량

약 어	원 어	해 설
D_{1} to D_{12}	dorsal vertebrae 1 to 12	흉추 1~12
D50	50% dextrose injection	50% 포도당주사
2/d	twice a day	하루에 2회
2-D	**two dimensional**	**2차원의**
3-D	**three dimensional**	**3차원의**
4D	4 prism diopters	4 프리즘 곡광도
DA	degenerative arthritis	퇴행성 관절염
	delivery awareness	분만 감지, 분만 징후
	delayed action	지연작용
	developemental age	발육기 연령
	diabetic amyotrophy	당뇨병성 근위축증
	digital analog	손가락
	diagnostic arthroscopy	진단적 관절검사
	direct admission	직권입원
	direct agglutination	직접응집반응
	dopamine	도파민
	drug addict	약물중독
	drug aerosol	분무약
D/A	discharge and advise	권고퇴원
DAA	**death after arrive**	**도착 후 사망**
	discharge against advise	자의퇴원
	drug, alcohol addiction	약물, 알코올 중독증
DAB	days after birth	출생 후
DAC	day activity center	주간활동센터
	digital analog converter	디지털 아날로그 변환기
	disabled adult child	무능력한 성인 아동
DACL	depression adjective check lists	우울증 보조검사 목록
DACT	dactinomycin	항종양제
DAD	diffuse alveolar damage	미만성 폐포 손상

약 어	원 어	해 설
DAD	dispense as directed	규정대로 투여하다
	drug administration device	투약기구
DAE	diving air embolism	잠수성 공기 색전증
DAF	decay accelerating factor	부식촉진인자
	delayed auditory feedback	청각피드백 지연
DAG	diacylglycerol	
	dianhydrogalactitol	
DAH	disordered action of the heart	심장기능 저하
DAI	death from accidential injuries	사고상해사
	diffuse axonal injury	미만성 축삭돌기 손상
	donor artificial insemination	**공여자 인공수정**
DAL	drug analysis laboratory	약물분석 검사실
DAM	diacetylmonoxine	
DAMA	discharge against medical advice	자의 퇴원 각서
DANA	drug induced antinuclear antibodies	약물 유발성 항핵 항체
DAo	descending aorta	하행 대동맥
DAP	draw a person test	사람그리기 검사
	diabetes associated peptide	당뇨병 관련 펩티드
	diastolic augmentation pressure	이완기(확장기) 증강압
DAPT	direct aggulutination pregnancy test	직접응집 임신 반응검사
DAR	daily affective rhythm	매일의 정서적 리듬
	differential absorption rate	흡수율교차
	drug abuse rehabilitation	약물남용 재활
	dual asthmatic response	이중 천식반응
DARE	data, action, response and evaluation	자료, 행동, 반응과 평가
DARP	drug abuse rehabilitation program	약물남용 재활계획

약 어	원 어	해 설
DARP	drug abuse reporting program	약물남용 보고프로그램
DAS	data acguisition system	방사선 검출 시스템
	developmental apraxia of speech	언어발달 실행증
	dextrose aminogen solution	포도당 아미노젠 용액
	died at scene	사망장면
DASE	Denver articulation screening examination	덴버 발음판별검사
DAT	delayed action tablet	지연성 정제
	desktop analysis tool	탁상분석기
	dementia of the Alzheimer type	알쯔하이머형 치매
	diet as tolerated	가능한 식이
	differential agglutination titer	감별 응집역가
	differential aptitude test	감별 적성검사
	diphtheria antitoxin	디프테리아 항독소
	direct agglutination test	직접 응집검사
	direct antiglobulin test	직접 항글로불린검사
DAU	drug abuse urine	약물남용 뇨
DAUNO	daunorubicin hydrochloride	항암제의 일종
DAVA	vindesine sulfate	항암제의 일종
DAW	dispense as written	적혀진 대로 투여하다
DAWN	drug abuse warning network	약물남용 경고망
DB	date of birth	출생일
	deep breathe	심호흡
	demonstration bath	시범목욕
	direct bilirubin	직접 빌리루빈
	double blind	이중 맹검
Db	dubnium의 화학기호	두비늄(원자번호 104)
dB	decibel	소리 강도의 단위
db	dry bulb	건조구

약 어	원 어	해 설
DBA	dibenamine	교감신경 차단제
DB & C	deep breathing and coughing	심호흡과 기침
DBD	milolactol(dibromodulicitol)	
DBE	deep breathing exercise	심호흡운동
D_5BES	dextrose in balanced electrolyte solution	
DBL[R]	phenformin HCl	
DBIL	direct bilirubin	직접 빌리루빈
DBL	double beta lactam	
DBM	diabetic management	당뇨병 관리
DBO	distobuccocclusal	원심, 협측, 교합면의
DBP	D-binding protein	D결합 단백질
	diastolic blood pressure	**이완기 혈압**
DBPT	dacarbazine carmustine, cisplatin, and tamoxifen	
DBS	diminished breath sounds	호흡음 감소
	Denis Brown splint	데니스 부라운 보조기
	despeciated bovine serum	비특이화 우혈청
DBZ	dibenzamine	
DC	daunorubicin and cytarabine	
	decrease	감소하다
	deoxycholic acid	
	dextrocardia	우심증
	diagonal conjugate	대각결합선
	diagnostic center	진단 센터
	differential cell	감별세포, 미분화세포
	dilation and curettage	소파수술(임신중절수술)
	direct and consensual	직접 합의상의
	direct Coombs(test)	직접 쿰스검사
	direct current	직류
	discharged	퇴원했음

약 어	원 어	해 설
DC	disseminated intravascular coagulation	파종성 혈관내 응고
	Doctor of chiropractic	척추 교정 의사
	donor's cells	공혈자의 세포
	dressing change	드레싱교환
d/c	discontinue	중지하다
D&C	**dilation and curettage**	**경관확장자궁소파술**
DCB	dilatation, curettage, biopsy	경관확장과 소파술 및 생검
DC_{65}	Darvon Compound 65	
DCA	sodium dichloroacetate	
DCAG	double coronary artery graft	이중관상동맥이식술
DCBE	double contrast barium enema	이중조형바륨관장
DCC	dextran coated charcoal	텍스트란 코팅 활성탄 (혈당검사법)
DCCF	dural carotid cavernous fistula	경막 경동맥 해면상 누공
DCCT	diabetes control and complications trial (questionnaire)	당뇨조절, 합병증(설문지)
DCE	delayed contrast enhancement	지연형 조영증강
	designated compensable event	보상 가능한 사건
DCF	data collection from	~에서 자료수집
	pentostatin(deoxycoformycin)	
	direct centrifugal flotation	직접 원심 부유법
DCFS	department of children and family services	아동과 가족 서비스국
DCG	dacryocystography	누낭조영술
	doppler cardiography	도플러 심전도
DCH	delayed cutaneous hypersensitivity	지연형 피부과민증
	distal convoluted tubule	원위곡세뇨관
DCIS	ductal carcinoma in situ	도관성 상피암
DCM	dilated cardiomyopathy	이완성 심근병증

약 어	원 어	해 설
DCMP	**direct cardiomyopathy**	**심근확장증(이완증), 확장형 심근병증, 심근무력증**
	daunorubicin, cytarabin, mercaptopurine, prednisolone	급성골수성 백혈병 약물요법
DCMXT	dichloromethotrexate	
DCN	Darvocet N	
DCNU	chlorozotocin	
D_{CO}	diffusing capacity of carbon monoxide	일산화탄소 확산력
DCP	**dynamic compression plate**	**역동적 압박판**
	calcium phoshate, dibasic	칼슘 인산염, 이염기
DCPM	daunorubicin, cytarabine, prednisolone, and mercaptopurine	
DCPN	direction changing positional nystagmus	방향변화 체위성
DCR	**dacryocystorhinostomy**	**누낭 비강 문합술**
	delayed cutaneous reaction	지연형 피부반응
DCRV	**double chamber of right ventricle**	**우이심실증**
DCS	decompression sickness	감압질환
DCSA	double contrast shoulder arthrography	이중조영 견관절 조영술
DCT	deep chest therapy	심 흉부치료
	direct(antiglodulin) Coombs test	직접 쿰스검사
	distal(convoluted) tubule	원위세뇨관
DCTM	delay computer tomographic myelography	지연 척수 컴퓨터 단층촬영술
DCU	day care unit	주간 간호병동
DCx	double convex	이중 볼록면
DCYS	department of children and youth services	아동 및 청소년 서비스국
DD	dangerous drug	극약
	dependent drainage	종속배액

약 어	원 어	해 설
DD	depth dose	X선량의 깊이
	developmental disability	발달성 무능력
	dialysis dementia	투석치매
	died of the disease	질병에 의한 죽음
	differential diagnosis	**감별진단**
	discharge diagnosis	퇴원진단
	disk diameter	원판구경(눈검사)
	double diffusion test	이중 확산검사
	dry dressing	건성 드레싱
	Duchennes dystrophy	뒤시엔느 영양실조
D/D	diarrhea/dehydration	설사/탈수
DDA	Dangerous Drug Act	극약단속법
DDAVP	**desmopression acetate**	항이뇨제
DDAVT	1-desamino-8-D-arginine vasopressin	
DDC	zalcitabine(dideoxycytidine)	AIDS 치료제
DDD	defined daily doses	규정된 1일용량
	degenerative disc disease	퇴행성 디스크 질환
	fully automatic pacing	완전 자동 인공박동기
DDGB	double dose gallbladder(test)	2중용량 담낭검사
DDH	**development dislocated hip**	**선천성 고관절 탈구**
DDHT	double dissociated hypertropia	이중해리 상사시
DDI	didanosine(dideoxyinosine)	AIDS 치료제
DDM	doctor of dental medicine	치과의사
	dye dilution method	색소희석법
DDP	cisplatin	항암제의 일종
DDR	diastolic descent rate	이완기 판막속도
DDS	dialysis disequilibrium syndrome	투석 불균형 증후군
	doctor of dental surgery	구강외과의사

약 어	원 어	해 설
DDS	double decidual sac(sign)	이중탈락막낭(증상)
	drug delivery system	약물 전달 체계
DDST	**Denver development screening test**	**덴버 아동발육 검사**
DDT	dichloropheny trichloroethane	디디티(살충제)
	dye dilution test	염료 희석검사
DDTP	drug dependence treatment program	약물중독치료계획
DDx	differential diagnosis	감별진단
DE	dose eguivalent	(방사선) 등가용량
	drug eruption	**약진**
D5E48	5% Dextrose and electrolyte 48	
D5E75	5% Dextrose and electrolyte 75	
2DE	two dimensional echocardiography	양면성 심초음파
D&E	dilation and evacuation	경관확장자궁흡인술
DEA	drug enforcement agency	약품청
DEA#	drug enforcement administration numder(physician's federal narcotic number)	약물 시행 투여번호 (의사연합회 마취 번호)
DEB	dystrophic epidermolysis bullosa	영양실조성 표피박리수포증
DEC	decrease	감소
DECA	nandrolone decanoate	
DECAFS	department of children and family services	
DECEL	deceleration	감속도
	decompensated	대상성 기능장애
decub	decubitus = lying down	욕창
DEEDS	drugs, exercise, education, diet and selfmonitoring	약물, 운동, 교육, 식이와 자가관찰
DEEG	deteriorating electroencephalogram	나빠지는 뇌전도

약 어	원 어	해 설
DEET	diethyltoluamide	절지동물 기피제
DEF	decayed, extracted or filled	붕괴, 추출, 또는 충만
	defecation	배변
	deficiency	결핍, 결함
	deformity	기형
deg.	degenerative	퇴행적인, 변성
	degree	정도, 학위
del	deletion	삭제, 결손
	delivery, delivered	분만, 분만된
DEJ	dentoenamel junction	상아법랑질 연접부
DEM	drug evaluation matrix	약물평가 모형
DEN	**dermatitis exfoliative neonatorum**	**신생아 박리성 피부염**
DEPA	diethylene phosphoramide	인산효소
DEP STSEG	depressed ST segment	함몰된 ST 분절
DER	disulfiram ethanol reaction	디설피람 에타놀 (알콜중독 치료제) 반응
DERM	**dermatology**	**피부과학, 피부과**
DES	diethylstilbestrol	합성 에스트로겐
	diffuse esophageal spasm	광범위 식도 경련
	disequilibrium syndrome	불안정 증후군
	dry eye syndrome	안구건조 증후군
DESAT	desaturation	불포화
DESI	drug efficacy study implementation(project)	약효력 연구 수행
DEST	Denver eye screening test	덴버 눈 선별검사
DET	diethyltryptamine	환각제의 일종
DEV	deviation	편위
	duck embyo vaccine	오리 배아 백신
DEVR	dominant exudative vitreoretinopathy	우성 삼출성 초자 망막질환
DEX	dexamethasone	염증치료제

약 어	원 어	해 설
dex.	dexter (right)	오른쪽
DEXA	dual energy X-ray absorptiometry	이중에너지 X선 흡수촬영 (골다공증 진단 X선 촬영)
DF	decayed and filled(df)	붕괴와 충전(치과)
	degree of freedom	자유도
	dengue fever	뎅기열
	diabetic father	당뇨병을 가진 아버지
	diastolic filling	확장기 충만
	dorsiflexion	배굴, 신전
	drug free	약물없이
	dye free	염색없이
DFA	diet for age	나이에 따른 식이
	difficulty falling asleep	숙면이 어려운
	direct fluorescent antibody	직접 형광항체
DFC	distal finger crease	원위 손가락 주름
DFD	defined formula diets	공인된 식이처방
	degenerative facet disease	퇴행성 척추질환
DFDB	decalcified freeze dried bone	탈석회 냉동 건조골
DFDT	difluorodiphenul trichloroethane	
DFE	dilated fundus examination	팽창된 기저부 검사
	distal femoral epiphysia	원위 대퇴골단
DFG	direct forward gaze	전방주시
DFI	disease free interval	질병이 없는 기간
DFM	decreased fetal movement	감소된 태아 운동
DFMC	daily fetal movement count	매일 태아 운동계수
DFMO	difluoro methylorithine	eflornithine
DFMR	daily fetal movement record	매일 태아 운동기록
DFO	deferoxamine	
DFP	diastolic filling period	확장충만기

약 어	원 어	해 설
DERC	deglycerolized frozen red cells	탈글리세린화된 동결 적혈구
DFS	disease free survival	무병 생존율
	duodenofibroscope	**십이지장 내시경**
DFT	diagnostic function test	진단적 기능검사
DFU	dead fetus in uterus	자궁내 태아 사망
DFW	dexide face wash	
DG	**diastolic gallop**	**이완성 갤럽음**
DGE	delayed gastric emptying	지연된 위 공복
DGI	disseminated gonococcal infection	파종성 임균 감염
DGM	ductal glandular mastectomy	선도관 유방절제술
DH	day hospital	낮병원
	dehydrogenase	탈 수소효소
	delayed hypersensitivity	지연성 과민증
	dermatitis herpetiformis	**포진성 피부염**
	developmental history	발육, 성장력
	daphragmatic hernia	횡격막 탈장
D+H	delusions and hallucinations	망상과 환각
DHA	dihydroxyacetone	
	docosahexaenoic acid	
DHAC	dihydro-azacytidine	
DHAD	mitoxanthrone HCI	
DHBV	duck hepatitis B virus	
DHCA	deep hypothermia circulatory arrest	심한 저체온 순환정지
DHCC	dihydroxycholecalciferol	
DHE 45	dihydroergotamine mesylate	
DHEA	dehydroepiandrosterone	
DHEAS	**dehydroepiandrosterone sulfate**	
DHF	Dengue hemorrhagic fever	출혈성 뎅귀열

약 어	원 어	해 설
DHFR	dihydrofolate reductase	탈수소엽산 환원효소
DHFSS	Dengue hemorrhagic fever shock syndrome	출혈성 뎅귀열 쇼크증후군
DHL	diffuse histocytic lymphoma	산재성 거대식세포 림프종
DHO	dihydroergocornine	맥각의 일종
DHPR	erythrocyte dihydropteridine reductase	적혈구 디하이드로 프테리딘 환원효소
DHR	delayed hypersensitivity reaction	지연형 과민반응
DHS	department of human services	고객서비스과
	duration of hospital stay	입원기간
	dynamic hip screw	역동적 고관절나사
DHST	delayed hypersensitivity test	지연형 과민성검사
DHT	dihydrotachysterol	
	dihydrotestosterone	
	dissociated hypertropia	해리 상사시
DI	(Beck)depression inventory	베크의 우울증척도
	date of injury	손상 날짜
	debris index	치태지수
	detrusor instability	불안정성 배뇨근
	diabetes insipidus	**요붕증**
	diagnostic imaging	진단용 영상
	discomfort index	불쾌지수
	drug information	의약품 정보
	drug interactions	약물 상호작용
	drug intoxication	약물 중독
D&I	debridement and irrigation	변연절제술과 세척
	dry and intact	건조하고 상처가 없음
DIA	death in action	활동중 사망
diag.	diagnosis	진단

약 어	원 어	해 설
DIAS BP	diastolic blood pressure	이완기 혈압
Diath-SW	diathermy short wave	단파장 투열법(물리치료)
DIAZ	diazepam	
DIB	disability insurance benefits	장애보험
DIC	dacarbazine	
	differential interference contrast	
	disseminated intravascular coagulation	**파종성(범발성) 혈관내 응고장애**
	drip infusion cholangiography	**정맥내 주담도 조영술**
	drug information center	약물정보센터
DICC	dynamic infusion cavernosometry and cavernosography	역동적 주입 공동계측기와 공동조영술
DICLOX	dicloxacillin	
DICP	demyelinated inflammatory chronic polyneuropathy	탈수성 염증성 만성 다발신경병증
DID	delayed ischemia deficit	지연성 허혈 결손
	double isotope derivative	이중 동위원소 유도체
DIE	die in emergency department	응급실에서 사망
DIF	differentiation inducing factor	감별유도 요소
DIFF	**differential blood count**	**감별 혈구계산 (백혈구 백분율)**
DIFP	diffuse interstitial fibrosing pneumonia	확산간질성 섬유화 폐렴
DIG	digoxin(this is a dangerous abbreviation)	강심제
DIH	died in hospital	병원에서 사망
DIJ	**distal interphalangeal joint**	**원위부 지관절**
DIL	daughter in law	며느리
	dilute	희석

약 어	원 어	해 설
DIL	drug induced lupus	약물로 인한 루프스
DILD	diffuse infiltrative lung disease	범발성 폐침윤 질환
	diffuse interstitial lung disease	**미만성 간질성 폐질환**
DILE	drug induced lupus erythematosus	약물로 인한 홍반성낭창
DIM	diminish(one half)	감소(반감기)
DIMD	drug induced movement disorders	약물로 인한 운동장애
DIMS	disorders of initiating and maintaining sleep	조기질환과 수면유지
DIN	Deutsch industrie norm	독일 공업 규격
DIOS	distal intestinal obstuction syndrome	원위 장폐쇄 증후군
DIP	defective interfering particle	결손 간섭 입자
	desquamative interstitial pneumonia	**박리성 간질성 폐렴**
	diplopia	복시
	distal interphalangeal	원위수지(관절)
	drip infusion pyelogram	점적 정맥성 신우조영
	drip intravenous pyelography	점적 정맥내 신우조영술
	drug induced parkinsonism	약물로 인한 파킨슨병
DIPJ	**distal interphalangeal joint**	**원위 지절간 관절**
DIR	directions	방향, 지시
	director	(병원이나 간호부서)장
DIS	Diagnostic Interview Schedule(questionnaire)	진단적 면접 스케줄(질문지)
	discontinued	중단
	dislocation	탈구
DISD	detursor internal sphincter dyssynergia	배뇨-내괄약근 근실조
disch	discharge	퇴원

약 어	원 어	해 설
DISH	diffuse idiopathic skeletal hyperostosis	미만성 특발성 골격 과잉증
DISI	dorsal intercalated segmental(segment) instability	배측 삽입 분절 불안정
DISS	diameter index safety system	지름-지수 안전시스템
dist.	distal	원위
	distilled	증류한
DIT	durg induced thrombocytopenia	약물성 혈소판 감소증
DITI	**digital infrared thermal imaging**	**적외선 체열검사**
DIU	death in uterine	자궁내 사망
DIV	double inlet ventricle	이중 뇌실입구
Div	divide	나누다
DIVA	digital intravenous angiography	말초정맥혈관 조영술
DIVP	drip intravenous pyelography	정맥점적 신우조영술
Div ex	**divergence excess**	**과도발산**
DJD	**degenerative joint disease**	**퇴행성 관절질환**
DK	dark	어두운
	diabetic ketoacidosis	당뇨병성 케톤산증
	diseased kidney	신장질환
DKA	**diabetic ketoacidosis**	**당뇨병성 케톤산증**
	didn't keep appointment	약속을 지키지 않았다
dl	deciliter(100mL)	1리터의 1/10
DL	danger list	위험항목
	diagnostic laparoscopy	진단적 복강경검사법
	diffusing capacity of lung	폐활량 검사
	direct laryngoscopy	직접 후두검사법
	dislocation	**탈구**
	Donath Landsteiner antibody	도나쯔 란드스테이너 항체 (용혈)

약 어	원 어	해 설
DL	dosis letalis	치사량
	maximal diffusing capacity	최대 확산 용적
D-lapa	**diagnostic laparoscopy**	**진단적 복강경 검사**
DLB	direct laryngoscopy and bronchoscopy	직접 후두검사법과 기관지검사법
DLC	diffuse large cell	림프종의 일종
	double lumen catheter	내강이 두개인 카테터
DLCoS	diffusion capacity of carbon monoxide single breath	1회 호흡때 일산화탄소 확산능력
DLD	date of last drink	최후 음주 날짜
DLE	**discoid lupus erythematosus**	**원판상 홍반성 낭창**
	disseminated lupus erythematosus	미만성 홍반성 낭창
DLF	digitalis like factor	
	dose limiting factor	투여량 규제인자
DLIF	digoxin like immunoreactive factors	디곡신같은 면역활동적 요소
DLIS	digoxin like immunoreactive substance	디곡신같은 면역활동적 물질
DLM	dosie letalis minima	최소 치사량
DLMP	date of last menstrual period	최종 월경일
DLNG	dl-norgestrel	
DLNMP	date of last normal menstrual period	정상최종월경일
D5LR	dextrose 5% in lactated Ringer's injection	
DLPD	diffuse lymphocytic poorly differentiated	분화도가 나쁜 산재 림프구
DLS	daily living skills	
DLSC	double lumen subclavian catheter	
DLT	double lung transplant	쌍폐이식
DM	dehydrated and malnourished	탈수와 영양불양

약 어	원 어	해 설
DM	**dermatomyositis**	**피부근염**
	dextromethorphan	진해제
	diabetes mellitus	**당뇨병**
	diabetic mother	당뇨병을 가진 어머니
	diastolic murmur	이완기(확장기) 잡음
DMARD	**disease modifying antirheumatic drug**	**질환억제용 항류마티스 약물**
DMAS	drug management and authorization section	약품관리와 위임절제
DMBA	dimethylbenzanthracene	
DMC	dactinomycin methotrexate, and cyclophosphamide	항암제의 일종
	diabetes management center	당뇨관리 센터
DMD	disciform macular degeneration	원판상의 근육퇴행
	Doctor of dental medicine	구강내과의사
	Duchenne's-Aran muscular dystrophy	**뒤시엔느 아랑 근위축증**
DMD w/S RNM	disciform macular degeneration with subretinal neovascular membrane	망막하 신경혈관 막을 가진 원판형 퇴행성 반점
DME	durable medical equipment	영구적 의료장비
DMF	**decayed, missing, or filled teeth**	**치아의 우식상태 (우식치, 발치, 충전)**
DMI	diaphragmatic myocardial infarction	횡격막성 심근경색
DMKA	diabetes mellitus ketoacidosis	당뇨병성 케토산증
DMO	dimethadone	
DMOOC	diabetes mellitus out of control	조절이 안되는 당뇨병
DMP	distrophis musculorum progressive	진행성 근이영양증
DMS	dermatomyositis	피부근염

약 어	원 어	해 설
DMSAS	dimercaptosuccinic acid scan	renal scan의 일종
DMSO	dimethyl sulfoxide	항염제
DMT	dimethyl tryptamine	
DMV	Doctor of veterinary medicine	수의사
DMX	diathermy, massage and exercise	투석요법, 마사지와 운동
DN	diabetic nephropathy	당뇨병성 신병증
	dicrotic notch	중복절흔(융기)
	down	아래
	dysplastic nervus	이형성 신경
D&N	distance and near(vision)	근위 원위 시야
D5NS	dextrose 5% in 0.9% sodium chloride injection	
DNA	deoxyribonucleic acid	디옥시리보핵산
	did not answer	응답하지 않았다
	did not attend	주의하지 않았다
	does not apply	적용하지 않는다
DNAR	do not attempt resuscitation	심폐소생술 불필요(강조)
DNC	did not come	오지 않았다
DNCB	dinitrochlorobenzene	지연성 과민반응 검사제
DND	died a natural death	자연사
DNFC	does not follow commands	요구에 따르지 않다
DNI	do not intubate	삽관하지 말것
DNIC	diffuse noxious inhibitory control	분산 무산소 억제조절
DNKA	did not keep appointment	약속을 이행하지 않았음
DNP	doctor of nursing practice	간호실습 의사
	dinitrophenol	다이니트로 페놀
DNR	daunorubicin	
	did not respond	응답하지 않았다

약 어	원 어	해 설
DNR	do not report	보고하지 마라
	do not resuscitate	**심폐소생술 불필요**
	dorsal nerve root	배부 신경근
DN Ratio	**diabetic nitrogen ratio**	**포도당과 질소의 비 (당뇨병 환자의 요중)**
DNS	deviated nasal septum	비중격 만곡증
	doctor did not see patient	진료거부
	do not show	보이지 마라
	dysplastic nervus syndrome	이형성 신경증후군
D_5NSS	5% dextrose in normal saline solution	
DNT	did not test	검사하지 않았음
DO	diet order	식이지시
	dissolved oxygen	용존산소
	distocclusal	원심교합의
	doctor of osteopathy	정형외과 의사
	doctor's order	의사 지시
do	right eye	오른쪽 눈
D/O	disorder	장애, 질병
Do	check doctor's order	의사지시를 점검
DO_2	oxygen delivery	산소전달
DOA	date of admission	입원날짜
	death on arrival	**도착시 사망**
	duration of action	활동기간
DOA-DRA	dead on arrival despite resuscitative attempts	(심폐소생술)에도 불구하고 도착시 사망
DOB	dangle out of bed	침대에 매달린
	date of brith	**출생일**
	doctor's order book	의사 처방전
DOC	date of conception	수정일

약 어	원 어	해 설
DOC	diabetes out of control	조절되지 않는 당뇨
	died of other causes	다른 사인으로 사망
	diet of choice	식이 선택
	drug of choice	약 선택
DOCA	desoxycorticosterone acetate	
DOD	date of death	사망일
	dead of disease	질병사
DOE	**dyspnea on exertion**	**활동중 호흡곤란**
DOES	disorders on excessive somnolence	과도한 불용성 장애 (질환)
DOI	date of implant(pacemaker)	이식일
	date of injury	손상일
DOL	days of life	생존일수
DOL#2	second day of life	생존 2일째
DOLV	double outlet left ventricle	좌심실 이중출구, 양대혈관 좌심실 기시증
DOM	Doctor of oriental medicine	한의사
	dimethoxymethylamphetamine	다이메톡시메틸람페타민 (각성제, 환각성제제)
DON	director of nursing	간호 지시
DOP	dopamine	
DORV	**double outlet right ventricle**	**우심실 이중출구, 양대혈관 우심실 기시증**
DORx	date of treatment	치료일
DOSA	day of surgery admission	외과 입원일
DOSS	docusate sodium (dioctyl sodium sulfosuccinate)	
DOT	date of transcription	복사일
	date of transfer	전송(후송)일
	died on table	침대에서 죽음
	Doppler ophthalmic test	도플러 눈 검사

약 어	원 어	해 설
DOX	doxepin	
	doxorubicin	
doz	dozen	1다스
DP	deep pulse	심맥
	dextran preparation	덱스트란 준비
	diagnostic planning	**진단적 계획**
	diastolic pressure	이완기 혈압
	discharge planning	퇴원계획
	distal pancreatectomy	**췌미측 절제술**
	donor's plasm	급혈자 혈장
	dorsalis pedis(pulse)	족배동맥
	dynamic psychiatry	역동 정신의학
DPA	dipropylacetic acid	
	dual photon absorptiometry	이중섬광흡수
DPAP	diastolic pulmonary artery pressure	이완성폐동맥압
DPC	**delayed primary closure**	**지연성 1차 봉합**
	discharge planning coordinator	퇴원계획 조정자
	distal palmar crease	원위 손바닥 주름
DPD	diffuse pulmonary disease	범발성 폐질환
DPDL	diffuse poorly differentiated lymphocytic lymphoma	범발성 미분화 림프구성 림프종
2.3-DPG	2,3-diphosphoglyceric acid	적혈구내 산소친화물질
DPH	diploma in public health	보건학 학위
	Doctor of public health	공중보건의
	phenytoin(diphenylhydantoin)	항간질약, 항부정맥약
DPL	**diagnostic peritoneal lavage**	**진단적 복막세척**
D5PLM	dextrose 5% and plasmalyte M injection	
DPM	distintegrations per minute(dpm)	분당 붕괴지수

약 어	원 어	해 설
DPM	Doctor of pediatric medicine	소아내과 의사
	drops per minute	분당 방울수
DPN	diabetic peripheral neuropathy	당뇨병성 말초신경질환
DPP	dorsalis pedal pulse	족배동맥 맥박
DPPC	colfosceril palmitate	
DPST	decision and problem solving theory	문제해결이론
DPT	demerol, phenergan, thorazine	
	diphtheria, pertussis and tetanus (immunization)	**디프테리아, 백일해와 파상풍**
DPTPM	diphtheria, pertussis, tetanus, poliomyelitis and measles	
DPU	delayed pressure urticaria	지연성 압박성 두드러기
DPUD	duodenal peptic ulcer disease	소화성 십이지장 궤양질환
DPVSs	dilated perivascular spaces	확장된 혈관주위 강
DQ	**developmental quotient**	**발육지수**
	deep and quiet	깊고 조용히
Dr	**doctor**	**의사**
DR	**delivery room**	**분만실**
	diabetic retinopathy	**당뇨병성 망막병증**
	digital radiography	디지털 방사선 촬영술
	diurnal rhythm	주간리듬, 일교차
	dram(액체용량 단위)	약 3.92g
DRA	drug related admissions	약물과 관련된 입원
DRAPE	drug related adverse patient event	약물관련 부작용환자 발생
DRE	**digital rectal examination**	**직장 수지검사**
DRESS	depth resolved surface coil spectroscopy	표면코일 분광경 검사법
DREZ	dorsal root entry zone	배근 입구대

약 어	원 어	해 설
DRF	dose reduction factor	약용량 감소요소
DRG	diagnosis related groups	진단 관련 환자군
DRGE	drainage	배농
drI	discharge readiness index	퇴원준비 지수
DRM	drug related morbidity	약물 관련 이환율
DRP	drug related problem	약물 관련 문제
DRS	**dementia rating scale**	**치매척도검사**
	depression rating scale	우울증 척도검사
	Duane's retraction syndrome	두엔 안구퇴축 증후군
DRSG	dressing	드레싱
DRSP	drug resistant *streptococcus pneumoniae*	약물내성 폐렴연쇄구균
DRT	delayed response test	지연반응 검사
DRUB	drug screen blood	약물선별용 혈액
DRUJ	distal or radial ulnar joint	지두 또는 요골척골 관절
DRVs	daily reference values	1일 기준식이 셋트
DS	dead air space	사강
	deep sleep	깊은 잠, 숙면
	dextrose	포도당
	discharge summary	퇴원 요약 노트
	disease	**질환**
	disoriented	지남력을 상실한
	Down's syndrome	**다운증후군**
	drug screen	약물선별
D/S	**5% dextrose and 0.9% sodium chloride injection**	**생리 식염수**
	direct smear	직접도말
D&S	diagnostic and surgical	진단과 외과의
	dilation and suction	확장과 흡입
DSA	**digital subtraction angiography (angiocardiography)**	**디지털 감쇄 혈관촬영술**

약 어	원 어	해 설
DSAP	disseminated superficial actinic porokeratosis	전종성 표재성광선 한공각화증
DSB	drug seeking behavior	약물의존행위, 약물중독
DSD	discharge summary dictated	퇴원 지시요약
	dry sterile dressing	건조멸균 드레싱
	dermal suture out	피부봉합사 노출
DSDB	direct self destructive behavior	직접 자기파괴 행동
dsg	dressing	드레싱
DSI	deep shock insulin	심재성 인슐린 쇼크
	depression status inventroy	우울 상태 목록
DSLE	drug induced systemic lupus erythematosus	약물유발성 전신성 홍반성낭창
DSM	diagnostic & statistical manual (of mental disorders)	진단적 통계적 진단 매뉴얼(정신장애의)
	dihydrostreptomycin	
	drink skim milk	탈지유 복용
DSN	deviatio septinasi	비중격 만곡증
DSP	digital signal processor	수지 신호 처리장치
D-SPINE	dorsal spine	배측 척추(흉추)
DSR	daily secretion rate	1일 분비량
	dynamic spatial reconstructor	다이나믹 공간구축기
DSRE	drainage subretinal fluid	망막하 배농액
DSS	dengue shock syndrome	뎅귀열 쇼크증후군
	dextrose 5% in 0.9% sodium chloride(saline)	
	disability status scale	불능상황척도
	docusate sodium	
	dextrose, sucrose, starch	포도당, 자당, 전분
DSST	digit symbol substitution test	

약 어	원 어	해 설
DST	donor specific(blood) transfusion	도너 특이적 수혈
DSTT	**delayed sound tone test**	**완속음 청취 검사법**
DSU	day stay unit	낮병동
	day surgery unit	낮 외과 병동
DSUH	direct suggestion under hypnosis	최면상태하에서 직접적인 제안
DSV	digital subtraction ventriculography	디지탈 감쇄 뇌실촬영술
DSWI	deep surgical wound infection	심부 수술부위 감염
DT	**delirium tremor**	**진정(떨림)성 섬망**
	dietetic technician	식이요법 전문가
	diphtheria tetanus	디프테리아 파상풍
	diphtheria toxoid	디프테리아 독소
	discharge tomorrow	내일 퇴원
	dizygotic twins	이란성 쌍생아
	double tachycardia	이중 빈맥
	dye test	색소시험
d-tal. dos	da tales doses	동량을 투여하시오
D/T	**due to**	**~로 인한**
D&T	delirium tremens	음주성 가섬망, 진건성 섬망
	diagnosis and treatment	진단과 치료
DTBC	tubocurarine(D tubocurarine)	
DTC	day treatment center	낮치료 센터
Dtd	datur tales doses (give such doses)	동량을 투여하시오
DTD#30	dispense 30 such doses	
DTG	diffuse toxic goiter	미만성 중독성 갑상선증
DTH	delayed type hypersensitivity	지연형 과민증
DTIC	dacarbazine	

약 어	원 어	해 설
DTICH	**delayed traumatic intracerebral hematoma**	**지연형 외상성 뇌내 혈종**
DTN	diphtheria toxin normal	정상 디프테리아독소
DTN' M^{250}	diphtheria toxin, normal solution meerschweiohen weighting 250g	디프테리아독소 정상용액 250g
DTO	deodorized tincture of opium (warning : this is NOT paregoric)	냄새없는 아편 팅크제 (경고 : 안식향 드링크가 아님)
DTOGV	dextral transposition of great vessels	대혈관의 우측전위
DTPAS	pentetic acid(diethylenetriamine penta acetic acid scan)	renal scan의 일종
DTR	**deep tendon reflexes**	**심부 건반사**
DTs	delirium tremor	진전성 섬망
DTS	donor specific transfusion	도너 특이적 수혈
DTT	diphtherial tetanus toxoid	디프테리아 파상풍독소
DTUS	diathermy, traction, and ultrasound	투열요법, 견인, 초음파
DTV	due to void	배설로 인한
DTX	detoxification	해독제
DU	diabetic urine	당뇨병성 뇨
	diagnosis undetermined	불명확한 진단
	duodenal ulcer	**십이지장궤양**
	duroxide uptake	
DUB	**dysfunctional uterine bleeding**	**기능부전성 자궁출혈**
DUD	**detrusor-urethral dyssynergia**	**배뇨근-요도근 비협조운동**
DUID	driving under the influence of drugs	약물영향하에 운전
DUII	driving under the influence of intoxicants	중독된 영향하에 운전
DUIL	driving under the influence of liquor	음주운전

약 어	원 어	해 설
DUN	dialysate urea nitrogen	요소 질소 투석물
DU&NU	delayed union & non union	지연유합과 불유합
DUNHL	diffuse undifferentiated nonHodgkin's lymphoma	광범위 미분화성 비호지킨성 림프종
DUR	drug use review	약물사용검토
	duration	기간
DUSN	diffuse unilateral subacute neuroretinitis	미만성 편측 아급성 시신경망막염
DV	distance vision	원위시야
D&V	diarrhea and vomiting	설사와 구토
DVA	distance visual acuity	원거리 시력(검사)
DVC	direct visualization of vocal cords	성대의 직접관찰
DV Cream®	dienestrol vaginal cream	
DVD	dissociated vertical deviation	분리 수직 편위
	double vessel disease	이중혈관질환
DVI	**atrioventricular sequential pacing**	**방실 연속조율**
	digital vascular imaging	디지털 혈관영상
DVIU	direct vision internal urethrotomy	직접 내시야 요도절개술
DVL	valium trademark for a preparation of diazepam	디아제팜 조제용 바륨
DVM	doctor of veterinary medicine	수의학 박사
DVP	cyclophosphamide vincristine and prednisone	항암제의 일종
DVPAsp	daunorubicin, vincristine prednisone and asparaginase	항암제의 일종
DVR	double valve replacement	이중판막 치환술
DVS	**dorso ventral spondylodesis**	**등배측 척추 융합술**
DVSA	digital venous subtraction angiography	디지털 정맥감쇄 혈관조영술

약 어	원 어	해 설
DVT	**deep vein thrombosis**	**심부정맥 혈전증**
DVTS	deep venous thromboscintigram	심부정맥 혈전촬영술
DVVC	direct visualization of vocal cords	성대의 직접관찰
DW	deionized water	탈이온수
	dextrose in water	**포도당**
	distilled water	**증류수**
	doing well	안녕상태
	dry weight	건조중량
D_5W	5% dextrose(in water) injection	
$D_{10}W$	10% dextrose(in water) injection	
$D_{20}W$	20% dextrose(in water) injection	
$D_{50}W$	50% dextrose(in water) injection	
$D_{70}W$	70% dextrose(in water) injection	
5 DW	5% dextrose(in water) injection	
DWDL	diffuse well differentiated lymphocytic lymphoma	범발성 분화 림프구성 림프종
DWI	driving while intoxicated	중독된 동안에 운전
DWRT	delayed work recall test	지연된 일 회상검사
Dx	**diagnosis**	**진단**
	dressing	드레싱
DXI	direct concentration	직접 농축
DXM	dexamethasone	덱사메타손
DXRT	deep X-ray therapy	심 X-선 치료
DXS	Dextrostix^{R}	
DXT	deep X-ray therapy	심부 방사선 치료
DY	dysprosium	
DYFS	division of youth and family services	청년가족 봉사과
DZ	diazepam	
	disease	질병

약 어	원 어	해 설
DZ	dizygotic	이란성, 쌍생아
	dozen	다스(12개)
DZP	diazepam	다이아제팜

E

약 어	원 어	해 설
E	edema	부종
	electromotive force	기전력
	eloper	도망자
	emmetropia	정시안
	enema	관장
	engorged	울혈된
	enzyme	효소
	eosinophil	호산구
	erect	기립
	esophoria for distance	원거리 내사위
	evaluation	평가
	expired	사망
	eye	눈
E'	esophoria for near	근거리 내사위
E1	estrone	
E2	estradiol	
E3	estriol	
E20	Enfamil 20[R]	
E107	avertin, tribromoethanol Bru C·ChtOH	
E → A	say E,E,E, comes out as A,A,A upon auscultation of lung	폐 청진시에 에에에, 아아아 발성하기
	showing consolidation	경결성 증후
EA	elbow aspiration	팔꿈치 천자
	enteral alimentation	**장내 영양법**
	enteroanastomosis	장문합술
E&A	**evaluate and advise**	**평가와 충고**

약 어	원 어	해 설
EAA	**electrothermal atomic absorption**	**전열 원자 흡수**
	essential amino acids	**필수 아미노산**
	excitatory amino acid	자극성 아미노산
EAB	**elective abortion**	**선택적 유산**
EAC	**external auditory canal**	**외 이관**
EACA	epsilon aminocaproic acid	입실론 아미노 카프론산 (항플라스민제)
EACD	**eczematous allergic contact dermatitis**	**습진성 알레르기성 접촉성 피부염**
EAHF	**eczema, allergy and hay fever**	**습진, 알레르기와 고초열**
EAL	electronic artificial larynx	전자식 인공후두
EAM	**external auditory meatus**	**외이도 입구**
EAN	experimental allergic neuritis	실험적 알레르기성 신경염
EANG	epidemic acute nonbacterial gastroenteritis	유행성 급성 비세균성 위장염
EAP	**etoposide, adriamycin, cisplatin**	**항암제의 일종**
EAS	**external anal sphincter**	**외항문 괄약근**
EAST	**external rotation**	**외회전**
	abduction stress test	**외전 스트레스 검사**
EAT	eating attitudes test	식욕 검사
	epidermolysis acute toxica	급성 중독성 표피박리증
	ectopic atrial tachycardia	심방 기외성 빈맥
EAU	**experimental autoimmune uveitis**	**실험적 자동면역 포도막염**
EB	**elastic bandage**	**탄력붕대**
	electron beam	전자선
	endometrial biopsy	자궁내막생검
	epidermolysis bullosa	**표피 수포증**
	epidural bleeding	경막외 출혈

약 어	원 어	해 설
EB	epidural block	경막외 차단
E&B	**excision and biopsy**	절개와 생검
EBA	endometrial basal arteries	자궁내막 기저동맥
	epidermolysis bullosa acquisita	후천성 표피박리성 수포증
	extrahepatic biliary atresia	**간외담도폐색**
EBC	**esophageal balloon catheter**	**식도 풍선 카테터**
EBF	erythroblastosis fetalis	태아 적아구증
EBL	**endoscopic band ligation**	**내시경적 결찰술**
	estimated blood loss	실혈량 추정
EBM	evidence based medicine	근거중심의학
	expressed breast milk	짜낸 모유
EBNA	Epstein Barr(virus) nuclear antigen	엡스타인바 핵 항원
EBP	**epidural blood patch**	경막외 혈액 반점(형성술)
	evidence based practice	근거바탕실무
EBS	epidermolysis bullosa simplex	단순성 표피수포증
EBSB	equal breath sounds bilaterally	양측성 균등한 호흡음
EBV	Epstein Barr virus	엡스타인바 바이러스
EBVCA	Epstein Barr viral capsid antigen	엡스타인바 바이러스 캡시드 항원
EBVEA	Epstein Barr virus early antigen	엡스타인바 바이러스 조기항원
EBVNA	Epstein Barr virus nuclear antigen	엡스타인바 바이러스 핵 항원
EC	ejection clik	배출클릭
	electrocautery	전기소작
	endocarditis	**심내막염**
	enteric coated	장에서 녹는 알약
	Escherichia coli(E-coli)	대장균
	external conjugate	외결합선

약 어	원 어	해 설
EC	**extracellular**	**세포외의**
	eyes closed	감은 눈
ECA	endometrial coiled arteries	자궁내막 횡상동맥
	epidemiological catchment area	**역학적 포획지역**
	ethacrynic acid	**이뇨제의 일종**
	external carotid artery	**외경동맥**
ECBD	**exploration of common bile duct**	**총담관 검사**
ECBV	effective circulating blood volume	유효순환 혈량
ECC	emergency cardiac care	응급심장진료
	emergency care center	**응급의료센터**
	endocervical curettage	**자궁경부내막 소파술**
	external cardiac compression	외부의 심장 압박
	extracorporeal circulation	체외순환
ECCE	extracapsular cataract extraction	낭외 수정체 적출술
ECD	endocardial cushion defect	심내막상 결손증
ECDB	encourage coughing deep breathing	기침과 심호흡을 지시
ECEMG	evoked compound electromyography	유발전위 복합 근전도 조영법
ECF	enterocutaneous fistular	장피누공
	extended care facility	광범위 의료시설
	extracellular fluid	세포외액
ECFA	eosinophil chemotactic factors of anaphylaxis	아나필락시성 호산구 주화성인자
ECFE	endocardial fibroelastosis	심내막 섬유탄성증
ECG	**electrocardiogram**	**심전도**
	esophagocolono gastrostomy	식도대장위문합술
ECHINO	echinocyte	심계세포
Echo	echocardiogram	심장 초음파

약 어	원 어	해 설
Echo	enterocytopathogenic human orphan(virus)	장세포 변성 인간면역결핍 바이러스
	etoposide. cyclophosphamide. Adriamycin and vincristine	항암제의 일종
EchoEG	echoencephalogram	초음파 뇌전도
ECHORV	echocardiography/radionuclide ventriculography	초음파 심장조영법 방사선핵종, 뇌실촬영법
ECI	**extracorporeal irradiation**	**체외 방사선조사**
ECIB	extracorporeal irradiation of blood	혈액의 체외 방사선 조사
EC/IC	extracranial to intracranial (anastamosis)	두개외에서 두 개내로 (문합술)
ECL	**extend of cerebral lesion**	**뇌병변 확장**
	extracapillary lesion	모세혈관 주위병소
ECLE with PI	extra capsular lens extraction with peripheral iridectomy	홍채주변부절제술을 겸한 백내장낭의 적출술
ECM	encephalomyocarditis	뇌심근염
	erythema chronicum migrans	만성 유주성 홍반
	external cardiac massage	체외 심장마사지
	extracellular mass	세포외의 종괴
	extracellular matrix	**세포외의 기질**
	extraocular movement	외안근 운동
ECM/BCM	extracellular mass, body cell mass ratio	세포외액대 체세포 덩어리 비율
ECMO	extracorporeal membrane oxygenation(oxygenator)	체외막형 인공폐를 통한 산소투여
ECN	extended care nursery	확대된 신생아육아실
ECochG	electrocochleography	와우전도검사법
ECOG	electrocochleography	와우전도검사법
	electrocorticogram	뇌피질전도
E-Coli	**Escherichia coli**	**대장균**
ECP	extracorporeal photochemotherapy	체외 광화학요법

약 어	원 어	해 설
ECPD	external counter pressure device	외측 역압 장치
ECPR	external cardiopulmonary resuscitation	체외 심폐소생술
ECR	emergency chemical restraint	응급 화학 억제
ECRB	**extensor carpi radialis brevis(muscle)**	**단 요수(근)신근**
ECRL	**extensor carpi radialis longus**	**장요수(근)신근**
ECT	**electroconvulsive therapy**	**전기경련요법**
	emission computed tomography	방사형 컴퓨터단층 촬영술
	enhanced computed tomography	강화 컴퓨터 단층 촬영술
ECU	electrocautery unit	전기 소작실
	extensor carpi ulnaris	**외수근척골**
ECUM	extra corporeal ultrafiltration method	체외투석법
ECV	**external cephalic version**	**외측 두부 회전술**
ECW	extracellular water	세포외액
ED	effective dose	유효량
	elbow disarticulation	주관절부 절단
	emergency department	응급실
	epidural	경막상
	erythema dose	홍반 크기
ED_{50}	(median) effective dose 50	50% 유효량
EDA(M)S	encephalo-duro-arterial-(myo)synangiosis	문합술
EDAP	emergency department approved for pediatrics	인가받은 소아 응급실
EDAT	emergency department alert team	응급실 대기조
EDAX	energy dispersive analysis of X-rays	엑스선 에너지 확산분석

약 어	원 어	해 설
EDB	ethylene dibromide	휘발성 첨가제(살충제)
	extensor digitorum brevis	소지신근
EDC	effective dynamic compliance	효과적인 역동적 이행
	electrodesiccation and curettage	전기건조법과 소파술
	end diastolic counts	말기확장기의 계산
	estimated date of conception	수정 추정일
	estimated date of confinement	분만 추정일
	expected data of confinement	분만 예정일
EDCP	eccentric dynamic compression plates	편측성 압박 금속판
EDD	**expected date of delivery**	**분만 예정일**
Edent	edentulous	무치의
EDF	**elongation, derotation and flexion**	**팽창, 하회전과 굴곡**
EDG	**electrodermogram**	**피부전기 저항도**
	electrodynograph	전기압력 기록기
EDH	**epidural hematoma**	**경막외 혈종**
EDI	eating disorders inventory	섭취장애 조사
EDL	estimated date of labor	분만 예정일
EDM	early diastolic murmur	조기 이완기잡음
EDNA	emergency department nurses' association	응급간호사협회
EDP	emergency department physician	응급의학과 의사
	end diastolic pressure	말기 이완기혈압
EDQ	extensor digiti quinti(tendon)	5번째 손가락 신근
EDQV	extensor digiti quinti five	5번째 손가락 신근
EDR	**edrophonium ohloride**	근무력증 진단제
	electrodermal response	전기적 피부 반응

약 어	원 어	해 설
EDRF	endothelium derived relaxing factor	내피에서 유래된 이완인자
EDS	**Ehlers Danlos syndrome**	**엘레스 단로스 증후군**
	excessive daytime somnolence	과도한 주간수면
EDTA	**edetic acid(ethylen ediminete-tra acetic acid)**	**항응고제 일종**
EDV	**end diastolic volume**	**말기 이완기 용량**
	epidermal dysplastic verruciformis	사마귀모양의 표피 이형성
EDW	estimated dry weight	추정된 건조중량
EE	**end to end**	**양단(문합술)**
	equine encephalitis	말뇌염(회백수염)
	external ear	외이
	eye and ear	눈과 귀
EEA	electroencephalic audiometry	뇌파 청력측정
	elemental enteral alimentation	기본적 장내 영양법
	end to end anastomosis	**양단 문합술**
EECD Syn.	ectrodactyly ectodermal cleft dysplasia syndrome	손가락결손증 외배엽성 열구이형성증후군
EEE	eastern equine encephallitis	미국 동부 말뇌염
	edema, erythema and exudate	부종, 홍반과 삼출액
	external eye examination	외안 검진
EEG	**electroencephalogram**	**뇌파, 뇌전도**
	electroencephalography	뇌파검사(기록법)
EENT	**eyes, ears, nose and throat**	**눈, 귀, 코와 인후**
EEOC	equal employment opportunity	동등한 고용기회
EEP	**end expiratory pressure**	**말기 호기압**
EEV	encircling endocardial ventriculotomy	내원 심내막 심실절개술
EF	ectopic focus	이소성, 병소, 초점
	edema factor	부종인자

약 어	원 어	해 설
EF	effusion fluid	삼출액
	ejection fraction	**분율, 구출율**
	electromagnetic flow meter	전자기 유량계
	erythroblastosis fetalis	태아적아구증
	esophagofiberscopy	식도 내시경 검사
	extended field(radiotherapy)	확장부위(방사선치료)
	external fixation	외부고정
EFAD	**essential fatty acid deficiency**	**필수지방산 결핍**
EFE	endocardial fibroelastosis	심내막 섬유탄성증
Eff	**effacement**	**소멸(거상)**
EFHBM	eosinophilic fibrohistiocytic lesion of bone marrow	골수 호산성 섬유조직구 병변
EFM	electronic fetal monitor(ing)	전자식 태아 감시기
	external fetal monitoring	외부의 태아 감시기
EFN	effusion	삼출액
EFW	estimated fetal weight	추정 태아체중
EF/WM	ejection fraction/wall motion	분사분획/활동벽
e.g.	for example	검사용
EGA	esophageal gastric(tube) airway	식도 위 기도
	estimated gestational age	추정 재태월령
EGBUS	external genitalia, Bartholin, urethral and Skene's glands	외부생식기 바르톨린선, 요도와 스켄선
EGC	**early gastric carcinoma**	**초기 위암**
EGD	**esophago gastroduodenoscopy**	**식도 위십이지장 내시경 검사**
EGF	**epidermal growth factor**	**표피 증식인자**
EGFR	**epidermal growth factor receptor**	**표피 증식인자 수용체**
EGG	**electrogastrography**	**위전도 검사**
EGJ	**esophagogastric junction**	**식도위 접합**
EGL	eosinophilic granuloma of the lung	폐의 호산성 육아종

약 어	원 어	해 설
EGTA	esophageal gastric tube airway	식도위관 기도
EH	educationally handicapped	교육적으로 장애자인
	enlarged heart	심장비대
	essential hypertension	본태성 고혈압
	extramedullary hematopoiesis	외수질의 조혈
EHB	elevate head of bed	침대의 위쪽을 올림
	extensor hallucis brevis	단무지신근
EHBA	extra hepatic biliary atresia	간외 담즙 폐쇄증
	extra hepatic bile duct	간외담도
EFBF	estimated hepatic blood flow	간혈류량 추정
EHBO	extra hepatic bile duct obstruction	간외 담관폐쇄
EHD	electrohemodynamics	전기 혈액역동
	extra hepatic duct	외 간관
EHDP	etidronate disodium	칼슘대사 조절제
EHE	epithelioid hemangioendothelioma	유상피 혈관내피종
EHEC	**enterohemorrhagic Escherichia coli**	**장출혈성 대장균**
EHF	**epidemic hemorrhagic fever**	**유행성 출혈열**
EHL	electrohydraulic lithotripsy	전기수력 쇄석술
	extensor hallucis longus	장무지신근
ehl	effective half-life	유효반감기
E&I	endocrine and infertility	내분비와 불임증
E/I	expiratory-inspiratory ratio	호기-흡기 비율
EIA	**enzyme immunoassay**	**효소면역검정법**
	exercise induced asthma	운동으로 인한 천식
EIAB	extracranial intracranial arterial bypass	두개강 내외동맥 측부 회로
EIB	exercise induced bronchospasm	운동성 기관지 경련

약 어	원 어	해 설
EID	electroimmunodiffusion	전기 면역확산
	electronic infusion device	전자 주입장치
EIEC	**enteroinvasive Escherichia coli**	**장 침입성 대장균**
EIP	elective interruption of pregnancy	선택적 임신중절
	end inspiratory pressure	말단 흡기압
	extensor indicis proprius	고유 검지신근
EIS	**endoscopic injection sclerotherapy**	**내시경적 경화요법**
EJ	elbow jerk	삼두근 반사
	elbow joint	주관절(팔굽관절)
	external jugular	외경정맥
EKC	**epidemic keratoconjuctivitis**	**유행성 각결막염**
EKG	**electrocardiogram**	**심전도**
EKO	echoencephalogram	초음파 뇌전도
EKV	erythrokeratodermia variabilis	가변성 홍반각피증
EKY	electrokymogram	심파동 촬영법
EL	external lids	외측 안검
ELAM	endothelial leukocyte adhesion molecule	내피성 백혈구 유착분자
ELBF	effective liver blood flow	효율적 간혈류
ELF	elective low forceps(delivery)	선택적 하위 겸자(분만)
ELH	endolymphatic hydrops	내림프성 수종
ELI	endomyocardial lymphocytic infiltrates	심근내 림프 침윤물
ELISA	**enzyme linked immunosorbent assay**	**효소결합 면역흡착 검사**
Elix	elixir	조제용 감미제
Ellip	ellipotocytosis	타원 적혈구증가증
ELO	enteroviral leukemic oncogene	장바이러스성 백혈병 종양유전자

약 어	원 어	해 설
ELOS	estimated length of stay	예정된 체재기간
ELP	**electrophoresis**	**전기영동법**
ELPS	excessive lateral pressure syndrome	과잉 외측압 증후군
ELS	**Eaton Lambert syndrome**	폐암성 근무력증
ELT	euglobulinlysis time	유글로불린 용해시간
EM	early memory	초기 기억
	ejection murmur	분사(수축기)잡음
	electron microscope	전자 현미경
	emmetropia	정시안
	erythema migrans	유주성 홍반
	erythema multiforme	다형성 홍반
	extensive metabolizers	광범위성 대사
EMA	early morning awakening	이른 아침에 눈뜨다
	endomysial antibody	근섬유 내막
EMACO	**etoposide, methotrexate, dactinomycin and leucovorin**	
EMB	endometrial biopsy	자궁내막 생검
	endomyocardial biopsy	심근내막 생검
	ethambutol	결핵약의 일종
EMC	encephalomyocarditis	뇌심근염
EMD	electromechanical dissociation	전기적 해리
EMDR	eye movement desensitization and reprocessing	눈운동 탈감작과 재처리
EMF	elective mid forceps	선택적 중간겸자
	electromotive force	기전력
	endomyocardial fibrosis	심근내막 섬유증
	erythrocyte maturation factor	적혈구 성숙인자
	evaporated milk formula	분유식이
EMG	**electromyogram**	근전도
	emergency	응급, 돌발사고

약 어	원 어	해 설
EMG	essential monoclonal gammopathy	본태성 단클론 감마병증
	exophthalmos, macroglossia, giantism	안구돌출증, 대설증, 거인증
EMIC	emergency matermity and infant care	응급산모와 영아간호
E-MICR	electron microscopy	전자 현미경검사법
EMIT	enzyme multiplied immunoassay technique	다원 효소 면역측정기술
EMLA[R]	eutectic mixture of local anesthetics	국소마취제의 공용혼합물
EMLB	erythromycin lactobionate	
EMLD	external muscle layer damage	외근층 손상
EMP	extramedullary plasmacytoma	골수외 형질세포종
EMR	educable mentally retarded	교육가능한 정신지체
	effective membrane resistance	유효막저항
	electronic medical record	전자의무기록
	emergency mechanical restraint	응급기계적 억제
	endoscopic mucosal resection	내시경적 점막 절제술
	empty, measure and record	결핍, 측량과 기록
	essential metabolism ratio	필수대사율, 기초대사율
EMS	early morning stiffness	이른 아침의 강직
	electrical muscle stimulation	전기적 근자극
	emergency medical services	응급의료서비스
	eosinophilia myalgia syndrome	호산구 증가성 근육통 증후군
EMT	emergency medical technician	응급구조사
emul.	emulsion	유제
EMV	eye, motor, verbal(grading for Glasgow coma scale)	눈, 운동성, 언어 (그라스고우 의식척도)
EMVC	early mitral valve closure	조기 승모판 폐쇄
EMW	electromagnetic waves	전자파
EN	enteral nutrition	장내 영양

약 어	원 어	해 설
EN	**erythema nodosum**	**결절성 홍반**
	ethyonamide	항결핵제
ENA	extractable nuclear antigen	추출 핵 항원
ENB	esthesioneuroblastoma	감각신경아세포종
ENBD	endoscopic nasobiliary drainage	내시경적 비강 담즙배액법
ENC	encourage	격려하다
ENDO	endocrinology	내분비학
	endodontia	무수치과학
	endodontics	근관치료학
	endoscopy	내시경 검사법
	endotracheal	기관내의
ENF	Enfamil[R]	
ENG	electronystagmogram	전기 안진도
	engorged	충혈된
ENL	erythema nodosum leprosum	나종형 결절성 홍반
ENOG	electroneurography	전기 신경검사법
ENP	extractable nucleoprotein	추출성 핵단백질
ENS	erythema nodosum syphiliticum	매독성 결절성 홍반
ENT	ears, nose, throat	이비인후(과)
ENVD	elevated new vessels on the disc	추간판위로 확장된 새 혈관
ENVE	elevated new vessels elsewhere	다른 곳으로 확장된 새 혈관
ENVT	environment	환경
1,2,3 en	1 ounce epson salts	1온스 엡슨염
	2 ounce glycerin	2온스 글리세린
	3 ounce hot water enema	3온스 뜨거운 물 관장
EO	elbow orthosis	팔굽 정형
	eosinophilia	호산구 증다증
	ethylene oxide	에틸렌 산화물

약 어	원 어	해 설
EO	**eyes open**	**눈의 개방, 개안**
EOA	erosive osteoarthritis	미란성 골관절염
	esophageal obturator airway	식도폐쇄 기도유지기
	examine, opinion and advice	검사, 의견과 조언
	external oblique aponeurosis	외측 사건막
EOB	end of bed	침대끝
EOC	enema of choice	관장 선택
EOD	every other day	격일로
EOF	extra oral feature	구강외 소견
EOG	electrooculogram	안전도
	Ethrane, oxygen, and gas (nitrous oxide)	
EOM	**external otitis media**	**외측 중이염**
	extraocular movement	외안(근) 운동
	extraocular muscles	외안근
	external orifice middle ear	중이외관
EOMI	extraocular muscles intact	손상없는 외안근
EOR	emergency operating room	응급수술실
EORA	elderly onset rheumatoid arthritis	중년이후에 생기는 류마티스성 관절염
eos	eosinophil	호산구
EP	ectopic pregnancy	자궁외 임신
	ectoposide, cisplantin	항암제의 일종
	electrophysiology	전기생리학
	elopement precaution	가출예방
	endogenous pyrogen	내인성 발열물질
	epilepsy	간질
	episcopal	환등기
	evoked potentials	**유발전위**
E&P	estrogen and progesterone	
EPA	eicosapentaenoic acid	

약 어	원 어	해 설
E-Panel	electrolyte panel(sodium(Na), potassium(K), chloride(Cl) and carbon dioxide(Cot)	전해질 판넬
EPAP	**expiratory positive airway pressure**	**호기성 양성 기도압**
EPB	**extensor pollicis brevis**	**단무지 신근**
EPC	erosive prepyloric changes	미란성 전유문 변화
EPD	**equilibrium peritoneal dialysis**	**평형 복막투석**
EPEC	**enteropathogen Escherichia coli**	**장질환성 대장균**
EPF	enfamil premature formula[R]	
	exophthalmos producing factor	안구돌출 유발인자
EPG	electronic pupillography	전자 동공술
EPH	essential pulmonary hypertension	특발성 폐고혈압증
EPI	echo-plantar imaging	초음파 족저상
	epinephrine	
	epitheloid cells	상피세포
	epitherial	상피세포의
	epinephrine	에피네피린
	exocrine pancreatic insufficiency	외분비성 췌장 부전증
Epis	episiotomy	회음절개술
Epith	epithelial	상피의
EPL	**extensor pollicis longus**	**장무지신근**
EPM	electronic pacemaker	전자 인공박동기
EPN	ethyl-p-nitrophenyl thionobenzenephosphate	
EPNL	effective perceived noise level	유효지각 소음치
EPO	erythropoietin	적혈구 조혈인자
	exclusive provider organization	제공자 전용기구
EPP	erythropoietic protoporphyria	적아구증식성 프로토포르피린증
	electronic patient record	전자의무(환자)기록

약 어	원 어	해 설
EPR	electrophrenic respiration	전기 횡격막 호흡
	emergency physical restraint	응급실의 물리적 억제
	estimated protein requirement	단백질 필요량의 예측
EPS	**electrophysiologic study**	**전기생리학적 검사**
	extrapyramidal syndrome(symptom)	**추체외로성 증후군**
	extracted prostatic secretion	전립선액 추출
EPSDT	early periodic screening diagnosis and treatment	정기적 조기 선별진단과 치료
EPSE	extrapyramidal side effects	추체외로성 부작용
EPSS	E point septal separation	E점 중격분리
EPT[R]	early pregnancy test	조기 임신 검사
EPTS	existed prior to service	의료서비스 이전에 살아남
ER	**emergency room**	**응급실**
	erythrocyte receptor	적혈구 수용체
	estrogen receptors	에스트로젠 수용체
	external rotation	외회전
E&R	equal and reactive	동등과 반응
	examination and report	검사와 보고
ER+	estrogen receptor positive	에스트로젠 수용체 양성
ERA	estrogen receptor assay	에스트로젠 수용체 분석
	evoked response audiometry	전위유발 청력검사
ERBD	**endoscopy retrograde biliary drainage**	**내시경적 역행성 담도배액**
ERBF	effective renal blood flow	유효 신혈류량
ERC	endoscopic retrograde cholangiography	역행성 췌담관 조영술
ERCP	**endoscopic retrograde cholangiopancreatography**	**내시경적 역행성 담관 췌장 조영 검사법**
ERCT	emergency room computerized tomography	응급실 컴퓨터 단층촬영법

약 어	원 어	해 설
ERE	external rotation in extension	신전내 외회전
ERF	edge response function	가장자리 반응기능
	external rotation in flexion	굴곡내 외회전
ERFC	erythrocyte rosette forming cells	적혈구 로젯 형성 세포
ERG	electroretinogram	망막전위도
ERL	effective refractory length	유효 불응기간
ERNA	equilibrium radionuclide angiocardiography	평형 방사선핵종 심혈관 조영술
ERP	effective refractory period	유효 불응기
	emergency room physician	응급실 의사
	endocardial resection procedure	심내막 절제처리
	endoscopic retrograde pancreatography	역행성 내시경 췌관조영술
	event related potentials	사건과 관련된 전위
	estrogen receptor protein	에스트로젠 단백수용체
ERPF	**effective renal plasma flow**	**유효 신혈장 유량**
ER/PR	**estrogen receptor/progesterone receptor**	**에스트로젠 수용체/프로게스테론 수용체**
ERS	endoscopic retrograde sphincterotomy	역행성 내시경 괄약근 절개술
	evacuation of retained secretions	정체된 분비물의 배출
ERT	estrogen replacement therapy	에스트로젠 대치요법
	external radiation therapy	체외 방사선 요법
ERV	expiratory reserve volume	예비 호기량
ES	einsteinium	아인시타이늄, Es
	electrical stimulation	**전기자극**
	emergency service	응급서비스
	endocrine surgery	내분비 외과
	exfoliation syndrome	박탈증후군

약 어	원 어	해 설
ESA	end to side anastomosis	단측 문합술
ESAP	evoked sensory(nerve) action potential	유발감각(신경) 활동 전위
ESC	end systolic counts	말기수축기압
	excitation secretion coupling	흥분성 분비
ESD	esophagus, stomach, duodenum	식도, 위, 십이지장
ESF	external skeletal fixation	외부 골격고정
ESLD	end stage liver disease	말기 간질환
ESM	ejection systolic murmur	수축기 방출잡음
	endolymphatic stromal myosis	림프내의 간질 감수분열
ESO	electric spinal orthosis	전기척추정형술
	esophagus	**식도**
	esotropia	**내사위**
ESP	endometritis, salpingitis and peritonitis	자궁내막염, 난관염과 복막염
	end systolic pressure	**수축기 말기압**
	especially	특별히
	extrasensory perception	초감각성 지각
ESPO	esperson ointment	에스퍼슨 연고
ESR	**erythrocyte sedimentation rate**	**적혈구 침강속도, 혈침율**
ESRD	end stage renal disease	말기 신장질환
ESRF	end stage renal failure	말기 신부전증
ESS	emotional, spiritual and social	감정적, 영적, 사회적
	endoscopic sinus surgery	내시경적 부비동 수술
	erythrocyte sensitizing substance	적혈구 감작물질
EST	**electroic shock therapy**	**전기충격요법**
	endoscopic spincterectomy	내시경적 괄약근 절제술
	exercise stress test	운동강화 검사
ESWL	extracorporeal shock wave lithotripsy	체외 충격파 쇄석술

약 어	원 어	해 설
ET	ejection time	사출시간
	embryo transplantation	배아이식
	endotracheal	**기관내의**
	enterostomal therapy(therapist)	장루관 요법(치료사)
	erythrocyte thyroid test	적혈구 갑상선 시험법
	esotropia	내사위(내사시)
	essential thrombocythemia	**본태성 혈소판혈증**
	essential tremor	본태성 진전
	eustachian tube(E tube)	유스타키오관
	exchange transfusion	교환수혈
	exercise treadmill	운동 답차
	esotropia for near	근거리 내사위
et	and	그리고
E(T)	intermittent esotropia	간헐적 내사위
ETA	endotracheal airway	기관내 기도
	ethionamide	
et al.	and others	나머지
ETC	and so forth	기타 등등
	estimated time of conception	수정 추정시간
$ETCO_2$	end tidal carbon dioxide	호기말 CO_2
ETD	**eustachian tube dysfunction**	**유스타키오관 기능장애**
ETE	end to end	양단(말단에서 말단)
ETEC	**enterotoxigenic Escherichia coli**	**장독소성 대장균**
ETF	eustachian tubal function	유스타키오관 기능
ETH	elixir terpin hydrate ethanol	
	Ethrane[R]	
ETHc-C	elixir terpin hydrate with codeine	
ETI	ejective time index	박출시간 지수
ETKTM	every test known to man	

약 어	원 어	해 설
ETO	estimated time of ovulation	배란 예정 시기
	ethylene oxide	에틸렌 산화물
	eustachian tube obstruction	유스타키오관 폐쇄
ETOH	ethyl alcohol	알코올
ETOP	elective termination of pregnancy	선택적 임신 중절
ETP	entire treatment period	총 치료시간
ETR	effective thyroxine ratio	유효 갑상선 독소율
ETS	endotracheal suction	기관내 흡인
	end to side	측면
	esophageal transit study	식도 전이 연구
ETT	**endotracheal tube**	**기관내 관**
	exercise tolerance test	**운동 내성 검사**
	extrathyroidal thyroxine	외갑상선 티록신
ETU	emergency and trauma unit	응급과 외상병동
	emergency treatment unit	응급처치 병동
EU	equivalent units	당량 단위
	esophageal ulcer	식도 궤양
	etiology unknown	알려지지 않은 병인
	europium	곰팡이의 일종
	excretory urography	배출 요로 조영술
EUA	examine under anesthesia	마취하 검진
EUCD	emotionally unstable character disorder	정서적 불안정 성격장애
EUG	extrauterine gestation	자궁외 착상(임신)
	extretory urography	배출성 요로조영술
EUM	external urethra meatus	외요도관
EUP	extrauterine pregnancy	자궁외 임신
EUS	endoscopic ultrasonography	내시경적 초음파
	external urethral sphincter	외요도 괄약근

약 어	원 어	해 설
EUS	epidermodysplasia verruciformis	사마귀모양 표피의 이형성
EV	esophageal varices	식도 정맥류
eV	electron volt (unit of radiation energy)	전자볼트
EVA	ethylene vinyl acetate	에틸렌 초산비닐
EVAC	evacuation	배출
eval	evaluate	평가하다
EVD	external ventricular drainage	체외뇌실 배액
EVE	evening	저녁
EVL	**esophageal variceal ligation**	**식도정맥류 결찰**
EVRO	extral vertical ramus osteotomy	구외 하악지 수직골 절단술
EVS	**endoscopic variceal sclerosis**	**내시경적 정맥류경화증**
EWB	estrogen withdrawal bleeding	에스트로젠 결핍성 출혈
EWCL	extended wear contact lens	넓은 콘택트렌즈 착용
EWHO	elbow wrist hand orthosis	팔꿈치-손목-손 정형술
EWL	estimated weight loss	예상된 체중감소
EWSCLs	extended wear soft contact lenses	넓고 부드러운 콘택트렌즈 착용
EWT	erupted wisdom teeth	지치 발치
ex	**example**	**보기, 예**
	exercise	운동
	extract	엑기스, 추출물
exam.	examination	검진, 검사
exc.	except	제외
	excision	절제(술), 절개
EXEF	exercise ejection fraction	활동 분사분획
EXHVT	exhaled tidal volume	호식 호흡량
Exhib	exhibit	투여하다, 나타내다
EXL	elixir	

약 어	원 어	해 설
EXO	exotropia	외사위
EXOPH	exophthalmos	안구돌출증
EXP	experienced	경험한
	exploration	탐구
	expose	노출하다
	expect	예상, 기대
	expectorant	거담제
	expired	소멸되다, 죽다
exp.lap.	exploratory laparotomy	진단적 개복술
EXT	extension	신전
	external	**외부의**
	extract	추출물
	extraction	추출, 만출, 발치
	extremity	사지
Ext mon	external monitor	외부 모니터
extrav	extravasation	일혈, 침윤
ext. rot.	external rotation	외회전
EXTUB	extubation	탈관술
EXU	excretory urogram	배설요도 조영도

F

약 어	원 어	해 설
F	facial	안면의
	fahrenheit	화씨(°F)
	fair	공정한
	fasting	공복, 단식
	father	**아버지**
	female	**여성**
	fertility(plasmid)	**수정능력, 다산**
	finger	손가락
	firm	단단한, 굳은
	flow	흐름, 유량
	fluoride	불화물, 불소
	fluoroscopy	투시조영촬영
	focal	초점, 병소
	freguency	빈도
	fundi	기저부
F/	full upper denture	전상부 치아
/F	full lower denture	전하부 치아
(F)	final	최종
F_1	offspring from the first generation	잡종 제 1대
F_2	offspring from the second generation	잡종 제 2대
FⅠ~ⅩⅢ	**factor Ⅰ~ⅩⅢ**	**제 1~13인자**
FA	**fatty acid**	**지방산**
	femoral artery	대퇴동맥
	fluorescein angiogram	형광 혈관조영
	folic acid	엽산

약 어	원 어	해 설
FA	forearm	전완
Fa	Francium	프란슘
FAA	fatty acid acceptor	지방산 수용체
	febrile antigen agglutination	열성항원 응집(반응)
FAAP	family assessment adjustment pass	가족사정 조정통과
FAA SOL	formalin, acetic and alcohol solution	
FAAP	fellow of the American academy of pediatrics	미국 소아과학회 회원
FAB	digoxin immune Fab (Digibind[R])	
	fragment antigen binding	**항원 결합편**
	French, American, British Cooperative group	**국제적 급성백혈병 분류법**
	functional arm brace	기능적 상완 보조기
FABER	full abduction and external rotation	완전외전과 외회전
FABF	femoral artery blood flow	대퇴동맥 혈류
FAC	femoral arterial cannulation	대퇴동맥 삽관법
	fluorouracil, doxorubicin, cyclophosphamide	3가지 성분의 항암제
	fractional area concentration	분획 면적 농도
FACA	fellow of the American college of anaesthetists	미국 마취학 학회 회원
FACAG	fellow of the American college of angiology	미국 맥관학 학회 회원
FACAL	fellow of the American college of allergists	미국 알레르기 학회 회원
FACAN	fellow of the American college of anesthesiologists	미국 마취과의사 학회 회원
FACAS	fellow of the American college of abdominal surgeons	미국 복부외과의사 학회 회원

약 어	원 어	해 설
FACC	fellow of the American college of cardiology	미국 심장학 학회 회원
FACCP	fellow of the American college of chest physicians	미국 흉부내과의 학회 회원
FACCPC	fellow of the American college of clinical pharmacology & chemotherapy	미국 임상약학대학과 화학요법 학회 회원
FACD	fellow of the American college of dentists	미국 치과의사 학회 회원
FACEM	fellow of the American college of emergency medicine	미국 응급의학과 학회 회원
FACEP	fellow of the American college of emergency physicians	미국 응급내과의 학회 회원
FACGE	fellow of the American college of gastroenterology	미국 위장병학 학회 회원
FACH	forceps to after coming head	머리가 나온후 겸자분만
FACLM	fellow of the American college of legal medicine	미국 법의학 학회 회원
FACN	fellow of the American college of nutrition	미국 영양학 학회 회원
FACNP	fellow of the American college of neuropsychopharmacology	미국 신경정신약리학 학회 회원
FACOG	fellow of the American college of obstetricians & gynecologists	미국 산부인과의사 학회 회원
FACOS	fellow of the American college of orthopedic surgeons	미국 정형외과의사 학회 회원
FACP	fellow of the American college of physicians	미국 내과의사 학회 회원

약 어	원 어	해 설
FACPRM	fellow of the American college of preventive medicine	미국 예방의학 학회 회원
FACR	fellow of the American college of radiology	미국 방사선학 학회 회원
FACS	fellow of the American college of surgeons	미국 외과의사 학회 회원
	fluorescent activated cell sorter	형광 활성세포 분류기
FACSM	fellow of the American college of sports medicine	미국 스포츠의학 학회 회원
FAD	familial Alzheimer's disease	가족성 알쯔하이머병
	family assessment device	가족 사정기구
	fetal abdominal diameter	태아 복부 직경
	fetal activity determination	태아 활동증가에 따른 심장박동률 평가
	flavin adenine dinucleotide	비타민 B_2 전달계
FAE	fetal alcohol effect	태아 알코올영향(기능부전)
FAEmb	femoral artery embolism	대퇴동맥 색전증
FAG	fluorescein angiography	형광 안저 조영술
FAGA	full term appropriate for gestational age	재태연령에 적당한 만삭
FAI	functional assessment inventory	기능적 사정 조사
Fall	**fallopian**	**난관**
FAM	family	가족
	fluorouracil, Adriamycin[R] and mitomycin	
FAMA	fluorescent antibody to membrane antigen	형광항체 대 막항원
FAMD	family doctor	가정의
FAME	fluorouracil, doxorubicin and methyl CCNU	

약 어	원 어	해 설
FANA	**fluorescent antinuclear antibody**	**형광 항핵항체(검사)**
F and E	fluid and electrolyte	수액과 전해질
F-Angio	**fluorescein angiography**	**형광안저조영술**
FAP	**familial adenomatous polyposis**	**가족성 선종양 폴립증**
	familial amyloid polyneuropathy	가족성 유전분증성 다발성 신경 병증
	femoral artery pressure	대퇴동맥압
	fibrillating action potential	섬유성 연축활동전위
FAS	fetal alcohol syndrome	태아 알코올 증후군
FASHP	fellow of the American society of hospital pharmacists	미국 병원 약사회 회원
FAST	fluorescent allergosorbent technique	형광 알레르기 흡착술
FAT	fetal activity test	태아 활동검사
	fluorescent antibody test	형광 항체검사
FAZ	fovea avascular zone	와 무혈성 영역
FB	**fasting blood(sugar)**	**공복시혈당**
	familial background	가족적 배경
	finger breadth	손가락 폭
	foreign body	이물질
F/B	followed by	뒤이어 일어나는
	forward bending	앞으로 만곡
FBAO	foreign body airway obstruction	이물질에 의한 기도폐쇄
FBC	full blood count	총 혈액계산
FBCP	familial benign chronic pemphigus	가족성 양성 만성천포창
FBD	fibrocystic breast disease	섬유낭종 유방질환
	functional bowel disease	기능적 장질환
FBF	forearm blood flow	전완 혈류

약 어	원 어	해 설
FBG	foreign body type granulomata	이물형 육아종
FBH	familial benign hypercalcemia	가족성 양성 과칼슘혈증
FBI	full bony impaction	완전 골매복
FBL	fecal blood loss	분변 혈액손실(혈변)
FBM	fetal breathing motion	태아 호흡운동
FBP	femoral blood pressure	대퇴혈압
	fibrin breakdown products	섬유소 분해산물
FBR	foreige body removal	이물질제거
FBRCM	finger breadth below right costal margin	우측 늑골연에서 손가락 폭 만큼 아래
FBS	**fasting blood sugar**	**공복시 혈당(검사)**
	fetal bovine serum	우형 태아 혈청
FBU	fingers below umbilicus	제대에서 손가락 만큼 아래
FBW	fasting blood work	공복시 혈액활동
FC	family conference	가족회의
	febrile convulsion	**열성 경련**
	female child	여자 어린이
	fever, chills F/C	**열, 오한**
	finger clubbing	곤봉상 손가락
	finger counting	손가락 세기(눈검사)
	flexion contractor	굴곡 수축기
	Foley catheter	폴레 카테터
	foster care	양육
	functional capacity	기능적 용량
5FC	**flucytosine**	**항진균제**
F+C	flare and cells	발적과 세포
F&C	foam and condom	거품과 콘돔
F. cath.	**Foley catheter**	폴레 카테터
FCAP	Fracture of the College of American Pathologists	미국 병리학 분과학회

약 어	원 어	해 설
FCB	fibrocystic breast disease	섬유낭성 유방질환
FCC	**familial colonic cancer**	**가족성 결장암**
	family centered care	가족 중심 간호
	femoral cerebral catheter	대퇴 대뇌 카테터
	follicular center cells	여포성 중심세포
FCCD	fracture compound communicated depressed	복합성 분쇄성 함몰골절
FCCL	follicular center cell lymphoma	여포성 중심세포 림프종
ECCU	family centered care unit	가족 중심 간호실
FCD	fibrocystic disease	섬유낭포성 질환
	fracture compound depression	개방형 함몰골절
FCDB	fibrocystic disease of the breast	유방의 섬유낭포성 질환
FCE	fluorouracil, cisplatin, and etoposide	항암제의 일종
FCH	familial combined hyperlipidemia	가족성 복합 고지혈증
Fcho	free cholesterol	유리 콜레스테롤
FCL	fibular collateral ligament	비골 측부 인대
	fluorouracil and calcium leucovorin	항종양제와 엽산칼슘
FCMC	family centered maternity care	가족중심 모성간호
FCMD	Fukiyama‘s congenital muscular dystrophy	후키야마 선천성 근위축증
FCMN	family centered maternity nursing	가족중심 모성간호학
FCP	formocresol pulpotomy	포르모크레졸 치수절단(술)
FCR	flexor carpi radialis	요측수근 굴근
FCRB	flexor carpi radialis brevis	단요측수근 굴근
FCS	fiberoptic colonoscopy	굴곡형 결장 내시경

약 어	원 어	해 설
FCSNVD	**fever, chills, sweating, nausea, vomiting and diarrhea**	**열, 오한, 발한, 오심, 구토와 설사**
FCU	**flexor carpi ulnaris**	**척측수근 굴근**
FD	familial dysautonomia	가족성 자율신경이상증
	fetal dose	태아 피폭량
	fetal demise	태아 사망
	focal distance	초점 거리
	foot drape	첨족, 하수족
	forceps delivery	겸자 분만
	fracture depressed	함몰 골절
	free drain	배농관 없이
	full denture	완전 의치
F&D	fixed and dilated	고정과 확장
FDA	food and drug administration	미국 식품의약품국
	frontodextra anterior	전두 우측전위(태아)
FDBL	fecal daily blood loss	매일 분변 혈액소실
EDE	fixed drug eruption	고정약진
FDG	feeding	영양공급, 급식
FDGS	feedings	영양공급, 급식
FDI	federation dentaire internationale = international dental association	국제치과학회 승인 치아번호체계
FDIU	fetal death in utero	자궁내 태아사망
FDLMP	first day of last menstrual period	마지막 월경기간의 첫날
FDM	fetus of diabetic mother	당뇨병어머니의 태아
	flexor digiti minimi	단지굴근
FDP	**fibrin degradation products**	**피브린용해물질**
	flexor digitorum profundus	심지굴근
FDPM	flexor digitorum profundus muscle	심지굴근

약 어	원 어	해 설
FDS	**fetal distress syndrome**	**태아(호흡)장애 증후군**
	flexor digitorum superficialis	천지굴근
	for duration of stay	입원기간 동안에
FDSM	flexor digitorum superficialis muscle	천지굴근
FDT	frontodextra transversa	전두우측횡위
FDV	first desire to void	최초의 뇨의
Fe	female	여성
	iron	**철**
FE	focal emphysema	국소적 소상 폐기종
	fundus examination	정밀 안저검사
	function evaluation	기능평가
	further evaluation	**추후평가**
FEC	fluorouracil, etoposide and cisplatin	항암제의 일종
	forced expiratory capacity	최대 호기 폐활량
FECG	fetal electrocardiogram	태아심전도
FECVC	functional extracellular fluid volume	기능적 세포외액량
FEDL	fat extracted dry liver	탈지방 건조간
FEF	**forced expiratory flow rate**	**강제 호기유량**
FEL	familial erythrophagocytic lymphohistiocytosis	가족성 적혈구식세포성 림프조직구 증가증
FeLV	feline leukemia virus	고양이 백혈병 바이러스
FEM	femoral	대퇴의
fem-fem	femoral-femoral(bypass)	대퇴 대퇴 측로술
Fem-pop	femoral popliteal(bypass)	대퇴 슬와
FEN	fluid, electrolytes and nutrition	액체, 전해질과 영양
FENa	**fractional extraction of sodium**	**나트륨배출**

약 어	원 어	해 설
FEP	free erythrocyte protoporphorin	유리 적혈구 프로토포르포린
FES	**fat embolism syndrome**	**지방 색전증증후군**
	forced expiratory spirogram	폐용량 곡선(폐기능 검사)
$FeSO_4$	ferrous sulfate	조혈제(빈혈치료제)
FESS	functional endoscopic sinus surgery	기능적 내시경 부비동술
FETI	fluorescence(fluorescent) energy transfer immunoassay	형광 에너지 이동 면역 분석
FEUO	for external use only	외부 사용만 가능
FEV_1	**forced expiratory volume in one second**	**1초간 최대 호기량**
FEVC	forced expiratory vital capacity	최대 호기폐활량
$FEV_{1\%VC}$	**forced expiratory volume in one second as percent of forced vital capacity**	**1초당 최대 호기량에 따른 최대 폐활량**
FF	**fat free**	**지방없이(무지방)**
	fecal frequency	배변 횟수
	filtration fraction	여과율
	finger to finger	지지(신경계) 시험
	flat feet	평발
	force fluids	강제수액
	formular feeding	모유수유 이외의 수유
	foster father	양아버지
	fundus firm	자궁저부 고정
	further flexion	원위굴곡
FF_1/U	fundus firm 1cm above umbilicus	배꼽 1cm 위에 자궁저부 고정
FF_2/U	fundus firm 2cm above umbilicus	배꼽 2cm 위에 자궁저부 고정

약 어	원 어	해 설
FF(au)	fundus firm at umbilicus	자궁저부가 배꼽부근에 고정
FFA	**free fatty acid**	**유리 지방산**
FFAT	free floating anxiety test	범 불안검사
FFB	flexible fiberoptic bronchoscopy	굴곡형 기관지내시경 검사
FFC	free from chloride	염소없이
FFD	fat free diet	유리 지방 식이
	focal film distance	초점 필름 거리
FFI	fast food intake	즉석식품 섭취
	free from infection	비감염성
FFM	fat free mass	유리지방 덩어리
	five finger movement	다섯손가락 운동
FFP	**fresh frozen plasma**	**신선한 냉동 혈장**
FFS	fee for service	행위별 수가제도
	fight for sight	시야확보
	flexible fiberoptic sigmoidoscopy	굴곡형 S상결장경 검사
FFT	fast Fourier transforms	빠른 프르니에 변성
	Flicker fusion threshold	플리커 융합역치
FFTP	first full term pregnancy	첫번째 만기임신
$FFU/_1$	fundus firm 1 cm below umbilicus	자궁저부가 배꼽 1cm 아래 고정
$FFU/_2$	fundus firm 2 cm below umbilicus	자궁저부가 배꼽 2cm 아래 고정
F/F/W	fresh frozen whole blood	신선한 냉동 혈장
FG	**fibrin glue**	**피브린 아교**
FGC	full gold crown	순금 총의치
FGE	fluid gas exchange	액체가스교환
FGF	**fibroblast growth factor**	**섬유아세포 성장인자**
FGID	functional gastrointestinal disease	기능적 위장 질환

약 어	원 어	해 설
FGP	fundic gland polyps	위저부선종
FGS	**fiber gastroscopy**	**위내시경**
	focal segmental glomerulosclerosis	국소적 분획성 사구체 경화증
FH	**family history**	**가족력**
	familial hypercholesterolemia	가족성 고콜레스테롤 혈증
	fetal head	태아 두부
	fetal heart	태아 심장
	fundal height	자궁저부 높이
FHA	free hand aspiration	자연흡인
FHC	familial hypertrophic cardiomyopathy	가족성 비대성 심근병증
FHF	fulminant hepatic failure	전격성 간부전
FHH	familial hypocalciuric hypercalcemia	가족성 저칼슘뇨성 고칼슘혈증
	fetal heart heard	태아심음이 들림
FHI	Fuchs' heterochromic iridocyclitis	푸크스 이색소성 홍채모양체염
FHL	**flexor hallucis longus**	**장무지근 굴곡근**
FHNH	fetal heart not heard	태아심음이 안들림
FHP	family history positive	가족력이 있음
FHR	fetal heart rate	태아심박동수
FHRV	fetal heart rate variability	태아심박동수 변화
FHS	**fetal heart sounds**	**태아 심음**
	fetal hydantoin syndrome	태아 하이단토인 증후군
FHT	**fetal heart tone**	**태아 심음(긴장)**
FI	fertility index	수정지수
	forced inspiration	강제흡기
FIA	**fluoroimmuno assay**	**형광면역측정법**
Fib	fibrillation	세동, 섬유성 연축
	fibrinogen	섬유소원

약 어	원 어	해 설
FIC	fellow of the institute of chemisty	화학연구소 회원
$FiCO_2$	fraction of inspired carbon dioxide	흡기내 CO_2 농도
FID	free induction decay	자유유도붕괴(MRI 용어)
FIF	forced inspiratory flow	최대(노력) 흡기량
FIGO	international federation of gynecology and obstetrics	국제산부인과 연합
FIL	father in law	시아버지, 장인
Filtr	filter	여과기
FIM	functional independence measurement	기능적 자립측정
FIND	follow up intervention for normal development	정상발달을 위한 추후중재
FiO_2	**fraction of inspired oxygen**	**흡기내 산소농도**
FIPT	periarteriolar transudate	동맥주위 삼출물
FISH	**fluorescent in situs hybridization**	**교잡태위내 형광물질**
fist.	fistula	누공
FITC	fluorescein isothiocyanate	형광항체법
FIVC	forced inspiratory vital capacity	최대 흡기 폐활량
FJN	familial juvenile nephronophthisis	가족성 유년기 신결핵증
FJROM	full joint range of motion	관절 최대 운동범위
FJS	finger joint size	지관절 크기
FKE	full knee extension	충분한 무릎 신전
FKO	functional jaw orthopedics	기능적 턱 교정법
FL	fatty liver	지방간
	fetal length	**태아 신장**
	fluid	액체, 수액
	full liquids	충분한 액체

약 어	원 어	해 설
FL	femtoliter(10-15 liter)	펨토리터
FLA	free living amebic(ameba)	살아있는 아메바없이
FLASH	fast low angle shot	빠른 하각 주사
FLD	fatty liver disease	지방간 질환
	fluid	액체, 수액
	fibrosing lung disease	섬유성 폐질환
FL Dtr	full lower denture	아랫니 총 의치
flexsig	flexible sigmoidoscopy	굴곡형 S상결장 내시경 검사
FLEX	flexion	굴곡
FLGA	full term, large for gestational age	만기, 재태연령에 비해 큰 아이
FLIC	functional living index cancer	기능성 활성지수 암
FLK	funny looking kid	우습게 생긴 아이
fl. oz.	fluid ounce	온스 액량(단위)
FL REST	fluid restriction	수액 제한
FLS	flashing lights and/or scotoma	번쩍인 빛과 암점
FLSA	follicular lymphosarcoma	난포성 림프육아종
FLU	fluconazole	
Fluor	fluroscopy	(X-선)형광투시법
FLUA	influenza A virus	
FLW	fasting laboratory work	공복시 검사
FLZ	flurazepam	플루라제팜
FM	face mask	안면 마스크
	fat mass	지방 덩어리
	fetal movements	태아 운동(태동)
	flow meter	유량기
Fm	fermium	페르뮴(금속원소)
F&M	firm and midline(uterus)	고정과 중간선(자궁)
FMC	fetal movement count	태동수검사

약 어	원 어	해 설
FMD	family medical doctor	가정의
	fibromuscular dysplasia	**섬유근형성이상**
	foot and mouth disease	발과 입의 질환, 족구병
FME	full mouth extraction	전치아 적출
FMET	formylmethionine	포밀메티오닌
FMF	**familial Mediterranean fever**	**가족성 지중해열**
	fetal movement felt	태아운동(태동) 감지
	forced midexpiratory flow	노력성 호기 중간유량
FMG	fine mesh gauze	세모거즈
	frequently mouth gargling	빈번한 함수하기
FMH	family medical history	가족력
	fibromuscular hyperplasia	**섬유근의 과형성**
FML	familial multiple lipomatosis	가족성 다발성 지방종증
FML(R)	fluorometholone	플루오로메소론
FMN	first malignant neoplasm	첫 악성신생물
	flavin mononucleotide	플라빈 단핵산염
FMOL	femtomole	10-15몰
FMP	fasting metabolic panel	공복시 대사판넬
	first menstrual period	처음 월경기간
FMPAC	full mouth periapicals curettage	전치아 치근단 소파술
FMR	**fetal movement record**	**태동기록**
	functional MRI	기능적(뇌) 자기공명영상
FMRD	full mouth restorative dentistry	전치아 수복 치과학
FMS	fluorouracil, mitomycin and streptozocin	
	full mouth series	전치아 시리즈
FMV	fluorouracil, methyl-CCNU, and vincristine	

약 어	원 어	해 설
FMX	full mouth X-ray	전치아 X-선 사진
FN	false negative	가음성
	fibrinoid necrosis	섬유소양 괴사
	finger to nose	지비(신경계) 시험
F/N	fluids and nutrition	수액과 영양
FNA	**fine needle aspiration**	**가는 바늘 천자**
FNAB	**fine needle aspiration biopsy**	**가는 바늘 천자 생검**
FNAC	**fine needle aspiratory cytology**	**가는 바늘 천자 세포학 검사**
FNCJ	fine needle catheter jejunostomy	가는 바늘(세침) 카테터 공장문합술
FND	functional neck dissection	기능적 경부 해부
FNH	**focal nodular hyperplasia**	**국소 결절 과증식**
FNOS	fat necrosis of the scrotum	음낭의 지방괴사
FNP	family nurse practitioner	개업 가정간호사
FNR	false negative rate	가음성율
FNS	food and nutrition services	음식과 영양 공급
	functional neuromuscular stimulation	기능적 신경근성 자극
F/NS	fever and night sweats	열과 밤에 나는 땀
FNT	finger to nose test	지비(신경계) 검사
FO	foot orthosis	발 정형술(보장구)
	foramen ovale	난원공
	foreign object	이물체
	fronto-occipital	(골반의)전후경
FOB	father of baby	아기 아빠
	fecal occult blood	**분변 잠혈**
	feet out of bed	침대밖의 발
	fiberoptic bronchoscope	기관지경 검사
	foot off bed	침상안정
FOBT	fecal occult blood test	분변 잠혈 검사

약 어	원 어	해 설
FOC	father of child	아이의 아버지
	fluid of choice	수액 선택
	fronto-occipital circumference	전-후두둘레
FOD	fixing right eye	우안 고정
	free of disease	질병없음
FOG	Fluothane[R], oxygen and gas(nitrous oxide)	플루오탄, 산소와 마취가스(질산)
FOH	family ocular history	가족 안과력
FOI	flight of ideas	사고의 비약, 몽상
FOLA	freedom of information act	정보행위의 자유
Foley Cath	Foley catheterization	폴레 인공도뇨법
FOM	floor of mouth	구강 바닥(구강저)
FOMi	fluorouracil, Oncovin[R] (vincristine), and mitomycin	항암제의 일종
FOOB	fell out of bed	침대에서 떨어짐(낙상)
FOOSH	fell on outstretched hand	손을 펼쳐 내리다
FOS	fiberoptic sigmoidoscopy	굴곡형 S상결장 내시경 검사
	fixing left eye	왼쪽눈 고정
FOV	field of view	시야
FOW	fenestration of oval window	난원창 개창술
FP	facial palsy	안면마비
	false positive	가양성
	family planning	가족계획
	family practice	가족진료
	family practitioner	**가정의사, 주치의**
	femoral popliteal	대퇴 슬와의
	fibrous proliferation	섬유성 증식
	flat plate	편평판(X선 촬영)
	food poisoning	식중독

약 어	원 어	해 설
FP	**frozen plasma**	**동결 혈장**
	fundus photography	안저 촬영술
FpA	fibrinopeptide A	섬유성 펩티드 A
FPAL	full term, premature, abortion, living	만기아, 미숙아, 유산아, 생존아
FPB	femoral popliteal bypass	대퇴 슬와측로
	flexor pollicis brevis	단무지 굴근
FPC	familial polyposis coli	가족성 대장용종증
	family practice center	가족전문진료센타
	frequency position change	빈번한 체위변경
FPCG	fetal phonocardiogram	태아 심음도
FPD	fetopelvic disproportion	태아골반 불균형
	fixed partial denture	고정된 국소의치
FPG	**fasting plasma glucose**	**공복시 혈장당**
FPHx	family psychiatric history	가족 정신병력
FPL	flexor pollicis longus	장무지 굴근
FPM	filter paper microscopic(test)	여과지 현미경(검사)
	full passive movenments	완전 수동 운동
FPNA	first pass nuclear angiocardiography	1차 핵 심혈관촬영법
FPP	free portal pressure	자유문맥압
FPU	family participation unit	가족참여 단위
FR	fair	공정한, 예쁜
	Father(priest)	아버지(성직자)
	filtration rate	여과율
	flocculation reaction	면상 반응
	flow rate	유량 비율
Fr	fluid restriction	액체제한
	francium	프랑슘(원소기호)
F&R	force & rhythm(pulse)	강도와 리듬(맥박)

약 어	원 어	해 설
FRA	fluorescent rabies antibody	형광 광견병 항체
FRACTS	fractional urines	분획뇨
FRC	frozen red cells	동결 적혈구
	functional reserve capacity	기능적 함기량
	functional residual capacity	기능성 잔여용량
FRCP	fellow of the royal college of physicians	영국 내과학회 회원
FRCS	fellow of the royal college of surgeons	영국 외과학회 회원
FRCV	fellow of the royal college of veterinary	영국 수의과학회 회원
Freq	frequency	빈도
FRF	filtration replacement fluid	여과 대치액
FRJM	full range of joint movement	관절운동의 최대범위
FROA	full range of affect	최대가동범위
	functional refractory period	기능적 불응기간
FROM	full range of motion	운동의 최대범위
FS	fetoscope	태아내시경
	fingerstick	손가락
	flexible sigmoidoscopy	S상 결장내시경 검사
	fractional shortenings	분할 단축
	frontalis sling	전두3각근 거근 (안검하수 교정술)
	frozen section	**동결절개술**
	full strength	전체강도
	functional status	기능적 상태
F&S	full and soft(diet)	충분하고 부드러운(식이)
FSB	fetal scalp blood	태아 두피혈액
	full spine board	전 척추판
FSBM	full strength breast milk	충분한 농도의 모유

약 어	원 어	해 설
FSC	fracture, simple and complete	단순골절과 완전골절
FSD	focal skin distance	병소피부간 거리
FSE	fetal scalp electrode	태아 두피 전극
FSF	fibrin stabilizing factor	섬유소 안정인자(제8인자)
FSGA	full term, small for gestational age	만기, 제태연령에 비해 작은 태아
FSGS	**focal segmental glomerulosclerosis**	**국소성 분절성 사구체 경화증**
FSH	**follicle stimulating hormone**	**난포자극 호르몬**
FSHMD	facioscapulohumeral muscular dystrophy	안면, 견갑, 상완의 근이형성
FSHRF	follicle stimulating hormone releasing factor	난포자극 호르몬 방출인자
FSI	foam stability index	포말 안전성 지수
FSIQ	full scale intelligence quotient (part of Wechsler test)	웩슬러 지능시험지수
FSM	functional status measures	기능상태 측정
FSM/C	fungus, smear and culture	진균류, 도말표본과 배양
FSP	fibrin split products	섬유소 분해산물
FSPGN	focal segmental proliferative glomerulonephritis	국소분절 증식형 사구체염
FSR	fusiform skin revision	방추상 피부 교정술
FSS	fetal scalp sampling	태아 두피 채집
	full scale score	전 척도 점수
FSW	field service worker	해당분야 근무자
FT	**family therapy**	**가족요법**
	fast twitch(fiber)	급속연축근(섬유)
	feeding tube	인공영양관
	filling time	충전시간
	finger tip	손가락 끝
	flexor tendon	굴건
	foot(feet)	발(거리단위)

약 어	원 어	해 설
FT	**full term**	**만기, 만삭**
	Fourier transform	퓨리에 변환
F_3T	trifluridine	각막염 항생제
FT_3	**free thiiodothyronine**	**유리 트리요오드티로닌**
FT_4	**free thyroxine**	**유리 티록신**
FT_4I	**free thyroxine index**	**유리 티록신 지수**
FTA	fluorescent titerantibody	형광 항체가
	fluorescent treponemal antibody	트레포네마 형광 항체 (매독검사법)
FTAABS	flurorescent treponemal antibody absorption	형광 트레포네마 항체 흡수검사
FTB	fingertip blood	손가락 끝 혈액
FTBD	full term born dead	만기 사산
FTD	failure to descend	하강부전
FTE	full time equivalent	만기 동등의
FTFTN	finger to finger to nose	손-손-코(지지비 테스트)
FTG	full thickness graft	전층(피부) 이식술
FTI	free thyroxine index	유리 티록신 지수
FTKA	failed to keep appointment	예약 취소
FTLB	full term living birth	만기 출산아
FTLE	full thickness local excision	전층(피부) 국소절제술
FTLFC	full term living female child	만기 생존 여아
FTLMC	full term living male child	만기 생존 남아
FTN	finger to nose	지비시험
	full term nursery	신생아실
FTNB	full term newborn	만기 신생아
FTND	full term normal delivery	만기 정상분만
FTNSD	full term normal spontaneous delivery	만기 정상 자연분만
FTP	failure to progress	진행 실패

약 어	원 어	해 설
FTPC	frontotemporoparietal craniectomy	전두측두 두정 두개골 절제술
FTSD	full term spontaneous delivery	만기 자연분만
FTSG	full thickness skin graft	전층 피부이식
FTT	failure to thrive	성장 장애
	fetal tissue transplant	태아조직 이식
F tube	**feeding tube**	**인공영양관**
FTV	functional trial visit	기능적 방문시도
FTX	fibrothorax	폐결핵 치료법
F&U	flanks and upper quadrants	옆구리 상부 1/4
FU	fecal urobilinogen	분변 우로빌리노겐 검사
	follow up	**추적진료, 재진료**
	fundus at umbilicus	제대에 있는 저부
F↑U	fingers above umbilicus	제대 위 손가락
F↓U	fingers below umbilicus	제대 아래 손가락
5-FU	five fluorouracil	5형광우라실(항암제)
FUB	**functional uterine bleeding**	**기능성 자궁출혈**
FUDR[R]	floxuridine	
FU Dtr	full upper denture	상악총의치
FU/FL	full upper denture, full lower denture	상악총의치, 하악총의치
FULG	fulguration	(방전전호에 의한) 조직의 파괴
SFU/LV	fluorouracil and leucovorin	
FUN	follow up note	재진료 노트
FUNGC	fungus culture	진균배양
FUNGS	fungus smear	진균류 도말표본
FUO	**fever of undetermined (unknown) origin**	**원인불명의 열**
FUOV	follow up office visit	재진료소 방문

약 어	원 어	해 설
FU/LP	full upper denture, partial lower denture	상악총의치, 하악국소의치
FUS	fusion	융합
FV	femoral vein	대퇴정맥
	fiat venacesectio	채혈하시오
	fluid volume	액체용량
FVC	false vocal cord(s)	가성대
	filled voiding flow rate	가득찬 소변 유출 속도
	forced vital capacity	최대(노력) 폐활량
FVE	forced volume expiratory	최대(강제) 폐활량
FVH	focal vascular headache	혈관성 두통 병소
FVL	femoral vein ligation	대퇴정맥 결찰
	flow volume loop	유적 루프
F waves	fibrillatory waves	세동파
	flutter waves	조동파
F/W	followed with	함께 추적
FWB	full weight bearing	전체체중 부하
FWHM	full with at half maximum	반치폭
FW reaction	Felix-Weil reaction	펠릭스-웨일 반응
FWS	fetal warfarin syndrome	태아 와파린 증후군
FWW	front wheel walker	전 바퀴보행기
Fx	fractional urine	뇨분획
	fracture	**골절**
Fx. BB	fracture of both bones	양쪽뼈 모두 골절
Fx-dis	fracture dislocation	골절탈구
FXN	function	기능
FXR	fracture	골절
FYC	facultative yeast carrier	다른 환경에서도 생활할 수 있는 효모균
FYI	for your information	상대의 정보에 관해

G

약 어	원 어	해 설
G	gallop	분마율
	gastrostomy	위루술
	gauge(of needles)	루사칭 규격
	gauss	자속 밀도 단위
	giga	10^9 (기가)
	gingival	치은의
	glucose	포도당
	good	좋은
	grade	등급
	gram(g)	그램
	gravida	임부, 임신횟수
	guaiac	과이액, 잠혈검사용 수지
G+	**gram positive**	**그람 양성**
G-	**gram negative**	**그람 음성**
G-11	hexachlorophene	헥사콜로로펜
GA	gastric analysis	위액 분석 검사
	general anesthesia	**전신 마취**
	general appearance	일반적 외양
	gestational age	재태기간
	ginger ale(diet order)	생강
	gingivoaxial	치은축
	glucose/acetone	포도당/아세톤
	granuloma annulare	환상 육아종
Ga	gallium	갈륨(원소기호)
GABA	**gamma aminobutyric acid**	**감마 아미노 낙산**
GABHS	group A beta hemolytic streptococci(skin disease)	A군 β-용혈성 연쇄상 구균 (피부병)

약 어	원 어	해 설
GAD	generalized anxiety disorder	전신성 불안장애
GAFS	global assessment function score	일상생활 수행척도
GAG	glycosaminoglycan	
Gal	gallon	액체의 체적단위중 하나
G′ ale	ginger ale	생강가미음료
GALI-PIUT	galactose-I-phosphate uridye transferase enzyme	유당-I-인산염 유리다이 전이효소
GAM	general adaptive model	일반 적응 모형
GAM-MA	soft rays or low intensity	저강도 X선
GAR	gonnococcal antibody reaction	임균 항체반응
garg.	gargle	가글, 함수, 양치질
GARS	gait assessment rating scale	보행평가 등급표
GAS	general adaption syndrome	일반 적응 증후군
	glasgow assessment schedule	글라스고우 사정계획
	global assessment acale	그로발 사정척도
	group A streptococcus	A군 연쇄상 구균
Gas Anal	gastric analysis, free and total	유리위액분석, 전체위액분석
Ga scan	**gallium scan**	**갈륨 스캔**
Gastroc	gastrocnemius	비복근
GAT	group adjustment therapy	집단 적응요법
GATB	general aptitude test battery	일반 적성검사
GAU	geriatric assessment unit	노인 사정단위
Gaw	airway conductance	기도 전도성
GB	**gallbladder**	**담낭**
	goofball(barbiturate)	바르비투르산염
	genital bleeding	생식기(질) 출혈

약 어	원 어	해 설
G&B	good and bad	선과 악
GBA	ganglionic blocking agent	신경절 차단제
GBBS	group B beta hemolytic streptococcus	B군 β-용혈성 연쇄구균
GBE	Ginkgo biloba extract	은행나무잎 추출물
GBH	gamma benzene hexachloride(lindane)	γ-벤젠 헥사클로라이드
GBM	glioblastoma multiforme	다형 신경교아세포종
	glomerular basement membrane	**사구체 기저막**
GBMI	guilty but mentally ill	유죄의 정신질환자
GBP	gastric bypass	위 측로술
GBR	good blood return	혈액 순환이 잘됨
GBS	gallbladder series	담낭 연속 조영촬영
	gastric bypass surgery	위 우회술
	group B streptococci	**B군 연쇄상 구균**
	Guillain Barre syndrome	길랭 바레 증후군
GB stone	**gallbladder stone**	**담석**
GC	gas chromatography	기체 분속도
	gastric cancer	위암
	geriatric chair	노인병학
	gonococci(gonorrhea)	임균(임질)
	granular casts	과립상 원주
G-C	**gram-negative cocci**	**그람 음성구균**
G+C	**gram positive cocci**	**그람 양성구균**
GCA	**giant cell arteritis**	**거대세포 동맥염**
GCDFP	gross cystic disease fluid protein	총 낭성 질환 액체단백
GCE	general conditioning exercise	전신 재활운동
GCI	general cognitive index	전신 인지 지수

약 어	원 어	해 설
GCIIS	glucose control insulin infusion system	당억제 인슐린 주입체계
GCL	good clinical practice (principles of)	훌륭한 임상진료
GCM	good central maintained	중심(정맥)유지가 잘됨
GCS	**Glasgow coma scale**	**글라스고우 혼수 척도**
G-CSF	filgrastrim(granulocyte colony stimulating factor)	과립구 성장인자
GCST	Gibson Cooke sweat test	깁슨-코크 발한테스트
GCT	general care and treatment	일반적 간호와 치료
	germ cell tumor	생식세포종
	giant cell tumor	거대세포종
GCU	gonococcal urethritis	임균성 요도염
	growing care unit	성장치료실
GD	**gestational diabetes**	**임신성 당뇨**
	Graves' disease	그레이브 병
	growth and development	성장과 발육
Gd	gadolinium	가돌리늄(원소기호)
GDA	gastroduodenal artery	위십이지장 동맥
GDF	gel diffusion precipitin	겔 확산 침강소
GDM	gestational diabetes mellitus	임신성 당뇨
GDS	global deterioration scale	전체 퇴행척도
GE	gastric emptying	위 공복
	gastroenteritis	위-장염
	gastroenterostomy	위-장문합술
	gastroesophageal	**위식도의**
GEC	galactose elimination capacity	갈락토스제거능
GEE	global evaluation of efficacy	총 간호수행 평가
Gen	general	전신성, 일반적
Gen(H.P)	general(high protein)	전신성(고단백)

약 어	원 어	해 설
GEN/ENDO	general anesthesia with endotracheal intubation	기관내 삽관을 이용한 전신마취
GENT	gentamicin	
GENTA/P	gentamicin peak	겐타마이신 최고 용량
GEP	gastroenteropancreatic	위장 췌관의
GEQ	generic equivalent	속명등가품
GER	gastroesophageal reflux	위식도 역류
	gerontology	노인학
GERD	**gastroesophageal reflux disease**	**위식도 역류질환**
GET	gastric emptying time	위 공복시간
	graded exercise test	등급별 운동검사
GETA	general endotracheal anesthesia	기관흡입형 전신마취
GF	gastric fistula	위누공
	gavage feeding	**위관영양**
	gluten free	글루텐 제거 식이
	grandfather	할아버지
GFAP	glial fibrillary acid protein	신경교원섬유산 단백
GFCL	Goldmann fundus contract lens	골드만저 콘텍트렌즈
GFD	gluten free diet	글루텐제거 식이
GFM	good fetal movement	태아 운동(태동) 양호
GFR	general fertility rate	일반 수정률
	glomerular filtration rate	사구체 여과율
	grunting, flaring and retractions	후두음, 발적과 수축
GFS	**gastrofibroscopy**	**위내시경**
	glaucoma filtering surgery	녹내장 여과수술
GG	**gamma globulin**	**γ-글로불린**

약 어	원 어	해 설
G=G	grips equal and good	악력(쥐는힘) = 좋음
GGD	Giordanii Giovanotti diet	저단백식이(신부전 환자)
GGE	generalized glandular enlargement	전신성 선 부종
GGS	glands, goiter and stiffness	선, 갑상선종과 강직
GGT	**gamma glutamyl transferase**	**γ-글루타밀 전이효소**
GGTP	gamma-glutamyl transpeptidase	γ-글루타밀 전이펩티다제
GH	gross hematuria	육안적 혈뇨
	growth hormone	**성장 호르몬**
GHB	gamma hydroxybutyrate	γ-하이드록시낙산염
GHD	growth hormone deficiency	성장호르몬 결핍증
G-Hjt	glenohumeral joint	상완관절와
GHP(S)	gated heart pool(scan)	심장 scan 방법
GHQ	general health questionnaire	전신 건강설문지
GI	**gastrointestinal**	**위장계의**
	granuloma inguinal	서혜부 육아종
GIA	**gastrointestinal anastomosis**	**위장 문합술**
GIB	gastric ileal bypass	위회장 우회
	gastrointestinal bleeding	**위장관 출혈**
GIC	general immunocompetence	전신 면역성
GIDA	gastrointestinal diagnostic area	위장관 진단분야
GIFT	**gamete intrafallopian transfer**	**배우자 난관내이식 (인공수정방법)**
GIK	glucose insulin potassium	당-인슐린-칼륨
GILO	glioblastoma	신경교아세포종
ging	gingiva(=gum)	잇몸(치은)
GIP	gastric inhibitory peptide	위산억제 펩티드
	giant cell interstitial pneumonia	거대세포 간질성 폐렴

약 어	원 어	해 설
GIS	gas in stomach	위내가스
	gastrointestinal series	위장관 검사
GIST	**gastro intestinal submucosal tumor**	**위, 소장 점막하 종양**
GIT	**gastrointestinal tract**	**위장관**
GITS	gastrointestinal therapeutic system	위장관 치료체계
GITSG	gastrointestinal tumor study group	위장관 암연구 단체
GITT	glucose insulin tolerance test	당 인슐린 내성검사
GIWU-giv	gastrointestinal workup given	위장관 연구
GIX	DDT와 비슷한 살서제	
GJ	**gastrojejunostomy**	**위공장 문합술**
GJA	gastric juice analysis	위액분석검사
GL	**gastric lavage**	**위세척**
	gland	선
	glaucoma	녹내장
	greatest length	가장 긴 길이
GLA	gingivolinguoaxial	치은 설면축의
GLC	gas liquid chromatography	가스액체 색층분석
GLOB	globulin	글로불린
GLP	Gambro Liendia Plate	
GLPP	glucose post prandial	식후포도당
GLR	gravity lumbar reduction	중력 요부 정복
GLU_5	five hour glucose tolerance test	5시간 당 내성 검사
GLYCOS Hb	glycosylated hemoglobin	배당체가 든 혈색소
GM	**gentamicin**	**겐타마이신**
	glioma	교종

약 어	원 어	해 설
GM	gram	그램
	grand mal(seizure)	대발작
	grandmother	할머니
	grand multiparity	다출산 경산부
GM+	**gram positive**	**그람 양성**
GM-	**gram negative**	**그람 음성**
gin %	grams per 100milliliters	100ml 당 그램수
GMC	general medical clinic	일반내과 진료소
	general medical condition	일반적 건강상태
	general mental condition	일반적 정신상태
GMCSF	sargramostim(granulocyte macrophage colonystimulating factor)	과립구와 단핵구 성장인자
GMENAC	graduate medical education	의학교육 졸업
	national advisory committe	국립 자문위원회
GMF	general medical floor	일반내과병동
GMH	germinal matrix hemorrhage	생식기 기질 출혈
GMO	genetically modified organism	유전자 조작 생산물
GMP	general medical problem	일반의료계획
GMS	general medical services	일반 내과진료
	general medicine and surgery	일반 내과와 외과
GMTs	geometric mean antibody titers	기하학적 평균 항체 역가
GN	genetic nursing	유전간호
	glomerulonephritis	**사구체신염**
	gram-negative	그람 음성
GNB	**gram-negative bacilli**	**그람 음성 간균**
	gram-negative bacteremia	그람 음성 균혈증
GND	**gram-negative diplococci**	**그람 음성 쌍구균**
GNID	gram negative intracellular diplococci	그람 음성 세포내 쌍구균

약 어	원 어	해 설
GNR	gram-negative rods	그람 음성 간상체
GnRF	**gonadotropin releasing factor**	**성선자극호르몬 방출인자**
GnRH	**gonadotropin releasing hormone**	**성선자극호르몬 방출 호르몬**
GNS	gram-negative sepsis	그람 음성 패혈증
GOCS	global obsessive compulsive scale	전체적 강박척도
GOD	glucose oxidase	포도당 산화효소
GOEA/	gas oxygen and ether anesthesia	산소와 에테르마취
GOG	gynecologic oncology group	부인과 종양학 단체
GOK	God only knows	원인 불명
GOMER	get out of my emergency room	응급실 밖으로 가다
GON	gonococcal opthalmia neonatorum	임균성 신생아 안결막염
	greater occipital neuritis	대후두골 신경염
GOO	gastric outlet obstruction	위분문 폐쇄
GOR	general operating room	일반 수술실
GOT	glucose oxidase test	포도당 산화효소 검사
	glutamic oxaloacetic transaminase (aspartate aminotransferase)	글루타민-옥살초산 (아미노기) 전이효소
	goals of treatment	치료목표
GP	general paralysis	전신마비
	general paresis	진행성 전신부전 마비
	general practitioner	일반개업의
	gestational period	임신기간
	glucose polymers	포도당 중합체
	gram positive	그람 양성
	glomerular pressure	사구체 모세혈관압

약 어	원 어	해 설
G/P	gravida/para	임신/경부
GPAL	gravida, para, abortion, living	임신, 경부, 유산, 생존아
GPC	giant papillary conjunctivitis	거대유두상 결막염
	gram positive cocci	그람 양성구균
GPD	glutamic pyruvic transaminase	혈청효소측정법
G_6PD	glucose-6-phosphate dehydrogenase	포도당-6-인산 탈수소효소
GPF	gram positive fibers	그람양성 섬유
GPI	general paralysis of the insane	정신병성의 전신마비
	glucose phosphate isomerase	유전성 용혈성 빈혈유발 적혈구 효소의 일종
GPKA	guinea pig kidney absorption test	기니피그 신장흡수검사
G-PLT	giant platelets	거대 혈소판
GPMAL	gravida, para, multiple births, abortions, and live births	임신, 경부, 쌍생아, 유산, 생존아
GPN	graduate practical nurse	전문간호사
GPS	**Goodpasture's syndrome**	**폐 hemosiderin 침착증**
GPT	glutamic pyruvic transaminase	글루타민 피루빈산 아미노 전이효소
GR	gastric resection	위절제술
Gr	gag reflex	구역반사
	galant reflex	갈란트 반사
gr	**grain(approximately 60mg)**	**그레인(1gr=64mg)**
	gravity	비중
G-R	gram negative rods	그람 음성 간상체
G+R	gram positive rods	그람 양성 간상체
GRAD	gradient	정도, 경사
	gradually	점차적으로

약 어	원 어	해 설
GRAE	generally recognited as effective	효과는 일반적으로 인정된
GRAS	generally recognited as safe	안전성은 일반적으로 인정된
Grav	gravid(pregnant)	임신
GRD	gastroesophageal reflux disease	위식도 역류질환
GRE	graded resistive exercise	단계적 저항 운동
GRF	glomerular filtration rate	신사구체 여과율
	gonadotropin releasing factor	성선자극호르몬 방출인자
GRN	granules	과립
	green	녹색
GRP	group	집단
$Gr_1P_0AB_1$	**one pregnancy, no births, and one abortion**	**임신 1, 분만 0, 유산 1**
GRT	gastric residence time	위 잔류시간
GS	**gallstone**	**담석**
	gaumenspalte	구개열
	generalized seizure	전신 발작
	general surgery	**일반외과**
	gestational sac	태낭
	gram stain	그람 염색
	grip strength	쥐는힘, 악력
G/S	5% dextrose(glucose) and 0.9% sodium chloride(saline) injection	5% 포도당과 0.9% 생리식염수 주입
GSC	gas solid chromatography	기체-고체 분석도
GSD	genetically significant dose	유전적 유의선량
	glucogen storage disease	당원병
GSE	genital self examination	생식기 자가검진
	gluten sensitive enteropathy	글루텐 과민성 장질환

약 어	원 어	해 설
GSI	genuine stress incontinence	순수 스트레스성 뇨실금
GSP	general survey panel	일반 조사대장
GSPN	greater superficial petrosal neurectomy	전신표재성 추체 신경절제술
GSR	galvanic skin resistance (response)	평류 전기의 피부저항 (반응)
	gastrosalivary reflex	위타액반사
	general system theory	일반 체계 이론
GST	gold sodium thiomalate	항류머티스제
GSW	gunshot wound	총상
GSWA	gunshot wound to abdomen	복부총상
GT	gait	보행
	gait training	**보행 연습**
	gastrotomy tube	위절개관
	genetic therapy	유전자 요법
	glucose tolerance	당부하 시험
	group therapy	집단요법
GT_{41}	1.4-dimethane sulphonyl oxybutone	1.4 디메탄 설포닐 옥시부톤
GTC	**generalized tonic clonic (seizure)**	**전신성 경직성 간헐적 발작**
GTD	gestational trophoblastic disease	임신성 융모성 질환
GTF	gastrostomy tube feedings	위절개관 영양
	glucose tolerence factor	당내성 인자
GTI	genital tract infection	생식로 감염
GTN	gestational trophoblastic neoplasms	임신의 영양배엽 신생물
	glomerulotubulonephritis	사구체집합관 신염
GTP	glutamyl transpeptidase	글루타밀 단백전이효소
GTS	Gilles de la Tourette syndrome	질레드라 뚜렛 증후군

약 어	원 어	해 설
GTT	**drop = gutta**	**점적수, 방울수**
	gestational trophoblastic tumor	지속성 임신성 융모종양
	glucose tolerance test	당내성 검사
GTT agar	gelatin telluritetaurocholate agar	젤라틴 텔루라이트 타우로콜레이트 한천
GTT3H	glucose tolerence test 3 hours(oral)	3시간 당내성 검사(구강)
GTTS	**drops**	**점적수**
G.Tx_3	nicotine aldehyde thiosemicarbasone	니코틴 알데히드 티오세미카바손
GU	gastric ulcer	위궤양
	gonococcal urethritis	**임균성 요도염**
GUAR	guarantor	보증인
GUS	genitourinary sphincter	비뇨생식기 괄약근
	genitourinary system	비뇨생식기계
GUSTO	global utilization of streptokinase and TPA for occluded Coronary Arteries	관상동맥 폐색치료에 이용되는 스트렙토키나제와 TPA총량
GUT	genitourinary tract	비뇨생식계
GV	gastric varix	위정맥류
G_1V	**gentian violet**	**항진균제 종류**
GVF	Goldmann visual fields	골드만 시야
	good visual fields	정상시야
GVHD	graft versus host disease	이식편대 숙주 질환
GVHR	graft versus hostreaction	이식편대 숙주반응
GVN	gentamicin, vancomycin and nystatin	겐타마이신, 반코마이신과 니스타틴
GVS	gastrovideoscope	위내시경
G-V sol	gentian violet solution	젠시안 바이올렛 용액
G/W	general ward	일반병동
	glucose water	포도당액

약 어	원 어	해 설
GWA	gunshot wound of the abdomen	복부의 총상
G&WE	glycerin and water enema	글리세린과 물 관장
GWT	gunshot wound of the throat	인후의 총상
GXP	graded exercise program	단계별 운동계획
GY	**gynecology**	**부인과학**
Gy	gray	그레이(방사선 선량 단위)
GYSD	**generalized yellowish skin discoloration**	**전신황달**
GZTS	Guilford-Zimmerman temperament survery	

H

약 어	원 어	해 설
H	*Haemophilis*	호혈균속
	heart	심장
	height	신장
	heroin	헤로인
	Hispanic	라틴아메리카계 사람
	hour	시간
	human	인간
	husband	남편
	hydrogen	**수소**
	hyperopia	원시
	hypermetropia	원시
	hypodermic	피하
ⓗ	hypodermic injection	피하주사
H^1	protium	경수소
H_2	hiatal hernia	열공허니아
H_3	tritium	삼중수소
3H	high, hot and a helluva lot	높고, 뜨겁고, 심하게 많음
HA	headache	두통
	hearing aid	청력보조, 보청기
	heart attack	심장발작
	hemabsorption	적혈구 흡착증
	hemolytic anemia	**용혈성 빈혈**
	hospital admission	병원 입원
	hyperalimentation	고영양법
	hypermetropic astigmastism	원시성 난시
	hypothalmic amenorrhea	시상하부성 무월경
H/A	head to abdomen(ratio)	머리대 복부(비율)

약 어	원 어	해 설
H/A	height/age	신장/나이
	hematoma aspiration	혈종 흡인(술)
HAA	hepatitis associated antigen	간염 관련 항원
HAAB	hepatitis A antibody	A형 간염 항체
H/AC	high of fundus/abdominal circumference	저부높이/복부둘레
HACEK	*Hemophilus, Actinobacillus, Cardio bacterium, Eikenella, Kingella*	감염성 심내막염 원인균
HACS	hyperactive child syndrome	소아 과다활동 증후군
HAE	hepatic artery embolization	간동맥 색전(술)
	hereditary angioedema	유전성 혈관부종
HAF	hyperalimentation fluid	고영양액
HAGG	hyperimmune antivariola gamma globulin	고도 면역 항천연두 γ-글로불린
HAI	hemagglutination inhibition assay	혈구응집 억제검사
	hepatic arterial infusion	간동맥 주입
	hydroxy apatite implatation	수산화인회석 이식
HAL	hallucination	환각
HALO	halothane	할로탄
HALT	hypertension and lipid trial	고혈압과 지질시험
HAM	HTLV-1-associated myelopathy	HTLV-1 관련 척수병증
	human albumin microspheres	인간 알부민 미소구체
HAM-A	Hamilton anxiety(scale)	해밀턴 불안
HAMD	Hamilton depression(scale)	해밀턴 우울(척도)
HAMS	**hamstrings**	**무릎건(슬와건)**
HAN	heroin associated nephropathy	헤로인 관련 신장병증
HANE	hereditary angioneurotic edema	유전성 혈관신경성 부종
HAO	hearing aid orientation	청력과 지남력
HAP	hearing aid problem	청력 보조 문제

약 어	원 어	해 설
HAP	hospital acquired pneumonia	병원에서 감염된 폐렴
HAPE	high altitude pulmonary edema	고도의 폐수종
HAPS	hepatic arterial perfusion scintigraphy	간동맥 관류 신티그램 촬영법
HAPTO	haptoglobin	합토글로빈
HAQ	headache assessment questionnaire	두통 사정 설문지
	health assessment questionnaire	건강사정 설문지
HAR	high altitude retinopathy	고소성 망막증
HARH	high altitude retinal hemorrhage	고소성 망막 출혈
HARS	Hamilton anxiety rating scale	해밀턴 불안 평가척도
HAS	Hamilton anxiety(rating) scale	해밀턴 불안(평가) 척도
	hyperalimentation solution	고영양액
HASHD	hypertensive arteriosclerotic heart disease	고혈압성 동맥경화성 심장병
HAT	head, arms, and trunk	머리, 팔, 몸체
	hospital arrival time	병원 도착시간
HAV	hallux abducto valgus	엄지발가락 외전
	hepatitis A virus	A형 간염바이러스
HB	heart block	심차단(전도차단)
	heel to buttock	발꿈치에서 엉덩이까지
	hemoglobin(Hb)	혈색소
	hepatitis B	B형 간염
	hold breakfast	아침 식사 보류
Hb Kansas	mutant hemoglobin with a low affinity for oxygen	소량의 헤모글로빈 돌연변이 산소와의 친화력
IrHB	first degree heart block	1도 심차단
HbA_{10}	glycosylated hemoglobin	당 혈색소
HBAB	hepatitis B antibody	B형 간염 항체
HBAC	hyperdynamic beta-adrenergic circulatory	고역동적 β-아드레날린 순환
HbAS	sickle cell trait	겸상적혈구의 기질

약 어	원 어	해 설
HBBW	hold breakfast for blood work	혈액검사를 위해 아침식사 보류
HbC	hemoglobin C	헤모글로빈 C
HBcAg	**hepatitis B core antibody (antigen)**	**B형 간염 핵심 항체**
HBD	hydroxybutyric acid dehydrogenase	수산기 낙산탈수소효소
HBE	His bundle electrogram	히스속 심전도
HBF	fetal hemoglobin	태아 혈색소
	hepatic blood flow	간혈류량
HBGM	home blood glucose monitoring	가정용 혈당 측정기
HBI	hemibody irradiation	신체의 1/2 조사
HBID	hereditary benign intraepithelial dyskeratosis	유전성 양성 상피내의 이각화증
HBIG	hepatitis B immune globulin	B형 간염 면역글로불린
HBLV	human B-lymphotropic virus	인체 β림프구호성 바이러스
HBM	health belief model	건강신념 모형
HbO_2	hemoglobin oxygenated	산화된 혈색소
HBOT	hyperbaric oxygen treatment	고압 산소치료
HBP	high blood pressure	고혈압
HBPM	home blood pressure monitoring	가정용 혈압 모니터
HBS	health behavior scale	건강 행위 척도
	hyperkinetic behavior syndrome	운동과다 행위 증후군
HbS	sickle cell hemoglobin	겸상 적혈구 혈색소
HBsAb	**hepatitis B surface antibody**	**B형 간염 표면항체**
HBsAg	**hepatitis B surface antigen**	**B형 간염 표면항원**
HbSC	**sickle cell hemoglobin C**	**겸상적혈구 혈색소 C**
HBSS	Hank's balanced salt solution	한스 균형소금용액

약 어	원 어	해 설
HbSS	sickle cell anemia	겸상적혈구 빈혈
HBT	hydrogen breath test	수소 호흡검사
HBV	hepatitis B vaccine	B형 간염 백신
	hepatitis B virus	**B형 간염 바이러스**
	honey bee venom	꿀벌독
HBVP	high biological value protein	고생물가 단백질
HBW	high birth weight	출산시 고체중
H/BW	heart to body weight(ratio)	심장과 체중(비)
HC	handicapped	장애가 있는
	head circumference	**머리 둘레(두위)**
	heart center	심장센터
	heel cords	발꿈치 대
	Hickman catheter	히크만 카테터
	home care	가정 간호
	hot compress	온 찜질
	house call	가정방문
	Huntington's chorea	헌팅턴 무도병
	Hyaline casts	초자원주(소변검사)
	hydrocephalus	수두증
	hydrocortisone	하이드로 코디손
H&C	hot and cold	온냉
HCA	health care aide	건강간호 보조
	histo compatibility antigenes	조직 적합성 항원
HCAP	hexamethylmelamine, cyclophosphamide, doxorubicin, and cisplatin	항암제의 일종
HCC	**hepatocellular carcinoma**	**간(세포) 암**
	history of chief complaint	주호소력
HCD	herniation cervical disc	경추간판 헤르니아
HCF	high cortisol function	고 코르티솔 기능

약 어	원 어	해 설
HCG	**human chorionic gonadotropin**	**인간 융모막 성선자극 호르몬**
HCH	hexachlorocyclohexane	국소항감염제 및 세척제
HCJ	hyaline cartilage joint	초자연골 관절
HCL	**hairy cell leukemia**	**모발세포 백혈병**
	hydrochloric acid(HCl)	염산
	hydrochloride	염산염
HCLs	hard contact lenses	단단한 콘택트렌즈
HCLV	hairy cell leukemia variant	모발세포 백혈병 변형체
HCM	health care maintenance	건강관리 유지
	hypercalcemia of malignancy	악성종양성 과칼슘 혈증
	hypertropic cardiomyopathy	비대성 심근병증
HCMV	**human cytomegalovirus infections**	**인간 거대세포 바이러스 감염**
HCN	hydrogen cyanide	시안화수소
HCO_3	bicarbonate	중탄산
HCP	hereditary coproporphyria	유전성 코프로포르피린증
HCS	human chorionic somatomammotropin	인간 융모성 성장자극 호르몬
17-HCS	17-hydroxy corticosteroids	17-히드록시 코르티코스테로이드
HCT	head computerized(axial) tomography	두부 컴퓨터 단층촬영
	hematocrit	적혈구 용적율
	histamine challenge test	히스타민 유발시험
	human chorionic thyrotropin	인간 융모막성 갑상선 자극 호르몬
	hydrocortisone(cortisol)	하이드로코티손
HCTU	home cervical traction unit	가정용 경추 견인기구
HCTZ	hydrochlorothiazide	이뇨제
HCU	homocystinuria	호모시스틴뇨증

약 어	원 어	해 설
HCV	**hepatitis C virus**	**C형 간염 바이러스**
HCVD	hypertensive cardiovascular disease	고혈압성 심혈관질환
HCWs	health care workers	건강관리직 종사자
HD	haloperidol decanoate	정신안정제
	Hansen's disease	한센씨 병
	Hartnup's disease	하트눕병(유전성 대사질환)
	hearing distance	청취거리
	heart disease	심장질환
	heloma durum	티눈 듀럼
	hemodialysis	**혈액투석**
	high dose	고용량
	hip disarticulation	고관절 이개
	Hodgkin's disease	**호치킨 병**
	hospital day	병원 일수
	hospital discharge	병원 퇴원
	house dust	실내 먼지
	Huntington's disease	헌팅톤 무도병
HDC	high dose cytarabine(ARAC)	시타라빈 고량
	hydrocortisone	부신피질 호르몬제
HDCV	human diploid cell rabies vaccine	인간 이배체 세포 광견병 백신
HDF	fluid support system	수액유지 체계
HDH	high density humidity	고농도 습도
HDL	high density lipoprotein	고밀도 지단백
HDLW	hearing distance for watch in left ear	왼쪽 귀로 시계 소리를 들을 수 있는 거리
HDM	**host dust mite**	**집먼지 진드기**
HDMTX	high dose methotrexate	고용량 항엽산제
HDN	hemolytic disease of the newborn	신생아 용혈성 질환

약 어	원 어	해 설
HDN	high density nebulizer	고밀도 분무기
HDP	high density polyethylene	고밀도 폴리에틸렌
	hydroxymethyline diphosphonate	하이드로메틸린 이인산
HDPAA	heparin dependent platelet associated antibody	헤파린 의존 혈소판 관련항체
HDRS	Hamilton depression rating scale	해밀턴 우울평가 척도
HDRW	hearing distance for watch in right ear	오른쪽 귀로 시계소리를 들을 수 있는 거리
HDS	Hamilton depression(rating) scale	해밀턴 우울평가 척도
	herniated disc syndrome	추간원판탈출 증후군
HDU	**hemodialysis unit**	**혈액투석 단위**
HDV	hepatitis delta virus	δ형 간염 바이러스
HDW	hearing distance with watch	가청거리(청력검사)
HE	hard exudate	딱딱한 삼출물
	hyperphoria	상사위
H&E	**hematoxylin and eosin**	**헤마톡실린과 에오신**
	hemorrhage and exudate	출혈과 삼출액
	heredity and environment	유전과 환경
He	helium	헬륨(원소기호)
HEA	health	건강
HEAT	human erythrocyte agglutination test	인간 적혈구응집 반응 검사
HEC	health education center	건강교육센터
HEENT	head, eyes, ears, nose and throat	머리, 눈, 귀, 코와 목
HEK	human embryonic kidney	인간 배아형 신장
HEL	human embryonic lung	인간 배아형 폐
HELA	Helen lake(tumor cells)	헬렌 호수(종양세포)

약 어	원 어	해 설
HELLP syndrome	hemolysis, elevated liver enzymes and low platelet(count)	용혈, 간효소치상승, 낮은 혈소판수(임신후기 자간전증 증상)
HEMA	hydroxy ethylmethacrylate	하이드로시 에틸메타크릴레이트
	hematology	혈액학
HEMI	hemiplegia	편마비
Hemo	**hemorrhoid**	**치질, 치핵**
HEMOSID	hemosiderin	헤모시더린(혈철소)
HEMS	helicopter emergency medical services	헬리콥터 응급의료 서비스
HEP	heparin	헤파린
	hepatic	간의
	histamine equivalent prick	히스타민동량의 자극
	home exercise program	가정운동 프로그램
hep cap	heparin cap	헤파린 캡
HES	hydroxyethyl starch (hetastarch)	하이드로시에틸 전분
	hypereosinophilic syndrome	호산구증다증 증후군
HEV	hepatitis E virus	E형 간염
	hepatoencephalomyelitis virus	간뇌척수염 바이러스
	human enteric virus	인체 장바이러스
Hex	hexamethylmelamine	난소암 치료제
HF	hard feces	단단한 분변
	Hageman factor	factor XII(혈액응고인자)
	hay fever	고초열
	head of fetus	태아의 머리
	heart failure	**심부전**
	hemorrhagic fever	출혈열
	high frequency	높은 빈도
	Hispanic female	라틴아메리카계 여성

약 어	원 어	해 설
HF	hot flashes	뜨거운 섬광
	house formula	가정 처방
HFA	health facility administrator	건강 시설 관리자
HFD	high fiber diet	고섬유 식이
	high forceps delivery	고위겸자 분만
HFHL	high frequence hearing loss	고음영역 청력손실
HFI	hereditary fructose intolerance	유전성 과당 불내성
HFJV	high frequency jet ventilation	고빈도 제트 환기법
H flu	*Hamophilus influenzae*	헤모필루스 인플루엔자
HFOV	high frequency oscillatory ventilation	고빈도진동(고주파) 환기법
HFPPV	high frequency positive pressure ventilation	고빈도 양압 환기법
HFRS	hemorrhagic fever renal syndrome	출혈열성 신증후군
HFS	hemifacial spasm	편측안면 연축
	hydrocele funicli spermati	정삭수종
HFST	hearing for speech test	듣고 말하기 검사
HFU	height of fundus uteri	자궁저부 높이
HFUPR	hourly fetal urine production rate	매 시간마다 태아 소변 생산율
HFV	high frequency ventilation	고빈도 인공호흡
Hg	mercury	수은
Hgb	**hemoglobin**	**혈색소**
HGF	hyperglycemic glycogenolytic factor	당원분해성 혈당상승인자
HGG	human gammaglobulin	인간 감마글로불린
HGH	**human growth hormone**	**인간 성장호르몬**
HGO	hip guidance orthosis	고관절 길잡이 정형술
HGPRT	hypoxanthine guanine phosphoribosyltransferase	저크산틴 구아닌 인리보실 전이효소

약 어	원 어	해 설
HGPS	Hutchinson-Gilfort progeria syndrome	헛친슨 길포트 조로 증후군
HH	hard of hearing	고도난청
	hiatal hernia	열공 허니아
	home health	가정 건강
	hypergonadotropic hormone	과성선자극호르몬성 성기능저하
H&H	hematocrit and hemoglobin	적혈구 용적률과 혈색소
HHA	hereditary hemolytic anemia	유전성 용혈성 빈혈
	home health agency	가정보건기관
	home health aid	가정보건처치
HHC	home health care	가정보건간호
HHD	home hemodialysis	가정 혈액투석
	hypertensive heart disease	고혈압성 심장질환
HHM	high humidity mask	고습도 마스크(마취)
	humoral hypercalcemia of malignancy	악성 고칼슘혈증
HHNC	hyperosmolar hyperglycemic nonketotic coma	고삼투압성 고혈당 비케톤성 혼수
HHNK	hyperglycemic hyperosmolar nonketotic (coma)	고혈당성 고삼투성 비케톤성(혼수)
HHT	hereditary hemorrhagic telangiectasis	유전적 출혈성 모세혈관 확장증
HHTC	high humidity trachea collar	고습도 기관 칼라
HHTM	high humidity trachea mask	고습도 기관 마스크
HHTS	high humidity tracheostomy shield	고습도 기관누공 덮개
HI	**head injury**	**두부손상**
	healthy life	간강한 삶
	hearing impaired	청력손상
	heart infusion	심장주입
	hemagglutination inhibition	적혈구 응집억제

약 어	원 어	해 설
HI	hospital insurance	병원보험
HIA	hemagglutination inhibition antibody	적혈구 응집억제 항체
5-HIAA	**5-hydroxyindoleacetic acid**	**5-하이드록시 인돌초산**
HIB	*Haemophilus influenzae* type B(vaccine)	호혈균속 B형 인플루엔자 (백신)
HIC	health illness continumm	건강과 질병의 연속
Hi-cal	high caloric	고열량
HID	headache, insomnia and depression	두통, 불면증과 우울
	herniated intervertebral disc	추간원판 탈출
HIDA	hepatoiminodiacetic acid (lidofenin)	간아민아세트 초산염 (간 scan용 동위원소)
HIE	hyperimmunoglobulinemia E	고면역 글로불린 E
	hypoxic ischemic encephalopathy	저산소 허혈성 뇌질환
HIF	*Haemophilus influenzae*	호혈균속 인플루엔자
	higher integrative functions	더 높게 통합된 기능들
HIHA	high impulsiveness, high anxiety	높은 충동, 높은 불안
HIL	hypoxic-ischemic lesion	저산소 허혈병소
HILA	high impulsiveness, low anxiety	높은 충동, 낮은 불안
HINF	hypodermic infusion	피하주입
HINI	hypoxic ischemic neuronal injury	저산소 허혈성 신경손상
hi-por	high protein	고단백
HIR	head injury routine	두부 손상시 기초검사
HIS	Hannover intensive score	하노버관 집중 평점
	health intention scale	건강 관심척도
	histidine	히스티딘
	home incapacity scale	가정 무력척도
	hospital information system	병원 정보체계

약 어	원 어	해 설
Histo	histoplasmin skin test	히스토플라스민 피부반응검사
HIT	heparin induced thrombocytopenia	헤파린으로 인한 혈소판감소증
	histamine inhalation test	히스타민 흡입검사
	home infusion therapy	가정용 주입요법
HIU	head injury unit	두부손상 병동
HIV	**human immunodeficiency virus**	인간면역결핍 바이러스
HIVD	herniated interverte bral disc	추간원판 탈출
hi-vit	high vitamin	고단위 비타민
HIVMP	high dose intravenous methylprednisolone	고용량 정맥내 메틸프레드니슬론
HJB	Howell Jolly bodies	과립형 적혈구 함유체
HJR	hepatojugular reflux	간정맥 역류
H-K	heel to knee	발꿈치에서 무릎까지(보장구)
HKAFO	hip knee ankle foot orthosis	엉덩이, 무릎, 발목, 발 보장구
HKAO	hip knee ankle orthosis	엉덩이, 무릎, 발목 보장구
HKO	hip knee orthosis	엉덩이, 무릎 보장구
HKS	heel, knee, shin	발꿈치, 무릎, 정강이
HL	**hairline**	머리카락선
	half life	반감기
	hallux limitus	무지운동 제한증
	haloperidol	강력 정신안정제
	hare lip	토순, 언청이
	hearing level	청력수준
	hemilaryngectomy	편측후두절제술
	heparin lock	헤파린 록
	Hickman line	히크만 선
H&L	heart and lung	심폐
HLA	**human leukocyte antigen**	**인간 백혈구 항원**

약 어	원 어	해 설
HLAN	heart, lungs and abdomen negative	심장, 폐와 복부의 음성
HLD	haloperidol decanoate	할로페리돌 데카노에이트
	herniated lumbar disc	요추간원판 탈출증
HLH	**hemophagocytic lymphohistiocytosis**	**식혈세포의 림프조직구증식증**
	human luteinizing hormone	인간 황체형성호르몬
HLHS	hypoplastic left heart syndrome	형성부전 좌심 증후군
HLK	heart, liver and kidney	심장, 간과 신장
HLR	heart-lung resuscitation	심폐소생술
HLT	heart lung transplantation	심폐이식술
HLV	herpes ike virus	포진성 바이러스
	hypoplastic left ventricle	좌심실 형성부전
HM	hand motion	안전수동(눈검사)
	heart murmur	심잡음
	heavily muscle	무거운 근육
	Hispanic male	라틴아메리카계 남자
	Holter monitor	홀터 모니터
	human milk	모유
	human semisynthetic insulin	인간 반합성 인슐린
	humidity mask	습도 마스크
	hydatidiform-mole	포상기태
	hypermetropia manifast	발현성 원시
HMA	hemorrhages and microaneurysms	출혈과 미세동맥류
	health maintenance behavior	건강유지행위
HMB	homatropine methylbromide	호마트로핀 메틸브로마이드
HMBA	hexamethylene bisacetamide	
HMD	hyaline membrane disease	초자막 질환
HMDP	hydroxymethyline diphosphonate	하이드록시메틸린 디포스포네이트

약 어	원 어	해 설
HME	heat, massage and exercise	열, 마사지와 운동
	home medical equipment	가정용 의료장비
HMET-SC	heavy metal screen	중금속 선별
HMG	human menopausal gonadotropin	폐경기성 성선자극호르몬
HMG CoA	**hepatic hydroxymethyl glutaryl coenzyme A**	**간의 콜레스테롤 합성속도 조절**
HMI	healed myocardial infarction	치료된 심근경색
HMK	homemaking	가정(미)
HMM	altretamine (hexamethylmelamine)	난소암 치료제
HMO	health maintenance organization	건강유지기관 (의료보험기구의 일종)
H-mole	**hydatidiform mole**	**포상기태**
HMP	hexose monophosphate	6탄당 일인산염
	hot moist packs	뜨거운 습포팩
HMPAO	hexamethylpropylenamine oxide	헥사메틸프로필렌아민 옥사이드
HMR	histocytic medullary reticulosis	조직구 수질세망증
HMS	**hospital management system**	**병원경영시스템**
	hyperactive malarial splenomegaly	과다활동적 말라리아성 비장종대
	hypodermic morphine sulfate	피하 몰핀설파제
HMSN I	hereditary motor and sensory neuropathy type I	후천성 운동감각성 신경병증 I형
HMV	herz minuten volumen	1분당 심박출량
HMWK	high molecular weight kininogen	고분자 키니노젠
HMX	heat massage exercise	열 마사지 운동
HN	head and neck	두부와 경부

약 어	원 어	해 설
HN	**head nurse**	**수간호사**
	high nitrogen	고질소
H&N	head and neck	두부와 경부
HN_2	nitrogen mustard	질소겨자
HNC	hyperosmolar nonketotic coma	고삼투압 비케톤성 혼수
HNI	hospitalization not indicated	입원적응증이 아님
HNKDC	hyperosomolar nonketotic diabetic coma	고삼투압 비케톤성 당뇨병성 혼수
HNKDS	hyperosmolar nonketotic diabetic state	고삼투압 비케톤성 당뇨병 상태
HNLN	hospitalization no longer necessary	더이상 필요치 않은 입원
HNP	herniated nucleus pulposus	추간판탈출증, 수핵탈출증
HNRNA	heterogeneous nuclear ribonucleic acid	이종핵 리보핵산
HNS	head and neck surgery	두부와 경부외과
	head, neck and shaft	머리, 목과 골간
HNV	has not voided	배뇨 못함
HO	hand orthosis	손 정형술(보장구)
	hematology oncology	혈액학 종양학
	heterotropic ossification	골이형성증
	hip orthosis	고관절 정형술(보장구)
Ho	holmium	홀뮴(금속원소)
H/O	**history of**	**~과거력**
H_2O	**water**	**물**
H_2O_2	hydrogen perxoide	과산화수소
HOA	hip osteoarthritis	골반골 관절염
HOB	head of bed	침대 머리쪽
HOB UPSOB	head of bed up for shortness of breath	짧은 호흡을 위해 침대 머리쪽을 높일 것
HOC	health officer certificate	건강관리인 자격증

약 어	원 어	해 설
HOCM	high osmolality contrast media	고삼투성 조영제
	hypertrophic obstructive cardiomyopathy	비대성 폐쇄성 심근병증
HOF	**high of fundus**	**(자궁)저부 높이**
HOG	halothane, oxygen and gas (nitrousoxide)	활로탄, 산소와 가스(질소)
HOH	hard of hearing	난청
HOI	hospital onset of infection	원내감염(병원감염)
HONDA	hypertensive, obese, Negro, diabetic, arthritic	고혈압, 비만, 니그로, 당뇨, 관절염의
HONK	hyperosmolar nonketotic (coma)	고삼투성 비케톤성(혼수)
HOP	Hartman's operation (end colostomy+ distal pouch closure)	하트만 수술(단결장 조루술+ 원위부결찰술)
	high oxygen pressure	고산소압
HOPI	history of present illness	현병력
HORF	high output renal failure	고박출성 신부전
HP	hard palate	경구개
	Helicobacter pylori	헬리코박터 파일러리균
	hemipelvectomy	골반 반절제술
	hemiplegia	편마비, 반신불수
	high potency	고효능, 고효력
	hot packs	뜨거운 물주머니
	house physician	숙직의사
	hydrogen peroxide	과산화수소
	hydrophilic petrolatum	친수성 광유
	hypersensitive pneumonitis	과민성폐렴
H&P	**history and physical**	**병력과 신체사정**
HPA	hypothalamic pituitary adrenal(axis)	시상하부 뇌하수체 부신의(축)
HPB	health promoting behavior	건강증진행위

약 어	원 어	해 설
HPBS	hepatopancreatic biliary surgery	간-췌-담 외과
HPCE	high performance capillary electrophoresis	고수행 모세관 전기영동
HPICH	hypertensive intracerebral hemorrhage	고혈압성 뇌내 출혈
HPD	high protein diet	고단백 식이
HPE	history and physical examination	병력과 신체검진
HPF	high power field	강확대시야(현미경)
HPFH	hereditary persistence of fetal hemoglobin	유전성 태아 혈색소 저항
HPFSH	human pituitary follicle stimulating hormone	인체 뇌하수체 난포자극 호르몬
HPG	human pituitary gonadotropin	인체 뇌하수체 성선자극 호르몬
HPI	**history of present illness**	**현재병력**
HPL	human placenta lactogen	태반유즙분비 촉진물질
HPLC	high pressure(performance) liquid chromatography	고압액체 액상분석
HPM	hemiplegic migraine	편마비성 편두통
HPN	home parenteral nutrition	가정 비경구 영양
HPO	high pressure oxygen	고압산소
	hydrophilic ointment	친수성 연고
	hypertrophic pulmonary osteoarthropathy	비대성 폐 골관절증
	hypothalamic pituitary origin	시상하부 하수체 기시
HPOA	hypertrophic pulmonary osteoarthropathy	비대성 폐 골관절증
2 HPP	2-hour postprandial (blood sugar)	식후 2시간의(혈당)
HPS	high protein supplement	고단백 보충식이
	hypertrophic pyloric stenosis	비대성 유문협착증

약 어	원 어	해 설
HPT	histamine provocation test	히스타민 유발검사
	hyperparathyroidism	부갑상선 기능항진증
HPTH	human parathyroid hormone I_{34}(teriparatide)	부갑상선 호르몬 I_{34}
HPTM	home prothrombin time monitoring	가정 프로트롬빈 시간 감시기
HPV	**human papilloma virus**	**인체 유두종 바이러스**
	human parvovirus	인체 파르보바이러스
HPVD	hypertensive pulmonary vascular disease	고혈압성 폐혈관 질환
HPW/B	heparinized fresh whole blood	헤파린화된 신선한 전혈
HPZ	high pressure zone	고압력부위
HR	hallux rigidus	엄지발가락 경축
	Harrington rod	해링톤 간상체
	heart rate	**심박동수**
	hemorrhagic retinopathy	출혈성 망막증
	hospital record	병원기록
hr	**hour**	**시간**
H&R	hysterectomy and radiation	자궁절제술과 방사선 조사치료
HRA	high right atrium	고 우심방
	vhistamine releasing activity	히스타민 방출활성도
H^2Ra	H^2-receptor antagonist	H^2-수용체 길항제
HRC	human rights committee	인권 위원회
HRCT	**high resolution computed tomography**	**고해상 컴퓨터 단층촬영술**
HRF	Harris return flow	해리스 회수율
	health related facility	건강관련 편의시설
	histamine releasing factor	히스타민 방출인자
HRIF	histamine inhibitory releasing factor	히스타민 억제 유리인자
HRL	head rotated left	두부 좌회전

약 어	원 어	해 설
HRLA	human reovirus like agent	인체 레오바이러스성 인자
HRLM	high resolution light microscopy	고해상 광학 현미경법
hRLX-2	synthetic human relaxant	합성인체 이완제
HRP	high risk pregnancy	고위험 임신
	horseradish peroxidase	서양 고추냉이 과산화효소
HRR	head rotated right	두부 우회전
HRS	**hepatorenal syndrome**	**간 신장증후군**
HRSD	Hamilton rating scale for depression	해밀턴 우울 평가척도
HRT	heart rate	심박동수
	heparin response test	헤파린 반응검사
	hormone replacement therapy	**호르몬 대체요법**
HS	**hora sommi(bed-time)**	**취침시에**
	half strength	반감기
	hamstrings	슬건(무릎건)
	Hartman's solution (lactated Ringer's)	하트만 용액(유산염 링거액)
	heart sounds	심음
	heat stable	열 안정성
	heavy smoker	골초, 끽연자
	heel spur	발꿈치 거상돌기
	heel stick	발꿈치 천자
	hereditary spherocytosis	유전성 구상 적혈구증
	herpes simplex	단순 포진
	heart sounds normal	정상 심음
	horse serum	말혈청
	Hurler's syndrome	지방성 연골 이영양증
H→S	heel to shin	발꿈치에서 정강이까지
H&S	hemorrhage and shock	출혈과 쇼크
	hysterectomy and sterilization	자궁적출술과 불임

약 어	원 어	해 설
H·S	hora somni=at bed time	취침시간
HSA	human serum albumin	인간혈청 알부민
	hypersomnia sleep apnea	과 수면증-수면중 무호흡증
HSBG	heel stick blood gas	발꿈치 천자 혈액가스
HSCL	Hopkins symptom check list	홉킨스 증상 체크 리스트
HSE	herpes simplex encephalitis	단순포진성 뇌염
HSG	herpes simplex genitalis	단순포진성 외음부염
	hysterosalpingography	자궁난관 조영술
HSK	herpes simplex keratitis	단순포진성 각막염
HSL	herpes simplex labialitis	단순포진성 구순염
HSM	hepatosplenomegaly	간비종대
	holosystolic murmur	전(全)수축기 잡음
HSN	Hansen Street nail	한센-스트리트 손톱
HSO	half stitch out	반 봉합제거
HSP	**Henoch-Schönlein purpura**	**헤노흐-쉰라인 자반증**
	hysterosalpingography	자궁난관 조영법
HSQ	health status questionnaire	건강상태 설문지
HSR	heated serum reagin	열있는 혈청 반응체
HSSE	high soap suds enema	고비중 비누거품 관장
HST	heel shin test	종경시험
HSV	**herpes simplex virus**	**단순포진 바이러스**
HT	hammertoe	추족(망치족)
	hearing test	청력검사
	heart	심장
	heart transplant	심장이식
	height	**신장, 키**
	high temperature	고체온
	hydrotherapy	수치료 요법
	hyperthermia	고체온증
	hypermetropia(total)	(완전)원시

약 어	원 어	해 설
HT	hypertension	고혈압
	hyperthermia	고체온, 이상고열
	hypertropia	상사시
	hypodermic tablet	피하주사용 알약
H&T	hospitalization and treatment	입원과 치료
H(T)	intermittent hypertropia	간헐적 상사위
5-HT	**serotonin (5-hydroxy tryptamine)**	**세로토닌 (5-하이드록시 트립타민)**
HTACS	human thyroid adenylate cyclase stimulator	인간 갑상선 아데닐레이트 사이클레이스 자극물질
ht. aer.	heated aerosol	가열, 연무질
HTAT	human tetanus antitoxin	인간 파상풍 항독소
HTB	hot tub bath	온욕
HTC	heated tracheostomy collar	가열 기관누공술 칼라
	hypertensive crisis	고혈압성 위기
HTD	hypotensive vascular disease	고혈압성 맥관질환
	hypotonic duodenography	저긴장성 십이지장 조영술
HTE	hypertensive encephalopathy	고혈압성 뇌증
HTF	house tube feeding	가정 튜브영양
HTK	heel to knee(test)	종슬시험
HTL	hearing threshold level	청력역치
	human T-cell leukemia	인간 T-세포 백혈병
	human thymic leukemia	인간 흉선 백혈병
HTLV Ⅲ	human T-cell lymphoma virus type Ⅲ	인간 T-세포 림프종 바이러스 3형
HTM	high threshold mechanoceptors	고역치 기계적 감수기
HTN	**hypertension**	**고혈압**
HTO	high tibia osteotomy	근위 경골 골절술
HTP	house tree person test	인지력 테스트
5-HTP	serotonin (5-hydroxy tryptophan)	세로토닌

약 어	원 어	해 설
HTS	head traumatic syndrome	두부 외상성 증후군
	heel to shin(test)	종경(시험)
	hematest stools	분변 잠혈검사
	human thyroid stimulator	인체갑상선 자극물질
HTSCA	human tumor stem cell assay	인간 종양 간세포 분석
HTT	hand thrust test	미는 힘 테스트
HTV	herpes type virus	포진형 바이러스
HTVD	hypertensive vascular disease	고혈압성 혈관질환
HTX	hemothorax	혈흉
HU	head unit	두부단위
	hydroxyurea	수산화요소
Hu	Hounsfield units	하운스필드 단위(CT number)
HUGO	human genome organization	인간유전체 기구
HUIFM	human leukocyte interferon milieu	인간 백혈구 인터페론 환경
HUK	human urinary kallikrein	인간 요 칼리크레인
HUR	hydroxyurea	수산화요소
HUS	hemolytic uremic syndrome	용혈성 요독증후군
HUTT	heads-up tilt table test	세심한 경사테이블 검사
HV	**hallux valgus**	**무지 외반증**
	has voided	배뇨함
	hemovac	혈액주머니
	hepatic vein	간정맥
	herpes virus	포진 바이러스
	hyper ventilation	과도환기
H&V	hemigastrecotomy and vagotomy	부분적 위절제술과 미주신경절제술
HVA	homovanillic acid	동종발린산
HVD	hypertensive vascular disease	고혈압성 맥관질환

약 어	원 어	해 설
HVF	Humphrey's visual fields	험프레이 시야
HVGS	high volt galvanic stimulation	고압 전기자극
HVL	half value layer	반가층
HVM	hilum vascular marking	폐문부 혈관음영
HVS	high viginal swab	면봉을 이용한 질내채집
HW	heparin well	혈액응고 방지기능 양호
	homework	집안일, 가사
	housewife	가정주부
hwb	hot water bottle(bag)	뜨거운 물병(백)
HWP	hot wet pack	온습팩
Hx	**history**	**병력**
	hospitalization	입원
	hysterectomy	자궁절제술
HXM	hexamethyl melamine	핵사메틸 멜라닌
Hx&Px	history and physical (examination)	병력과 신체(검진)
Hy	hypermetropia	원시
HYDRO	hydronephrosis	수신증
HYG	hygiene	위생
Hyper Al	hyperalimentation	과영양
Hyper K	hyperkalemia	과칼륨혈증
Hypo	hypodermically	피하의
Hypo K	hypokalemia	저칼륨혈증
hypopit	hypopituitarism	뇌하수체 기능저하증
Hyst	hysterectomy	자궁절제술
HZ	herpes zoster	대상포진
Hz	Hertz	헬츠(=L/S)
HZO	herpes zoster ophthalmicus	대상포진 안질환
HZV	**herpes zoster virus**	**대상포진 바이러스**

I

약어	원어	해설
I	**impression**	**인상, 진단**
	incisal	절치의
	independent	독립적
	index	지표, 지수
	induction	유도, 유발
	inhibitor	억제인자, 억제물질
	initial	초기의
	inspiration	흡식
	intact(bag of waters)	손상되지 않은(양수막)
	intake	섭취(량)
	intermediate	중간의
	iris	홍체
	one	하나
I_2	**iodine**	**요오드**
I^{131}	radioactive iodine	방사성 요오드
IA	impedance angle	임피던스 각
	imperforated anus	폐쇄항문
	incidental appendectomy	부수적 충수절제술
	induced abortion	유도유산, 인공유산
	intraamniotic	양막내
	intra arterial	동맥관내(압)
	intra articular	관절내(주입)
I&A	**irrigation and aspiration**	**세척과 흡인**
IAA	interrupted aortic arch	단절된 대동맥궁
IAB	induced abortion	유도유산, 인공유산
IABC	intraaortic balloon counter pulsation	대동맥내 풍선 반대박동

약 어	원 어	해 설
IABP	**intraaortic balloon pump**	**대동맥내 풍선 펌프**
IAC	internal auditory canal	내이도
	intraarterial chemotherapy	**동맥내 화학요법**
IACCPR	interposed abdominal compressions cardiopulmonary resuscitation	복부압박병행 심폐소생술
IACG	intermittent angle closure glaucoma	간헐적 폐쇄각 녹내장
IACP	intraaortic counter pulsation	대동맥내 반대박동
IADHS	inappropriate antidiuretic hormone syndrome	부적합 항이뇨 호르몬 분비증후군
IADL	instrumental activities of daily living	기계적인 일상생활 활동
IADSA	intraarterial subtraction arteriography	동맥내 감쇄 조영술
IAFI	infantile amaurotic familial idiocy	소아 흑내장성 가족성 백치
IAEA	international atomic energy agency	국제원자력기구
IAGT	indirect antiglobulin test	간접 항글로불린 검사
IAH	idiopathic adrenal hyperplasia	특발성 부신증식
	idiopathic alveolar hemorrhage	특발성 폐포출혈
IAHA	immune adherence hemagglutination	면역흡착 적혈구 응집반응
IAI	intraabdominal infection	복부내(복강) 감염
	intraamniotic infection	양막내(양수) 감염
IAM	internal auditory meatus	내이도
IAN	inferior alveolar nerve	하치조신경
IAO	immediately after onset	발병후 즉시
	intermittent aortic occlusion	간헐성 대동맥 폐색
IAP	intermittent acute porphyria	간헐적 급성 포르피린증
IART	intraatrial reentrant tachycardia	심방내 회귀성 빈맥

약 어	원 어	해 설
IAS	idiopathic ankylosing spondylitis	특발성 강직성 척추염
	intra amniotic saline infusion	양수내 생리식염수 주입
IASD	interatrial septal defect	심방중격결손
	immunoaugmentive therapy	면역증강 요법
IAT	indirect antiglobulin test	간접 항글로불린 검사
	intraoperative autologous transfusion	수술중 자가수혈
	invasive activity test	침입성 활동검사
IAV	intermittent assist ventilation	간헐적 보조호흡
IB	ileal bypass	회장우회술
	inclusion body	봉입체
	isolation bed	격리침상
IBB	intestinal brush border	장쇄자연(장상피 융모세포)
IBBB	intrablood brain barrier	혈액 뇌내장벽
IBBBB	incomplete bilateral bundle branch block	불완전 양측 속지 차단
IBC	iron binding capacity	철결합능력
IBD	inflammatory bowel disease	염증성 장질환
IBDQ	inflammatory bowel disease qustionnaire	염증성 장질환 질문지
IBG	iliac bone graft	장골 이식
IBI	intermittent bladder irrigation	간헐적 방광세척
ibid	in the same place(i. bi. dem)	같은 곳, 같은 책, 장에
IBILI	indirect bilirubin	간접 빌리루빈(검사)
	inclusion body myositis	봉입체 근염
IBN	innovation based nursing	혁신 바탕의 간호
IBNR	incurred but not reported	발생했지만 보고되지 않음
IBOW	intact bag of waters	손상되지 않은 양수막
IBP	invasive blood pressure	관혈적 혈압
	iron binding protein	철결합 단백

약 어	원 어	해 설
IBPS	Insall-Burstein posterior stabilizer	
IBRS	inpatient behavior rating scale	입원환자 행동 평가척도
IBS	indirect bilirubin syndrome	간접형 빌리루빈 증후군
	irritable bowel syndrome	과민성 대장 증후군
IBSN	infantile bilateral striatal necrosis	소아 양측성 줄무늬 괴사
IBU	ibuprofen	류마티스 관절염 치료제
IBW	ideal body weight	이상 체중
IC	between meals	식사 사이
	immune complex	면역복합체
	immunocompromised	면역능력 저하
	incomplete	불완전한
	indirect Coombs(test)	간접 쿰스 검사
	individual counseling	개인 상담
	inspiratory capacity	흡기용량
	installed capacity	최대흡기량
	intensive care	**집중간호, 중환자간호**
	intercostal	**늑간의**
	intercourse	성교
	intermediate care	간호중재, 간호수행
	intermittent catheterization	간헐적 도뇨법
	interstitial cell	기저세포
	interstitial changes	간질성 변화
	interstitial cystitis	간질성 방광염
	intracavitary	강내의
	intracellular	세포내
	intracerebral	대뇌내의
	intracoronary	관상동맥내의
	intracranial	**두개내의**

약 어	원 어	해 설
IC	intracutaneous	피부내의
	intraincisional	절개내의
	irritable colon	과민성 결장
ICA	ileocolic anastomosis	회결장 문합술
	intermediate care area	중간 치료영역
	internal carotid artery	내경동맥
	intracranial aneurysm	두개골내 동맥류
	islet cell antibody	췌도 세포 항체
ICAB	internal carotid artery bifurcation	내경동맥 분기
ICAH	isonicotinic acid hydrazide (=isoniaeid)	이소니코틴산 하이드라지드 (INAH 항결핵제 일종)
ICAM	intracelluar adhesion molecule	세포내 유착분자
ICAO	internal carotid artery occlusion	내경동맥 폐쇄
I-Care	incubator care	보육기 간호
ICAT	infant cardiac arrest tray	영아 심정지 응급구조세트
ICB	intracranial bleeding	두개내출혈
ICBG	iliac crest bone graft	장골능 골이식
ICBT	intercostobronchial trunk	늑간기관지 줄기
ICC	intensive coronary care	관상동맥증 중환자 간호
	islet cell carcinoma	췌도세포암
ICCD	international classification of causes of death	국제 사인분류
ICCE	intracapsular cataract extraction	낭내 수정체 적출술 (백내장 치료법)
ICCU	intensive coronary care unit	관상동맥 집중 간호실
	intermediate coronary care unit	관상동맥질환 집중치료실
ICD	idiopathic cerebral dysfunction	특발성 뇌기능 장애
	implantable cardioverter defibrillator	이식형 제세동기

약 어	원 어	해 설
ICD	injuries and causes of death	상해와 사인
	instantaneous cardiac death	급성 심장사망
	international classification of disease	국제질병분류
	irritant contact dermatitis	자극성 접촉성 피부염
	isocitrate dehydrogenase	이소구연산 탈수소효소
	ischemic coronary disease	허혈성 관상동맥 질환
ICDC	implantable cardioverter defibrillator catheter	이식가능한 심장세동제거기 카테터
ICD-9-CM	international classification of disease, 9th revision, clinical modification	임상수정 제 9개정판 국제질병분류
ICDO	international classification of diseases for oncology	국제종양질병분류
ICE	ice, compression and elevation	얼음, 습포와 고위유지
	iridocorneal endothelial syndrome	홍채 내피 증후군
ICEA	international childbirth education association	국제 분만 교육연합회
	ifosfamide, carboplatin and etoposide	
	individual career exploration	개인경력 조사
ICF	intensive care facility	집중치료시설, 중환자실
	intermediate care facility	중간간호시설
	intracellular fluid	세포내액
ICG	indocyanine green	간 scan에 사용되는 동위원소 이름
	impedance cardiography	임피던스 심초음파 검사
ICH	immunocompromised host	면역능력이 저하된 숙주
	intracerebral hemorrhage	뇌내 출혈

약 어	원 어	해 설
ICH	intracranial hemorrhage (hematoma)	두개내 출혈(혈종)
ICH[R] BG	ICH rt basal ganglia	우측 기저 신경절 두개내 출혈
ICH[R] CN	ICH Rt caudatus nucleus	미상핵 두개내 출혈
ICH[R] thal	ICH Rt thalamus	우측 시상 두개내 출혈
ICI	intracardiac injection	심장내 주사
ICIT	intensified conventional insulin therapy	증강된 전통적 인슐린 치료요법
ICL	intracorneal lens	각막내 렌즈
ICLE	intracapsular lens extraction	낭내 렌즈 적출술
ICLE with PI	intra capsular lens extraction with peripheral iridectomy	말초 홍채 절제술과 낭내 수정체 적출술
ICM	idiopathic cardiomyopathy	특발성 심근 이완증
	intracostal margin	늑간연
ICMA	idiopathic megaloblastic anemia	특발성 만성 거대적아구성 빈혈
ICMP	ischemic cardiomyopathy	허혈성 심근이완증
ICN	infection control nurse	감염통제 간호사
	intensive care nursery	육아집중 치료실
	international council of nursing	**국제간호사협의회**
ICN2	neonatal intensive care unit level Ⅱ	신생아 중환자실 수준 Ⅱ
ICNP	internatonal classification for nursing practice	국제간호실무 분류
ICP	infantile cerebral palsy	영아성 뇌성마비
	intracranial pressure	**두개내압**
ICPP	intubated continuous positive pressure	삽관으로 계속적 양압유지
ICR	intercostal retractions	늑간 견인
	intra cavitary radiation	강내조사치료

약 어	원 어	해 설
ICRP	international commission of radiation protection	국제 방사선 방어 위원회
ICS	ileocecal sphincter	회맹부 괄약근
	impulse conducting system	흥분파 전도계
	intercostal space	늑간강
	irritable colon syndrome	과민성 대장 증후군
ICSA	islet cell surface antibody	소도세포 표면항체
ICSC	idiopathic central serous chorioretinopathy	특발성 중심 장액성 맥락 망막질환
ICSH	interstitial cell stimulating hormone	간질세포 자극호르몬
ICSR	intercostal space retractions	늑간강 퇴축
ICT	icterus	황달
	indirect Coomb's test	간접 쿰스 검사
	inflammation of connective tissue	결합조직의 염증
	insulin coma therapy	인슐린 혼수치료
	intensive conventional therapy	통상적인 집중치료
	intermittent cervical traction	간헐적 경부견인
	intracranial tumor	두개내 종양
	intra cutaneous test	피내시험
	islet cell transplant	소도(췌장)세포 이식
ICTX	intermittent cervical traction	간헐적 경부 견인
ICU	**intensive care unit**	**집중 치료실, 중환자실**
	intermediate care unit	중간 치료실
ICV	intracerebroventricular	대뇌실내의
ICVH	ischemic cerebrovascular headache	허혈성 뇌혈관성 두통
ICW	intact canal wall	손상없는 양호한 관벽
	intercellular water	세포내 수분
ICWM	intact canal wall mastoidectomy	무손상 관벽 유양돌기 절제술

약 어	원 어	해 설
ID	identification	동정, 확인
	identify	동정하다, 확인하다,
	ifosfamide, mesena uroprotection and doxorubicin	
	immunodiffusion	면역 확산법
	infant death	유아사망
	infectious disease	감염질환
	initial diagnosis	**초기진단, 기초진단**
	initial dose	초기량, 기초용량
	interal derangement(of knee)	슬관절 장애
	internal diameter	내경(골반측정)
	intradermal	**피내의**
id	the same	같은
I&D	**incision and drainage**	**절개와 배액**
IDA	**iron deficiency anemia**	**철결핍성 빈혈**
IDC	idiopathic dilated cardiomyopathy	특발성 확장성 심근병증
ID/D	indirect/direct	간접(반사)/직접(반사)
IDDM	insulin dependent diabetes mellitus	인슐린 의존성 당뇨병
IDDS	implantable drug delivery system	이식형 약품투여 체계
IDE	investigational device exemption	조사기구면제
IDEM	intradural extramedullary	경막내수의
IDFC	immature dead female child	미성숙 여아 사산
IDG	interdisciplinary group	상호 훈련 집단
IDI	induction delivery interval	유도분만 간격
	interpersonal dependency inventory	인간상호관계의 의존성 조사
IDK	internal derangement of knee	슬관절내 장애

약 어	원 어	해 설
IDL	intermediate density lipoprotein	중간밀도 지단백
IDM	infant of a diabetic mother	당뇨병 산모의 신생아
IDMC	immature dead male child	미성숙 남아 사산
IDPN	intradialytic parenteral nutrition	투석식 비경구적 영양
IDR	intradermal reaction	피내반응
IDS	infectious disease service	감염질환 서비스
	immunity deficiency state	면역결핍상태
IDU	idoxuridine	항바이러스제
	infectious disease unit	간염질환 단위
IDV	intermittent demand ventilation	간헐적 강제호흡
IDVC	indwelling venous catheter	내재 정맥 카테터
IE	**immunoelectrophoresis**	**면역전기영동**
	induced emesis	구토유도
	infective endocarditis	감염성 심내막염
	inner ear	내이
	international unit	국제단위(유럽약어)
I&E	ingress and egress(tubes)	진입과 출구
	internal and external	내부와 외부
i.e.	that is(*id est*)	즉, 다시 말하자면
IEC	inpatient exercise center	입원환자 운동센터
	intra epitherial carcinoma	상피내암
IEM	immune electron microscopy	면역 전자현미경법
	inborn errors of metabolism	선천적 대사장애
IEP	immunoelectrophoresis	면역 전기영동
IEPE	individualized education plan	개별화 교육계획
IEPF	immunoelectrophoresis fixation	면역전기영동 고정법
I:E ratio	inspiratory to expiratory ratio	흡기대 호기 비율

약 어	원 어	해 설
IET	infantile estropia	영아 내사시
IF	idiopathic flushing	특발성 발열
	ifosfamide	이포스파마이드
	immunofluorescence	**면역형광법**
	inhibiting factor	억제인자
	interferon	인터페론
	intermaxillary fixation	상악간 고정
	internal fixation	내부 고정
	interstitial fluid	간질액
	intrinisic factor	내인자
	involved field(radiotherapy)	포함된 범위
IFA	**indirect fluorescent antibody**	**간접 형광항체**
	mmunofluorescent assay	**면역형광측정법**
IFE	immunofixation electrophoresis	면역고정 전기영동법
IFM	internal fetal monitoring	내부태아 감시
IFN	interferon	인터페론
IFOS	ifosfamide	이포스파마이드
IFP	inflammatory fibroid polyps	염증성 섬유성 용종
IFR	inspiratory flow rate	흡기율
IFRA	indirect fluorescent rabies antibody(test)	간접형광 광견병 항체(시험)
IFSE	internal fetal scalp electrode	내부 태아 두피전극
IFV	intracellular fluid volume	세포액량
IgA	**immunoglobulin A**	**면역글로불린 A**
IgD	**immunoglobulin D**	**면역글로불린 D**
IGDE	idiopathic gait disorders of the elderly	노인의 특발성 보행장애
IGDM	infant of gestational diabetic mother	당뇨 임산부의 아기
IgE	**immunoglobulin E**	**면역글로불린 E**

약 어	원 어	해 설
IGF	insulin like growth factor	인슐린양 성장인자
IgG	**immunoglobulin G**	**면역글로불린 G**
IGIM	immune globulin intramuscular	근육내 면역글로불린
IGIV	immune globulin intravenous	정맥내 면역글로불린
IgM	**immunoglobulin M**	**면역글로불린 M**
IGR	**intrauterine growth retardation**	**자궁내 성장지연**
IGT	impaired glucose tolerance	내당장애
IH	indirect hemagglutination	간접 적혈구응집
	infectious hepatitis	감염성(전염성) 간염
	inguinal hernia	서혜부 탈장
	intracerebral hematoma	뇌내혈종
IHA	**immune hemolytic anemia**	**면역 용혈성 빈혈**
	indirect hemagglutination	간접 적혈구응집
	infusion hepatic arteriography	주입형 간동맥 조영법
IHBD	intra hepatic bile duct	간내담관
IHBF	incompatible hemolytic blood transfusion	부적당한 용혈성 수혈
IHC	idiopathic hemachromatosis	특발성 혈색소증
	immobilization hypercalcemia	부동성 고칼슘혈증
	inner hair cell(in cochlea)	내유모 세포
IHD	**intraheptic duct**	**간관내**
	ischemic heart disease	**허혈성 심질환**
IHH	idiopathic hypogonadotrophic hypogonadism	특발성 저성선자극호르몬성 성기능부진
IHO	idiopathic hypertrophic osteoarthropathy	특발성 비대성 골관절증
IHPS	infantile hypertrophic pyloric stenosis	선천성 비후성 유문 협착증
IHR	inguinal hernia repair	서혜부 탈장 교정
	intrinisic heart rate	고유심박동률
IHS	idiopathic headache score	특발성 두통 척도

약 어	원 어	해 설
IHS	Indian health service	인디안 건강서비스
IHs	iris hematomas	홍채혈종
IHSA	iodinated human serum albumin	요오드화한 인간 혈청알부민
IHSS	idiopathic hypertrophic subaortic stenosis	특발성 비후성 대동맥 판막하부 협착증
IHT	insulin hypoglycemia test	인슐린 저혈당 검사
IHW	inner heel wedge	안쪽 발꿈치 쐐기(내종부설)
II	icterus index	황달 지수
IIA	internal iliac artery	내장골 동맥
IICP	increased intracranial pressure	두개내압 항진
IICU	infant intensive care unit	영아 중환자실
IIF	indirect immunofluorescent	간접면역형광법
IIH	indirect inguinal hernia	간접서혜부 탈장
IIOC	incompetent internal os of cervix	자궁경관 무력증
IJ	ileojejunal	회장공장의
	internal jugular	내경정맥
I&J	insight and judgment	인식과 판단
IJC	internal jugular catheter	내부경정맥 카테타
IJD	inflammatory joint disease	염증성 관절질환
IJR	idiojunctional rhythm	자가 접합부 율동
IJT	idiojunctional tachycardia	자가 접합부 빈맥
IJV	internal jugular vein	경정맥내
IK	immobilized knee	무릎고정
	interstitial keratitis	간질성 각막염
IL	immature lungs	미성숙 폐
	interleukin(1~15)	인터루킨(1~15)
	intralesional	병소내
	Intralipid[R]	인트라리피드

약 어	원 어	해 설
ILA	insulin like activity	인슐린성 작용
ILAS	insulin like activity substance	인슐린성 작용물질
ILBBB	incomplete left bundle branch block	불완전 좌속지 블럭
ILBW	infant low birth weight	저체중 출생 신생아
ILD	intermediate density lipoproteins	중간비중 지단백
	interstitial lung disease	간질성 폐질환
	ischemic leg disease	허혈성 다리질환
	ischemia limb disease	허혈성 지절질환
ILE	infantile lobar emphysema	영아 대엽폐기종
ILF	indicated low forceps	적응된 하위 겸자
ILFC	immature living female child	미성숙 출생여아
ILM	internal limiting membrane	내부 경계막
ILMA	inferolateral myocadial infarction	하측면 심근경색
ILMC	immature living male child	미성숙 출생남아
ILMI	inferolateral myocardial infarct	하외측 심근경색
ILVEN	inflammatory linear verrucal epidermal nervous	염증성 선상 우종성 표피신경
IM	infectious mononucleosis	전염성 단핵구증
	intermetatarsal	중족골 사이의
	internal medicine	내과
	intramedullary	척수내, 연수내
	intramuscular(injection)	근육(주사)
IMA	industrial medical association	산업의학협회
	inferior mesenteric artery	하장간막동맥
	internal mammary artery	내유선동맥
IMAC	ifosfamide, mesna uroprotection, doxorubicin, and cisplatin	항암제의 일종
IMAG	internal mammary artery graft	내유선동맥이식

약 어	원 어	해 설
IMB	intermenstrual bleeding	월경간 출혈
IMBC	indirect maximum breathing capacity	간접 최대 호흡량
IMC	intermittent catheterization	간헐적 도뇨
	intramedullary catheter	연수내 카테터
IMCU	intermediate care unit	중간 치료실
IMDO	idiopathic midline destructive disease	특발성 중앙선 파괴성 질환
IME	independent medical examination	독립된 내과검사
IMF	immobilization mandibular fracture	하악골 골절고정
	intermaxillary fixation	악골간 고정술
IMG	internal medicine group (group practices)	내과 그룹
	idiopathic membranous glomerulonephritis	특발성 막질성 사구체신염
IMGU	insulin mediated glucose uptake	인슐린 중재(조정) 당섭취
IMH	idiopathic myocardial hypertrophy	특발성 심근비대증
IMH test	indirect microhemagglutination test	간접 미세혈응집 검사
IMI	imipramine	이미프라민(항우울제)
	inferior myocardial infarction	하부 심근경색
	intramuscular injection	근육주사
IMIG	intramuscular immunoglobulin	근육내 면역글로불린
IMLC	incomplete mitral leaflet closure	불완전 승모판소엽 폐쇄
IMMC	interdigestive migrating motor complex	공복시 이동성 위장관 복합운동
IMN	internal mammary node (=sternal node)	내유림프절(흉골림프절)

약 어	원 어	해 설
IMP	impacted	충격, 매복
	important	중요한
	impotence	발기부전
	impression	**인상, 진단**
	improved	향상된, 개선된
IMPA	incisal mandibular plane angle	하악 절단평면각
IMR	infant mortality rate	영아 사망율
IMRA	immunoradiometric assay	면역 방사선 분석법
IMS	incurred in military service	병영(군역)에서 발생한
IMT	inspiratory muscle training	흡기근 단련
IMU	intermediate medicine unit	중간 진료실
IMV	inferior mesenteric vein	하장간막 정맥
	intermittent mandatory ventilation	간헐적 강제호흡
	intermittent mechanical ventilation	간헐적 기계호흡
IMVP	idiopathic mitral valve prolapse	특발성 승모판 탈출증
IMVP-16	ifosfamide, mesna uroprotection, methotrexate, and etoposide	항암제의 일종
IN	intranasal	비강내의
In	inches	인치
	indium	인듐
	insulin	인슐린
INA	international nurological association	국제신경학 협회
	intranasal antrotomy	비강내 상악동절개술
INAH	**isonicotinic acid hydrazide**	**결핵치료제**
INC	incisal	절단의, 절치의
	incision	절개
	include	포함

약 어	원 어	해 설
INC	incomplete	불완전한
	incontinent	실금의
	increase	증가하다
	incurred	불치성
	inside the needle catheter	바늘 카테터 내측
Inc Spir	incentive spirometry	유발성 폐활량 측정
IND	induced	유발된
	investigational new drug (application)	(새로 개발된)실험 신약
INDM	infant of nondiabetic mother	비당뇨 어머니의 아이
INDO	indomethacin	인도메타신(항염증제)
INE	intranasal ethmoidectomy	비내사골절제술
INEX	inexperienced	무경험의
INF	**infant**	**유아**
	infarction	경색
	infected	감염된
	inferior	하위의
	infiltration	침윤
	inflammatory	염증성
	information	정보
	infused	주입된
	infusion	주입
	interferon	인터페론
	intravenous nutritinal fluid	정맥내 영양의 액체
INFC	infected	감염된
	infection	감염
INFH	ischemic neorosis of femoral head	허혈성 대퇴두부 괴사
ING	inguinal	서혜부의
ing	checking	점검

약 어	원 어	해 설
INH	**isoniazid, isonicotinic acid hydrazide**	**결핵치료제**
inj	injection	주사
	injury	상해
INK	injury not known	알려지지 않은 손상
INO	internuclear ophthalmoplegia	핵간성 안근마비
inoc	inoculation	접종(법)
	idiopathic nephrotic syndrome	특발성 신증후군
inpt	inpatient	입원환자
INR	**international normalized ratio (for anticoagulant monitoring)**	**국제 표준화 비율 (항응고모니터를 위한)**
INS	insoluble	불용성
	inspiration	흡기
	insufficient	불충분한
	insurance	보증, 보험
INST	instrumental delivery	기계분만
INT	intermittent needle therapy	간헐적 침 치료법
	internal	내부의
Int mon	internal monitor	내부모니터
INTERP	interpretation	번역
intol	intolerance	불내성
int-rot	internal rotation	내회전
int trx	intermittent traction	간헐적 견인
intu	intussusception	장중첩증
intub	intubation	삽관(법)
inu	intensive nursing unit	집중간호실
inver	inversion	내번(내반)
I&O	**intake and output**	**섭취량과 배설량**
IO	inferior oblique	하사위
	initial opening	초기 개방
	internal os	자궁내구

약 어	원 어	해 설
IO	intestinal obstruction	장폐색증
	intraocular	눈안의
IOA	intact on admission	무자(상처없는) 입원
IOC	intern on call	인턴호출
IOCG	intraoperative cholangiogram	수술중 담관조영술
IOD	interorbital distance	안와간 거리
IODM	infant of diabetic mother	당뇨산모의 아이
IOF	intraocular fluid	안구내액
	intra oral feature	구강내 소견
IOFB	**intraocular foreign body**	**안구내 이물질**
IOFNA	**intraoperative fine needle aspiration(biopsy)**	**수술중 미세한 바늘흡입 (생검)**
IOH	idiopathic orthostatic hypotension	특발성 기립성 저혈압
IOI	intraosseous infusion	골내주입
IOL	intraocular lens	안구내 렌즈, 인공수정체
IOLI	intraocular lens implantation	안구내 렌즈이
IOM	inferior oblique muscle	하사근
IOMO	inferior oblique muscle overaction	하사근 과활동
IOMRC	inferior oblique muscle recession	하사근 후전술
ION	ischemic optic neuropathy	허혈성 시신경증
IONIS	indirect optic nerve injury syndrome	간접 시신경 손상 증후군
IONTO	iontophoresis	전기이온 도입법
IOP	**intraocular pressure**	**안압**
IOR	ideas of reference	관계 사고관념
IORT	intraoperative radiation therapy	수술중 방사선 치료
IOS	intraoperative sonography	수술중 초음파 조영
IOT	intraocular tension	안구내 긴장
IOV	initial office visit	초기 병원 방문

약 어	원 어	해 설
IP	incubation period	잠복기
	individualized plan	개별적 계획
	infection prevention	감염예방
	in plaster	반창고 안
	internus paralysis	내직근 마비
	interphalangeal	지관절
	intraperitoneal	복강내의
	intrapleural	흉막내의
	intravenous pyelography	정맥성 신우조영술
	isoelectronic point	등전점
I/P	iris/pupil	홍채/동공
IP_3	inositol triphosphate	
IPA	independent practice association	개업의사협회
	internal pudendal artery	내음부 동맥
	interpleural analgesia	흉막사이에 진통제 투여
	invasive pulmonary aspergillosis	침윤성 폐구균증
	isopropyl alcohol	아이소프로필 알코올(중독)
IPAP	inspiratory positive airway pressure	흡기 양압 기도압
IPB	infrapopliteal bypass	슬개하 우회
IPC	indirect pulp cavity	간접 수질강
	intermittent pneumatic compression(boots)	간헐적 폐 압박
	interpeduncular cistern	각간조(脚間槽)
IPCD	infantile polycystic disease	유아성 다발성 낭질환
IPCK	infantile polycystic kidney (disease)	유아성 다발성 낭포신 (질환)
IPD	immediate pigment darkening	즉각적 색소감광
	inflammatory pelvic disease	골반내 감염

약 어	원 어	해 설
IPD	intermittent peritoneal dialysis	간헐적 복막내투석
	interpupillary distance	동공간의 거리
IPF	**idiopathic pulmonary fibrosis**	**특발성 폐섬유증**
IPFD	intraparturn fetal distress	분만중 태아질식
IPG	impedance plethysmography	임피던스 혈량측정법
	individually polymerized grass	개별적 중합대마(초)
	inspiratory phase gas	흡기상 가스
IPH	idiopathic pulmonary hemosiderosis	특발성 폐 혈철소침착증
	idropathic portal hypertension	특발성 문맥 고혈압증
	interphalangeal	지절간의
	intraparenchymal hemorrhage	실질(연조직)내의 출혈
IPI	intraperitoneal insemination	복강내 수정
IPJ	interphalangeal joint	지절간 관절
IPK	intractable plantar keratosis	난치성 족저 각화증
IPM	intrauterine pressure monitor	자궁내압 감시기
IPMI	inferoposterior myocardial infarction	하후방 심근경색증
IPN	infantile periarteritis nodosa	유아 결절성 동맥주위염
	infection pancreatic necrosis	감염성 췌장괴사
	intern's progress note	인턴의 경과기록
IPOF	immediate postoperative fitting	즉각적인 수술후 적합
IPOP	immediate postoperative prosthesis	즉각적인 수술후 보장구
IPP	inflatable penile prosthesis	팽창가능한 음경 보철물
IPPA	inspection, palpation, percussion and auscultation	시진, 촉진, 타진과 청진
IPPB	intermittent positive pressure breathing	간헐적 양압호흡
IPPF	immediate postoperative prosthetic fitting	즉각적인 수술후 보철물 적합

약 어	원 어	해 설
IPPI	interruption of pregnancy for psychiatric indication	정신병으로 인한 강제 임신중절
IPPV	**intermittent positive pressure ventilation**	**간헐적 양압환기**
IPR	interpersonal relationship	인간관계
IPS	infundibular pulmonic stenosis	폐누두 협착
	initial prognostic score	초기예후 평점
	interpeduncular space	각간극(脚間隙)
IPSF	immediate postsurgical fitting	즉각적인 수술후 적합
IPSID	immunoproliferative small intestinal disease	면역 증식성 소장질환
IPSS	internal prostate symptom score	국제전립선증상 점수
IPTH	immunoreactive parathyroid hormone	면역반응성 부갑상선호르몬
IPTX	intermittent pelvic traction	간헐적 골반견인
IPU	inpatient unit	입원실, 병실
IPV	inactivated poliovirus vaccine	불활성 소아마비바이러스 백신
	infectious pustular vaginitis	감염성 농포성 질염
	intrapulmonary vein	폐내정맥
IPVC	interpolated premature ventricular contraction	간입성 조발성 심실수축
IPW	interphalangeal width	**지절간 넓이**
IQ	**intelligence quotient**	지능지수
IR	inferior rectus	하직근
	infrared ray	적외선
	internal reduction	내부정복
	internal resistance	내부저항
	internal rotation	내회전
	intra rectal	**직장내**
I&R	insertion and removal	삽입과 제거

약 어	원 어	해 설
IRA	ileorectal anastomoses	회장-직장문합술
IRAEEA	ileorectal anastomoses with end to end anastomosis	끝과 끝을 문합하는 회장-직장문합술
IRB	institutional review board	제도적 심사위원회
IRBBB	**incomplete right bundle branch block**	**불완전 우각 차단**
IRBC	immature red blood cell	미성숙 적혈구
	irradiated red blood cells	조사된 적혈구
IRBP	interphotoreceptor retinoid binding protein	내부 광선 수용기 망막 결합 단백질
IRC	indirect radionuclide cystography	간접 방사핵종 방광촬영술
IRCU	intensive respiratory care unit	호흡기 중환자실
IRDS	idiopathic respiratory distress syndrome	특발성 호흡장애 증후군
	infant respiratory distress syndrome	신생아 호흡장애 증후군
	insulin resistant diabetes mellitus	인슐린내성 당뇨병
IRE	internal rotation in extension	내회전 신전
IRF	internal rotation in flexion	내회전 굴곡
IRG	immune reactive glucagon	글루카곤 면역반응
	immune response genes	유전자 면역반응
IRH	intraretinal hemorrhage	망막내 출혈
IRI	immuno reactive insuline	인슐린 면역반응검사
IRMA	immunoradiometric assay	면역 방사정량법
	intraretinal microvascular abnormalities	망막내 미세혈관 기형
IRM RC	interior rectus muscle recession	하직근 후전술
IROS	ipsilateral routing of signals	동측 신호 방향
IRR	intrarenal reflux	신장내 역류
IRRC	institutional research review committee	연구 평론 위원회

약 어	원 어	해 설
irr	irradiation	방사선조사
irreg	irregular	불규칙적인
irrig	irrigation	세척
IRRHYDRO	irreversible hydrocolloid	불가역성 흡수제
IRS	information and referral society	정보 보조사회
	infra red spectrophotometry	적외선 분광광도계
IRT	immunoreactive trypsin	면역 반응 트립신
	isovolumic relaxation time	등용성 이완기
	intracavitary radiation therapy	강내 조사 치료
IRV	inspiratory reserve volume	예비 흡기량
	inverse ratio ventilation	역성 비율인공호흡
	immune serum	면역혈청
	in situ	같은 발생부위
IS	incentive spirometer	유발성 폐활량 측정
	induced sputum	유도객담
	intercostal space	늑간강, 늑간극
	intraspinal	척수내의
	intrasynovial	활액낭내의
	inventory of systems	목록조사체계
	ipecac syrup	구토제(최토제)의 일종
I/S	instruct/supervise	교육/감독
ISA	intrinsic sympathomimetic activity	내인성 교감신경 흥분작용
ISAH (SIADH)	**inappropriate secretion of antidiuretic hormone**	**항이뇨 호르몬 분비이상**
ISB	incentive spirometry breathing	유발성 호흡 폐활량 측정법
ISC	infant servocontrol	영아 제어조절장치
	infant skin control	영아 피부조절
	interstitial cell	간질세포

약 어	원 어	해 설
ISC	isolette servocontrol	아이솔레트 제어조절
ISCs	irreversible sickle cells	비가역성 겸상 적혈구
ISD	immunologic skin disease	면역 피부질환
	inhibited sexual desire	성욕억제
	initial sleep disturbance	초기 수면장애
	isosorbide dinitrate	이소소바이드 이질산염
ISDN	isosorbide dinitrate	이소소바이드 이질산염
ISF	**interstitial fluid**	**간질액**
ISG	immune serum globulin (immune globulin)	면역혈청 글로불린
ISH	icteric serum hepatitis	황달동반 혈청성 간염
	isolated systolic hypertension	고립성 수축기 고혈압
ISHT	isolated systolic hypertension	고립성 수축기 고혈압
ISI	insulin sensitivity index	인슐린 감수성 지수
ISMA	infantile spinal muscular atrophy (Werding-Hoffmann disease)	유아 척추근육 위축증 (베르드니히-호프만병)
ISMO®	isosorbide mononitrate	이소소바이드 단질산염
ISN	intussusception	장중적중, 장중첩증
ISNR	in stent no restenosis	스텐트 비협착
ISO	isolette	기관지 확장제
	isoproterenol	아이소프로테레놀
ISOE	isoetharine	기관지 확장제
ISQ	as before:continue on *(instatus quo)*	전에 : 계속
ISR	in stent restenosis	스텐트 재협착
ISS	idiopathic short stature	원인불명의 저신장
	individual self rating scale	자가평가척도
	injury severity score	상해 정도 평점
	integrated summary of safety	안전도 통합요약
	irritable stomach syndrome	과민성 위장 증후군

약 어	원 어	해 설
IS10S	10% invert sugar in 0.9% sodium chloride injection (saline)	
IST	insulin sensitivity test	인슐린 감수성 검사
	insulin shock therapy	인슐린 충격요법
ISU	intermediate surgical unit	중간 외과병동
ISV	internal scrotal vein	음낭내 정맥
ISW	interstitial water	간질액
IS10W	10%invert sugar injection (in water)	10% 당분 수액주사
ISWI	incisional surgical wound infection	절개된 수술 상처감염
IT	immunotoxin	면역독소
	individual therapy	개인요법
	inferior temporal	하측두의
	inhalation therapy	**흡입 요법**
	intensive therapy	집중 치료
	intermittent traction	간헐적인 견인
	intertuberous	결절간의
	intradermal test	피내검사
	intrathecal	척수강내
	intrathoracic	흉곽내의
	intratracheal	기관내의
	isometric transition	이성전이
ITA	individual treatment assessment	개인 치료 평가(사정)
ITAG	internal thoracic artery graft	내흉동맥이식술
ITB	iliotibial band	장경인대
ITC	incontinence treatment center	뇨실금 치료센터
ITCP	idiopathic thrombocytopenic purpura	특발성 혈소판 감소성 자반증

약 어	원 어	해 설
ITCU	intensive thoracic cardiovascular unit	흉곽 심맥관 중환자실
ITE	insufficient therapeutic effect	불충분한 치료상의 효과
	in the ear(hearing aid)	귀안에서(보청기)
	intrapulmonary interstitial emphysema	폐내 간질성 기종
ITGV	intrathoracic gas volume	흉곽내 가스량
ITP	idiopathic thrombocytopenia	특발성 혈소판 감소증
	idiopathic thrombocytopenic purpura	**특발성 혈소판 감소성 자반증**
	interim treatment plan	임시치료 계획
ITPA	Illinois test of psycholinguistic ability	일리노이스 심리언어력 검사
ITPV	intratracheal pulmonary ventilation	기관내 폐환기
ITRA	itraconazole	
ITSCU	infant toddler special care unit	영유아 특별간호병동
ITT	identical twins(raised) together	일란성 쌍둥이
	insulin tolerance test	인슐린 내성검사
	internal tibial torsion	경골내 염전
ITU	infant toddler unit	유아 아동실
	intensive therapy unit	집중 치료실
ITVAD	indwelling transcutaneous vascular access device	유치성 경피부맥관 부속장치
IU	international unit	국제 단위
	intrauterine	자궁내
IUC	intrauterine catheter	자궁내 카테터
IUCD	intrauterine contraceptive device(coli, loop)	자궁내 피임기구 (비전문용어)
IUD	intrauterine death	자궁내 사망
	intrauterine device	**자궁내 피임장치**
IUDR	idoxuridine	아이독슈리딘

약 어	원 어	해 설
IUFB	intrauterine foreign body	자궁내 이물체
IUFD	intrauterine fetal death	자궁내 태아사망
	intrauterine fetal distress	자궁내 태아질식
IUGR	**intrauterine growth retardation**	**자궁내 태아 성장지연**
IUI	intrauterine insemination	인공 수정
IUM	intrauterine(fetal) malnourished	자궁내(태아) 영양실조
IUP	intrauterine pregnancy	자궁내 임신
IUPC	intrauterine pressure catheter	자궁내압 카테터
IUPD	intrauterine pregnancy delivered	자궁내 임신 분만
IUP.TB CS	intrauterine pregnancy, term birth, cesarean section	만기된 자궁내 임신, 만기출산, 제왕절개술
IUP.TB LC	intrauterine pregnancy, term birth, living child	자궁내 임신, 만기 생존아
IUR	intrauterine retardation	자궁내 지연
IUT	intrauterine transfusion	자궁내 수혈법
IUTD	immunizations up to date	최신식 예방접종
IV	interventricular	심실사이의
	intervertebral	추골내의
	interview	면담
	intravascular	혈관내의
	intravenous	**정맥내**
	invasive	침습성의
IVAI	intra vitreous air injection	초자체내 공기주입
IVAP	implantable vascular access device	이식성 혈관 접근기구
IVBAT	intravascular bronchoalveolar tumor	맥관내 기관지폐포종양
IVC	**inferior vena cava**	**하대정맥**
	inspiratory vital capacity	흡기 폐활량

약 어	원 어	해 설
IVC	intravenous cholangiogram	정맥내 담관조영술
	intravenous cholecystography	정맥내 담낭조영술
	intraventricular catheter	심실내 카테터
IVCC	intravascular consumption coagulopathy	혈액내 소모성 응고장애
IVCD	intraventricular conduction defect	심실내 전도장애
IVCP	inferior vena cava pressure	하대정맥압
IVD	**intervertebral disk**	**추간원판**
	intravenous drip	정맥내 점적
IVDA	intravenous drug abuse	정맥내 약물남용
IVDSA	intravenous digital subtraction angiography	정맥내 디지털 감쇄 혈관조영법
IVDU	intravenous drug user	정맥내 약물 사용
IVF	*in vitro* fertilization	체외수정(시험관내 수정)
	intravenous fluid(S)	정맥내 수액
IVFA	intravenous fluorescence angiography	정맥내 형광 혈관조영법
IVFE	intravenous fat emulsion	정맥내 지방 유제
IVF-ET	***in vitro* fertilization embryo transfer**	**체외수정, 배이식**
IVFT	intravenous fetal transfusion	정맥내 태아 수혈법
IVGI	intral vitreal gas injection	초자체내 가스주입
IVGTT	intravenous glucose tolerance test	정맥내 당내성 검사
IVH	intravenous hyperalimentation	정맥내 과영양
	intraventricular hemorrhage	**심실내 출혈**
IVHI	intra vitreal air injection	생체내 공기 주입
IVIG	**intravenous immunoglobulin**	**정맥내 면역글로불린**
IVJC	intervertebral joint complex	추간관절 봉합
IVL	intravenous lock	정맥내 록

약 어	원 어	해 설
IVLBW	infant of very low birth weight	극저체중 영아
IVM	intravascular mass	혈관내 종괴
IVOX	intravascular oxygenator	혈관내 산소주입기
IVP	intravenous pitocin	정맥내 피토신
	intravenous push	정맥내 압력
	intravenous pyelogram	**정맥내 신우조영술**
IVP-ET	*in vitro* fertilization and embryo transfer	체외수정 배이식법 (불임증 치료법)
IVPU	intravenous push	정맥내 압력
IVR	idioventricular rhythm	심실고유리듬
	intravenous retrograde	정맥내 역행
	intravenous rider	정맥내 라이더
IVRAP	intravenous retrograde access port	정맥내 역행 평가기구
IVRO	intraoral vertical ramus osteotomy	구내 하악지 수직골 절단술
IVS	**intraventricular septum**	**심실내 중격**
	irritable voiding syndrome	과민성 배뇨증후군
IVSD	intraventricular septal defect	심실중격 결손
IVSE	interventricular septal excursion	심실간 중격전이
IVSS	intravenous solu set	정맥내 수액 세트
IVT	intravenous therapy	정맥내 주입치료(간호중재)
	intravenous transfusion	정맥내 수액, 수혈
IVTTT	intravenous tolbutamide tolerance test	정맥내 톨부타마이드 내성검사
IVU	intravenous urography	경정맥 요로조영법
	intravenous ultra sonogram	경정맥 초음파
IW	inferior wall infarction	하벽 경색증
IWL	insensible water loss	불감성 수분 소실
IWMI	inferior wall myocardial infarct	하부벽 심근경색

약 어	원 어	해 설
IWML	idiopathic white matter lesion	특발성 백색농성 병변
IWT	impacted wisdom teeth	매복된 지치
IZ	isolation zone	격리구역

J

약 어	원 어	해 설
J	jejunostomy	공장누공술
	Jewish	유태인의
	joint	관절
	Joule	주울(M(미터), K(킬로그램), S(초) 단위)
	juice	즙, 액
Jack	jacknife position	잭나이프 체위
JAMG	juvenile autoimmune myasthenia gravis	유년기성 자가면역 중증 근무력증
JAR	junior assistant resident	3년차 전공의 보조
JARAN	junior assistant resident admission note	3년차 전공의 보조 입원 기록
JBE	Japanese B encephalitis	일본 뇌염 B형
JC	junior clinicians (medical students)	초급 임상의사(의과대학생)
JCAHO	joint commission on accreditation of health care organizations	의료기기 재가 위원회
JD	jaundice	황달
JDG	jugular digastric(muscle)	경이복의, 경이복근의
JDM	Juvenile diabetes mellitus	유년기 당뇨병
JDMS	juvenile dermatomyositis	소아 근피부염
JE	**Japanese encephalitis**	**일본뇌염**
JEB	junctional escape beat	방실 접합부 이탈박동
jej	jejunum	공장
JER	junctional escape rhythm	방실 접합부 이탈리듬
JET	junctional ectopic tachycardia	방실 접합부 기외 빈맥
JEV	Japanese B encephalitis virus	B형 일본뇌염 바이러스

약 어	원 어	해 설
JF	joint fluid	관절액
JFS	Jewish Family Service	유태계 가족서비스
JGA	juxtaglomerular apparatus	사구체 장치
JGC	juxtaglomerular cell	사구체 세포
JGI	juxtaglomerular granulation index	사구체의 과립성 지수
JHR	Jarisch Herxheimer reaction	야리쉬-헉스하이머 반응
JI	jejunoileal	공장회장의
JIB	jejunoileal bypass	공장회장 우회
JIS	juvenile idiopathic scoliosis	소아 특발성 척추 측만증
JJ	jaw jerk	하악반사
JLP	juvenile laryngeal papillomatosis	소아 후두 유두종증
JM-9	iproplatin	
JMS	junior medical student	의과대학 3학년생
JND	just noticeable difference	현저한 차이
jnt	**joint**	**관절**
JODM	juvenile onset diabetes mellitus	소아 당뇨병
JOMAC	judgement, orientation, memory, affect and calculation	판단, 지남력, 기억, 감정과 계산
JOMACI	judgment, orientation, memory, abstraction and calculation intact	판단, 지남력, 기억, 추상과 계산에 착오가 없음
JP	Jackson Pratt(drain)	휴대용 상처흡인기 일종
	joint protection	관절보호
JPA	juvenile pilocytic astrocytoma	소아 모낭 성상세포종
JPB	junctional premature beats	방실 접합부 조기박동
JP→BS	Jackson Pratt to bulb suction	

약 어	원 어	해 설
JPC	junctional premature contraction	접합부 조기 수축
JPS	joint position sense	관절 체위 지각
JPTS	juvenile tropical pancreatitis syndrome	소아 열대성 췌장염증후군
JR	**junctional rhythm**	**접합부 리듬**
JRA	juvenile rheumatoid arthritis (engorgement)	소아 류머티스성 관절염 (울혈)
JRAN	junior resident admission note	3년차 전공의 입원노트
JrBF	junior baby food	어린 아기음식
JRC	joint replacement center	관절 대치 센타
JT	jejunostomy tube	공장누공관
	joint	관절
	junctional tachycardia	접합부 빈맥
JTF	jejunostomy tube feeding	공장누공관 인공영양
JTP	joint projection	관절 돌출부
J-Tube	jejunostomy tube	공장누공관
juv	juvenile	청소년, 소아
JV	jugular vein	경정맥
JVC	jugular venous catheter	경정맥 카테터
JVD	jugular venous distention	경정맥 확장
JVE	jugular vein engorgement	경정맥 울혈
JVP	**jugular venous pressure**	**경정맥압**
	jugular venous pulsation	경정맥박
	jugular venous pulse	경정맥박
JVPT	jugular venous pulse tracing	경정맥박 추적
Jx	**joint**	**관절**
JXG	juvenile xanthogranuloma	연소성 황색 육아종

K

약 어	원 어	해 설
K	absolute zero	
	calix	배(杯), 잔
	constant	일정의, 불변의
	electrostatic capacity	정전기 용적
	kalium(potassium)	칼륨
	kanamycin	카나마이신
	katal	효소를 포함한 모든 촉매제
	kell blood system	켈 혈액형
	Kelvin(absolute zero)	절대온도 0도, °k
	kidney	신장
	kilo(thousand)	일천(10^3)
	kilobyte	1024(2^{10})
	vitamin K	비타민 K
K_1	phytonadione	
K_3	menadione	
K_5	menadiol sodium diphosphate	메나디온 나트륨 이인산염
17K	17-ketosteroids	17-케토스테로이드
KA	keratoacanthoma	각화극세포증
	ketoacidosis	케토산증
KAB	knowledge, attitude and behavior	지식, 태도와 행동
K-ABC	Kaufman Assessment Battery for Children	어린이를 위한 카우프만의 사정 종합테스트
KABINS	knowledge, attitude, behavior and improvement in nutritional status	영양상태에 대한 지식, 태도, 행동과 증진
KAF	conglutinogen activating factor(factor I)	교착소원 활성인자(I)

K

약 어	원 어	해 설
KAFO	knee ankle foot orthosis	무릎, 발목, 발 정형술
KAO	knee ankle orthosis	무릎, 발목 정형술
KAS	Katz adjustment scale	카츠 적응척도
KASH	knowledge, abilities, skills and habits	지식, 능력, 기술과 습관
kat	katal	촉매제의 활동 표시단위
K-A units	King Armstrong units	킹 암스트롱 단위
KB	ketone bodies	케톤체
KBr	pottassium bromide	칼륨 취화물
KC	keratoconjunctivitis	각막결막염
	knees to chest	무릎에서 흉부
	Korean conflict	한국인의 갈등
kcal	**kilocalorie**	**킬로칼로리**
KCC	kathodal closing contraction	음극폐쇄수축
KCCT	**kinetocardiography**	**심장활동사진**
k cell	**killer cell**	**살세포**
KCG	kineto cardiogram	심운동도
kCi	kilocurie	킬로큐리
KCl	kerato conus line	원뿔 각막선
	potassium chloride	칼륨 염소
KCT	cathodal(kathodal) closure tetanus	음극폐쇄연축
KCS	keratoconjunctivitis sicca	건조성 각결막염
KD	division of nephrology	신장내과 분과
	Kawasaki's disease	가와사키 병
	Keto Diastix[R]	케토 디아틱스
	kidney donors	신장 제공자
	knee disarticulation	슬관절 절단

약 어	원 어	해 설
Kd	kilodalton	킬로달톤
KDA	known drug allergies	알고 있는 약물알러지
KDU	kidney dialysis unit	신장투석실
KE	kinetic energy	운동에너지($E=1/2mv^2$)
ke	exchangeable body potassium	교체성 체내 포타슘
KED	Kendrick extrication device	
kel	elimination rate constant	배설률 일정
KEM	Kanendomycin	카넨도마이신
KET	ketoconazole	케토코나졸
keV	kiloelectron volt	1,000 전자볼트
KF	kidney function	신장기능
KFAB	kidney fixing antibody	신장고정항체
KFAO	knee, foot, ankle orthosis	무릎, 발목, 발 정형술
KFR	Kayser Fleischer ring	카이저 플리처 고리
KFS	Kleppel-Feil syndrome	클리펠-페일 증후군 (경추의 선천성 기형)
kg	kilogram(2.2pounds)	킬로그램
KGC	keflin, gentamicin,and carbenicillin	항생제
KGDS	korean geriatric depression scale	한국형 노인성 우울척도
KGS	ketogenic steroid	케톤체형성 스테로이드
K24H	potassium, urine 24 hour	24시간뇨의 칼륨
KI	karyopyknotic index	핵농축 지수
	kernicterus	핵황달
	knee immobilizer	무릎 고정기
	potassium iodide	칼륨 요오드
KID	keratitis, ichthyosis and deafness(syndrome)	각막염, 어린선과 난청(증후군)

약 어	원 어	해 설
kilo	kilogram	킬로그램
KISS	saturated solution of potassium iodide	칼륨요오드의 포화용액
KIT	Kahn Intelligence Test	칸지능 검사
KIU	kallikrein inhibiting unit	칼리크레인 억제
KJ	kilojoule	킬로주울
	knee jerk	무릎(슬개건) 반사
KK	knee kick	무릎(슬개건) 반사
KL bac	klebs-loeffler bacillus	클레브스-뢰플러 간균
KL-BET	Kleihauer-Betke	
Kleb	klebsiella	
KLH	keyhole limpet hemocyanin	
K-Lor	potassium chloride tablets	칼륨, 염화물정제
KLS	kidneys, liver, and spleen	신장, 간과 비장
KM	**kanamycin**	**가나마이신**
KMA	**Korean Medical Association**	**대한의학협회**
$KMnO_4$	**potassium permanganate**	**칼륨 과망간 산염**
KMRA	Korean Medical Record Association	대한의무기록협회
KMS	knowledge management system	지식경영체계
KMSI	the Korean society of medical informatics	한국의료 정보학회
KMV	killed measles virus vaccine	홍역바이러스 사백신
KN	knee	무릎
KNA	Korean nurse's association	대한간호협회
K-nail	Khumtscher nail	큄처 정 (골수강내에 삽입하는 기구)
K-NIC	Korean Nursing Interventions classification	한국형 간호중재 분류
KNO	keep needle open	바늘 개방유지

약 어	원 어	해 설
KO	keep open	개방유지
	knee orthosis	무릎 정형술
KOH	potassium hydroxide	칼륨 수산화물
KOR	keep open rate	무릎 개방률
KP	hot pack	더운 찜질
	keratitis punctata	정상 각막염
	keratoprecipitate	각막 침전물
	keratoplasty	각막이식술
KPE	Kelman phacoemulsification	켈만 초음파 융합술
	Kemper phakeemulsification	켐퍼 수정체유화
	keratoplasty extraction	각막 성형 추출술
KPP	keratosis palmaris et plantaris	수장족저 각화증
KPTT	kaolin partial thromboplastin time	트롬보플라스틴 시간
Kr	krypton	크립톤(원소기호)
KRP	Kreb-Ringer phosphate	크렙-링거 인산액
KS	Kaposi's sarcoma	카포시 육종
	ketosteroid	케토스테로이드
	killing service	킬링 서비스
	klinefelter's syndrome	클라인펠터 증후군
	Kveim-Seltzback(test)	크바임 셀즈백(시험)
K/S	kilocycle per second	초당 킬로사이클
17-KS	17-ketosteroids	17-케토스테로이드
KSA	knowledge, skills and abilities	지식, 기술과 능력
KSd	keratitis superficialis diffusa	미만성 표층 각막염
KS/OI	Kaposi's sarcoman and opportunistic infections	카포시 육종과 기회감염
KSP	keratitis superficialis punctata	점상 표층 각막염
KSR	potassium chloride sustained release(tablets)	칼륨염화물 지속된 방출
KT	**kidney transplant**	**신장이식**

약 어	원 어	해 설
KT	kinesiotherapy	운동요법
KTC	knee to chest	무릎에서 흉부
KTP	potassium titanyl phosphate (laser)	칼륨티탄 인산염
KTU	**kidney transplant unit**	**신장이식병동**
KUB	**kidney, ureter and bladder**	**신장, 요관과 방광**
KUS	kidney(s), ureter(s) and spleen	신장, 요관과 비장
KV	kilovolt	킬로볼트
KVO	**keep vein open**	**정맥확보**
kVp	kilovolt peak	최대 킬로볼트
KW	Keith-Wagener (ophthalmoscopic finding, graded I-IV)	케이트-와그너 (안저소견 결과, 등급 I-IV)
	Kimmelstiel Wilson	킴멜스틸 윌슨
KWB	Keith-Wagener-Barker classification system	케이트-와그너-바커 분류체제
K-wire	**Kirschner wire**	**키르시너 철사(핀)**

L

약 어	원 어	해 설
L	fifty	50
	lecithin	레시틴
	left	왼쪽
	length	길이
	lente insulin	렌테 인슐린(상품명)
	lingual	혀의
	liter	리터
	liver	간
	lower	하부
	lumbar	요추
	lung	폐
$L_1 \cdots L_5$	lumbar nerve 1 through 5	요추신경 1~5
	lumbar vertebra 1 through 5	제 1번-5번 요추
LA	lactation amenorrhea	수유성 무월경
	lactic acid	유산, 젖산, 락트락
	language age	언어연령
	large amount	다량
	Latin American	라틴 아메리카인(중남미)
	latex agglutination(test)	라텍스 응집(시험)
	left anterior	좌측전방의
	left arm	왼쪽 팔
	left atrial	**좌심방의**
	left atrium	좌심방
	left auricle	좌측이개, 좌심이
	lichen amyloidosis	아밀로이드성 태선
	light accommodation	동공의 광조절 반응
	linguoaxial	설축

약 어	원 어	해 설
LA	**local anesthesia**	**국소마취**
L&A	long acting(drug)	지속성(약물)
	long arm(cast)	긴팔, 장완(붕대)
	Ludwig's angina	루드비히 구협염
	light and accommodation	빛과 조절
	living and active	생활과 활성(자동)
L+A	last artificial abortion	최종 인공유산
LAA	left atrium and its appendage	좌심방과 부속기
LAB	**laboratory(Lab)**	**실험실(연구실, 검사실)**
	left abdomen	좌복부
LAC	laceration	열상, 열구
	long arm cast	긴팔붕대
Lac	lactate	락트산염
	lactation	유즙분비, 수유, 젖분비
LACT-ART	lactate arterial	락트산염 동맥
LAD	lactic acid dehydrogenase	유산탈수 효소
	left anterior descending	**좌전하 동맥**
	left axis deviation	**좌축편위**
	leukocyte adhesion deficiency	백혈구 유착 결손증
	lymphocyte activating determinant	림프구 활성화 결정인자
	lysergic acid diethylamide	레세르그산 디에틸아이드
LADA	left acrom dorso anterior	좌선단 배전위
	left anterior escending (coronary) artery	좌측전방하행 (관상)동맥
LADCA	left anterior descending coronary artery	좌측전방하행 관상동맥
LADD	left anterior descending diagonal	좌측전방하행 대각
LADH	lactic acid dehydrogenase	락트산 탈수소효소
	liver alcohol dehydrogenase	간 알코올 탈수소효소

약 어	원 어	해 설
LADME	liberation absorption, distribu, metablolism and excretion	유리, 흡수, 분포, 대사, 배설 (시간별 약물 분해과정)
LADMIN	left axis deviation minimal	최소의 좌축편위
LADP	left acrom dorso posterior	좌선단 배후측
LAE	left atrial enlargement	좌심방 확대
	long above elbow	상완
LAF	laminar air flow	공기층류, 총공기유통
	Latin American female	중남미계 여성
	low animal fat	지방이 낮은 동물성
	lymphocyte activating factor	림프구 활성화 인자
LAFB	**left anterior fascicular block**	**좌측전면 섬유속 차단**
LAG	labiogingial	순치은
	lymphangiogram	림프관 조영도
LAH	lactalbumin hydrolysati	락트알부민 가수분해물
	left anterior hemiblock	**좌전각 반차단**
	left atrial hypertrophy	좌심방 비대
LAHB	left anterior hemiblock	좌전각 반차단
LAIT	latex agglutination inhibition test	라텍스 응집반응 억제시험
LAK	lymphokine activated killer	림포카인 활성 킬러세포
LAL	left axillary line	좌액와선
	limulus amebocyte lysate	리물루스 아메바세포 용해질
LAM	laminectomy	척추궁절제술
	laminogram	단층 X-선 사진
	late ambulatory monitoring	지연이동감시
	Latin American male	중남미계 남성
lam	laminectomy check	척추궁절제술 점검
LAMB	lentigines, atrial myxoma, mucocutaneous myxomas, and blue nevi(syndrome)	점, 심방점액종, 점막 피부 점액종, 청색모반(증후군)

약 어	원 어	해 설
LAN	local area network	업체내 정보통신망
	lymphadenopathy	림프선 병증
LANC	long arm navicular cast	장완 주상골 붕대
LANV	left artrial neovascularization	좌심방 혈관신생
LAO	left anterior oblique	좌전사위(제2사위)
LAP	**laparoscopy**	**복강경 검사법**
	laparotomy	개복술
	left atrial pressure	좌심방 압력(좌심방압)
	leucine aminopeptidase	류신 아미노펩티다아제
	leukocyte alkaline phosphatase	백혈구 알칼라인 포스파타아제
	low abdominal pain	하복부 통증
	lymphadenopathy	림프절 종대
LAPA	**laparoscopy**	**복강경 검사법**
LAPA-PPY	laparoscopic appendectomy	복강경을 통한 충수절제술
LAPW	left atrial posterior wall	좌심방 후벽
LAR	larynogology	후두병학
	left arm, reclining or recumbent(blood pressure pulse measurement)	좌측팔, 눕히거나 기댐 (혈압, 맥박 측정)
LAS	laxative abuse syndrome	완하제 남용 증후군
	leucine acetylsalicylate	류신 아세틸 살리실레이트
	local adaptation syndrome	국소적응 증후군
	long arm splint	긴팔 부목
	lymphadenopathy syndrome	림프절병 증후군
	lymphangioscintigraphy	림프섬광조영술
LASA	linear analogue self assessment(scales)	선형의 연속상 자가사정(척도)
L-ASP	asparaginase	아스파라기나아제
LAT	latent	잠재형, 잠복(성)의

약 어	원 어	해 설
LAT	lateral	외측의, 측방의
	lateral or side	외측의 또는 옆
	left anterior thigh	좌전대퇴
LATCH	literature attached to chart	챠트에 부착한 도표
lat decub	lateral decubtis	측와위
lat men	lateral meniscectomy	외측연골판 제거술
LATS	long acting thyroid stimulator	지속성 갑상선 자극제
LATSP	long action thyroid sitimulating protector	지속성 갑상선 자극제 보호인자
LAUP	laser assisted uvulo platoplasty	레이저 구개수 성형술
LAV	lymphadenopathy associated virus	림프선증 관련 바이러스
LAVA	laser assisted vasal anastomosis	레이저 보조혈관 문합술
LAVH	laparoscopically assisted vaginal hysterectomy	복강경하 질식 자궁적출술
LAW	left atrial wall	좌심방벽
LAX	laxative	완하제(변비약)
LB	large bowel	대장
	lateral bending	외측굴곡
	left breast	좌측 유방
	left bundle	좌각
	left buttock	좌측 둔부
	leiomyoblastoma	평활근 육모세포종
	libra(lb)	파운드(무게단위)
	live births	출생
	loose body	소성체
	low back	저요부
	lung biopsy	폐생검

약 어	원 어	해 설
LB	lymphoid body	림프양체
L&B	left and below	좌하부
LBB	left breast biopsy	왼쪽 유방 생검
LBBB	left bundle branch block	좌각 차단
LBCD	left border of cardiac dullness	심탁음계의 좌측연
LBD	large bile duct	총담관
	left border dullness (of heart to percussion)	탁음계의 좌측한계
LBE	long below elbow	장주관절 하부
LBF	Lactobacillus bulgaricus factor	락트산 간균 인자
LBH	length, breadth and height	길이, 폭과 높이
LBI	librium	리브리엄 (안정제의 일종)
LBM	lean body mass	제지방 체중, 마른 체구
	loose bowel movement	완화된 장운동 (설사성 장운동)
	lung basement membrane	폐 기저막
LBNP	lower body negative pressure	하체음압
LBO	large bowel obstruction	대장 폐쇄
LBP	low back pain	하부요통
	low blood pressure	저혈압
LBQC	large base quad cane	밑면이 넓은 네발 지팡이
LBT	low back tenderness	요압통
	low back trouble	심한 요통
LBV	left brachial vein	좌 상완정맥
LBW	lean body weight	마른 체중
	low birth weight(infant)	저체중 출생(신생아)
LBWI	laparoscopic cholecystectomy	복강경하 담낭절제술
	late clamped(umbilical cord)	제대결찰 지연
	low birth weight infant	저체중 출생아

약 어	원 어	해 설
LC	leadership committee	리더십위원회
	leadership conference	리더십회의
	left circumflex	왼쪽 회선
	leisure counseling	여가상담
	lethal concentration	치사농도
	lipid cytosomes	지질세포질체
	liquid chromatography	액체 착색조명술
	liver cirrhosis	**간경변, 간경화증**
	living children	생존한 아이들
	low calorie	저열량
	lung cancer	폐암
L&C	ligation and cryotherapy	결찰과 한랭요법
L/C	laparscopic cholecystectomy	복강경하 담낭절제술
	liver cirrhosis	간경변, 간경화증
	lung cancer	폐암
3LC	triple lumen catheter	3구경 카테터
LCA	Leber's congenital amaurosis	레버 선천성 흑내장
	left circumflex artery	좌회선 동맥
	left coronary artery	좌관상동맥
	light contact assist	광접촉 보조
LCAT	**lecithin cholesterol acyltransferase (deficiency)**	**레시틴 콜레스테롤 아실 전이효소(결핍증) (체내 콜레스테롤 방지물질)**
LCB	left costal border	좌늑골연
LCBF	local cerebral blood flow	국소 뇌혈류량
LCC	lactose caliform count	유당 대장균 계수
	left coronary cusp	좌측 관상동맥 첨두
	liver cell carcinoma	간세포 암종

약 어	원 어	해 설
LCC	luxation coxae congenita	선천성 고관절 탈구
LCCA	left common carotid artery	좌 총경동맥
	leukocytoclastic angiitis	백혈구 파쇄성 혈관염
LCCS	low cervical cesarean section	저자궁경부제왕절개
LC = Varix	**liver cirrhosis with varix**	정맥류를 동반한 간경변
LCD	liquor carbonis detergens (coal tar solution)	탄자액 (콜타르용액)
	localized collagen dystrophy	**국한성교원질이영양증**
	low calcium diet	저칼슘 식이
LCE	left carotid endarterectomy	좌경동맥 혈관내막 절제술
LCF	left circumflex	좌회선
LCFA	long chain fatty acid	긴 사슬 지방산
LCFM	left circumflex marginal	좌회 변연부
LCGU	local cerebral glucose utilization	국소 뇌포도당 이용도
LCH	local city hospital	지방시립병원
LCIS	lobular cancer in situ	엽성 전구암
LCL	large cell lymphosarcoma	대세포 림프육종
	lateral collateral ligament	외측부 인대
	lateral cruciate ligament	외측 십자인대
	lymphocytic leukemia	림프구성 백혈병
	lymphocytic lymphosarcoma	림프구성 림프육종
LCLC	large cell lung carcinoma	대식세포 폐암
LCM	left costal margin	좌늑골연
	lymphocytic choriomeningitis	림프구성 맥락수막염
LCMV	lymphocytic choriomeningitis virus	림프구성 맥락수막염 바이러스
LCNK	large cell non-keratinizing	비케라틴화형 대세포

약 어	원 어	해 설
LCP	long-chain polyunsaturated (fatty acid=linoleic acid)	장쇄 다불포화성(지방산)
LCPD	Legg Calvé Perthes disease	소아 대퇴골두 골연골증
LCR	late cortical response	후기 피질성 반응
	late cutaneous reaction	후기 피부반응
L cream	lidex cream	리덱스 크림 (코르티코스테로이드 연고)
LCS	Leydig cell stimulation	라이디히세포 자극
	lichen chronicus simplex	단순만성태선
	liquor cerebrospinalis	뇌척수액
	low constant suction	낮고 일정한 흡인
	low continuous suction	낮고 계속적인 흡인
LCSW	licensed clinical social worker	면허 임상 사회사업가
	low continuous wall suction	저지속성(흉곽) 벽흡인
LCT	liquid crystal thermogram	액체결정 열선조영상
	long chain triglyceride	긴사슬 트리글리세라이드
	low cervical transverse	하부 경부 수평
	lymphocytotoxic test	림프구독소 시험
LCTD	low calcium test diet	저칼슘 식이요법
LCV	leucovorin	류코보린(엽산의 유도체)
	low cervical vertical	하부경부 수직
LCX	left circumflex (coronary artery)	좌회선(관상동맥)
LD	labor and delivery	분만진통과 분만
	labyrinthine defect	미로결손
	lactic dehydrogenase (formerly LDH)	유산 탈수소효소
	last delivery	최종분만

약 어	원 어	해 설
LD	last dose	최종 투여량
	learning disablity	학습불능
	learning disorder	학습장애
	left deltoid	좌 삼각근
	Legionnaire's disease	재향군인병(레지오넬라증)
	lethal dose	치사량
	licensed dietician	면허 영양사
	light difference (eye examination)	광차 (안검사)
	linguodistal	설단의
	liquid diet	**유동식 식이**
	liver disease	간질환
	living donor	살아있는 제공자
	loading dose	부하량
	long dwell	오래살다(머무르다)
	longitudinal diameter	세로직경
	low density	저밀도, 저농도
L&D	labor and delivery	진통 및 분만
	light and distance (in ophthalmology)	빛과 거리 (안과학)
LD_{50}	median lethal dose	50% (평균)치사량
LDA	left descending artery	좌하행 동맥
	left dorsoanterior	좌배전위
	left dorsoanterior position of fetus in uterus	자궁내 좌배전위(태위)
LDB	Legionnaires disease bacterium	레지오넬라균 감염질환
	left descending artery	좌하행 동맥

약 어	원 어	해 설
LDB	left dorsoanterior	좌배전위
L-D bodies	Leishman-Donovan bodies (laboratory / chemistry)	레슈만-도노반체 (검사실 / 화학)
LDCOC	low dose combination oral contraceptive	저 투여량 복합 구강 피임약
LDD	light-dark discrimination	명암감별
LDDS	local dentist	개업 치과의사
LDEA	left deviation of electrical axis	전기적 축의 좌측편위
LDH	**lactic dehydrogenase**	**유산 탈수소효소**
LDIH	left direct inguinal hernia	좌측 서혜부 탈장(직접형)
LDL	**low density lipoprotein**	**저밀도 지단백**
LDLC	low density lipoprotein cholesterol	저밀도 지단백 콜레스테롤
L-dopa	**levodopa**	**레보도파(파킨슨병 치료제)**
LDP	left dorso posterior (fetus in uterus)	좌배후위 (자궁내 태위)
LDR	labor, delivery and recovery	진통, 분만과 회복
	length to diameter ratio	길이대 직경비율
	labor delivery room	진통과 분만실
LDR/P	labor, delivery, recovery and postpartum	진통, 분만, 회복과 분만후
LDS	leader development system	리더 계발체계
LDT	left dorsotransverse	좌배횡경의
LDUB	long double upright brace	두개의 긴 입위 보조기
LDV	lactic dehydrogenase virus	락트산 탈수소효소 바이러스
	laser Doppler velocimetry	레이저 도플러 속도감응기
LE	**left ear**	**왼쪽귀**
	left eye(os)	**왼쪽눈**

약 어	원 어	해 설
LE	lens extraction	수정체 적출술
	leukocyte esterase	백혈구 에스테르 분해효소
	leukoerythrogentic	백적혈구 생성
	live embryo	살아있는 배(아)
	lower extremity	하지
	lupus erythematous	홍반성 낭창
LEA	lower extremity amputation	하지절단
	lumbar epidural anesthesia	요추 경막상 마취
LE cell	**lupus erythematous cell**	**홍반성 낭창세포**
LE cell test	lupus erythematous cell test	홍반성 낭창세포 검사
LED	lupus erythematous disseminatus	산재성 홍반성 낭창
LEEP	**loop electrosurgical excision procedure**	**자궁경부 환상원추 절제술**
LEF	lupus erythematous factor	홍반성 낭창인자
	Lefort Ⅰ(maxillary fx)	상악골 골절
	Lefort Ⅱ(zygoma & nasal fx)	협골골절 & 비골골절
	Lefort Ⅲ(eyebone fx + zygoma fx + nasal bone fx)	안골, 협골, 비골골절
LEHPZ	lower esophageal high pressure zone	식도하부의 고압력 부위
leio	leiomyoma	평활근종
LEJ	ligation of the esophagogastric junction	식도위 분기점 결찰
LEM	lateral eye movements	측면 안구 운동
	light electron microscope	광전자현미경
LEOPARD	lentigines(multiple), electrocardiographic conduction abnormalities,	반점, 심전도 이상,

약 어	원 어	해 설
LEOPARD	ocular hypertelorism, pulmonary stenosis, abnormal genitalia, retardation of growth and sensorineural deafness (syndrome)	양안 격리, 폐협착, 생식기 이상, 성장지연, 감각 신경성 난청 (증후군)
LEP	leptospirosis	렙토스피라증
	lower esophageal pressure	식도하부의 압력
LE prep	lupus erythematous preparation	홍반성낭창 표본(준비)
LE profundus	lupus erythematous profundus	심재성 홍반성낭창
LER	leukoerythroblastic reaction	백혈아구성 반응
L-ERX	leukoerythroblastic reaction	백적아구성 반응
LES	local excitatory state	국소적 흥분상태
	Lambert-Eaten syndrome	램버트 이튼 증후군
	lower esophageal sphincter	하부식도 괄약근
	lupus erythematous systemic	전신성 홍반성 낭창
LESP	lower esophageal sphincter pressure	하부식도 괄약근 압력
LE syndrome	Lambert-Eaten syndrome	램버트 이튼 증후군
LET	language enrichment therapy	언어강화치료
	linear energy transfer	선형 에너지 이동
LETS	large external transformation sensitive	대외부 전환 감도
leuk	leukocytes	백혈구
lev	levator muscle	거근
LF	labile factor	불안정 인자, 불안정 요소
	laryngofissure	후두절개
	Lassa fever	라사열

약 어	원 어	해 설
LF	latex fixation(test)	리텍스 고정(검사)
	lavage fluid	세정액, 세척액
	leaflet	소엽(어린, 작은 잎)
	left foot	왼발
	leucine flux	류신설사제
	limit of flocculation	응집한계
	living female	살아있는 여성
	low fat	저지방
	low forceps	저위겸자
	low frequency	빈도가 낮은
LFA	left femoral artery	좌대퇴동맥
	left forearm	좌전완
	left frontoanteroir (fetal position)	좌전두전위 (태아의 위치)
	low friction arthroplasty	저마찰성 인공관절대치술
	lmphocyte function antigen	림프구 기능 항원
	lmphocyte function associated (glycoprotein)	림프구 기능 관련 (당단백질)
LFC	living female child	살아있는 여자 아이
	low fat and cholesterol (diet)	저지방과 콜레스테롤 (식이)
LFD	lactose free diet	락토스 제거 식이 (무유당식)
	late fetal death	만기태아사망
	lateral facial dysplasia	외측안면 이형성증
	lateral fatal dose	최소치사량
	low fat diet	저지방 식이
	low fiber diet	저섬유 식이
	low forceps delivery	저위겸자 분만

약 어	원 어	해 설
LFDI	large for date infant	과숙아(임신기간에 비해)
LFGNR	lactose fermenting gram negative rod	그람 음성간상균 락토스효소
LFL	left frontolateral	좌전측두의
LFN	lactoferrin	락토페린(호중구 과립의 철결합 단백질)
LFP	left frontoposterior	좌전후두의
LFS	liver function series	간기능 검사 일체
LFT	latex flocculation test	유액(라텍스) 응결검사
	left frontotransverse	좌전두 횡위
	liver function tests	**간기능 검사**
LFT c/s	lower flap transverse cesarean section	저피판횡의 제왕절개
LFU	limit flocculation unit	한계 침전기구
LG	large	큰
	laryngectomy	후두절제술
	left gluteal	좌 둔근의
	linguogingival	설치은
	lymph glands	림프선
	lymphography	림프절 조영술
LGA	**large for gestational age**	**임신기간 대비 거대아 (과숙아)**
	left gastric artery	좌위동맥
LGB	Landry-Guillain-Berré (syndrome)	랑드리-길랭-바레(증후군)
LGI	lobular glomerulonephritis	소엽성 사구체신염
	lower gastrointestinal(series)	**하부 위장관 (시리즈)의**
LGL	Lown-Ganong-Levine (syndrome)	로운-가농-레빈(증후군) (심실성 방실전도계 장애)

약 어	원 어	해 설
LGM	left gluteus medius	좌둔근 중간
LGN	lateral geniculate nucleus	외측슬상핵
	lobular glomerulonephritis	엽성 사구체 신염
LGS	large green soft	대녹색연화(변)
	Lennox Gastaut syndrome	레녹스 개스토트 증후군
LGV	**lymphagranuloma venerum**	**성병성 림프육아종**
LH	left hand	왼손
	left hyperphoria	좌상사시
	luteinizing hormone	**황체형성 호르몬**
LHA	lateral hypothalamic area	외측 시상하부
	left hepatic artery	좌간동맥
LHBV	left heart blood volume	좌심 혈액량
LHC	left heart catheterization	좌심 카테터법
	left hypochondrium	좌늑하부
LHCG	luteinizing hormone-chorionic gonadotropin	황체화호르몬 융모성 성선자극 호르몬
LHF	**left heart failure**	**좌심부전증**
LH / FSH-RF	luteinzing hormone / follicle-stimulating hormone releasing factor	항체화 호르몬 / 난포자극 호르몬-방출인자
LHG	left hand grip	왼손잡이
LHH	left homonymous hemianopsia	좌측 동측성 반맹증
LHL	left hemisphere lesions	좌반구(뇌반구) 병소
	left hepatic lobe	좌간엽
LHON	Leber's hereditary optic neuropathy	레버 유전성 시신경병증
LHP	left hemiparesis	좌측 반신마비
	left hemiplegia	좌측 편마비

약 어	원 어	해 설
LHR	leukocyte histamine release	백혈구 히스타민 방출
LHRH	**luteinizing hormone releasing hormone(hypothalamic)**	**황체형성 호르몬 방출호르몬(시상하부)**
LHRT	leukocyte histamine release test	백혈구 히스타민 방출 검사
LHS	left hand side	좌측 손쪽
	left heart strain	좌심부하, 좌심긴장
LHT	left hypertropia	좌상사시
LHV	lymphotropic human herpes virus	림프 영양성 인체 헤르페스 바이러스
LI	lactose intolerance	락토오스 불내성
	lamellar ichthyosis	층판 어린선
	large intestine	대장
	learning impaired	**학습장애**
Li	leptospirosis icterohemorrhagica	황달 출혈성 렙토스피라증
	linguoincisal	설절치의
	lithium	리튬
LIA	left iliac artery	좌장골 동맥
	leukemia-associated inhibitory activity	백혈병 동반 억제성 활동도
LIB	left in bottle	병에 남겨두다
LIBC	latent Iron binding capacity	잠재성 철 결합능
LIC	left iliac crest	좌장골능
	left internal carotid	좌내측 경동맥
	leisure interest class	여가 관심반
LICA	left internal carotid artery	좌내측 경동맥
LICD	lower intestinal Crohn's disease	하부 장 크론 질병

약 어	원 어	해 설
LICM	left intercostal margin	좌늑간연
Li_2CO_3	lithium carbonate	리튬탄산염
LICS	left intercostal space	좌늑간 공간
Lido	lidocaine	리도카인(국소마취제)
LIF	left iliac fossa	좌 장골와
	left index finger	왼쪽 집게손가락
	leukemia inhibitory factor	백혈병 억제인자
	liver(migration) inhibitory factor	간(이동, 유주) 억제인자
LIG	ligament	인대
LIH	left inguinal hernia	좌측 서혜부탈장
LIHA	low impulsiveness, high anxiety	충동성이 낮은 높은 불안
LIJ	left internal jugular	좌 내측 경정맥
LILA	low impulsiveness, low anxiety	충동성이 낮은, 낮은 불안
LIMA	left internal mammary artery	좌내측 유방의 동맥(이식)
LINAC	linear accelerator	선형 가속기
LING	lingual	혀의
LIO	left inferior oblique	좌하사위
LIP	lithium induced polydipsia	리튬으로 유발된 다갈증 (우울증 치료제 투여시)
	lymphocytic interstitial pneumonia	림프구성 간질성 폐렴
LIPV	left inferior pulmonary vein	좌하부 폐정맥
LIQ	liquid=liquir=a liquid solution	유동성의, 액체
	liquor	액
	lower inner quadrant	하부내부의 1/4
LIR	left iliac region	왼쪽 장골의 영역

약 어	원 어	해 설
LIR	left inferior rectus	왼쪽 하위 직근
LIS	left intercostal space	왼쪽 늑간 공간
	lobular in situ	소엽의 정상소재
	low intermittent suction	간헐성 저압흡인
LISS	low ionic strength saline	이온 저농도 증류수
LITH	**lithotomy**	**쇄석술**
LIV	left innominate vein	왼쪽 무명 정맥
LIVC	left inferior vena cava	왼쪽 하대정맥
LIVPRO	liver profile	간의 종단면
LIWS	low intermittent wall suction	저 간헐성 벽흡인
LJM	limited joint mobility	관절 가동성 한계
LK	lamelar keratoplasty	얇은 막(각막성형술)
	left kidney	왼쪽 신장
LKA	Lazare Klerman Armour (personality inventory)	라자르 끌레르만 아무르 (개인별 재산목록)
LKS	**liver, kidneys, spleen**	**간, 신장, 비장**
LKSB	**liver, kidneys, spleen and bladder**	**간, 신장, 비장과 방광**
LKSNP	liver, kidney and spleen not palpable	촉진할 수 없는 간, 신장, 비장
LKSNNMT	liver, kidneys and spleen negative, no masses, or tenderness	간, 신장과 비장은 정상, 덩어리나 압통이 없음
LL	large lymphocyte	대 림프구
	left lateral	좌측면의
	left leg	왼쪽 다리
	left lower	**왼쪽 하부**
	left lung	**왼쪽 폐**

약 어	원 어	해 설
LL	lower lid	하안검
	lower lip	아래 입술
	lower lobe	**하엽**
	lumbar laminectomy	요추의 척추궁 절제술
	lumbar length	요추의 길이
	lymphocytic leukemia	림프구성 백혈병
	lymphoblastic lymphoma	림프아구성 림프종
L&L	lids and lashes	안검과 눈썹
LLB	left lateral border	좌측의 경계
	long leg brace	장하지 교정기구
LLBCD	left lower border of cardiac dullness	심탁음의 좌하연
LLC	laparoscopic laser cholecystectomy	레이저 복강경 담낭절제술
	long leg cast	긴하지 붕대
LLD	left lateral decubitus	좌측면 욕창
	left length discrepancy	왼쪽길이 불일치
LLD factor	lactobacillus lactics doner factor(cyanocobalamin)	비타민 B_{12}의 공정명
LLE	left lower extremity	좌하지
LLF	Laki-Lorand factor	라키로란드 인자
	left lateral femoral	좌외측 대퇴
	left lateral flexion	좌외측 굴곡
LLFG	long leg fiberglass(cast)	장하지 섬유유리 (붕대)
LLGXT	low level graded exercise test	저단계 운동검사
LLL	left lower lid	좌하인검
	left lower lobe(lung)	**좌하엽**
	left lower lobectomy	좌하엽절제술

약 어	원 어	해 설
LLL	left lower lung	좌측 하폐
LLLE	lower lid left eye	좌안하안검
LLLNR	left lower lobe, no rales	좌하엽, 나음없음
LLM	localized leukocyte mobilization	국소적 백혈구 가동화
LLO	Legionella like organism	레지고넬나양 미생물
LLOC	ossification of posterior longitudinal ligament	후종인대 골화
LLOD	lower lid, right eye	하안검, 오른쪽 눈
LLOS	lower lid, left eye	하안검, 왼쪽 눈
LLP	long leg plaster	장하지 반창고
LLQ	**left lower quadrant(abdomen)**	**좌하부 1/4**
LLR	left lateral rectus	좌측직근
	left lumbar region	좌측 요부
LLRE	lower lid, right eye	우안하안검
LLS	lazy leukocyte syndrome	느린 백혈구 증후군
	long leg splint	장하퇴 부목
LLSB	left lower sternal border	좌하흉골연
LLT	left lateral thigh	좌측대퇴
LLWC	long leg walking cast	긴다리 보행 붕대
LLX	left lower extremity	왼쪽 하부 사지
LM	labiomental	입술과 턱의
	lactic acid mineral	락트산 무기질
	laryngeal muscle	후두근
	lateral maleolus	외측과
	leadership model	지도력 모형
	left main	좌중간
	legal medicine	법의학

약 어	원 어	해 설
LM	lemniscus modiallis	내측 융대
	light microscopy	광학 현미경 검사법
	light minmium	최소광
	linguone sial	설근심
	living male	살아있는 남자
	longitudial	종근육
	lower motor	저속모터, 저소음모터
L/M	liters per minute	분당 리터
LMA	left mentoanterior	좌이전위
	left mentoanterior position of fetus in uterus	자궁에서 태아의 위치는 좌이전위
	liver membrane autoantibody	간막 자가 항체
LMB	Laurence Moon Biedl syndrome	로렌스-문-비들 증후군
LMC	large motile cell	거대운동세포
	living male child	살아있는 남자아이
LMCA	left main coronary artery	좌중간 관상 동맥
	left middle cerebral artery	좌중간 뇌동맥
LMCAT	left middle cerebral artery thrombosis	좌중간 뇌동맥 혈전증
LMCL	left midclavicular line	좌중간 쇄골선
LMD	local medical doctor	개인병원 의사
	low molecular weight dextran	저분자 덱스트란
LME	left mediolateral episiotomy	좌중외측의 회음 절개수술
LMEE	left middle ear exploration	좌중이 탐색
LMF	left middle finger	좌중지
LMG	lethal midline granuloma	치사 중심선 육아종
L/min	liters per minute	분당리터
LML	left medial lateral	좌측 안쪽의

약 어	원 어	해 설
LML	left mentolateral	좌 턱측의
	left middle lobe	좌중간엽
LMLE	left mediolateral episiotomy	좌중외측 회음절개술
LMM	lentigo maligna melanoma	악성 흑색종
LMP	**last menstrual period**	**최종 월경시기**
	left mentoposterior	좌이 후위
LMR	laryngeal microscopic surgery	후두 현미경적 수술
	left medial rectus	좌 안쪽의 직근
LMS	laryngo micro surgery	후두 미세수술
	lateral medullary syndrome	측면 수질증후군
LMT	left main trunk	왼쪽 주요체간
	left mentotransverse	좌이 횡위
LMW	low molecular weight	저분자량
LMWD	low molecular weight dextran	저분자 덱스트란
LMWH	low molecular weight heparin	저분자 헤파린
L-Myelo	lumbar myelogram	요추 척수 조영상
LN	labionasal	입술코의
	left nostril(nare)	좌 비공
	Lesch-Nyhan(syndrome)	레쉬-니한(증후군)
	lipoid nephrosis	리포이드 신증
	liquid nitrogen	액체 질소
	lobular neoplasia	소엽성 신생물
	lupus nephritis	루푸스 신염
	lymph nodes	**림프절**
LN2	liquid nitrogen	액체 질소
LNa	low sodium	저나트륨
LN (or L/N)Bx	lymph node biopsy	림프절 생검

약 어	원 어	해 설
LNCs	lymph node cells	림프절 세포
LND	light near dissociation	빛 가까이에서 해리
	lymph node dissection	림프절 절개
LNG	levonorgestrel(implant)	피하이식용 피임약
LNMP	last normal menstrual period	최종 정상 월경시기
LO	lateral oblique(X-ray view)	외측 사위의
	linguo-occlusal	설교합측의
	lumbar orthosis	요추 정형술
L-O	left occipital	좌후두부
LOA	leave of absence	휴가
	left occipitoanterior (position of fetus)	좌후두전위 (태위)
	loose association	엉성한 연상 (정신분열증의 증상)
	lysis of adhesions	유착 용해
LOB	loss of balance	균형 손실
LOC	laxative of choice	완하제의 선택
	level of care	간호수준
	level of comfort	안정수준
	level of consciousness	**의식수준**
	local	국소의
	location	부위
	loss of consciousness	**의식 상실**
LOCM	low osmolality contrast media	저삼투 조영제
LOCS	lense opacities classification system	수정체 혼탁분류 체계
LOD	line of duty	임무선, 책임한계
LOH	local osteolytic hypercalcemia	국소성 골용해성 과칼슘혈증

약 어	원 어	해 설
LOI	Leyton obsessional inventory	레이톤의 강박검사
LOIH	left oblique inguinal hernia	좌사위 서혜부탈장
LOL	left occipitolateral (position of fetus)	좌측후두골(태위)
LOM	left otitis media	좌중이염
	limitation of motion	**운동제한**
	loss of motion	**운동손실**
	low osmolar(contrast) media	저삼투성(대비) 배지
LOMSA	left otitis media, suppurative, acute	좌중이염, 화농성, 급성
LOMSC	left otitis media, suppurative, chronic	좌중이염, 화농성, 만성
LoNa	low sodium	저나트륨
LOP	leave on pass	통과
	left occiput posterior (position of fetus)	좌후방후두위 (태위)
LOQ	lower outer quadrant	하외부 1/4
Lord	lordosis, lordotic	척추전만
LORS-1	level of rehabilitation scale-1	회복단위의 정도-1
LOS	length of stay	체류기간, 재원기간
	low cardiac output syndrome	저심박출량증후군
LOT	left occiput transverse	좌후두횡위
	licensed occupational therapist	면허 작업요법사
LOV	loss of vision	시각 손실
LOWBI	low birth weight infant	저체중 출생아
LOz	lozenge(=troche)	정제, 구내정제
LP	latent period	잠복기
	left parietal	좌두정부
	leukocyte-poor	백혈구 결핍

약 어	원 어	해 설
LP	lichen planus	편평태선
	light perception	광지각
	lipoprotein	지단백
	low power	저력
	low pressure	저압력
	low protein	저단백
	lumbar puncture	요추 천자
	lumbo-peritoneal	요부-복막(단락술)
	lymphoid plasma	림프양 혈장
L/P	lactate pyruvate ratio	유산/피루브산 비율
LPA	latex particle agglutination	라텍스 입자 응집
	left pulmonary artery	**좌 폐동맥**
L-PAM	melphalan	멜팔란
LPC	laser photocoagulation	레이저 광선응고
	late positive component	만기양성 성분
	licensed professional	전문직 면허증
	lysophosphatidyl choline	리소포스파티딜 콜린
LPCC	licensed professional cerified counselor	자격증을 가진 상담가
LPCT	late proximal cortical tubule	근위 피질성 세뇨관
LPD	learning process	학습 프로세스
	leiomyomatosis peritonealis disseminata	평활근 육종 복막 파종
	low protein diet	저단백 식이
	luteal phase defect	황체기 결손
	luteal phase deficiency disease	황체기 부족(결핍)
LP disease	Legg-Perthes disease	레그 페르테스 질환 (어린이 대퇴골두 골연화증)

약 어	원 어	해 설
LPE	lipoprotein electrophoresis	지단백 전기영동
LPEP	left preejection period	좌심실 유출전기
LPF	leukocytosis-promoting factor	백혈구 증다인자
	lipopolysaccharide factor	리포다당질 인자
	liver plasma flow	간 혈장 흐름(류)
	localized plaque formation	국소반점 형성
	low power field(microscopy)	저배율 시야(현미경)
	lymphocytosis-promoting factor	림프구 증다인자
LPFB	left posterior fascicular block	좌후 가지차단
LPG	liquefied propane gas	액화 프로판가스
	low pressure glaucoma	저압 녹내장
LPH	left posterior hemiblock	좌후반차단
	lipotropic hormone	친지방성 호르몬
LPI	laser peripheral iridectomy	레이저 말초 홍채 절제술
LPL	**lipoprotein lipase**	**지단백 리파아제**
LPLND	laparoscopic pelvic lymph node dissection	복강경에 의한 림프절 절개
LPM	liters per minute	분당 리터
LPN	licensed practical nurse	면허 실무 간호사
LPO	**left posterior oblique**	**좌후사위(태위)**
	light perception only	주광감각
LP&P	light perception and projection	투사 및 광각인식(광지각)
LPPC	leukocyte poor packed cells	백혈구 빈약 농축세포
L Proj	light projection	광(빛) 투사
LPS	last Papanicolaou's(Pap) smear	최종 세포진 검사법 (자궁경부암 검사법)
	levator palpebrae superioris	상안검거근

약 어	원 어	해 설
LPS	lipase	리파제
	lipopolysaccharide	지 다당체
	lumbar-peritoneal shunt	요복막 문합술
LPSB	lover para sternal border	하부 흉골부연
L-P Shunt	lumbo-peritoneal shunt	요복막 문합술
LPT	licensed physical therapist	면허 물리치료사
LPTN	licensed psychiatirc technical nurse	면허증을 가진 정신과 간호사
LPV	left pulmonary veins	좌폐정맥
LQ	lower quadrant	하 1/4 분획
LQTS	long Q-T syndrome	Q-T 연장 증후군
LR	laboratory references	검사실 기준
	labor room	분만실
	lactated Ringer's(injection)	유산을 가한 링거(주사)
	lateral rectus	외직근
	lawrencium(Lr)	로렌슘
	left right	**왼쪽 오른쪽**
	lid reflex	**안검 반사**
	light reaction	**광반응**
	light reflex	**대광 반사**
	light resistant	**광저항**
	lower respiratory tract	하부 호흡기도
L&R	left and right	좌 및 우
L→R	left to right	왼쪽에서 오른쪽으로
LRA	left radial artery	좌요골 동맥
LRD	living related donor	살아있는 근친 공여자
	living renal donor	살아있는 신장 공여자

약 어	원 어	해 설
LRD	local regional disease	국소부위질환
LRE	least restrictive environment	최소 제한성 환경
	leukemic reticuloendotheliosis	백혈병성 세망내피 증식증
LREH	low renin essential hypertension	본태성 저레닌 고혈압증
LRF	left rectus femoris	좌직근 대퇴
	luteinizing hormone releasing factor	황체형성 호르몬 방출인자
L&R gtt	Levophed[R] and Regitine[R] drip (infusion)	
LRH	luteinizing hormone releasing hormone	황체형성 호르몬 방출 호르몬
LRI	lower respiratory infection	하부호흡기계 감염
LRIA	labor room IA	분만실 IA
LRM	left radical mastectomy	좌 근치 유방절제술
LRMP	last regular menstrual period	최종 규칙적인 월경주기
LRMRc	lateral rectus muscle recession	외직근 후전술
LRND	left radical neck dissection	좌 근치적인 경부절개
LRO	long range objective	
LRP	lichen ruber planus	홍색 편평태선
LROP	lower radicular obstetrical paralysis	저근산과 마비
LRPP	laser resection of palatoplasty	구개 성형술의 레이저 절제술
LRQ	lower right quadrant	우하부, 1/4
LRS	lactated Ringer's solution	유산을 가한 링거액
LRT	lower respiratory tract	하부 호흡기계
LRTI	lower respiratory tract infection	하부 호흡기계 감염

약 어	원 어	해 설
LRV	left renal vein	좌신정맥
LRZ	lorazepam	정신안정제
	last sense	최종 감각
LS	left side	좌측
	legally separated	법률적인 별거
	Leith's syndrome	레이치 증후군
	liver scan	간 스캔
	liver spleen	간 비장
	low salt	저염
	lumbar spine	요추
	lumbosacral	요 천골의
	lymphosarcoma	림프육종
L/S ratio	lecithin sphingomyelin ratio	레시틴 스핑고미엘린 비율
L&S	ligation and stripping	결찰과 박리
L_5-S_1	lumbar fifth vertebra to sacral first vertebra	5번째 요추에서 1번째 천골로
LSA	left sacrum anterior	좌 천골전위
	lichen sclerosis at atrophicans	경피성 위축성 태선
	lipid-bound sialic acid	지질 결합 타액선
	lymphosarcoma	림프육종
LSA/RCS	lymphosarcoma reticulum cell sarcoma	림프육종 망상세포 육종
LSB	left sternal border	좌측 흉골연
	local stand-by	현장대기
	lumbar spinal block	요 척추차단
	lumbar sympathetic block	요추교감 신경차단
LS BPS	laparoscopic bilateral partial salpingectomy	복강경 양측 부분 난관절제술

약 어	원 어	해 설
LSC	late systolic click	후기 수축기음
	lichen simplex chronicus	만성 단순 태선
	liquid solid chromatography	액체, 고체 착색 조영술
LSCA	left scapuloanterior	좌 견갑골 전위
LSCL	left supraclavicular	좌 견갑골 상위
LSCP	left scapuloposterior	좌 견갑골 후위
LSCS	lower segment cesarean section	하분절 제왕절개술
LSD	Letterer-Siwe disease	렛테러-시베병
	lumpy skin diseases	울퉁불퉁한 피부질환
	low salt diet	**저염식이**
	lysergic acid diethylamid	라이서스산 디에틸라마이드
	lysergide	라이저자이드
LSE	local side effects	국소 부작용
LSF	low saturated fat	저포화지방
	lymphocytosis stimulating factor	림프구증가증 자극인자
LSFA	low saturated fatty acid(diet)	저포화지방산(식이)
LSGB	lumbosympathetic ganglion block	요추 교감신경의 신경절 차단
LSH	lutein stimulating hormone	황체 자극 호르몬
	lymphocyte stimulating hormone	림프구 자극 호르몬
LSK	liver spleen kidney	간, 비장, 신장
LSKM	liver spleen kidney megalgia	간, 비장, 신장 거대증
LSL	left sacrolateral (position of fetus)	좌천골외측(태위)
	left short leg(brace)	좌단하지(보조기)
LSM	late systolic murmur	수축기말 잡음

약 어	원 어	해 설
LSO	**left salpingo oophorectomy**	**좌측 난관 난소 절제술**
	left superior oblique	좌측위 사위
	lumbosacral orthosis	요추전골의 정형술
LSP	left sacrum posterior	좌측 전골 후위
	liver specific(membrane) lipoprotein	간특이(막) 지단백
L-Spar	Elspar(asparaginase)	효소명의 일종
L-SPINE	lumbar spine	요추
LSR	left superior rectus	좌측상직근
L/S ratio	lecithin/sphingomyelin ratio	레시틴 스핑고미엘린 비율
LSS	life support station	생명유지실
	liver spleen scan	간, 비장조사
LST	left sacrum transverse	좌 천골 횡위
LST c-sec	lower segment transverse (cesarean section)	자궁하부 횡절개술
LSTC	laparoscopic tubal coagulation	복강경 난관 응고
LSTL	laparoscopic tubal ligation	복강경 난관 결찰
L's&T's	lines and tubes	선과 관
LSU	life support unit	생명유지 장치
LSV	left subcalavian vein	좌쇄골하 정맥
LSVC	left superior vena cava	좌상대 정맥
LT	laboratory technician	실험실 기사
	left(Lt.)	**왼쪽**
	left temporal	좌측두
	left thigh	왼쪽 대퇴
	leukorrhea test	백대하 검사
	leukotrienes	류코트리엔

약 어	원 어	해 설
LT	Levin tube(L-tube)	레빈 튜브
	levothyroxine(sodium)	갑상선기능저하증치료제
	light	빛
	light touch	빛 자극
	low transverse	저횡행
	lumbar traction	요추 견인
	lung transplantation	폐 이식술
	lymphotoxin	림프성 독소
lt	left	좌측
LTA	laryngeal tracheal anesthesia	후두기관의 마취
	local tracheal anesthesia	기관의 국소 마취
LTB	laparoscopic tubal banding	복강경하 난관대
	laryngotracheobronchitis	후두기관 기관지염
	leukotriene B	류코트리엔 B
LTB_4	**leukotriene B_4**	**류코트리엔 B_4**
LTC	long term care	장기간호
LTCF	long term care facility	장기 간호시설
LTCS	low transverse cesarean section	저횡위 제왕절개
LTD	largest tumor dimension	가장 큰 종양크기
LTFU	long term follow up	장기 추적조사
LTG	long term goal	장기 목표
LTGA	left transposition of great artery	대동맥의 좌측전위
LTH	lactogenic hormone	유즙분비 자극 호르몬
	luteotrophic hormone	황체자극호르몬
LTL	laparoscopic tubal ligation	복강경 난관결찰
lt lat	left lateral	좌외측의

약 어	원 어	해 설
LTM	long term memory	장기 기억
LTOT	long term oxygen therapy	장기 산소 요법
LTP	laser trabeculoplasty	레이저 주사형성
	long term plan	장기 계획
LTPP	lipothiamide pyrophosphate	피로인산 리포티아미드
LTR	long termainal repeats	장기간 반복
LTS	laparoscopic tubal sterilization	복강경하 난관 불임법
	ligated tubal state	결찰된 난관상태 (난관결찰)
LTT	lactose tolerance test	유당부하 시험
	lymphocyte transformation test	림프구 전형검사
LTUI	low transverse uterine incision	하횡행 자궁절개
LTV	long term variablity	장기변이성
	Luche tumor virus	루시존양 바이러스
LTVC	long term venous catheter	장기 정맥 카테터
LU	left upper	좌상의
	left ureteral	좌요관
	living unit	생활 단위
	Lutheran	루테란
L&U	lower and upper	상하(지)
LUA	left upper arm	좌 상완
LUD	left uterine displacement	좌 자궁 변위
LUE	left upper extremity	좌상지
Lues I	primary syphilis	제 1기 매독
LUL	left upper lid	좌상안검
	left upper lobe(lung)	좌상엽(폐)
LUNA	laparoscopic uterine nerve ablation	복강경 자궁 신경제거
LUOB	left upper outer buttock	좌상외측 둔부
LUOQ	left upper outer quadrant	좌상 외측 1/4

약 어	원 어	해 설
LUQ	**left upper quadrant**	**좌상부 1/4**
LURD	living unrelated donor	생존한 친족이 아닌 공여자
LUS	lower uterine segment	하자궁 분절
LUSB	left upper sternal border	좌상 흉골연
LUX	left upper extremity	좌상사지
LV	laryngeal vestibule	후두전정
	lateral ventricle	측뇌실
	leave	떠나다
	left ventricle	좌심실
	leucovorin	류코보린
	leukemia virus	백혈병 바이러스
	lumbar vertebra	요추, 요추골
	lung volume	폐용량
LVA	left ventricular aneurysm	좌심실 동맥류
LVAD	left ventricular assist device	좌심실 보조장치
L-VAM	leuprolide acetate,vinblastine doxorubicin and mitomycin	항암제의 일종
LVAT	left ventricular activation time	좌심실 활성화시간
LVB	lomustine, vindesine and bleomycin sulfate	로무스틴, 빈데신 및 블레오마이신 황산염
LVC	low viscosity cement	저 점성 시멘트질
LVD	left ventricular dysfunction	좌심실의 기능 장애
LVDP	**left ventricular diastolic pressure**	**좌심실 확장압**
LVDV	**left ventricular diastolic volume**	**좌심실 확장량(용적)**
LVE	**left ventricular ejection**	**좌심실 박출**
	left ventricular enlargement	**좌심실 확대**
LVEDP	**left ventricular end diastolic pressure**	**좌심실 확장종료기압**

약 어	원 어	해 설
LVEDV	**left ventricular end diastolic volume**	**좌심실 확장 말기 용적**
LVEF	**left ventricular ejection fraction**	**좌심실 박출분절**
LVEP	left ventricular end pressure	좌심실 종료압
LVESV	left ventricular end systolic volume	좌심실 수축말기 용적량
LVESVI	**left ventricular end systolic volume index**	**좌심실 수축 말기 용적지수**
LVET	left ventricular ejection time	좌심실 박출시간
LVF	**left ventricular failure**	**좌심실 부전**
LVFP	**left ventricular filling pressure**	**좌심실 충만압**
LVG	left ventrogluteal	좌 전둔부
LVH	large vessel hematocrit	대혈관 적혈구 용적율
	left ventricular hypertrophy	**좌심실 비대**
LVIDd	left ventricle internal dimension diastole	좌심실내 용적 확장기
LVIDs	left ventricle internal dimension systole	좌심실내 용적 수축기
LVL	left vastus lateralis	좌측 광근
LVM	left ventricular mass	좌심실 종괴
LVMM	**left ventricular muscle mass**	**좌심실 근육 덩어리**
LVN	licensed visiting nurse	방문 간호사 면허증
	licensed vocational nurse	직업 간호사 면허증
LVOP	left ventricular outflow tract	좌심실 유출관
LVOTO	left ventricular obstruction	좌심실 유출로 협착
LVOT	**left ventricular outflow tract**	**좌심실 유출관**
LVP	large volume parenteral	대량 비경구적
	left ventricular pressure	**좌심실압**
LVPW	left ventricular posterior wall	좌심실 후벽

약 어	원 어	해 설
LVR	leucovorin	류코보린
LVS	left ventricular strain	좌심실 긴장
LVSEMI	left ventricular subendocardial myocardial ischemia	좌심실 심내막하 심근허혈
LVSP	left ventricular systolic pressure	좌심실수축압
LVSV	left ventricular stroke volume	좌심실 박출량
LVSWI	left ventricular stroke work index	좌심실박출 작업지수 (좌섬실 구출계수)
LVV	left ventricular volume	좌심실 용적
	live varicella vaccine	생균수두백신
LVW	left ventricular work	좌심실 작업
	left ventricular wall	**좌심실벽**
LVWI	left ventricular work index	좌심실 일량지수
LVWMA	**left ventricular wall motion abnormality**	**좌심실벽 운동이상**
LVWMI	left ventricular wall motion index	좌심실벽 운동지수
LW	living will	삶의 의지
L&W	Lee and White(coagulation)	리-화이트(응고)
	living and well	생활(삶)과 건강(행복)
LWCT	Lee white clotting time	리-화이트 응집시간
LWD	living with disease	지병
LWP	large whirlpool	대형월풀
	lateral wall pressure	측벽압
Lx	luxation	탈구
lx	**larynx**	**후두**
	lower extremity	하지
LXC	laxative of choice	완화 선택

약 어	원 어	해 설
LxCa	larynx cancer	후두암
LxPolyp	larynx polyp	후두용종
LXT	left exotropia	좌외사시
LYG	lymphomatoid granulomatosis	림프종의 육아종증
LYM	lymphocytes	림프구
lymphs	lymphocytes	림프구
LYS	large yellow soft lysine	대황색 연성 용해소
lytes	**electrolytes(Na, K, Cl. etc.)**	**전해질**
Lyx	lyxose	릭소오스
lzm	**lysozyme**	**리소자임**
LZP	lorazepam	로라제팜

M

약 어	원 어	해 설
M	**male**	**남자**
	marital	부부간의
	married	결혼한
	mass	종괴(腫塊), 덩어리
	maternal	모성의
	mature	성숙하다
	maximal	극대의, 최대의
	mean	평균의
	medial	내측의
	memory	기억
	meta-	변화의 뜻을 갖는 접두어 후(後), 초(超), 간(間)
	meter(m)	길이단위(미터)
	microsporum	소포자 균속
	mild	경도의, 연성의, 완화한
	million	백만
	minim	액량의 최소단위(0.06mL)
	minimum	최소의
	minute	분
	mix	혼합
	molar	대구치
	monday	월요일
	monocytes	단핵세포
	month	달
	mother	어머니
	mouth	입
	muscle	근육

약 어	원 어	해 설
M	mycobacterium	미코박테리움속
	myopia	근시
ⓜ	**murmur(m)**	**심잡음**
M_1	**mitral first sound**	**승모판 제1심음**
M1	left mastoid	좌측 유양돌기
M1 to M7	categories of acute nonlymphoblastic leukemia	급성 비림프아구성 백혈병의 범주
M_2	square meters(body surface)	평방미터(체표면)
M2	mitral second heart sound	승모판 제2심음
	right mastoid	우측 유양돌기
M-2	vincristine, carmustine, cyclophosphamide, melphalan and prednisone	항암제의 일종
MA	machine	기계
	malabsorption	소화불량, 흡수불량
	master of arts	문학석사
	mean arterial(pressure)	평균 동맥(압)
	medical assistance	의료 보조
	medical authorization	의료 위임
	menstrual age	월경 연령
	mental age	정신 연령
	meter angle	미터 각
	Mexican American	멕시코계 미국인
	microaneurysms	미세 동맥류
	Miller Abbott(tube)	밀러-아봇(관)
	milliamper arteritis	밀리암페어 동맥염
	monoclonal antibodies	단클론 항체
	mood and affect	기분과 정서
	motor aphasia	운동실어증

약 어	원 어	해 설
MA	motorcycle accident	오토바이 사고
M/A	mood and/or affect	기분, 정동
ma	milliampere(mA)	전류단위(10^{-3})
MA-1	Bennett volume ventilator	베넷 용적환기계
MAA	macroaggregates of albumin	알부민의 대집합
	methacrylic acid	메타크릴산
	myometrial arcuate arteritis	자궁근 궁상 동맥염
Mab	monoclonal antibody	단클론 항체
mabp	mean arterial blood pressure	평균 동맥 혈압
MAC	macrocytic erythrocytes	대적혈구
	macula	황반, 반점
	maximal allowable concentration	최대 허용 농도
	membrane attack complex	막침습 복합체
	microcystic adnexal carcinoma	소낭종성 부속기암
	midupper arm circumference	상박중앙둘레
	minimum alveolar concentration	최소 폐포 농도
	mitral anulus calcification	승모판륜 석회화
	monitored anesthesia care	감시 마취 간호
	Mycobacterium avium complex	AIDS성 폐렴 또는 폐쇄기회감염증
mac	macerate	찬물에 적시거나 담구다
MACC	methotrexate, doxorubicin, cyclophosphamide and lomustine	항암제의 일종
MACINH	membrane attack complex inhibitor	막침습 복합체 억제제
MACOPB	methotrexate, doxorubicin, cyclophosphamide, vincristine, prednisone and bleomycin	항암제의 일종
MACRO	macrocytes	대적혈구
MACTAR	McMaster Toronto arthritis patient reference	맥매스터 토론토 관절염 환자 참고문헌

약 어	원 어	해 설
MAD	maximal acid output	최대산 배출량
	maximum acceptable daily intake	1일 섭취허용량
	mind altering drugs	기분변환약물
	multiple autoimmune disorder	대발성 자가면역 장애
MADRS	Montgomery Asburg depression rating scale	몽고메리 애스버그 우울 비율 척도
MAE	moves all extremities	모든 사지가 움직임
MAES	moves all extremities slowly	모든 사지가 느리게 움직임
MAEEW	moves all extremities equally well	모든 사지가 골고루 잘 움직임
MAEW	moves all extremities well	모든 사지가 잘 움직임
MAF	macrophage activating factor	대식세포 활성인자
MAFAs	movement associated fetal (heart rate) accelerations	운동관련 태아심음가속
MAFH	macroaggregated ferrous hydroxide	대응집 제일철 수산화물
MAFO	molded ankle/foot orthosis	형성된 발목/발 정형술
mag cit	magnesium citrate	구연산 마그네슘
MAggF	macrophage agglutination factor	대식세포 응집반응인자
magnif	magnification	배율, 확대율
mag sulf	magnesium sulfate	마그네슘 설파제
MAHA	**microangiopathic hemolytic anemia**	**미세혈관병성 용혈성 빈혈**
MAI	maximal aggregation index	최대 응집지수
	minor acute illness	아급성 질병
	Mycobacterium avium-intracellulare	AIDS성 장염, 폐렴 기회감염증
MAID	mesna, doxorubicin (Adriamycin[R]) ifosfamide, and dacarbazine	

약 어	원 어	해 설
MAKA	major karyotypic abnormalities	대핵형 기형
MAL	malignant	악성의
	midaxillary line	액와 중앙선
malig	malignant	악성의
MALT	**mucosa associated lymphoid tissue**	**점막관련 림프계 조직**
MAM	methylazomethanol	메틸아조메타놀
	monitored administration of medication	약물투약의 감시
M+Am	compound myopic astigmatism	복합 근시성 난시
	myopic astigmatism	근시성 난시
mam	milliampere minute	밀리암페어 분
MAMC	mid arm muscle circumference	중간팔근육 둘레
Mammo	mammography	유방조영술
m-AMSA	amsacrine	암사크린
MAN	malignancy associated neutropenia	악성 연관호중구 감소증
Mand	**mandibular**	**하악의**
manifest	manifestatin	증상, 발현
manip	manipulation	다루기, 조작
MANOVA	multivariate analysis of variance	변수의 다변량 분석
MAO	maximum acid output	최대 산 유출
	monoamine oxidase	모노아민 산화효소
MAOI	monoamine oxidase inhibitor	모노아민 산화효소 억제제
MAP	mean airway pressure	평균 기도압
	mean aortic pressure	평균 대동맥압
	mean arterial pressure	**평균 동맥압**
	megaloblastic anemia of pregnancy	임신시 거대적아구성 빈혈
	minimum audible pressure	최소 가청압

약 어	원 어	해 설
MAP	monoamine oxidase and cisplatin	모노아민 옥시다제와 시스플라틴
	muscle action potential	근활동전위
MAPCA	major aortopulmonary collateral arteries	주요 대동맥-폐 측부 동맥들
MAPS	megaloblastic anemia of pregnancy	임신중 거대 적아구성 빈혈
MAR	medication administration record	약물투여기록
MARE	manual active resistive exercise	조작한 능동적 저항적 운동
MARSA	methicillin aminoglycoside resistant staphylococcus aureus	메티실린 아미노글리코시드 저항 황색포도구균
MAS	malabsorption syndrome	흡수불량 증후군
	manifest anxiety scale	현성불안척도
	meconium aspiration syndrome	태변 흡인 증후군
	mobile arm support	운동성 팔지지
M+As	myopic astigmatism	근시성 난시
mas	milliamphere second	초당 밀리암페어
masc	masculine	남성의, 수컷의
MASER	microwave amplification by stimulated emission of radiation	자극에 의한 광파 증폭 방사능 방출
MAST	**mastectomy**	**유방절제술**
	medical antishock trousers	의료용 쇼크방지 바지
	military antishock trousers	**전투용 쇼크방지 바지**
	multiple allergen simultaneous test	다항원 동시 반응검사
MAT	manual arts therapy	수공 치술요법
	maternal, maternity	모성의, 모성
	mature	성숙

약 어	원 어	해 설
MAT	medication administration team	약물투여팀
	motor age test	운동발달 연령 테스트
	multifocal atrial tachycardia	**다발성 국소성 심방 빈맥**
MA tube	Miller-Abbott tube	밀러-애벗관
MAU	microalbuminuria	소단백뇨
mau	macro unit	마크로 단위
MAVR	mitral and aortic valve replacement	승모판과 대동맥판 교체
max	maxillary	상악의
	maximal	**최대의**
	maximum	극대치, 최대
MB	buccal margin	구강 연
	Mallory body	말로리 소체
	mesiobuccal	근심협측
	methylene blue	메틸렌 블루
	microbiological assay	미생물학적 정량법
	muscle band	근육대
mb	methylbovine albumin	소메틸 알부민
	misce bene	충분히 혼합하라
6-MB	6-meal bland diet	6가지 무자극 식품
MBACOD	methotrexate, calciumleucovorin, bleomycin, doxorubicin, cyclophosphamide vincristine and dexamethasone	항암제의 일종
MBC	maximum bladder capacity	최대 방광용량
	maximum breathing capacity	**최대 호흡량**
	methotreaxate, bleomycin, and cisplatin	항암제의 일종
	minimal bactericidal concentration	최소 세균 억제 농도
MB-CK	a creatinine kinase isoenzyme	크레아틴 카이네이스 동종효소

약 어	원 어	해 설
MB's disease	Marchiafava Bianami disease	마르키아파바 비나미병
MBD	Marchiafava Bignami disease	마르키아파바 비나미병
	methylene blue dye	메틸렌 청 색소
	minimal brain damage	최소 뇌손상
	minimal brain dysfunction	최소 뇌불능
	Morguio-Brailsford disease	모르기오-브레일스포드 질환
MBE	medium below elbow	팔꿈치 아래 중앙
MBF	meat base formula	육류를 기초한 처방
	myocardial blood flow	심근 혈류
MBFC	medial brachial fascial compartment	내측 상완부 근막의 구획
MBI	methylene blue instillation	메틸렌블루 점적주입법
MBL	minimal bactericidal level	최소 세균 단위
	menstrual blood loss	월경으로 인한 혈액손실
MBM	mother's breast milk	모유
MBNW	multiple breast nitrogen washout	다발성 유방질소 세척
MBO	management by objectives	목적에 의한 관리
	mesiobuccal occulsion	근심협측 폐쇄
MbO_2	myoglobin combined oxygen	산소와 복합된 마이오글로빈
MBP	major basic protein	주요 염기성 단백질
	malignant brachial plexopathy	악성 상완 신경총 병증
	mean blood pressure	평균혈압
	mesiobuccopulpal	근심협수
	myelin basic protein	수초기본 단백질
MBPS	multigated blood pool scan	다문 혈액풀 스캔
MBq	megabecquerels	메가 베크렐(방사능 단위)
MBS	modified barium swallow	보완한 바륨 연하

약 어	원 어	해 설
MBSA	methylated bovine serum albumin	메틸화 우형 혈청 알부민
MBT	malignant bone tumor	악성 골종양
	maternal blood type	모성의 혈액형
	mean body temperature	평균체온
MBVP	maximum bladder voluntary pressure	최대 방광압
MC	male child	남아
	mast cell	비만세포
	metacarpal	중수골
	metacarpal amputation	중수골 절단
	metatarsocuneiform	쐐기골의 중족골
	millicillin	프로카인 페니실린
	millicurie(mci)	밀리퀴리(단위)
	mineralocorticoid	광물질 코르티코이드
	mitoxantrone and cytarabine	미토산트론과 시타라빈
	mixed cellularity	혼합 세포형
	molluscum contagiosum	연성종양 콘드라지오섬
	monocomponent highly purified pork insulin	단일성분 고정제 돼지 인슐린
	mouth care	구강 간호
	myocarditis	심근염
m+c	maternity center association	모성중앙협의회
	morphine and cocaine	모르핀과 코카인
MCA	megestrol, cyclophosphamide and doxorubicin	항암제의 일종
	middle cerebral aneurysim	중대뇌 동맥류
	monoclonal antibodies	단클론 항체
	motorcycle accident	오토바이 사고
	multichannel analyzer	다중 채널 분석기
MCAA	middle cerebral artery aneurysirm	중대뇌동맥 동맥류

약 어	원 어	해 설
MCAB Aneurysm	middle cerebral artery bifurcation aneurysm	중대뇌동맥 분지 동맥류
MCAT	medical college aptitude test	의과대학 적성검사
MCB	membranous cytoplasmic bodies	막성 세포질체
McB pt	McBurney's point	맥버니 지점
MCBR	minimum concentration of bilirubin	최소빌리루빈 농도
MCC	mean corpuscular constant	평균 적혈구 상수
	metacarpal-carpal	중수골-수근골
	metastatic cord compression	전이성 척수 압박
	midstream clean catch	중간뇨 청결 채취
	mucocutaneous candidiasis	피부점막 칸디다증
MCCU	mobile coronary care unit	이동성 관상질환 간호병동
MCD	mean corpuscular diameter	평균 적혈구 직경
	mean of consecutive differences	평균 속발성 차이
	medullary cystic disease	수질낭성 질환
	minimal change disease	최소변성질환(신증후군)
MCDT	mast cell degranulation test	비만세포 탈과립검사
MCF	malignant catarrhal fever	악성 카타르성 열
	melanocyte contracing factor	색소세포 응집인자
	microphage chemotactic factor	대식세포 화학주성인자
	microsomal complementation fixation	미소체 보체결합 반응
MCG	magnetocardiogram	자기 심전도
	magnetocardiography	자기 심도법
	micturition cystography	배뇨(요의)시 방광조영술
mcg	microgram(μg)	
MCGN	minimal change glomerular nephritis	최소 변성 사구체 신염
MCH	maternal and child health	모자보건

약 어	원 어	해 설
MCH	mean corpuscular hemoglobin	평균 혈구내 혈색소
	microfibrillar collagen hemostasis	미세교원섬유성 지혈
	muscle contraction headache	근수축성 두통
Mch	master of surgery	외과 석사(의사)
MCHA	microsomal nemagglutination antibody	마이크로좀 적혈구 항체응집 검사
MCHC	mean corpuscular hemoglobin concentration	평균 적혈구 혈색소농도
MCHg	mean corpuscular hemoglobin	평균 적혈구 혈색소량
MCI	mean cardiac index	평균 심장지수
	mild cognitive impairment	경미한 건망증
mCi	millicurie	밀리큐리
MCIF	musculo cutaneous Island flap	도서형 근피부 피판술
MCL	medial collateral ligament	내측 측부인대
	medial cruciate ligament	내측 십자인대
	midclavicular line	쇄골 중앙선
	midcostal line	중앙 늑골선
	modified chest lead	변형 흉부 유도
	most comfortable listening level	가장 안정적인 듣기 수준
MCLNS	mucocutaneous lymph node syndrome	점막 피부의 림프절 증후군
MCLS	mucocutaneous lymph node syndrome(Kwasaki disease)	피부점막 림프절 증후구 (카와사키 병)
MCMI	million clinical multiaxial inventory	
mcmol	micromoles	마이크로몰
MCO	monocular ocular	단측 접안렌즈
MCP	metacarpophalangeal(joint)	중수지(관절)
	metoclopramide	전클로프라마이드

약 어	원 어	해 설
MCP	monocellular protein	단세포 단백질
MCR	metabolic clearance rate	대사 청정률
	myocardial revasularization	심근 맥관재생
MCS	microculture and sensitivity	계대배양과 민감도
MC/S	megacycles per second	초당 메가사이클
MCSA	minimal cross sectional area	최소횡단절제부위
MCSF	macrophage colonystimulating factor	대식세포 집락자극인자
MCT	manual cervical traction	수동 경부견인
	mean cell threshold	평균세포 역치
	mean circulation time	평균 순환시간
	mean corpuscular thickness	평균 적혈구 후경(두께)
	medium chain triglyceride	중쇄 글리세린 에스테르
	medullary carcinoma of the thyroid	**갑상선 수질암**
MCTC	metrizamide computed tomography cisternogram	
MCTD	**mixed connective tissue disease**	**혼합성 결합조직질환**
MCU	maximum care unit	중증병동
	micturiting cystourethrogram	배뇨시 방광요도 조영도
mcu	microunit	마이크로 단위
MCUPS	**metastatic cancer unknown primary site**	**원인불명의 전이성 암**
MCV	mean clinical value	평균 임상치
	mean corpuscular volume	평균 적혈구 용적
	motor nerve conduction velocity	운동신경 전도속도
MD	maintenance dialysis	투석 유지
	maintenance dose	유지량
	major depression	주요 우울증

약 어	원 어	해 설
MD	malic dehydrogenase	말산 탈수소효소
	mammary dysplasia	유방 이형성
	manic depression	**조울**
	Mantoux diameter	만토우 직경
	Marek's disease	마레크 병
	mean deviation	평균편차
	medicine doctor	내과 의사, 의학 박사
	mediodorsal	중앙 내측
	mental deficiency	**정신박약**
	minimum dosage	최소용량
	mitral disease	승모판막 질환
	moderatly developed	적절한 발달
	movement disorder	운동장애
	multiple dose	다용량
	muscular dystrophy	근이영양증
	myocardial damage	심근손상
	myocardial disease	심근질환
Md	mendelevium	멘델레븀(원소기호)
md	mid day	정오
MD-50[R]	diatrizoate sodium injection 50%	50% 디아트리조에트 나트륨 주사
MDA	malondialdehyde	말론디알데히드
	manual dilation of the anus	항문의 수동이완
	mento dextra anterior	우측 이전부위
	methylenedioxyamphetamine	
	motor discriminative acuity	
MDC	medial dorsal cutaneous (nerve)	중앙 배측 피부 (신경)
	minimum detectable concentration	최소 검출 농도
MDD	major depressive disorder	주요 우울장애

약 어	원 어	해 설
MDD	manic depressive disorder	조울장애
	mean daily dose	평균 1일 용량
MDE	major depressive episode	대우울 발작
MDF	mean dominant frequency	평균 우성도수
	myocardial depressant factor	심근 억제인자
MDGF	macrophage derived growth factor	대식세포 유도 증식인자
MDI	**manic depressive illness**	**조울증**
	metered dose inhaler	정량식 흡입기
	methylenedioxylindenes	메틸렌디옥실린덴스
	multiple daily injection	여러 가지 매일 주사
	multiple dosage insulin	다량의 인슐린
MDIA	mental development index, adjusted	적응된 정신발달 지수
MDII	multiple daily insulin injection	다발 매일 인슐린 주사
MDM	middiastolic murmur	확장 중기 잡음
	minor determinant mix (of penicillin)	취소 결정 인자 혼합
MDMA	methylenedioxy methamphetamine(ecstasy)	메틸렌디옥시 메탐페타민
MDP	manic depressive psychosis	조울성 정신병
	mento-dextra posterior	우악후위
	methylene diphosphonate	메틸렌 2인산
MDPI	maximum daily permissible intake	최대 1일 허용
MDR	minimum daily requirement	최소 일일(영양) 요구량
	multidrug resistance	다약제 내성
MDS	maternal deprivation syndrome	모성 결핍 증후군
	myelodysplastic syndromes	**골수 이형성 증후군**
MDSU	medical day stay unit	의사숙소(휴게소)
MDT	median detection threshold	검출역치 중앙값

약어	원어	해설
MDT	menro-dextra transversa	우악횡위
	multidisciplinary team	다전문 분야팀
MDTM	multidisciplinary team meeting	다전문 분야 모임
MDTP	multidisciplinary treatment plan	다전문 분야치료계획
MDTR	mean diameter thickness ratio	평균 후도(두께)율
MDUO	myocardial disease of unknown origin	원인이 알려지지 않은 심근질환
MDV	Marek's disease virus	마렉질병 바이러스
	maximum desire to void	배뇨를 위한 최대뇨의
	multiple dose vial	다량의 바이알
MDVP	maximum desire to voiding pressure	최대 뇨압
MDY	month, data, year	월, 일, 년
ME	macula edema	부종반점
	manic episode	조울 발작
	medical engineering	의공학
	medical events	의료 사고
	medical examiner	검시관
	menstrual extraction	월경(박출)
	mestranol	경구피임제 성분 일종
	methodist	감리교 신자
	metrazol	메트라졸(내과)
	middle ear	중이
	myalgic encephalomyelitis	근통 뇌척수염
M/E	myeloid erythroid(ratio)	골수성 적아구(비)
Me	methyl	메틸기
M&E	Mecholyl[R] and Eserine[R]	메콜리, 에세린
MEA	mercaptoethylamine	메캅토에틸라민
	multiple endocrine abnormalities	다발성 내분비 이상
	multiple endocrine adenomatosis	다발성 내분비 선종증

약 어	원 어	해 설
MEA-I	multiple endocrine adenomatosis type I	다발성 내분비 선종증 Type I
meas	measure	치수, 계량
MEB	methylene blue	메틸렌 블루
MEC	meconium	태변
	middle ear canals	중이관
	minimum effective concentration	최소 유효농도
MeCCNU	semustine	시뮤스틴
MECG	maternal electrocardiogram	모성의 심전도
MeCP	methyl CCNU, cyclophosphamide and prednisone	
MED	medial	내측의
	median erythrocyte diameter	적혈구의 중앙직경
	medical	**의학의, 내과**
	minimal erythema dose	최소 홍반량
	minimum effective dose	최소 효율량
Med	medication(Med)	투약
	medicine	약
	medium	중간
MEDAC	multiple endocrine deficien-cyautoimmune candidiasis	다발성 내분비 결핍 자가면역 캔디다증
MEDCO	Medcosonolator	메드코소놀레이터
MEDEX	medication administration record	의약 투약 기록지
MEDLARS	medical literature analysis and retrieval system	미국의학문헌검색 시스템
meds	medications	약, 투약
med stern	median sternotomy	정중 흉골 절개술
MEE	maintenance energy expenditure	유지 에너지 소모
	measured energy expenditure	에너지 측정 비용

약 어	원 어	해 설
MEE	menstrual extraction	월경박출
	middle ear effusion	중이 삼출물
MEF	middle ear fluid	중이액
MEFR	maximal expiratory flow rate	최대 호기량
	mid expiratory flow rate	중간 호기량
MEFV	maximum expiratory flow volume	최대 호기용량
MEG	magnetoencephalogram	뇌자기 검사
	megakaryocytes	거대 핵세포
	megestrol acetate	초산 메저스트롤
Meg-CSF	megakaryocytic-colony stimulating factor	거대 핵세포 집락자극인자
MEH	melanophore expanding hormone	멜라닌 보유세포 증량호르몬
MEK	methyl ethyl ketone	메틸 에틸 케톤
MELB	melarsoprol	멜라르소프롤
MEM	minimum essential medium	최소 필수 배지
memb	membrane	막
MEN	meningeal	뇌척수막의
	meninges	뇌척수막
	meningitis	수막염
	memory	기억
	mulitple endocrine neoplasia	**다발성 내분비신생물**
ment	mental	정신
MEO	malignant external otitis	악성 외이염
MEOS	microsomal ethanol oxidizing system	미소체 에탄올 산화계
MEP	maximal expiratory pressure	최대 호기압
	mean effective pressure	평균 효과압
	meperidine	메페리딘
	motor evoked potential	운동유발전위

약 어	원 어	해 설
mEq	milliequivalent	밀리 당량
mEq/24H	millequivalents per 24 hours	24시간당 밀리당량
mEq/L	milliequivalents per liter	리터당 밀리당량
MER	mean ejection rate	평균 박출율
	myeloid/erythroid ratio	과립구/적아구 비율
MES	maximal electroshock seizure	최대 전기충격 발작
	maximal eye speed	최대 안구 속도
	medical expert system	의료전문가시스템
	mesial	정중의, 근심의
MESA	microscopic epididymal sperm aspiration	현미경화 부고환 정자 흡입술
MET	medical emergency treatment	의료 응급처치
	metabolic	신진대사의
	metabolic equivalent of task	대사성 작업당량
	metamyelocytes	후골수구
	metastasis	전이
metab	metabolism	신진대사
met series	metastatic series	흉부, 골격, 두부를 연속 조영
META	metamyelocytes	후골수구
METHb	methemoglobin	메트헤모글로빈
methyl CCNU	semustine	시뮤시틴
methyl G	mitroguazone dihydrochloride	미트로게손 이수소염산
methyl GAG	mitroguazone dihydrochloride	미트로게손 이수소염산
METS	metabolic equivalents(multiples of resting oxygen uptake)	대사 당량
	metastasis	전이

약 어	원 어	해 설
METT	maximum exercise tolerance test	최대 운동내성검사
	maximum exercise tolerance testmega electron volt	최대 운동배성검사 메가전자볼트
MEV	million electron volts	백만 전자볼트
Mev	mega electron volt	방사선 에너지 단위
MEX	Mexican	멕시코의
MF	Malassezia folliculitis	말라세지아속 소포낭염
	Malassezia furfur	전풍균
	masculinity/femininity	남성화/여성화(된 상태)
	meat free	고기가 없는
	medium frequency	중간 빈도
	methotrexate, fluorouracil and calcium leucovorin	항암제의 일종
	microscopic factor	현미경 인자
	midcavity forceps	중간 체강 겸자
	mid forceps	중위 겸자
	milk feeding	인공 영양수유
	mycosis fungoides	진균 사상균병
	myelin figures	미엘린상
	myocardial fibrosis	심근 섬유증
M&F	male and female	남성과 여성
	mother and father	어머니와 아버지
MFAT	multifocal atrial tachycardia	다병소 심방 빈맥
MFB	metallic foreign body	금속성 이물
MFD	midforceps delivery	중위겸자 분만
	milk free diet	우유가 없는 식사
	minimum fatal dose	최소치사량
mfd	microfarad	전기용량 실용단위
MFEM	maximal forced expiratory maneuver	최대로 강한 호기 수기

약 어	원 어	해 설
MFFT	matching familiar figures test	적합 가족성 검사
MFH	**malignant fibrous histiocytoma**	**악성 섬유조직구종**
MFP	myofascial pain	근막통
MFR	mid forceps rotation	중위겸자회전
	mucus flow rate	점액유출량
	myofascial release	근막 방출
MFT	mucous membrane function test	점막 기능 검사법
	muscle function test	근기능 검사
Mft	mistura fiat(let made)	합제로 만들 것
MFVNS	middle fossa vestibular nerve section	중간와 심실 신경 절개
MFVPT	motor free visual perception test	부운동성 시력인지 시험
MG	membranous glomerulonephritis	막성 사구체신염
	menopausal gonadotropin	갱년기 성선자극 호르몬
	mesiogingival	근심치은
	methyl glucoside	메틸 글루코시드
	Michaelis Guttmann(sign)	미하일 구트만(사인)
	milligram(mg)	밀리그램
	muscle group	근육 집단
	myasthenia gravis	중증 근무력증
Mg	**magnesium**	**마그네슘**
μg	microgram (1/1000 of a milligram)	마이크로 그램
MGB	Michaelis-Guttmann bodies	미하일-구트만 몸체
mg%	milligrams per 100 milliliters	100밀리리터당 밀리그램
MGCT	malignant glandular cell tumor	악성 선 세포종양

약어	원어	해설
mg/dl	milligrams per 100 milliliters	100밀리리터당 밀리그램
MGF	macrophage growth factor	대식세포 성장 인자
	mast cell growth factor	비대세포 성장 인자
	maternal grandfather	외할아버지
MGGH	methylglyoxal guanylhydrazone	메탈글리옥살 구아닐 하이드라존
mgh	milligram-hour	밀리그램 시
mg/kg	**milligram per kilogram**	**킬로그램당 밀리그램**
mg/kg/d	milligram per kilogram per day	하루 kg당 밀리그램
mg/kg/hr	milligram per kilogram per hour	시간당 kg당 mg
M globulin	multiple myeloma globulin	다발성 골수종 글로불린
MGM	maternal grandmother	외할머니
mgm	milligram(mg is correct)	밀리그램
MGN	**membranous glomerulonephritis**	**막성 사구체 신염**
MgO	**magnesium oxide**	**산화마그네슘**
MG/OL	molecular genetics/oncology laboratory	분자유전학/종양학 연구소
MGP	Marcus Gunn's phenomenon	마쿠스 군 이순현상
	Marcus Gunn's pupil(sign)	마쿠스 군 동공(반응)
MGS	malignant glandular Schwannoma	악성 선신경초종
$MgSO_4$	**magnesium sulfate (Epsom salt)**	**황산마그네슘**
MGT	myasthenia gravisithymoma	흉선종 중증 근무력증
mgts	menigitis	수막염, 뇌막염
mgtt	minidrop(60drops=1mℓ)	작은 방울
MGUS	monoclonal gammopathy of undetermined significance	원인불명의 단일클론 감마 글로불린 장애증

약 어	원 어	해 설
MGW	macroglobulinemia waldenstroem	거대 글로불린 혈증
MGXT	multistage graded exercise test	다단계 연습검사
MH	maintenance hemodialysis	지속성 혈액투석
	malignant hyperthermia	악성 고열증
	mammotropic hormone	유선친화성 호르몬
	marital history	결혼력
	medical history	병력
	menstrual history	월경력
	mental health	**정신건강**
	moist heat	습한 열
MHA	mental health assistant	정신건강 보조자(보조제)
	mental health association	정신건강 협회
	methotrexate, hydrocortisone, and cytarabine(ARAC)	백혈병 치료제
	microangiopathic hemolytic anemia	소혈관증 용혈성 빈혈
	microhemagglutination	소혈구 응집반응
	mixed hemadsorption	혼합성 혈구흡착
MHATP	microhemagglutination assay-*Treponema pallidum*	소혈구응집반응 매독트레포네마
MHB	maximum hospital benefit	최대 병원 급여
MHb	methemoglobin	메트헤모글로빈
MHBSS	modified Hank's balanced salt solution	변화한 한크의 균형된 식염수
MHC	**major histocompatibility complex**	**주요 조직적합성 복합체**
	mental health center(clinic)	정신건강 센타
	mental health counselor	정신건강 상담자
M/hct	microhematocrit	소적혈구용적
MHD	mean hemolytic dose	평균 용혈량

약 어	원 어	해 설
MHD	minimum hemolytic dose	최소 용혈량
mHg	millimeters of mercury	수은주 밀리미터
MH/gbc	mean corpuscular hemoglobin concentration	평균 적혈구 혈색소 농도
MHE	multiple hereditary exostosis	다발성 유전성 외골증
MHI	mental health index (information)	정신건강 지수(정보)
MH/MR	mental health and mental retardation	정신건강과 정신지체
MHN	massive hepatic necrosis	광범위 간 괴사
	morbus hemolyticus neonatorum	신생아 용혈병
MHR	maximal heart rate	최대심박수
MHRI	mental health research institute	정신건강 연구소
MHS	major histocompatibility system	조직 적합 반응체계 (이식 수술시 이식 적합반응을 보는 검사)
	malignant hyperthermia susceptible	의심스런 악성고열
MHTAP	microhemagglutination assay for antibody to *Treponema pallidum*	매독 트레포네마의 항체에 대한 소적혈구응집정량
MHW	medial heel wedge	발꿈치 가장자리 내측
	mental health worker	정신이 건강한 노동자
MHxR	medical history review	의학력 검토(병력 검토)
MHz	megahertz	
MI	mechanical inflammation	기계적 염증
	medical insurance	의료 보험
	menopausal index	갱년기 지수
	membrane intact	막 손상없는
	mental illness	정신병
	mental institution	정신 연구소

약 어	원 어	해 설
MI	mercaptoimidazole	갑상선종 치료제
	middle insomnia	중년기 불면증
	mitral infarction	승모판 경색
	mitral insufficiency	승모판 폐쇄 부전증
	mobility index	운동지수
	moral imperatives	도덕적 당위
	morphological index	형태학적 지수
	myocardial infarction	**심근경색증**
MIA	medically indigent adult	의학적으로 불완전한 성인
	missing in action	행동에 있어서 오류
MIBG	metaiodobenzyl guanidine	메타 아이도벤질 구아니딘
MIBK	methyl isobutyl ketone	메틸 이소부틸 케톤
MIC	maternal and infant care	모자간호
	medical intensive care	내과 집중 간호
	methacholine inhalation challenge	메타콜린 흡입유발
	microscope	현미경
	microcytic erythrocytes	소적혈구
	minimum inhibitory concentration	**최소(세균증식) 억제농도 (약물의 최소 유효농도)**
MICA	mentally ill chemical abuser	정신병 약물 남용자
MICN	mobile intensive care nurse	이동성 집중간호식 간호사
MICR	methacholine inhalation challenge response	메타콜린 흡입유발 반응
MICRO	microcytes	소적혈구
MICU	**medical intensive care unit**	**내과 중환자실**
	mobile intensive care unit	이동성 집중간호실
MID	maximum inhibiting dilution	최대 억제희석
	mesioincisodistal	근심절단원심
	minimum infective dose	최소 감염량
	minimum inhibiting dose	최소 억제량

약 어	원 어	해 설
MID	multi infarct dementia	다발 경색성 치매
mid	middle	중앙, 중점
Mid I	middle insomnia	중년 불면증
MIDCAB	minimal invasive direct coronary artery bypass	최소침습 직접 관상 동맥우회술
MIDEPIS	midline episiotomy	중앙선 회음절개술
MIE	maximim inspiratory effort	최대 흡기 노력
	medical improvement expected	기대되는 의료향상
MIF	macrophage-inhibiting factor	거식세포 억제인자
	Merthiolate[R] iodineformalin	
	migration inhibitory factor	(식세포)이동저해요인
MIFR	maxima-inspiratory flow rate	최대흡기 유량률
	mid inspiratory flow rate	중간 흡기속도
MIF 50%VC	mid inspiratory flow at 50% of vital capacity	폐활량 50% 중간흡기량
MIH	migraine with interparoxysmal headache	발작기간적 두통이 있는 편두통
	multiple inguinal hernia	다발성 서혜부탈장
Mile's op	abdominoperineal resection	복회음 절제술
MILK of MAG	milk of magnesia	마그네슘 우유
millisec	millisecond	1,000분의 1초
MIN	mineral	광물의
	minim	미님, 최소단위
	minimum	최소
	minor	소수의
	minute(min)	분(미세한)
MINE	medical improvement not expected	예상치 못한 의료향상

약 어	원 어	해 설
MINE	mesna uroprotection ifosfamide, mitoxantrone and etoposide	메즈나 유로프로텍션 이프스파마이드, 미토산트론, 에토포사이드
MIO	minimum identifiable odor	최소 식별 가능한 냄새
MIP	maximum inspiratory pressure	최대 흡기압
	maximum intensity projection	최대 강도 투사
	mean intrathoracic pressure	평균 흉내압
	medical improvement possible	의료의 가능한 향상
	metacarpointerphalangeal	중수 수지간의
MIRD	medical internal radiation dose	의학적 내부 방사선량
MIRP	medical information system	의료정보체계
	myocardial infarction rehabilitation program	심근경색 재활 프로그램
MIS	minimal intervention surgery	최소 중재수술
	minimally invasive surgery	최소 침윤 외과술
	mitral insufficiency	승모판 부전증
	myocardial infarction scan	심근경색 핵촬영
MISC	miscarriage	유산
	miscellaneous	기타
	miscibility	혼화성
MISO	misonidazole	미소니다졸
MISS	modified injury severity score(scale)	변형 장해정도점수
mist	a mixture	혼합물
MIT	macrophage migration inhibition test	대식세포 유주저지 검사
	meconium in trachea	기관내 태변
	miracidia immobilization test	유충 운동정지 검사
MITO-C	mitomycin C	항암제의 일종
MIX	mixture	혼합물

약 어	원 어	해 설
mix mon	mixed monitor	복합 감시기
mixt	mixture	혼합물
MJ	marijuana	마리화나
	megajoule	메가줄르
MJT	Mead Johnson tube	미드 존슨 관
MK	monkey kidney	원숭이 신장
	monkey lung	원숭이 폐
μkat	microkatal(micromoles/sec)	마이크로카탈
MKAB	may keep at bedside	침상곁을 지킴
MKB	married, keeping baby	결혼, 아이를 가짐
	megakaryoblast	거핵모구
MKCSF	megakaryocyte colonystimulating factor	거대핵세포 집락자극 인자
MKM	microgram per kilogram per minute	분당, kg당 마이크로그램
MKV	killed-measles vaccine	홍역사백신
ML	malignant lymphoma	악성림프종
	mesiolingual	근심설측
	middle lobe	중엽
	midline	중심선
	mucolipidosis	뮤코리피드증
mL	milliliter	밀리리터
M/L	monocyte to lymphocyte (ratio)	단핵구 대 림프구(비)
	mother in law	시어머니, 장모
MLA	mentolaeva anterior	좌측 턱 전위
MLAI	mesiolabioincisal	근심순면 절단
MLAP	mean left atrial pressure	평균 좌심방압
MLC	minimal lethal concentration	최소 치사 농도
	mixed lymphocyte culture	혼합림프구배양

약 어	원 어	해 설
MLC	multi level care	다방면 간호(전방위간호)
	multiumen catheter	다관성 도뇨관
	myelomonocytic leukemia chronic	골수 단구 백혈병
MLD	masking level difference	은폐 범위 차이
	median lethal dose	평균 치사량
	metachromatic leukodystrophy	이염성 백질이영양증
	minimum lethal dose	최소 치사량
MLE	midline(medial) episiotomy	중심선 회음 절개술
MLF	median logitudinal fasciculus	내측 종속
MLL	mixed lymphocyte leukemia	혼합형 림프구성 백혈병
MLN	manifest latent nystagmus	현성 잠복 안구진탕증
	membranous lupus nephropathy	막성 루프스 신증
	mesenteric lymph node	장간막 림프절
MLNS	minimal lesion nephrotic syndrome	최소 병변 신증후군 (카와사키병)
	mucocutaneous lymph node syndrome	점막 피부림프절 증후군
MLO	mesiolinguo-occusal	근설심 교합
	mesiolinguopulpal	근설심 치수
MLP	mentolaeva posterior	좌측 턱 후위
MLR	middle latency response	중앙 잠복 반응
	mixed lymphocyte reaction	혼합림프구 반응
	multiple logistic regression	다발성 산정퇴행
M/L ratio	monocyte-lymphocyto ratio	단구 림프구비
MLS	micro laryngeal surgery	소후두 수술
	myelomonocytic leukemia subacute	아급성 골수성 단구 백혈병
MLT	medial lethal time	반치사 시간
	mentolaeva transversa	좌측 턱 횡위

약 어	원 어	해 설
MLU	mean length of utterance	발성의 평균길이
MLV	Moloney's leukemogenic virus	몰로니 백혈병 유발 바이러스
	mouse leukemia virus	쥐 백혈병 바이러스
	multilamellar vesicle	다층성 소포
MM	malignant melanoma	악성 흑색종
	Marshall Marchetti	마샬 마켓티(수술)
	medial malleolus	내측 망치골
	meningococcic meningitis	수막염균 수막염
	mercaptopurine and methotrexate	
	methadone maintenance	메타돈 유지
	millimeter(mm)	밀리미터
	morbidity and mortality	이환율과 사망률
	motor meal	운동성 음식
	mucous membrane	점막
	multiple myeloma	다발성 골수종
mM	millimole	밀리몰
mm	millimeter	밀리미터
	murmur	잡음
	muscle	근육
mm^3	cubic millimeter	입방 밀리미터
M&M	milk and molasses	우유와 당밀
	morbidity and mortality	이환율과 사망률
MMA	mastitis-metritis-agalactia	유방염-자궁근층염-무유증
	middle meatal antrostomy	중비도 유돌동 절개
MMa	methylmalonic acid	메틸말론산
	methylmethacrylate	메틸메타크릴레이트
	monocyte monolayer assay	단핵세포 단층정량
MMC	minimal medullary concentration	최소 수질 농도

약 어	원 어	해 설
MMC	mitomycin(mitomycin C)	항암제의 일종
MMD	mean marrow dose	평균 골수조사량
	minimal melanogenic dose	최소 멜라닌 형성량
	myotonic muscular dystrophy	긴장성 근이영양증
MME	monomode echo echocardiography	다면성 심초음파
MMECT	multiple monitor electroconvulsive therapy	복합 감시기 전기경련 요법
M&M enema	milk and molasses enema	우유 및 당밀 관장
MMF	mean maximum flow	평균 최대 속도율
MMFR	maximal midexpiratory flow rate	최대 중간 호기 유량
	maximum midflow rate	최대 중간 유량율
mmHg	millimeters of mercury	수은주 미리미터
MMK	Marshall Marchetti-Krantz (operation)	마샬 마켓티 크란쯔 (수술)
	millimicron(mmm)	밀리마이크론
MMM	mucous membrane moist	축축한 점막
	myelofibrosis with myeloid metaplasia	진균성 이형성을 동반하는 골수성 섬유증
	myelosclerosis with myeloid metaplasia	진균성 이형성을 동반하는 골수성 경화증
MMMT	malignant mixed Müllerian tumors	혼합성 악성 뮐러리안 종양
	metastatic mixed Müllerian tumor	혼합된 전이 뮬레리안 종양
MMOA	maxillary mandibular odontectomy alveolectomy	상악 하악 발치 치조돌기 절제술
M-mode echo	mono mode echocardiography	단면성 심초음파

약 어	원 어	해 설
mmol	millimole(mM)	밀리몰
μmol	micromole	마이크로몰
MMPI	Minnesota multiphasic personalty inventory	미네소타 다면성 인성검사 (550항목의 질문지)
MMPID	Minnesota multiphasic personalty inventory depression scale	미네소타 다면성 인성검사 우울척도
6-MMPR	6-methylmercaptopurine riboside	6-메틸메르캅토푸린
MMR	maternal mortality rate	모성 사망률, 임산부 사망율
	measles, mumps and rubella	**홍역, 볼거리와 풍진**
	midline malignant reticulosis	중심선 악성 세망증
	mild mental retardation	경도 정신 발육 지체
	myocardial metabolic rate	심근대사율
MMSE	minimal mental screening examination	최소 정신선별 검사
	minimental state examination	간이 정신상태 검사
MMT	manual muscle test	도수 근력 검사
	Mini Mental Test	최소 정신 검사
	mixed Müllerian tumors	혼합 뮬러 종양
MMTP	malignant mesothelioma of tunica vaginalis	피막질의 악성 종피종
	Methadone maintenance treatment program	메타돈 유지 치료 프로그램
MMTV	monomorphic ventricular tachycardia	단형성 심실 빈맥
MMV	mandatory minute volume	필수적인 분량
	maximal midexpiratory velocity	최대 호기 중간속도
MMWR	*Morbidity and Mortality Weekly Report*	이환과 사망의 주간 보고
MN	manifest nystagmus	현성 안구탕진증

약 어	원 어	해 설
MN	**midnight**	**자정**
	moderatly nourished	적절한 영양
	mononuclear	단핵의
	mucous nutrition	점막 영양
	myoneural	근신경의
M&N	morning and night	아침과 저녁
Mn	manganese	망간
mN	millinormal	밀리노멀
MNC	mononuclear leukocytes	단핵 백혈구
MNCV	motor nerve conduction velocity	운동신경 전도속도
MND	modified neck dissection	수정된 목 해부
	motor neuron disease	운동신경원 질환
MNF	myelinated nerve fibers	유수신경 섬유
MnFx	mandible fracture	하악 골절
MNG	multinodular goiter	다결절 갑상선종
MNL	mononuclear leukocyte	단핵 백혈구
MNM	mononeuritis multiplex	다발복합성 단신경염
MNR	marrow neutrophil reserve	골수 호중구 저장
MNSc	Master of Nursing Science	간호과학 석사
Mn SSEP	median nerve somatosensory evoked potentials	중앙신경 체성 유발 전위
MNTB	medial nucleus of trapezoid body	능형체의 내측 핵
MO	medial oblique(X-ray view)	내측사경
	mesio-occlusal	근심교합의
	mineral oil	광물기름
	minute output	분당 박출량
	monocyte	단구
	month(mo)	달
	months old	월령

약 어	원 어	해 설
MO	morbidly obese	병적 비만
	mother	어머니
Mo	molybdenum	몰리브덴
MOA	mechanism of action	행동기전
MoAb	monoclonal antibody	단일클론 항체
MOB	medical office building	병원사무실 건물
mob	mobility	이동성
	mobilization	이동, 유동
MPBPT	mitomycin, vincristine, bleomycin, and cisplatin	
MOC	**maximum oxygen consumption**	**최대 산소 소비량**
	medical officer on call	의료대기소
	mother of child	아이의 어머니
	myocardial oxygen consumption	심근 산소 소비량
MOD	maturity onset diabetes	성인 당뇨병
	medical officer of the day	주간 내과진료소
	mesio occlusodistal	근심 교합 원위의
	multiogran dysfunction	다량의 기능장애
mod	moderate	적당한
mod praesc	mode praescripeto	처방전대로
MODM	mature onset diabetes mellitus	성인 당뇨병
MODY	maturity onset diabetes youth	소아 당뇨병
MOE	movement of extremities	사지운동
MOF	methotrexate, vincristine and fluorouracil	항암제의 일종
	methoxyflurane	메트옥시플루란
	multiple organ failure	다발성 장기 부전

약 어	원 어	해 설
MOFS	multiple organ failure syndrome	복합 장기부전 증후군
MOI	multiplicity of infection	감염 다중도
MoICU	mobile intensive care unit	이동성 중환자실
MOJAC	mood, orientation, judgement, affect and content	기분, 지남력, 판단력, 정동과 내용
MOL	mouth opening limitation	개구 한정
mol	mole	기태
mol c	molar concentration	몰 농도
mol wt	molecular weight	분자량
MOM	milk of magnesia	마그네슘 우유
	mucoid otitis media	점액성 중이염
MOMA	methoxyhydroxymandelic acid	메톡시하이드록시만델 산
MON	monitor	모니터, 감시기
mono	(infectious)mononucleosis	(감염성) 단핵구증
	monocyte	단핵구
	mononucleosis	단핵구증
	monospot	단일점
MOOA	master of obstetric art	산과학 석사
MOP	medical outpatient	내과 외래환자
	methoxsalen	메톡살렌
	minimal occlusive pressure	최소 폐쇄압
	multiple organ procurement	다장기 적출술
MOPP	mustan oncovin procarbazine hydrochloride prednisone	호지킨스병 치료 처방
MOPV	monovalent oral poliovirus vaccine	1가의 구강 폴리오바이러스 백신
MOR	morphine	모르핀
morph	morphology	형태학
mort	mortality	사망률
MOS	medical outcomes study	의료결과연구

약 어	원 어	해 설
MOS	mirror optical system	경시상계
	months	달
mOsm	milliosmole	밀리오스몰
MOT	motility examination	운동성 검사
MOTT	**mycobacteria other than tubercle**	**결핵균과 다른 미코박테리아**
MOUS	multiple occurrences of unexplained symptoms	원인불명의 다발성 증후군 발생
MOV	minimal occlusive volume	최소 폐쇄량
	minimum obstructive volume	최소 폐쇄량
	multiple oral vitamin	경구용 복합 비타민
MOW	meals on wheels	휠체어에서의 식사
MP	mean pressure	평균압
	melphalan and prednisone	멜팔란, 프레드니슨
	melting point	녹는 점
	membrane peeling	박피술
	menstrual period	**월경기**
	mercaptopurine	메르캅토퓨린
	mesiopulpal	근심수벽의
	metacarpal phalangeal joint	중수수지관절
	metacarpal phalanx	중수지골
	metatarsal phalanx	중족지골
	middle phalanx	중절골
	missed period	무월경
	moist park	축축한 곳에 둠
	mononuclear phagocyt	단핵성 식세포
	mouthpiece	입에 물리는 조각
	mucopolysaccharied	뮤코다당질
	mucoprotein	점성단백질
	multiparous	경산부

약 어	원 어	해 설
M&P	millipore and phase	소공과 단계
4MP4	methylpyrazole	메틸파이라졸
6-MP	6-mercaptopurine	6-머캅토푸린
MPA	main pulmonary artery	주 폐동맥
	medroxyprogesterone acetate	**메드록시프로게스테론 아세테이트**
MPa	megapascal	메가파스칼
MPAG	McGill pain assessment questionnaire	맥길 동통 사정 질문지
MPAP	mean pulmonary artery pressure	평균 폐동맥압
MPB	male pattern baldness	남성형 대머리
MPBG	muscle pedicle bone graft	근육경 골이식
MPC	maximum permissible concentration	최대 허용 농도
	minimal mycoplasmacidal concentration	최저 미코플라스마 농도
	mucopurulent cervicitis	점액농성 경부염
MPCN	microscopically positive and culturally negative	현미경적 양성, 배양적 음성
MPCU	medical progressive care unit	진행적 의료관리 병동
MPD	maximum permissable dose	최대허용선량(방사선)
	minimal phototoxic dose	최소 광독증
	mutiple personality disorder	다발성 인격장애
MPDS	myofascial pain dysfunction syndrome	근막통 기능장애 증후군
MPE	mean prediction error	평균 예측 실수
	mirror pelvic examination	경골반 검사
MPF	methylparaben free	메틸 파라벤이 없는
MPGN	membranoproliferative glomerulonephritis	막증식성 사구체신염
MPH	master of public health	공중보건학 석사

약 어	원 어	해 설
MPH	methylphenidate	메틸페니데이트
MPI	Maudsley personality inventory	마운드슬레이 인격 조사
	maximum point of impulse	최대 충격점
	multiphasic personality inventory	다상 성격표
MPJ	metacarpophalangeal joint	중수수지 관절
mpk	milligram per kilogram	kg당 mg
MPL	maximum permissible level	최대 허용치
MPM	mortality prediction model	사망예측모형
MPN	multiple primary neoplasms	다발성 초기 신생물
MPO	**myeloperoxidase**	**골수과산화효소**
MPOA	medial preoptic area	내측전시범위(영역)
MPP	massive periretinal proliferation	다량의 망막주위 증식
MPPT	methylprednisolone pulse therapy	메틸프레드니솔론 맥박요법
MPQ	McGill pain questionnaire	맥길 동통 질문지
MPS	mononuclear phagocyte system	단핵식 세포계
	mucopolysaccharidosis	점막다당류 침착증
	multiphasic screening	다상의 스크린
	myofascial pain syndrome	**근막통 증후군**
MPSS	methyprednisolone sodium succinate	
MPTRD	motor, pain, touch, reflex and deficit	운동, 고통, 접촉, 반사와 부족
MPU	maternal pediatric unit	모성 소아 병동
MPV	mean plasma volume	평균 혈장판 용적
	mean platelet volume	평균 혈소판 용적
	metatarsus primus varus	제1 중족골 내번
MQ	memory quotient	기억 계수

약 어	원 어	해 설
MQ	menaquinone	합성비타민 K_3 제품
MQF	mobile quarantine facility	이동식 검역장비
MR	Maddox rod	맥독스 간상체
	magnetic resonance	자기공명
	malnutrition related	영양장애성
	manifest refraction	현성(顯性) 굴절(검사)
	Mantoux reaction	만토우 반응
	may repeat	반복
	measles, rubella	홍역, 풍진
	medial rectus	내직근
	medical record	의무기록지
	medical rehabilitation	의학적 재활
	mental retardation	정신지체
	metabolic rate	신진대사율
	methyl red(test)	메틸 레드(시험)
	milliroentgen	밀리론트겐
	mitral regurgitation	승모판 역류(폐쇄부전증)
	moderate resistance	중등도 저항
M&R	measure and record	측정과 기록
MR × I	may repeat times one(once)	한번에 한번씩 반복
MRA	main renal artery	주 신동맥
	medical record administrator	의무기록 관리자
	midright atrium	오른쪽 중앙심방
	myometrial radial arterise	자궁근층 방사동맥
MRAN	medical resident admitting note	내과 전공의 입원노트
MRAP	mean right atrial pressure	평균 우심방압
MRAS	main renal artery stenosis	주 신동맥 협착증
MRC	master of rehabilitation counseling	재활상담학 석사

약 어	원 어	해 설
MRCP	mental retardation, cerebral palsy	정신지체, 뇌성마비
MRD	margin reflex distance	연반사거리
	medical records department	의무기록과
	minimal residual disease	최소 잔류질환(잔여 백혈병)
	minimum reacting dose	최소반응량
MRDD	mental retardation and development disabilities	정신지체, 발달불능
MRDM	malnutrition related diabetes mellitus	영양실조와 관련된 당뇨
MRE	manual resistance exercise	수동저항 운동
	most recent episode	최근 삽화
MRF	mitral regurgitant flow	승모판 역류성 유량
	stimulating hormone releasing factor	멜라닌 색소 자극 호르몬 방출 인자
MRFC	mouse rosette forming cells	쥐 로제트 형성 세포
MRG	murmur, rubs and gallops	잡음, 마찰음
MRH	Maddox rod hyperphoria	매독스 간상체 상사위
	modified radical hysterectomy	**광범위 자궁절제술**
MRI	**magnetic resonance imaging**	**자기공명영상**
M&R, I&O	measure and record intake and output	섭취 및 배설량 기록측정
MRL	medical record library	의무기록실
	minimal response level	최소 반응수준
	moderate rubra lochia	중증도의 혈성오로
MRLVD	maximum residue limits of veterinary drugs	복근막의 최대 제한량
MRM	**medial rectus muscle**	**내직근**
	modified radical mastectomy	**변형근치적유방절제술**
MRMR	medical rectus muscle resection	내직근 절제술

약 어	원 어	해 설
MRN	medical resident's note	의료 레지던트 노트
mRNA	**messenger ribonucleic acid**	**메신저 RNA(리보핵산)**
MRS	magnetic resonance spectroscopy	자기공명음 분광경검사법
	methicillin resistant *Staphylococcus aureus*	메티실린 내성 황색포도구균
MRSA	**methicillin resistant *Staphylococcus aureus***	**메티실린 내성 황색포도구균**
MRSE	**methicillin resistant *Staphylococcus epidermidis***	**메티실린 내성 포도구균**
MRVP	mean right ventricular pressure	평균 우심실 내압
MR-VPR	methyl red and Voges-Proskauer reaction	장내세균 동정과 아세틸메틸 카르비놀 검출법
MS	mass spectroscopy	질량 분광경검사법
	master of science	이학석사
	maxillary sinus	상악동
	medical student	의학생
	Meniere's syndrome	메니에르 증후군
	mental states	**정신상태**
	milk shake	밀크 쉐이크
	minimal support	최소 지지
	mitral sounds	승모판의 음
	mitral stenosis	**승모판 협착증**
	morning stiffness	**아침에 경직**
	morphine sulfate	황산모르핀
	motherhouse system	모택제도
	multiple sclerosis	다발성 경화증
	muscle strength	근력
	musculoskeletal	근골격의
	myocardio sufficient	심근 기능 양호

약 어	원 어	해 설
M&S	microculture and sensitivity	세균배양과 감수성
ms	manuscript	원고
	more solito	보통 방법으로
	morphine sulfate	황산 모르핀
MS Ⅲ	third year medical student	의대 3학년생
MSA	multiphasic mass screening examination	다상집단검진법
	multiple system atrophy	다발성 기관 위축증
MSAF	meconium stained amniotic fluid	태변으로 오염된 양수
MSAFP	maternal serum alphafeto-protein	모성의 혈청 α-태아단백
MSAP	mean systemic arterial pressure	평균 전신동맥압
MSBOS	maximum surgical blood order schedule	외과수술시 최대 혈액확보 지시계획
MSCA	McCarthy scales of children's abilities	어린이 능력의 메카디 척도
MSCCC	master sciences, certified clinical competence	이학석사인정 임상적 적응
MSCU	medical special care unit	내과 특별간호실
MSCWP	musculoskeletal chest wall pain	근골격 흉벽통증
MSD	microsurgical dissectomy	미세외과 절제술
	mid sleep disturbance	수면중 장애
MSDS	material safety data sheet	재료의 안전자료지
MSE	mental status examination	정신상태검사
m/sec	milliseconds	1/1,000초
MSEL	myasthenic syndrome of Eaton Lambert	이튼-람버트의 근무력증 증후군
MSER	mean systemic ejection rate	평균 전신 박출률

약 어	원 어	해 설
MSER	mean systolic ejection rate	평균 수축기 박출률
	mental status examination record	정신상태 검진기록
MSF	meconium stained fluid	태변으로 오염된 양수
	megakaryocyte stimulating factor	거핵세포 자극인자
MSG	methysergide	메티세르자이드
	monosodium glutamate	단나트륨 글루타민산염 (식품향미강화제)
MSH	**melanocyte stimulating hormone**	**멜라닌세포 자극호르몬**
MSI	magnetic source imaging	자기원천 영상
	mitral stenosis and insufficiency	**승모판 협착증 및 폐쇄 부전증**
MSII	**multiple spilt insulin injection**	**다발성 인슐린 분할 주사법**
MSIR	morphine sulfate immediate release tablets	몰핀황산염 즉각방출 정제
MSIS	mutiple severity illness system	다발성 중증질환계
MSK	medullary sponge kidney	수질성 해면 신장
MSL	methicillin sensitive staphylococcus aureus	메티실린 과민성 포도구균
	midsternal line	흉골중심선
MSLT	multiple sleep latency test	다중의 수면잠복기 검사
MSM	mid systolic murmur	수축기 중간 잡음
MSN	master of science in nursing	간호과학 석사
MSO	mental status, oriented	정신상태 유향의
	mentally stable and oriented	정신안정성과 지향된
MSO_4	morphine sulfate	몰핀황산염
MSP	microspectrophotometry	현미분광측정법
	minute sequence pyelography	1분 간격으로 연속적으로 촬영한 신우조영술
MSPN	medical student progress notes	의학생 환자진행 노트

약 어	원 어	해 설
MSPU	medical short procedure unit	의료 단기시술실
MSQ	meters squared	평방미터
MSR	maximum security room	최안전병실, 보호실
	muscle stretch reflexes	근 긴장 반사
MSRPP	multidimensional scale for rating psychiatric patients	정신질환 평가를 위한 다차원척도
MSS	marital satisfaction scale	배우자의 만족척도
	mean sac size	평균 낭 크기
	minor surgery suite	소수술실
	mean sac size	평균 주머니 크기
	muscular subaoric stenosis	대동맥판막하근협착증
MSSA	**methicillin susceptible *Staphylococcus aureus***	**메티실린 감수성 황색포도구균**
MSSCR	mean sac size and crown rump length	평균낭 크기와 둔부관 길이
MSSV	mid-stream specimen of urine	중간뇨 검사물
MST	mean survival time	평균 생존시간
	median graft survival time	중앙치 조직이식 생존시간
	metabolic screening test	**신생아 선천성 대사이상 검사**
MSTA[R]	mumps skin test antigen	볼거리 피부 검사 항원
MSTI	multiple soft tissue injuries	다발성 연조직 손상
MSU	maple syrup urine	단풍당뇨
	midstream urine	중간뇨
	midstream urine specimen	중간 소변 검사물
MSUD	maple syrup urine disease	단풍당뇨증, 단풍시럽병
MSV	Moloney's sarcoma virus	몰로니 육종 바이러스
	murine sarcoma virus	쥐 육종 바이러스
MSW	master of social work	사회사업학 석사
	multiple stab wounds	다발성 자상

약 어	원 어	해 설
MT	empty	텅빈
	macular target	반점, 흑점 표적
	malaria therapy	말라리아요법
	malignant teratoma	악성 기형종
	mastoidectomy and tympanoplasty	유양돌기절제술과 고실 성형술
	maximal therapy	최대요법
	medical technologist	의료기사
	membrane tympani	**고막**
	metatarsal	중족골
	middle turbinate	중비갑개
	milieu therapy	**환경요법**
	minor(fine) tremor	미세진전
	moment of truth	진실의 순간
	monitor technician	모니터 요원
	muscles and tendons	근육과 건
	music therapy	음악요법
M/T	masses of tenderness	압통성 종괴
	myringotomy with tubes	삽관 고막절개술
M&T	mastoidectomy & tympanoplasty	유양돌기 절제술 & 고실성형술
	Monilia and *Trichmonas*	모닐리아와 트리코모나스속
	myringotomy and tubes	고막절개술과 관
MTA	metatarsus adductus	중족골 내전증
MTAD	tympanic membrane of the right ear audicle dexter	오른쪽 귀의 고막
MTAS	tympanic membrane of the left ear(audicle sinister)	왼쪽 귀의 고막
MTAU	tympanic membranes of both ears audicle unitas	양쪽 귀의 고막
MTB	*Mycobacterium tuberculosis*	미코박테리움 결핵증 (폐결핵 주원인균)

약 어	원 어	해 설
MTBE	methyl tert butyl ether	
MTC	medullary thyroid carcinoma	수질성 갑상선 암종
	mitomycin	마이토마이신
	maximum toxic concentration	최대 독성 농도
MTD	maximum tolerant dose	최대 내용량
	Monroe todal drainage	몬로 토달 배액
MTDI	maximum tolerable daily intake	최대 하루 총섭취량
MTET	modified treadmill exercise testing	변형된 트래드밀 운동검사
MTF	maximum terminal flow	최대 말기 흐름
	modulation transfer function	전달기능조절
	myocardial toxic factor	심근성 독성 인자
MTG	mid thigh girth	중간 대퇴 대경
MTI	malignant teratoma intermediate	중등도 악성 기형증
	minimum time interval	최소 시간 간격
MTJ	midtarsal joint	족근골 관절
MTM	modified Thayer Martin medium	변형 테이어 마틴 배지 (임균 배양용 특수 배지)
M1 to M7	categories of acute nonlymphoblastic leukemia	급성 비림프아구성 백혈병의 범주
MTP	master treatment plan	종합 치료계획
	medical termination of pregnancy	의학적 임신종결
	metatarsal phalangeal	중족지절
MTR	mean total reactivity	평균 총 반응성
	mother	어머니
MTR-Ō	no masses, tenderness, or rebound	종괴, 압통, 반동압통 없음
MTRS	master therapeutic recreation specialist	전문 오락치료사

약 어	원 어	해 설
MTST	maximal treadmill stress test	최대 답차 스트레스 검사
MTT	malignant trophoblastic teratoma	악성 영양막 기형종
	maximal treadmill test	최대 답차 검사(심기능검사)
	mean tidal time	평균 순환시간
	mean transit time value	평균 통과 시간치
	methyl thiotetrazole	메틸 티오테트라졸
MTU	malignant teratoma undifferentiated	악성 미분화된 기형종
	methylthiouracil	메틸티오우라실
MTV	mammary tumor virus	유방 종양 바이러스
	metatarsus varus	중족골 내번증
MTX	**methotrexate**	**메토트렉사트(항암제)**
MTZ	mitoxantrone	미토산트론
MU	million units	100만 단위
mU	milliunits	mm 단위
mμ	millimicro	밀리마이크로
μ	micron, micrometer, μ	마이크론, μm, μ
MUA	manipulation under anesthesia	마취하에 조작
MUAC	middle upper arm circumference	상완둘레의 중앙부위
MUAP	motor unit action potential	운동단위, 활동전위
MUC	maximum urinary concentration	최대 요농축
	mucosal ulcerative colitis	점막 궤양성 대장염
MUD	multifluidic unresisting displacement	다발성유동성 무저항 변위
	multiple gated acquisition (scan)	다발성 간문성 획득 (스캔)
MUGAE	multiple gated acquisition exercise	다발성 간문획득운동

약 어	원 어	해 설
MULT	multi gravida	경임부(다임부)
multip	multiparous	경산부
mult vits	multivitamines	종합 비타민
MuLV	murine leukemia virus	쥐 백혈병 바이러스
MUO	malignansy of unknown origin	원발 불명 악성
	metastasis of unknown origin	원발 불명 전이
MUP	motor unit potential	운동단위
musc	muscle, muscular	근, 근육
mus-lig	musculoligamentous	근인대의
MUU	mouse uterine units	쥐 자궁
MV	mechanical ventilation	기계적 환기량
	mendelevivum	방사능 원소
	millivolts	밀리볼트
	minute volume	분시 박출량
	mitoxantrone and etoposide	미토산트론과 엑토포사이드
	mitral valve	승모판
	mixed venous	혼합성 정맥
	multivesicular	다포의
MVA	malignant ventricular arrhythmias	악성 심실 부정맥
	mitral valve area	승모판 부위
	motor vehicle accident	자동차 사고
MVAC	methotrexate, vinblastine, doxorubicin and cisplatin	항암제의 일종
MVB	mixed venous blood	혼합된 정맥혈
MVC	maximal voluntary contraction	최대 자의적 수축
MVD	microvascular decompression	현미경적 혈관 감압술
	mitral valve disease	승모판 질환
	multivessel disease	다발성 혈관 질환

약 어	원 어	해 설
MVE	mitral valve(leaflet) excursion	승모판(소엽) 반진폭
MVG	myodil ventriculography	미오딜 뇌실 조영술
MVI	multiple vitamin injection	복합 비타민 주사
MVI[R]	trade name for parenteral multivitamins	비경구적 종합 비타민의 상품명
MVIC	maximum voluntary isometric contraction	최대 수의 등장성 수축
MVM	microvillose membrane	미세융모막
MVO	mixed venous oxygen saturation	혼합 정맥 산소포화도
MVO_2	mean venous oxygen content	평균 점맥혈 산소량
	myocardial oxygen consumption	심근 산소 소비
MVP	maximum voiding pressure	최고 배뇨압(배뇨속도)
	mean venous pressure	평균 정맥압
	mitral valve prolapse	승모판 탈출증
MVPP	mechlorethamine vinblastine, procarbazine and prednisone	
MVR	massive vitreous retraction	전 초자체 견인
	micro vitreoretinal(blade)	마이크로 초자망막의
	mitral valve regurgitation	**승모판 역류**
	mitral valve replacement	승모판 치환술
MVS	**mitral valve stenosis**	**승모판 협착증**
	motor, vascular and sensory	운동성, 혈관과 감각
MVV	maximum voluntary ventilation	자발적 최대 환기량
	minute volume of ventilation	분당 환기량
MVVT	maximum voluntary ventilation test	자발적 최대 환기량 검사
	mixed vespid venom	혼합 말벌 독액
MW	molecular weight	분자 무게

약 어	원 어	해 설
M/W	microwave	극초단파
M-W	Mallory-Weiss syndrome	말로이웨이스 증후군
MWD	microwave diathermy	극초단파 투열요법
MWI	medical walk in(clinic)	보행진료소
MWIA	medical women's international association	여의사 국제 협회
MWS	Mallory-Weiss syndrome	말로이-바이스 증후군
	Mickety Wilson syndrome	미케티 윌슨 증후군
MWT	malpositioned wisdom teeth	지치 변위
Mx	Mantoux test	결핵반응검사
	myringotomy	고막절개술
mx	management	처리, 처방
My	myopia	근시
myco	mycobacterium	마이코박테륨속
MYD	mydriatic	산동의
myelo	myelocytes	골수구, 골수세포
	myelogram	척수강 조영도
MyG	myasthenia gravis	중증 근무력증
MYR	myringotomy	고막절개술
MYS	medium yellow soft (stools)	노랗고 부드러운 대변 배지
MZ	monozygotic	일란성의, 단일 접합자의
MZL	marginal zone lymphocyte	윤대 림프구
MZT	monozygotic twins	일란성 쌍생아

N

약 어	원 어	해 설
N	nasal	코의, 비골의
	nausea	오심
	negative	음성의
	negro	흑인
	nerve	신경
	neutral protamine hagedorn insulin	중성 프로타민 하게도르 인슐린
	neutron	중성자
	neutrophil	호중구
	never	결코 …않다
	newton	뉴톤
	nipple	유두
	nitrogen	니트로겐
	nodes	절
	none	아무도 …않다
	normal	정상의
	normal concentration	정상농도
	not	~아닌
	NPH insulin	중성 인슐린
	number	번호, 수
	nu(ν)	뉴
	refractive index	굴절률(안과)
	size of sample	표본의 크기
N/1	normal solution	정상용액
N_2	nitrogen	질소
5'-N	5'-nulceotidase	5'-뉴클레오티다제
NA	narcotics anonymous	무명의 마취제

약 어	원 어	해 설
NA	negro adult	흑인 남성
	neuraminidase	뉴라미니다아제
	neutralizing antibody	중화항체
	nicotinic acid	니코틴산
	nomina anatomica	해부학 용어집
	noradrenaline	노르아드레날린
	normal axis	정상 축
	not admitted	허락하지 않음
	not answer	무응답
	not applicable	적용할 수 없는
	not available	활용할 수 없는
	nurse aide	간호 조무사
	nurse anesthetist	마취 간호사
	nursing assistant	간호보조
Na	**sodium**	**나트륨**
N&A	normal and active	정상, 활동적인
NAA	neutron activation analysis	중성자 활동 분석
	no apparent abnormalities	외견상 이상 없음
NAAC	no apparent anesthetic (anesthetic) complications	외견상의 마취합병증이 없음
NAACOG	nurse's association of the american college of obstetrics and gynecology	미국의 산과, 부인과 간호대학 협회
NAATPT	needle aspiration biopsy	흡인침생검
	not available at the present time	현재 사용불가
NAB	not at beside	옆에 없다
NABS	normoactive bowel sounds	정상적인 장음
NAC	acetylcysteine (N-acetylcyteine)	아세틸시스테인
	nipple areolar complex	윤문상의 유두 콤플렉스

약 어	원 어	해 설
NaCl	**sodium chloride(salt)**	**염화나트륨**
NaClO	sodium hypochlorite	나트륨 저염화물
NAD	**nicotinamide adenine dinucleotide**	**니코틴산아미드 아데닌 이핵산화합물**
	no active disease	활동성 질환 없음
	no acute distress	급성장애 없음
	no apparent distress	외견상 고통 없음
	no appreciable disease	분명한 질병 없음
	normal axis deviation	정상축 변이 이동
	nothing abnormal detected	이상 검출 없음
NADPH	nicotinamide adenine dinucleotide phosphate	니코틴아마이드 아데닌 다이뉴클레오타이드 인산
NADSIC	no apparent disease seen in chest	가슴에서 외견상 보이는 질병이 없음
NAF	nafcillin	나프실린
NaF	Negro adult female	흑인 성인여성
	sodium fluoride	불소화 나트륨
NAG	narrow angle glaucoma	협각녹내장
$NaHCO_3$	**sodium bicarbonate**	**탄산수소나트륨**
NAI	no acute inflammation	급성감염 없음
	non accidental injury	비 우발적인 손상
NaI	sodium iodide	요오드화나트륨
NAION	non arteritic ischemic optic neuropathy	비 동맥성 허혈성 시신경 병증
NAM	normal adult male	정상 성인 남자
NAN	N-acetylneuraminic acid	N-아세틸뉴라민 산
NANB	non A, non B (hepatitis)	A, B형이 아닌 간염
NANBH	non A, non B hepatitis	A, B형이 아닌 간염
NANBV	non A, non B virus	A, B형이 아닌 바이러스
NANDA	North American Nursing Diagnosis Association	북미 간호진단 협회

약 어	원 어	해 설
NaOH	sodium hydroxide	수산화나트륨
NAP	narative, assessment, and plan	사정과 계획
	nerve action potential	신경작용전위
	neutrophilic alkaline phosphatase	호중구 알카리성 포스파타제
NAPA	N-acetyl procainamide	N-아세틸 프로카인아미드
NAPD	no active pulmonary disease	비활성 폐질환
Na Pent	Pentothal Sodium[R]	펜토탈 나트륨
NAPNES	National Association for ractical Nurse Education and Services	간호교육과 봉사에 대한 국제연합
NAR	nasal airway resistance	비기도저항
	no adverse reaction not at risk	부작용이 없고 위험하지 않은
NARC	narcotic(s)	마취성의, 체면제
NAS	nasal	코의, 비골의
	neonatal abstinence syndrome	신생아 금단 증후군
	neonatal air leak syndrome	신생아 공기누출 증후군
	neuroallergic syndrome	신경 알레르기 증후군
	no added salt	추가염 없음
NAT	N-acetyltransferase	N-아세틸기 전이효소
	neonatal alloimmune thrombosytopenia	신생아 이상면역 혈소판 감소증
	no action taken	취한 행동이 없다
	non accidental trauma	비 우발적인 외상
Na Tc^{99m}	sodium pertechnetate Tc^{99m}	나트륨 퍼테크네테이트 Tc^{99m}
NAW	nasal antral window	비강 동창
NB	nail bed	손톱바닥
	needle biopsy	바늘생검
	neurogenic bladder	신경원성 방광

약 어	원 어	해 설
NB	newborn baby	신생아
	nitrogen balance	질소균형
	sodium bicarbonate	중탄산나트륨
Nb	niobium	니오븀
n.b.	note bene(note well)	잘 적어놓다
NBAS	neonatal behavioral assensssment scal	신생아 행동 평가법
NBC	nonbacterial conjunctivitis	비세균성 결막염
	non-bed care	비침상 간호
NBCC	novoid basal cell carcinoma	모반 기저세포 임종
NBD	**neurologic bladder dysfunction**	**신경인성 방광기능장애**
	no brain damage	뇌에 손상 없음
NBF	not breast fed	호흡없음
	not breast feeding	모유수유 안함
NBH	newborn helpful hints	신생아 도움 요령
NBI	**newborn infant**	**신생아**
	no bone injury	뼈에 상처가 없음
NBICU	newborn intensive care unit	신생아 집중 치료
NBM	no bowel movement	장 운동 없음
	normal bone marrow	정상골수
	normal bowel movement	정상 장 운동
	nothing by mouth(NPO)	금식, 절식
NBN	newborn nursery	신생아실
NBP	needle biopsy of prostate	전립선의 침생검
	neoplastic brachial plexopathy	종양성 상완신경총병
	noninvasive blood pressure	**비침습적 혈압**
NBQC	narrow base quad cane	협착기저
NBR	no blood return	혈액이 되돌아오지 않음
NBS	newborn screen(serumthyroxine and phenylketonuria)	신생아 스크린(혈청 시록신과 페닐케톤뇨증)
	no bacteria seen	박테리아가 보이지 않음

약 어	원 어	해 설
NBS	normal blood serum	정상 혈청
	normal bowel sound	정상 장음
	normal breathing sound	**정상 호흡음**
	nystagmus blockage syndrome	안진폐쇄증후군
NBT	nitroblue tetrazolium reduction(tests)	니트로블루 테트라졸륨 환원(검사)
NBTE	nonbacterial thrombotic endocarditis	비세균성 혈전성 심내막염
NBTNF	newborn, term, normal, female	신생아, 주기, 정상, 여성
NBTNM	newborn, term, normal, male	신생아, 주기, 정상, 남성
NBW	normal birth weight	정상 출생 체중
NC	nanocurie	왜소
	nasal cannula	비강 삽관
	Negro child	흑인 아동
	neurologic check	신경학적 조사
	no change	무변화
	no complaints	호소없음
	noncontributory	기여하지 않는
	nose clamp	비 겸자
	nose clips	비 협자
	not completed	완성되지 않음
	not cultured	배양되지 않음
	nursing care	**간호**
NCA	neurocirculatory asthenia	신경순환 무력증
	no congenital abnormalities	선천성 기형 없음
	nonspecific cross-reacting	비특이성 교차반응
NCAFS	Nursing Child Assessment of Feeding Scale	영양척도의 아동간호사정
N/CAN	nasal cannula	비강삽관
NCAP	nasal continuous airway pressure	비강의 계속적인 기도압력

약 어	원 어	해 설
NCAP	nurses coalition for action in politics	정책활동을 위한 간호 연합
NCAS	neocarzinostain	네오카르지노스타틴
NC/AT	normocephalic atraumatic	정상두의 비외상적
N cath	nelaton catheterization	넬라톤도뇨
NCB	natural childbirth	자연출산
NCC	no concentrated carbohydrates	농축된 탄수화물 아님
NCD	neurocirculatory dystonia	신경순환성 이긴장증
	no congenital deformities	선천성 기형이 아닌
	normal childhood disease	정상 아동질환
	not considered disabling	고려되지 않은 무능
NCE	new chemical entity	새로운 화학적 본체
	noncardiogenic edema	비심인성 부종
NCEP	National Cholesterol Education Program	국립 콜레스테롤 교육과정
NCF	neutrophilic chemotactic factor	호중구 화학주성 인자
NCI	National Cancer Institue	국립 암연구소
NCJ	needle catheter jejunostomy	바늘 카테터 공장문합술
NCL	neuronal ceroid lipofuscinosis	신경원 세로이드 리포푸신증
	nuclear cardiology laboratory	심장핵의학 실험실
NCM	nailfold capillary microscope	손톱주름 모세혈관 현미경
	nursing core manpower	간호 핵심인력
NCNC	normochromic normocytic	정상색소 정상혈구성의
NCO	no complaints offered	(나타내는)불평 없음
NCP	nursing care plan	간호계획
NCPAP	nasal continuous positive airway pressure	비강의 연속적인 양성 기도압
NCPR (NOCPR)	no cardiopulmonary resuscitation	심폐소생술 금지
NCRC	non child resistant container	비아동저항 컨테이너

약 어	원 어	해 설
NCS	nerve conduction studies	신경 전도 연구
	no concentrated sweets	농축된 땀 없음
	non-circumferential stenosis	비둘레 협착증
	non-coronary sinus	비 관상 정맥동
	normal cesarean section delivery	정상 제왕절개 분만
	zinostatin(neocarzinostain)	지노스타틴
NCT	**Nelaton catheter tube**	넬라톤 도뇨관
	neural crest tumor	신경능선 종양
	neutron capture therapy	중성자 포획 요법
	noncontact tonometry	비접촉성 안압측정
NCU	**neurosurgical care unit**	**신경외과 중환자실**
NCV	nerve conduction velocity	신경전도속도(검사)
	noncholera vibrios	비콜레라 비브리오
	nuclear venogram	핵 정맥조영도
ND	nasal deformity	비변형
	natural death	자연사
	naturopathy doctor	자연요법의사
	neck dissection	경부 절개
	neonatal death	신생아 사망
	nerve deafness	신경성 난청
	neurological development	신경학적 발달
	Newcastle disease	뉴캣슬 병
	no data	자료 없음
	no disease	질병 없음
	nondisabling	신체장애가 없는
	non distended	확장되지 않은
	none detectable	불검출
	normal delivery	정상분만
	normal development	정상발달

약 어	원 어	해 설
ND	nose drops	(코)점적약
	not detectable	검출 안 됨
	not diagnosed	진단되지 않음
	not done	하지 않음
	nothing done	한 것이 없다
	nursing diagnosis	간호진단
	nursing doctorate	간호학 박사학위
N/D	no defects	장애 없음
N&D	nodular and diffuse	결절과 확산
Nd	neodymium	네오디뮴
NDA	new drug application	새로운 약적용
	no data available	활용자료 없음
	no demonstrable antibodies	증명할 수 없는 항체
	no detectable activity	검출할 수 있는 활동성 없음
NDD	no dialysis days	투석하는 날 아님
NDF	neutral density filter(test)	중성 밀도여과(검사)
	no disease found	발견되는 질환 없음
NDI	neurogenic diabetes insipidus	신경원성 요붕증
Nd/NT	nondistended, nontender	비확장된, 유연하지 않은
NDP	net dietary protein	순수식이 단백
NDR	neonatal death rate	신생아 사망률
	neurotic depressive reaction	신경증성 우울반응
	normal detrusor reflex	정상 압박근 반사
	nucleus dorsalis raphe	핵배봉선
NDS	neurologic disability score	신경학적 무능력 평점
NDST	neurodevelopmental screening test	신경학적 발달 선별 검사
NDT	**neurodevelopmental treatment**	**신경학적 발달 치료**
	noise detection threshold	잡음검출 역치

약 어	원 어	해 설
NDV	Newcastle disease virus	뉴캣슬 병 바이러스
N Dx	non-diagnostic	비 진단학상의
NE	nerve ending	신경종말부
	neurological examination	**신경학적 검진**
	never exposed	노출되지 않음
	no effect	효과 없음
	no enlargement	확장 없음
	norethindrone	노르에틴드론
	norepinephrine	**노르에피네프린**
	not elevated	상승없음
	not examined	검진된 것 없음
Ne	neon	네온(기체원소)
NEAC	norethindrone acetate	노르에틴드론 아세테이트
NEB	hand held nebulizer	수의적 분무기
	neuroendocrine body	신경 내분비체
NEC	**necrotizing enterocolitis**	**괴사성 장염(소장결장염)**
	neuroendocrine cell	신경 내분비 세포
	noise equivalent counts	평형 소음 수치
	not elsewhere classified	다른 분류가 없다
NED	no evidence of disease	질병의 징후 없음
NEEG	normal electroencephalogram	정상 뇌파검사
NEEP	negative end expiratory pressure	음성 내호기말기압
NEF	negative expiratory force	음성 호기력
NeF	nephritic factor	신염증성 인자 (만성 증식성 사구체신염)
NEFA	non esterified fatty acids	비에스테르화 지방산
NEFG	normal external female genitalia	정상 여성 외부생식기
NEG	negative	음성의

약 어	원 어	해 설
NEG	neglect	무시하다
NEI	national eye institute	국립 안과연구소
NEM	no evidence of malignancy	악성 징후 없음
nem	nahrungs-einheit-milch (food-unit-milk)	급식에서 모유 1g에 해당하는 영양학적 단위
NEMD	nonspecific esophageal motility disorder	비특이성 식도 운동 장애
NEOH	neonatal high risk	신생아의 높은 위험도
NEOM	neonatal medium risk	신생아의 중간 위험도
NEP	no evidence of pathology	병리학적 징후 없음
NEPHRO	nephrogram	신조영도
NER	no evidence of recurrence	재발 징후 없음
NERD	no evidence of recurrent disease	재발질환의 징후 없음
nerv	nervous	신경성의, 신경질적인
NES	not elsewhere specified	특별한 다른 것 없음
NET	naso endotracheal tube	비강 기관내관
NETA	norethisterone acetate	노르에티스테론 아세테이트
NETT	nasal endotracheal tube	비강의 기관내관
NETWORK	need encouragement thanks wow ok remembrance kindness	필요, 격려, 감사, 감탄, 긍정, 기억, 친절하라.
Neur	department of Neurology	신경과
Neurosurg	neurosurgery	신경외과학
neut	neutrophil	호중구
NEX	nose to ear to xiphoid	코에서 귀까지 검상
NF	National Formulary	국립처방집
	negro female	흑인여성
	nephritic factor	신염증성인자
	neurofibromatosis	신경섬유종증
	neurofilament	신경세사

약 어	원 어	해 설
NF	neutral fraction	중성분획
	nois factor	소음요인
	none found	아무 근거 없는
	not felt	느낌이 없는
	not found	발견되지 않은
	nursed fair	올바른 간호
NFD	neurofilament degeneration	신경원섬유 퇴화
	no family doctor	가정의 없음
	normal forcep delivery	정상겸자 분만
NFFD	normal full forcep delivery	정상 만기 겸자 분만
NF Gauze	nitro frogen gauze	니트로 프로즌 거즈
NFK	non-functional kidney	기능상실 신장
NFL	nerve fiber layer	신경 섬유층
NFP	natural family planning	자연 가족계획
	neurofilament protein	신경사상체 단백질
	no family physician	가족 내과의 없음
NFTD	normal full term delivery	정상 만기 분만
NF(T) SD	normal full term spontaneous delivery	정상 만기 자발 분만
NFVED	normal full term vacuum extract delivery	정상 만기 진공 분만
NFW	nursed fairly well	올바르고 양호한 간호
NG	nanogram	나노그램
	nasogastric	비위의, 비위관
	new growth	신생성
	nitroglycerin	**니트로글리세린**
	no dose ganglion	결절상 신경절
	no good	좋지 않은, 나쁜
	no growth	성장 안됨

약 어	원 어	해 설
NG	non-genetic	비유전적
NGB	neurogenic bladder	신경원성 방광
NGF	nerve growth factor	신경 성장 인자
n gif	not given	해주지 않음
NGK	non gonorrheal kindey	비임균성 신장
NGO	nitroglycerin oinment	니트로글리세린 연고
NGR	nasogastric replacement	비위관 치환
NGRI	not guilty by reason of insanity	정신착란의 원인으로 죄가 없음
NGT	mormal glucose tolerance	정상 글로코오스 내성
	nasogastric tube	비위관
NGU	**nongonococcal urethritis**	**비임균성 요도염**
NH	neonatal hepatitis	신생아 감염
	nodular histiocytic	결절성 조직구성
	nursing home	요양원(확대간호중재시설)
MHA	nonspecific hepatocellular abnormality	비특이성 간세포성 이상
NHC	neighborhood health center	지역보건센터
	neonatal hypocalcemia	신생아 저칼슘혈증
	nursing home care	요양원 간호
NH_3	**ammonia**	**암모니아**
NH_4Cl	ammonium chloride	염화 암모늄
NHCU	nursing home care unit	요양원 간호실
NHD	normal hair distribution	정상 모발 분포
MHHC	nonketonic hypero molar coma	비케톤성 고혈당성 고장성 혼수
NHI	national health insurance	국가 건강보험
NHL	nodular histiocytic lymphoma	소결절성 조직구성 림프종
	non Hodgkin's lymphomas	**비호지킨즈 림프종**
nHL	normalized hearing level	정상 청력수준
NHP	non-hemoglobin protein	비-혈색소 단백질

약 어	원 어	해 설
NHP	nonhistone protein	비히스톤 단백질
	nursing home placement	요양원 시설
NHS	national health service	국가보건서비스방식
	normal human serum	정상인 혈청
NHSC	national health service corps	국립 건강보건단체
NHV	nursing home visit	요양원 방문
NI	neuraminidase inhibition	뉴라미니데이스 억제
	neurological improvement	신경학적 향상
	neutralization index	중화지수
	nickel(Ni)	니켈
	no improvement	향상 없음
	no information	정보 없음
	noise index	소음지수
	none indicated	지시하지 않음
	not identified	확인하지 않음
	not isolated	격리시키지 않음
	nucleus intercalatus	사이핵, 개재핵
NIA	national institute on aging	국립노화연구소
	nephelometric inhibition assay	혼탁 억제 정량
	no information available	활용할 정보 없음
NIAID	national institute of allergy and infectious diseases	알레르기와 감염성질환의 국립연구소
NIAL	not in active labor	활동인자 없음
NIBP	noninvasive blood pressure	비관혈적 혈압
NIC	nursing interventions classification	간호중재분류
NICC	neonatal intensive care center	신생아 집중간호실
NICHHD	National Institute of Child Health and Human Development	국립아동건강과 인간발달

약 어	원 어	해 설
NICP	neonatal intensive care patient	신생아 집중간호 환자
NICS	non invasive carotid studies	비침습성 경동맥 조사
NICU	**neonatal intensive care unit**	**신생아 중환자실**
	neurosurgical intensive care unit	뇌신경외과계 중환자실
NID	not in distress	고통 없음
NIDDM	**non insulin dependent diabetes mellitus**	**인슐린 비의존성 당뇨병**
NIF	negative inspiratory force	음성 흡기력
	neutrophil migration inhibition factor	호중구 유주 억제인자
	not in file	파일이 없음
NIFS	non invasive flow studies	비침습성 기류학습
NIG	NSAIA(non steroidal anti-inflamatory agent) induced gastropathy	비스테로이드계 항염증 병인으로 유도된 위장병
NIH	national institutes of health	국립보건원
NIHL	noise induced hearing loss	소음성 난청
NIL	not in labor	분만이 아닌
nil	*nihil* (nothing, none)	아무것도 아니다
nil disease	minimal change disease	미세변화병
NIMAs	non inherited maternal antigens	비유전성 모성항원
NIMHDIS	national institute for mental health diagnostic interview schedule	국립연구소의 정신 건강진단 면담스케줄
NINU	neuro intermediate nursing unit	신경 중재간호실
NINVS	non invasive neurovascular studies	비침습성 신경혈관 연구
NIP	no infection present	현재 감염 없음

약 어	원 어	해 설
NIP	no inflammationnpresent	현재 염증 없음
NIPAs	non inherited paternal antigens	비유전성 부성 항원
NIS	nursing information system	간호정보체계
Nitro	nitroglycerin sodium nitroprusside	니트로글리세린 나트륨 니트로프루사이드
NIVLS	non invasive vascular laboratory studies	비침습성 혈관 검사조사
NJ	nasojejunal	비공장의
NK	natural killer(cells)	자연살해세포
	not known	알지못함
NKA	no known allergies	과민반응 알 수 없음
nkat	nanokatal(nanomole/sec)	나노카탈
NKB	no known basis	기초를 알 수 없음
NKC	nonketoic coma	비케톤성 혼수
NKDA	no known drug allergies	과민반응약 알 수 없음
NKDC	nonketotic diabetic coma	비케톤성 당뇨병 혼수
NKFA	no known food allergies	과민음식 알 수 없음
NKH	nonketotic hyperosmolar	비케톤성 고삼투성(고장성)
NKHA	nonketotic hyperosmolar acidosis	비케톤성 고삼투성 산증
NKHOC	**nonketotic hyperosmolar coma**	**비케톤성 고삼투성 혼수**
NKHS	nonketotic hyperosmolar syndrome	비케톤성 고삼투성 증후군
NKMA	no known medication allergies	알레르기 약물을 알 수 없음
NL	nasolacrimal	비루선의
	necrobiosis lipodica	유지방성 생괴사
	nodular lymphoma	결절성 림프종
	normal	정상
n/l	normal limits	정상한계

약 어	원 어	해 설
NLA	neuroleptanalgesia	신경이완성 진통
	neuroleptanesthesia	신경이완마취
NLB	needle liver biopsy	바늘 간생검
NLC&C	normal libido, coitus and climax	정상 리비도, 성교와 절정
NLD (obs)	nasolacrimal duct obstruction	비루관 폐쇄
	necrobiosis lipoidica diabeticorum	당뇨병성 유지질류 괴사
NLDL	normal low-density lipoprotein	정상 저밀도 지단백
NLE	neonatal lupus erythematosus	신생아 홍반성 루푸스
NLF	nasolabial fold	비순측의 추벽
NLFGNR	non lactose fermenting gram negative rod	비락토스 효소그램 음성 그람음성간균
NLN	national league for nursing	국제 간호사 연합
NLP	nodular liquifying panniculitis	소결절의 액화성 지방층염
	no light perception	광감응 없음
NLS	neonatal lupus syndrome	신생아 르푸스 증후군
	normal lymphocyte supernatant	정상 림프구 상청
NLT	normal lymphocyte transfer	정상 림프구 전이
	not later than	~보다 뒤가 아니다
	not less than	~보다 낮지 않은, ~에 불리한
NM	Negro male	흑인 남성
	neomycin	네오마이신
	neuromuscular	신경근
	nictitating membrane	깜박막
	nitrogen mustard	질소겨자

약 어	원 어	해 설
NM	nodular melanoma	결절성 흑색종
	nodular mixed(cell)	결절성 혼합(세포)
	nonmalignant	악성이 아닌
	not measurable	측정할 수 없는
	not mentioned	언급하지 않은
	nuclear medicine	**핵의학**
	nuclear membrane	핵막
	nurse manager	간호관리자
N&M	nerves and muscles	신경과 근육
	night and morning	저녁과 아침
NMA	neurogenic muscular atrophy	신경성 근위축
NMBA	neuromuscular blocking agent	신경근 차단약제
NMC	neuromuscular control	신경근 제어
	nodular mixed-cell	결절성 혼합세포
	nucleus reticularis magnocellularis	확대세포성 그물핵
NMCC	non-myeloid cell content	비골수성 세포용량
MMCD	nephrophthisis-medullary cystic disease	신장 결핵증-수질 낭성 질환
NMD	normal muscle development	정상 근육 발달
	normosol M and 5% dextrose[R]	정상액과 5% 포도당
NME	new molecular entity	새 분자 단위
NMF	non-migrating friction	미 유주성 분활
NMI	no manifest improvement	현성의 향상 없음
	no mental illness	정신병 없음
	no middle initial	중간 초기 아님
	normal male infant	정상 남자 영아
NMJ	neuromuscular juntion	신경근 접합부
NMKB	not married, keeping baby	결혼하지 않고 아이를 양육
NMN	no middle name	중간 이름이 없음

약 어	원 어	해 설
NMNA	national male nurses association	국립 남자 간호사 협회
NMNKB	not married, not keeping baby	결혼하지 않고 아이도 양육하지 않음
nmol	nanomole	나노몰
NMP	normal menstrual period	정상 월경기간
NMR	**nuclear magnetic resonance**	**핵자기 공명**
NMRT (R)	nuclear medicine radiologic technologist(registered)	핵의학 방사선 의료기사 (공인된)
NMS	neuroleptic malignant syndrome	신경이완성 악성증후군
NMSE	normalized mean square root	표준화 평균 제곱근
NMSIDS	near miss sudden infant death syndrome	갑작스런 영아 돌연사망 증후군
NMT	nebulized mist treatment	분무화 항제치료
	neuromuscular tension	신경근 긴장
	neuromuscular transmission	신경근 전달
	no more than	더이상 없음
	nuclear medicine technology	핵의학 기술
NMTB	neuromuscular transmission blockade	신경근 전반 폐쇄
NMTD	non-metastatic trophoblastic disease	비전이성 영양학 질환
NMT(R)	nuclear medicine technologist registered	등록된 핵의학 의료기사
NMU	neuromuscular unit	신경근 단위
NN	narrative notes	나로티브 기록지
	neonatal	신생아의
	neuro navigator	신경항법조정장치
	normal nursery	정상아실
	nurses' notes	간호사 노트
N/N	negative/negative	음성/음성

약 어	원 어	해 설
NNBC	node negative breast cancer	절 음성 유방암
NND	neonatal death	신생아 죽음
NNE	neonatal necrotizing enterocolitis	신생아의 괴사된 소장 결장염
NNL	no new laboratory (test orders)	새로운 검사실검사 지시 없음
NNM	Nicolle Novy MacNeal (medium)	니콜, 노비, 맥닐 혈액한천 배지
NNN	normal newborn nursery	정상 신생아 간호
NNO	no new orders	새 지시 없음
NNP	neonatal nurse practitioner	신생아 전문간호사
N : NPK	grams of nitrogen to non protein kilocalories	비단백 킬로칼로리에 대한 질소중량(그램)
NNS	nearly normal size	정상크기와 거의 같은
	neonatal screen(hematocrit, total bilirubin and total protein)	신생아 선별검사(헤마토크리트, 총빌리루빈, 총단백)
	nonneoplastic syndrome	비신생물성 증후군
	non-nutritive sucking	비영양 흡입
NNT	neonatally tolerance	신생아 내성
	nuclei nervi trigemini	삼차신경핵
	number needed to treat	치료에 필요한 수
NNU	net nitrogen utilization	총질소 사용
NO	nasal oxygen	비강 산소
	nitroglycerin ointment	니트로글리세린 연고
	nitrous oxide	아산화질소
	nobelium	노벨륨
	none obtained	얻어진 것이 없음
	nonobese	비만이 아닌
	number(no.#) = numero	숫자
	nursing office	간호사무실
N_2O	nitrous oxide	아산화질소

약 어	원 어	해 설
N_2O : O_2	nitrous oxide to oxygen ratio	이산화산소대 산소비
NOA	nurse obstetric assistant	조산원
NOBT	non operative biospy technigue	비수술적 생검술
NOC	nursing outcomes classification	간호결과 분류
noct	nocturnal, at night	야간에
NOD	nonobese diabetic	비 비만성 당뇨
	notify of death	사망보고
NOE	nose orbital ethmoidal	코-안와-사골의
NOFT	nonorganic failure to thrive	비기질성 성장부진
NOGM	no gammopathy	감마 글로불린 장애없는
NOII	non-occlusive intestinal ischemia	비폐색성 장허혈
NOK	next of kin	최근친자
NOL	not on label	표시하지 않음
NOM	nonsuppurative otitis media	비화농성 중이염
NOMI	non-occlusive mesenteric infarction	비폐색성 장간막 경색증
NOND	none detected	검출하지 못함
NONF	none fasting	공복
NONMEM	nonlinear mixed effects model	직선이 아닌 혼합 효과적 모델
non pal	not palpable	촉진할 수 없는
non-rep	do not repeat	반복하지 않다
	no refill	보충되지 않는
non segs	nonsegmented	비분절
non vis	non visualized	눈에 보이지 않는
NOOB	not out of bed	침상 박이 아닌
NOP	not otherwise provided	별도 준비없음
NOR	noradrenaline	노르아드레날린

약 어	원 어	해 설
NOR	norethynodrel	노르에틸노드렐
	normal	정상의
	nortriptyline	노르트립틸린
	nucleolar organizing region	핵소체 조직부
NOREPI	norepinephrine	노르에피네프린
NOS	**non otherwise specified**	**특이사항 없음**
NOSIE	Nurse's Observation Scale (Schedule) for Inpatient Evaluation	입원환자 평가를 위한 간호사의 관찰척도
NOSM	nucleus of stria medullaris	수조핵
NOT	nocturnal oxygen therapy	밤의 산소요법
NOU	not on unit	단위 없음
NO_X	nitrous oxide	아산화질소
NP	nasal polyp	비용종, 비폴립
	nasal prongs	비강 프롱(뿔)
	nasopharyngeal	비 인두의
	near point	가까운 점
	neurophysiology	신경 생리학
	neuropsychiatric	**신경 정신의**
	new patient	새로운 환자
	newly presented	새롭게 생긴
	nitrogen phosphorus	질소인
	nitroprusside	혈관확장제
	nonpalpable	촉진할 수 없는
	no pain	통증이 없는
	not performed	실행되지 않음
	not pregnant	임신하지 않음
	not present	현재가 아님
	nuclear pharmacist	핵 약리학자
	nuclear pharmacy	핵 조제술

약 어	원 어	해 설
NP	nucleoplasmic index	핵형질 지수
	nucleoprotein	핵단백질
	nurse practitioner	전문실무간호사
	nursed poorly	소홀한 간호
NPA	nasal pharyngeal airway	비인두기도
	near point of accommodation	조절 근점
	no previous admission	입원한 적이 없음
NPAT	nonparoxysmal atrial tachycardia	비근위성심방 빈맥
NPB	nodal premature beat	결절성 조기수축
NPC	nasopharyngeal carcinoma	비인두 암종
	near point convergences	
	nodal premature complex	결절성 조기 복합체
	nodal premature contractions	결절성 조기수축
	nonpatient contact	비환자 접촉
	nonproductive cough	마른 기침
	nonprotein calorie	비단백 칼로리
	nucleus of posterior commissure	후교련
NP cult	nasopharyngeal culture	비인두 배양
NPD	narcissistic personality disorder	자기애적 인격장애
	natriuretic plasma dialysate	나트륨배설 촉진에 의한 혈장 투석물
	negative pressure devide	음압장치
	Niemann-Pick disease	니이만-픽 병
	nitrogen phosphorus detecter	질소인 검출
	no pathological diagnosis	병리학적 진단이 아님
NPDL	nodular poorly differentiated lymphocytic	잘 분화되지 않는 결절성 림프구
NPDR	**nonproliferative diabetic retinopathy**	**비증식성 당뇨성 망막병증**

약 어	원 어	해 설
NPE	neurogenic pulmonary edema	신경원성 폐부종
	neuropsychologic examination	신경심리학적 검진
	no palpable enlargement	촉진가능한 종대 없음
	normal pelvic examination	정상 골반 검사
NPEM	nocturnal penile erection monitoring	야간 음경발기 감시
NPF	nasopharyngeal fiberscope	비인두 내시경
	no predisposing factor	유발인자 없음
NPFT	no predisposing factor	질병소질 없음
NPG	nonpregnant	비임신
NPH	**neutral protamine hagedorn (a type of insulin) isophane insulin suspension**	**인슐린의 한 형태** **중간형 인슐린**
	no previous history	과거력 없음
	normal pressure hydrocephalus	정상압 뇌수종
	nucleus pulposus herniation	수질핵 탈출
NPhx	nasopharynx	비인두
NPI	neonatal perception inventory	신생아 지각 조사
	no present illness	현재 질병 없음
	nucleoplasmic index	핵형질 지수
NPII	neonatal pulmonary insufficieny index	신생아 폐동맥 판막 폐쇄부전 지수
NPIC	neurogenic peripheral intermittent	신경원성 말초 간헐성 파행
NPJT	nonparoxysmal junctional tachycardia	비발작적 접합 빈맥
NPK	non protein kilocalories	비단백 킬로칼로리
NPL	neoproteolipid	신생 프로테오리피드
NPMA	neutral progressive muscle atrophy	신경성 진행성 근위축증

약 어	원 어	해 설
NPN	nonprotein nitrogen	비단백 질소
	nonprotein respiratory quotient	비단백 호흡상
	nurse's progress note	간호사 경과기록지
NPO	**non per oral(nulli per os)**	**경구 투여 금지, 금식**
NPOD	neuropsychiatric officer of the day	신경정신과 낮근무자
NPO/HS	nulli per os hora somni (nothing by mouth at bedtime)	취침시간 절식
NPOS	nitrite positive	아질산염 양성
NPP	normal postpartum	정상분만
4-NPP	4-nitrophenylphosphatase	4-나이트로페닐포스파타아제
NPPNG	nonpenicillinase producing Neisseria gonorrhoeae	페니실리나아제를 생산 안하는 임균
NPR	net protein retio	순 단백질 비
	normal pulse rate	정상 맥박수
	nothing per rectum	직장으로 투여 금지
	nurse patient relationship	간호 환자 관계
NPRQ	nonprotein respiratory quotient	비단백 호흡상
NPSA	nonphysician surgical assistant	비의료인 수술보조자
NPT	nocturnal penile tumescence	야간 음경 발기
	normal pressure and temperature	정상혈압과 체온
NPU	net protein utilization	순수 단백질 이용
NPV	nothing per vagina	질로 투여금지
NQMI	non Q wave myocardial infarction	Q-wave 없는 심근 경색
NR	neonate room	신생아실
	nodal rhythm	결절성 리듬
	nonreactive	반응이 없는
	nonrebreathing	비재호흡

약 어	원 어	해 설
NR	no refills	보충물 없음
	no repeat	1회만(반복하지 말 것)
	no report	기록 없음
	no response	반응 없음
	no return	회복되지 못함
	normal range	정상 범위
	normal reaction	정상 반응
	not reached	도달하지 않음
	not reacting	반응 없음
	not readable	판독할 수 없는
	not recorded	기록되지 않음
	not remarkable	표시할 수 없음
	not repeat	1회만(반복금지)
	not resolver	용해되지 않는
	novolin-R insulin	**인슐린의 일종**
	nursery room	육아실, 신생아실
NRAF	non rheumatic atrial fibrillation	비류마티스성 심방세동
NRB	non rebreather	비재호흡기
NRBC	normal red blood cell	정상 적혈구
	nucleated red blood cell	유핵 적혈구
NRBS	non rebreathing system	비재호흡계
NRC	normal retinal correspondence	정상 망막 대응
	not routine care	일상간호 아님
	nuclear regulatory commission	핵 조절 위원회
NRD	nonrenal death	비신장 사망
NREM	nonrapid eye movement	비급속 안구운동(수면시)
NRF	nonrespiratory infection	비호흡 감염
	normal renal function	정상 신장 기능

약 어	원 어	해 설
NRGC	nucleus reticularis gigantocellularis	핵 망상 거대 세포증
NRI	nerve root involvement	신경근 관련
	nerve root irritation	신경근 과민
	neutral regular insulin	중성 정규 인슐린
	no recent illnesses	최근 병이 없음
NRL	nucleus reticularis lateralis	핵망상외측
NRM	no regular medicines	정규의학 아님
	non rebreathing mask	재호흡 마스크 없음
	normal range of motion	운동의 정상범위
	normal retinal movement	정상적 망막 움직임
	nucleus rephe magnus	대핵솔기
NRN	no return necessary	돌아올 필요가 없음
nRNA	nuclear ribonucleic acid	리보핵산
NRO	neurology	신경학
NROM	normal range of motion	운동의 정상범위
NRP	nonreassuring patterns	재확인되지 않은 형태
NRPR	nonbreathing pressure relieving	비호흡압 완화
NRS	normal rabbit serum	정상 토끼혈청
	normal reference serum	정상 기준혈청
NRT	neuromuscular reeducation techniques	신경근 유도기술 재교육
NRTI	neucleoside revers transcriptase inhibitors	뉴클레오시드 역전사 효소 억제제
NS	nasal smear	비즙도말
	nephrotic syndrome	**신 증후군**
	nervous system	신경계
	neurological signs	신경학적 징후
	neurological survey	신경학적 조사
	neurosurgery	**신경외과(술)**
	nipple stimulation	유두자극

약 어	원 어	해 설
NS	nodular sclerosis	결절성 경화증
	non smoker	비흡연가
	non specific	**특이사항 없음**
	normal saline solution(0.9% sodium chloride solution)	생리식염수
	no sample	견본 없음
	no sequelae	후유증 없음
	no show	보이는 것 없음
	not seen	보이지 않음
	not significant	중요하지 않음
	not sufficient	불충분한
	nuclear sclerosis	핵경화증
	nursing service	간호서비스
	nylon suture	나일론 봉합
N/S	normal saline	생리식염수
NSA	normal serum albumin	정상 혈청 알부민
	no salt added	염 첨가 안됨
	no significant abnormality	특별한 비정상 없음
NSABP	National Surgical Adjuvant Breast Project	국립외과 유방 보조기구 연구프로젝트
NSAD	no signs of acute disease	급성 질병의 징후 없음
NSAID	non steroidal antiinflammatory drug	비스테로이드성 항염제
NSB	nonspecific binding	비특이성 결합
NSBGP	non specific bowel gas pattern	비특이성 장가스형태
NSC	no significant change	중요한 변화 없음
	nonservice connected	일관된 치료법이 없음
NSCD	nonservice connected disability	일관된 치료법이 없는 폐질
NSCFPT	no significant change from previous tracing	이전부터 중요한 변화 없음

약 어	원 어	해 설
NSCLC	**non small cell lung cancer**	**비소세포성 폐암**
NSCLCA	non squamous cell lung cancer	비편평상피세포 폐암
NSCST	nipple stimulation contraction stress test	유두자극 수축 스트레스 검사
NSD	nasal septal deviation	비중격 만곡
NSDA	non steroid dependent asthmatic	비스테로이드 의존성 천식의
NSE	**neuron specific enolase**	**효소명**
	normal saline enema (0.9% sodium chloride)	생리식염수 관장
N&E	nausea without emesis	구토없는 오심
NSEx	neurosurgical examination	신경외과적 검사
NSFTD	normal spontaneous full term delivery	정상 자연 만기 분만
NSG	nursing	간호
NSGCT	nonseminomatous germ cell tumors	비정상피종성 배아세포종양
NSHD	nodular sclerosing Hodgkin's disease	소결절 경화증 호킨즈 병
NSI	negative self image	음성 자기 영상
	no signs of infection	감염 징후 없음
	no signs of inflammation	염증 징후 없음
NSICU	neurosurgery intensive care unit	신경외과 중환자실
NSILA	nonsuppressible insulin like activity	비억제 인슐린성 활성도
NSN	nephrotoxic serum nephritis	신독성 혈청 신염
NSO	Neosporin[R] ointment	네오스포린 연고
	nucleus supraopticus	시각교차위핵, 시상상핵
	nursing service office	간호과
NSP	neck and shoulder pain	목과 어깨 통증

약 어	원 어	해 설
NSPVT	nonsustained polymorphic ventricular tachycardia	비유지성 다형 심실성 빈맥
NSR	nasoseptal repair	비중격 교정
	nonspecific reaction	비특이적 반응
	normal sinus rhythm	**정상 동방결절 리듬**
	not seen regularly	규칙적으로 보이지 않음
NSS	neurological signs stable	신경학적인 징후의 안정상태
	normal saline solution	생리식염수
	normal size and shape	정상크기와 모양
	not statistically significant	통계적으로 중요하지 않은
	nutritional support service	영양 지지 서비스
NSSL	normal size, shape and location	정상크기, 모양과 위치
NSSP	normal size, shape and position	정상크기, 모양과 자세
NSSTT	nonspecific ST and T(wave)	비특이적 ST파와 T파
NST	**non stress test**	**비스트레스 검사**
	nonsustained ventricular tachycardia	비지속성심실빈맥
	nutritional support team	영양지지팀
NSTD	non sexually transmitted disease	비성적 전파 질환
NSTT	nonseminomatous testicular tumors	비정상피종 고환종양
NSU	neurosurgical unit	신경외과 단위
	nonspecific urethritis	비특이성 요도염
NSV	nonspecific vaginitis	비특이성 질염
NSVD	normal spontaneous vaginal delivery	정상 자연 질 분만
NSVT	non sustained ventricular tachycardia	비지속적 심실빈맥
NSWR	neurosurgical watch record	신경외과학 관찰 기록

약 어	원 어	해 설
NSY	nursery	육아실
NT	nasotracheal	비기관의
	neutralization test	중화시험
	nodal tachycardia	결절성 빈맥
	normal temperature	정상체온
	normal tissue	정상조직
	normotensive	정압성의
	nortriptyline	노르트립틸린
	not tender	유연하지 않은
	not tested	검사되지 않은
	nourishment taken	영양섭취
N&T	nose and throat	코와 인후
NTAB	nephrotoxic antibody	신독성 항체
NTBR	not to be resuscitated	소생되지 않는
NTC	neurotrauma center	신경외상 센터
NTD	neural tube defects	신경관 손상
NTE	neurotoxic esterase	신경독성 에스테라제
	not to exceed	초과하지 않음
NTF	normal throat flora	정상 인후 세균총
NTG	nitroglycerin	니트로글리세린
	nontoxic goiter	비독성 갑상선종
	nontreatment group	비치료 집단
NTGO	nitroglycerin ointment	니트로글리세린 연고
NTI	nasotracheal intubation	비기관 삽관
NTL	nortriptyline	노르트립틸린
NTM	nocturnal tumescence monitor	야간 종창 상태 모니터
	nontuberculous mycobacteria	비결핵성 미코 박테리아
NTMI	non transmural myocardial infarction	비관통성 심근경색

약 어	원 어	해 설
NTN	nephrotoxic nephritis	신독성 신장염
NTND	not tender, not distended	유연하지 않고 팽창하지 않음
NTP	Nitropaste[R](nitroglycerin ointment)	니트로패스트 (니트로글리세린 연고)
	normal temperature and pressure(ntp)	정상체온과 혈압
	sodium nitroprusside	나트륨 니트로 프루시드
NTS	nasotracheal suction	비기관 흡인
	nucleus tractus solitarii	핵고립속
NTT	nasotracheal tube	비기관 튜브
NTU	nephelometric turbidity units	비탁계 혼탁도 단위
NTV	nervous tissue vaccine	신경조직 백신
NU	name unknown	이름불명
nuc	nucleated	유핵의
nucl	nucleus	핵
NUD	nonulcer dyspepsia	비궤양성 소화불량
NUG	necrotizing ulcerative gingivitis	괴사성 궤양성 치은염
nullip	nullipra	미경산부
NUO	non ulcer dyspepsia	비궤양성 소화불량
Nur	nitrosourea	니트로 요소
NV	**nausea and vomiting(N&V)**	**오심과 구토**
	near vision	근시
	negative variation	음성 변동
	neurovascular	신경맥관의
	next visit	다음 내원
	nonvaccinated	비 백신접종의
	nonvenereal	성병이 없는
	nonveteran	노련하지 않음
	normal value	정상치
	not verified	입증되지 못함

약 어	원 어	해 설
NV	no visiting	방문 없음
Nv	naked vision(eye examination)	맨눈시력, 육안시력 (시력검사)
NVA	near visual acuity	근시력
NVAF	nonvalvular atrial fibrillation	비판막성 심방세동
NVD	**nausea, vomiting and diarrhea**	**오심, 구토와 설사**
	neck vein distention	경정맥 확장
	negative vertical divergence	음성 수직 발산
	neovascularization of the disc	원판 혈관신생
	neurovascular decompression	신경혈관 감압술
	neurovesicle dysfunction	신경소포 기능부전
	Newcastle virus disease	뉴캣슬 바이러스 질환
	nonvalvular disease	비판막성 질환
	normal vacuum delivery	정상 진공분만
	no venereal disease	성병 없음
NVDC	nausea, vomiting, diarrhea and constipation	오심, 구토, 설사와 변비
NVE	native	본래의
	native valve endocarditis	선천적 판막심내막염
	neovascularization elsewhere	기타 부위의 혈관 신생
NVG	neovascular glaucoma	신생혈관성 녹내장
	neoviridogrisein	네오비리도그리세인
NVK	none visual kidney	신장이 보이지 않음
NVL	neurovasclar laboratory	신경혈관의 검사
NVS	neurological vital signs	신경학적 활력증후
NVSS	normal variant short stature	정상 변형 저신장
NW	naked weight	알몸 체중
	nasal wash	비 세척
	not weighed	체중을 재지 않는
NWB	non weight bearing	체중부하 없음

약 어	원 어	해 설
NWC	number of words chosen	선택된 언어수
NWD	neuroleptic withdrawal	신경이완제 투여중단
	normal well developed	정상적으로 잘 발달된
NWDL	nodular well-differentiated lymphocytic lymphoma	결절성 고분화 림프구성 림프종
NWM	nitrogen washout multiple	다발성 질소세척
Nx	nephrectomy	신장절제술
	nycto-night	dark을 뜻하는 연결형
NYD	not yet diagnosed	아직 진단이 내려지지 않은
NYHA	New York heart association (classification of heart disease)	뉴욕 심장협회
nyst	nystagmus	안구진탕증
nyst. oint	nystain ointment	니스타틴 연고
NZ	enzyme	효소

O

약 어	원 어	해 설
O	enzyme	효소
	eye	눈
	degree	정도
	none	아무것도 없다(아니다)
	objective findings	객관적 소견
	obvious	명백한
	occiput	후두
	occlusal	교합측
	octarius(pint)	1파인트(1갈론의 1/8)
	often	종종
	open	개방
	opium	아편
	oral(orally)	구강의
	ortho	오르토, 똑바로
	other	다른
	oxygen(O_2)	산소
	respirations	호흡
	vincristine	빈크리스틴
	without	~없이
	zero	0
$\bar{O}$	enzyme	효소
	negative	음성
	none	없음
	pint	파인트
O2	both eyes	양눈
O_2	**oxygen**	**산소**
	superoxide	과산화물
OA	occipitoatlantal	환추후두

약 어	원 어	해 설
OA	occiput anterior	후두 전방의
	ocular albinism	안구 백색증
	old age	나이많은 연령층
	on arrival	도착시
	ophthalmic artery	안동맥
	optimal allowance	적정허용(량)
	oral airway	구강 기도
	oral alimentation	구강영양
	orthostatic albuminuria	기립성 단백뇨
	osteoarthritis	**골관절염**
	ovalbumin	난 알부민
O&A	observation and assessment	관찰과 사정
	odontectomy and alveoloplasty	발치와 치조형성술
OAAD	ovarian ascorbic acid depletion	난소 아스코르빈산 결핍증
OAB	over active bladder	과민성 방광증후군
OAC	oral anticoagulant(s)	구강용 항응고제
	overaction	과운동
OAD	obstructive airway disease	폐쇄성 기도질환
	occlusive arterial disease	폐쇄성 동맥질환
OAE	otoacoustic emissions	청음의 방출
OAF	osteoclast activating factor	파골세포 활성인자
OAG	ocular angiography	안동맥 촬영술
	open angle glaucoma	개방 우각 녹내장
OAP	old age pension	노후연금
	ophthalmic artery pressure	안동맥압
	osteoarthropathy	골관절병증
OAS	organic anxiety syndrome	기질성 불안 증후군
OASO	overactive superior oblique	상사근의 과운동
OASR	overactive superior rectus	상직근의 과운동

약 어	원 어	해 설
OAT	ornithine aminotransferase	오르니틴 아미노전이효소
OAV	oculoauriculovertebral	안, 이개, 척추
OAW	oral airway	구강기도
OAWO	opening abductory wedge osteotomy	개방외전 설상골 절제술
OB	obese	비만
	obstetrics	**산과(학)**
	occult blood	**잠혈**
	osteoblast	골아세포, 조골세포
ob.	obit(death)	사망
O&B	opium and belladonna	아편과 벨라돈나
OB-A	obstetrics aborted	산과 유산
OB-Del	obstetrics delivered	산과 분만
OBG	obstetrics and gynecology	산부인과(학)
Ob-Gyn	obstetrics and gynecology	산부인과(학)
Obj	objective	객관적인
obl	oblique	사위
OBND	obstetrics not delivered	산과적 분만 없음
OBRR	obstetric recovery room	산과 회복실
OBS	**observation**	**관찰**
	obstetrical service	산과적(의료)서비스
	organic brain syndrome	**기질적 뇌증후군**
OBST	obstetricians	산과 전문의
obst	obstetrics	산과(학)
	obstipation	변비
	obstruction	폐쇄(증), 폐색(증)
OBT	obtained	획득한
obv	obverse	반대쪽
OC	obstetrical conjugate	산과경
	occlusocervical	치경부 교합면

약 어	원 어	해 설
OC	office call	공무상 호출
	on call	호출중
	only child	독자
	optic chiasma	시신경교차
	oral care	구강 간호
	oral cavity	구강
	oral contraceptive(oral pill)	경구 피임제
	organ culture	장기배양
	osteocalcification	골석회화
	osteoclast	파골세포
	osteoplastic craniotomy	골형성 개두술
	ovarian cancer	난소암
	oxygen consumed	산소 소모
O&C	onset and course	발병과 과정
	open & close	**개방과 폐쇄**
OCA	oculocutaneous albinism	안구경피 백색증
	open care area	개방간호실
	oral contraceptive agent	경구피임제
OCAD	occlusive carotid artery disease	폐쇄성 경동맥 질환
O_2 cap	oxygen capacity	산소용량
OCC	occasional	때때로, 우발성
	occipital	후두의
	occlusal	폐쇄의
	occupation	작업
OCCC	open chest cardiac compression	개흉식 심장압박
occl	occlusion	폐색
OCCM	open chest cardiac massage	개흉식 심장마사지
OCC PR	open chest cardiopulmonary resuscitation	개흉식 심폐소생술

약 어	원 어	해 설
OCC Th	occupational therapy	작업치료요법
Occ Rx	occupational therapy	작업요법
OCD	obsessive compulsive disorder	강박신경장애
	oral Crohn's disease	구강 크론병
	osteochondritis dissecans	이단성 골연골염
OCG	occular conversion symptom	눈 깜박임 증상
	oral cholecystogram	경구 담낭조영도
OCL[R]	oral colonic lavage	경구 장세척
OCN	obsessive compulsive neurosis	강박성 신경증
	oncology certified Nurse	암전문 간호사
OCNS	obsessive compulsive neurosis scale	강박성 신경증 척도
OCP	obsessive compulsive personality	강박적(사고, 행위) 성격
	oral contraceptive pills	경구피임제
	ova, cysts, parasites	충란, 낭, 기생충
OCPT	obsessive compulsive personality trait	강박적 인성(사고, 행위) 기질
OCR	oculocardiac reflex	안구심반사
	optical character recognition	시각특성인식
OCS	obsessive compulsive scale	강박 척도
	order communicated system	**처방전달시스템**
11-OCS	11-oxycorticosteroid	
OCT	ornithine carbamyl transferase	혈액내 효소(질환시 증가)
	oxytocin challenge test	옥시토신 반응검사
OCU	observation care unit	관찰 간호병동
OCVM	occult cerebrovascular malformations	잠재성 뇌혈관 기형
OD	doctor of optometry	시력 검사의사

약 어	원 어	해 설
OD	oculus dexter	오른쪽 눈(right eye)
	once a day	**1일 1회**
	once daily	매일 1회
	on duty	당번의
	open drop	개방 점적
	optic disc	시신경 판
	optical density	광학적 밀도
	orthostatic disturbance	기립성 조절장애
	outdoor	야외
	outside diameter	외측직경
	overdose	과량
△ OD 45°	deviation of optical density at 45°	45°에서 광학빈도 편위
ODA	occipitodextra anterior	후두우측 전방의
	osmotic driving agent	삼투성
ODC	ornithine decarboxylase	오르니틴 카르복실기 추진 물질 분해효소
	outpatient diagnostic center	외래환자 진단센터
ODCH	ordinary diseases of childhood	아동기의 상습질환
ODD	oculodentodigital dysplasia	안치지두 미형성증
OD'd	overdosed	과용량 부작용 고통환자
ODM	ophthalmodynamometry	안저 혈압측정(법)
ODN	optokinetic nystagmus	시각성 운동의 안구진탕증
ODP	occipitodextra posterior	후두우측 후위
	offspring of diabetic parents	당뇨환자의 자녀
ODQ	opponens digiti quinti	다섯손가락 대립(근)
ODSU	oncology day stay unit	주간 종양 치료병동
ODT	occipitodextra tranverse	후두우측 횡위
	occlusive dressing technique	밀봉붕대법
ODTS	organic dust toxic syndrome	유기먼지 독성 증후군

약 어	원 어	해 설
OE	on examination	검사중
	orthopedic examination	정형외과적 검진
	otitis externa	외이염
O&E	observation and examination	관찰과 검사
OEC	outer ear canal	외이도
OEE	outer enamel epithelium	외측 에나멜 상피
OEM	**occupational and environmental medicine**	**산업의학**
	optical electron microscope	광학전자현미경
OEP	original endotoxin protein	균체내 독소단백
OER	oxygen enhancement ratios	산소증강(강화)률
OET	oral esophageal tube	구강 식도관
OETT	oral endotracheal tube	구강 기관내관
OF	occipital frontal	후두 전두의
	optic fundi	안저부
	oral feeding	구강영양
o/f	oxidation / fermentation	산화 / 발효
OFC	occipital frontal circumference	후두 전두 둘레
	orbitofacial cleft	안와안면 파열
OFLX	ofloxacin	항생제의 일종
OFM	open face mask	개방안면 마스크
OFP	oral florid papillomatosis	구강화상 유두종증
OG	obstetrics gynecology	산부인과학
	orogastric(feeding)	구강위의
OGT	orogastric tube	경구 위관, 구강위관
OGTT	**oral glucose tolerance test**	**경구 포도당 부하검사**
OH	hydroxyl	수산기
	occupational history	**직업력**
	omni hora(every hour)	**매 시간마다**
	open heart	개심

약 어	원 어	해 설
OH	oral hygiene	구강위생
	orthostatic hypotension	직립성 저혈압
	outside hospital	병원 밖의
o.h.	omni hora(every hour)	매시간마다
OHA	oral hypoglycemic agents	경구 저혈당제
OHC	outer hair cell(in cochlea)	와우의 외부 모낭세포
OHD	hydroxy vitamin D	하이드록시 비타민 D
	organic heart disease	기질성 심질환
OHF	Omsk hemorrhagic fever	옴스크 출혈열
OHG	ocular hypertension indicator	안구 고혈압 지표
	oral hypoglycemic	구강 저혈당의
OHI	oral hygiene instructions	구강위생교육
OHIAA	hydroxyindoleacetic acid	하이드록시인돌초산
OHL	oral hairy leukoplakia	구강 모발성 백반
OHNS	otolaryngology, head and neck surgery(Dept.)	이후두학, 두부와 경부외과
OHP	oxygen under hyperbaric pressure	고기압하의 산소
OHRP	open heart rehabilitation program	개심 재활 프로그램
OHRR	open heart recovery room	개심 회복실
OHS	occupational health service	직업적 건강서비스
	ocular hypoperfusion syndrome	눈의 저관류 증후군
	open heart surgery	개심술
OHSS	ovarian hyperstimulation syndrome	난소 과자극 증후군
OI	oleum = oil	기름
	opportunistic infection	기회 감염
	oral infection	구강 감염(구내염)
	osteogenesis imperfect	불완전 골생성증
	otitis interna	내이염
	oxygen intake	산소섭취

약 어	원 어	해 설
OIC	osteogenesis imperfecta congenita	선천성 골형성 부전증
OIF	oil-immersion field	유침법(현미경 관찰법)
OIH	ovulation inducing hormone	배란유도호르몬
OIHA	orthoiodohippruic acid	요오드치환 히퓨레이드산
Oint	**ointment**	**연고**
OIU	optical internal urethrotomy	광학적 접근에 의한 내부 요로개구술
OJ	orange juice	오렌지쥬스
	orthoplastocyte jacket	정상혈소판 자켓
OK	**approved**	**승인된**
	correct	올바른
OKAN	optokinetic after nystagmus	안구진탕증 후 안구운동의
OKN	optokinetic nystagmus	눈 운동의 안구진탕증
OKP	optokinetic pattern	안운동 유형
OL	oculus laevus	왼쪽눈
OLA	occiput left anterior	후두 좌측전방
OLM	ocular larva migrans	안구 유충의 편두통
ol oliv	olive oil	올리브유
OLP	occipitolaevoanterior	후두 좌측 전방의
OLR	otology, laryngology and rhinology	이학, 후두학과 비학
OLT	occipitolaevoposterior	후두 좌측 후위
	orthotopic liver transplantation	정위의 간이식
OM	omni mane(every morning)	매일 아침마다
	obtuse marginal	희미한 경계
	oral medicine	구강내과
	oral motor	구강운동
	osteomalacia	골연화증
	osteomyelitis	골수염

약 어	원 어	해 설
OM	otitis media	중이염
OMA	older maternal age	나이든 어머니 연령
OMAS	otitis media, acute, suppurating	화농성 급성중이염
OMC	open mitral commissurotomy	개방성 승모판 교련 절개술
OMCA	otitis media, catarrhalis. acute	카타르성 급성중이염
OMCC	otitis media, catarrhalis. chronic	카타르성 만성중이염
OMD	ocular muscle dystrophy	안근위축증
	omphalomesenteric duct	제장간막관(난황관)
	organic mental disorder	**기질성 정신장애**
OMD remnant	omental duct remnant	대망의 관 잔유물
OME	office of medical examiner	의료 검사자의 사무실
	otitis media with effusion	**삼출성 중이염**
7-OMEN	menogaril	메노가릴
OMFS	oral and maxillofacial surgery	구강 악안면외과
OMG	osteomedullography	골수조영술
OMI	old myocardial infarction	오래된 심근경색
OMN hor	omni hora(every hour)	매 시간마다
OMPA	**otitis media purulent acute**	**화농성 급성 중이염**
OMPC	**otitis media purulent chronic**	**화농성 만성 중이염**
om quar hor	omni quadrant hora (every 1/4 hour)	15분 마다
OMR	operative mortality rate	수술 사망률
OMS	odontogenic maxillary sinusitis	치원성 상악동염
	oral & maxillofacial surgery	구강악안면외과
	oral morphine sulfate	구강 몰핀 황산염
	organic mental syndrome	기질적 정신 증후군

약 어	원 어	해 설
OMS	organic mood syndrome	기질적 기분 증후군
OMSA	otitis media secretory (or suppurative) acute	분비성(화농성) 급성 중이염
OMSC	otitis media secretory (or suppurative) chronic	분비성(화농성) 만성 중이염
OMVC	open mitral valve commissurotomy	개방 승모판 교련부 절개술
ON	omni nocte(every night)	매일 밤
	optic nerve	시신경
	optic neuropathy	시신경병증
	orientation nurse	신규간호사
	oronasal	구비강의
	Ortho Novum[R]	
	overnight	철야
ONC	oncology	종양학
	vincristine(Oncovin[R])	빈크리스틴(항암제)
OND	ondansetron	
ONF	**oronasal fistula**	**구비강누공**
ONH	optic nerve head	시신경두
	optic nerve hypoplasia	시신경 저형성
ONP	operating nursing procedure	수술실 간호
ONS	oncology nursing society	종양간호학회
ONSD	optic nerve sheath decompression	시신경초 감압
ONSF	optic nerve sheath fenestration	시신경초 천공술
OO	ophthalmic ointment	안 연고
	oral order	구두 지시
	other	다른
	out of	~의 밖으로
oob	out of bed	침대밖
OOC	onset of contractions	수축시작

약 어	원 어	해 설
OOC	out of cast	캐스트 외부
OOD	outer orbital diameter	외부 안와직경
OOH & NS	ophthalmology, head and neck surgery, otorhinolaryngology	안과, 두경부외과, 이비인후과
OOI	out of isolette	미숙아 보육기의 밖으로
OOL	onset of labor	분만진통시작
OOLR	ophthalmology, otology, laryngology and rhinology	안과, 이과, 후두과, 비과(이비인후과)
OOP	out of pelvis	골반외(골반의 밖으로)
	out of plaster	반창고밖
	out on pass	통과해서 나오는
OOPS	out of program status	프로그램 상태외
OOR	out of room	병실외(병실 밖으로)
OORW	out of radiant warmer	방사온열기의 밖으로
OP	oblique presentation	사위
	occiput posterior	후두 후방의
	occupational therapist	작업치료사
	occupational therapy	작업치료
	old(previously seen) patient	장기환자
	open	개방
	operation	**수술**
	operative procedure	수술방식, 수술절차
	organophosphate	유기인제
	oropharynx	구인두
	osmotic pressure	삼투압
	osteoporosis	골다공증
	outpatient	외래환자
O&P	ova and parasites	충란과 기생충
OPA	oral pharyngeal airway	구강 인두 기도
	outpatient anesthesia	외래환자 마취

약 어	원 어	해 설
OPB	outpatient basis	외래환자 기준
OPC	operative cholangiography	수술적 담도조영술
	outpatient catheterization	외래환자 도뇨
	outpatient clinic	외래진료소
OPCA	**olivopontocerebellar atrophy**	**올리브 뇌교 소뇌 위축증**
	operation cholangiogram	수술중 담관조영도
OPCAB	off pump coronary artery bypass grafting	무인공 심폐 관상동맥 우회로술
OPD	optical path difference	광로차
	outpatient department	**외래진료(과)**
O'P' DDD	mitotane(dispensary)	
OPE	outpatient evaluation	외래환자 평가
oper	operation	수술
OPG	ocular plethysmography	안구 혈량기록법
	oxypolygelation	혈청알부민 대용물질
OPG /CPA	oculoplethysmography /carotid phonoangiography	안혈량측정법 /경동맥혈관음도법
OPH	**ophthalmology**	**안과학**
	oropharyngeal	**구인두**
oph oint	ophthalmic oint	안연고
oph soln	ophthalmic solution	점안약
OPIDN	**organophosphate induced delayed neuropathy**	**유기인제 지연성 마비**
opk	optokinetic	시선이동성의, 안운동의
OPLL	**ossification posterior longitudinal ligament**	**후종인대골화**
OPM	occult primary malignancy	잠재된 원발 악성종양
opo	opsinuria	액체를 의미하는 연결형
OPOC	oral pharynx, oral cavity	구인두, 구강

약 어	원 어	해 설
OPP	operation pelviscopy	복강경하수술
	opposite	반대의
OPS	operations	수술
	outpatient surgery	외래외과
OPT	optimum	최적의
	optional	임의의, 선택자유의
	outpatient treatment	외래환자치료
OPTH	pertaining to eye	눈에 속한
OPU	ovum pick-up	난자채취
OPV	oral polio virus vaccine	경구용 소아마비 바이러스 백신
OR	**open reduction(O/R)**	**개방정복**
	operating room	**수술실**
	optimum requirement	최적요구량
	orientation reflex	정위반사
OR×1	oriented to time	시간에 대한 지남력이 있는
OR×2	oriented to time and place	시간과 장소에 대한 지남력이 있는
OR×3	oriented to time, place and person	시간, 장소와 사람에 대한 지남력이 있는
OR×4	oriented to person, place, time and objects(watch, pen, book)	사람, 장소, 시간과 사물에 대한 지남력이 있는
2OR	2nd floor operation room	2층 수술실
	orthodox	정통의, 정설의
3OR	3rd floor operation room	3층 수술실
ORA	occiput right anterior	후두 우측전방
ORCH	orchiectomy	고환적출술
ORE	oil retention enema	윤활제 저류관장
OREF	open reduction and external fixation	개방정복과 외부고정

약 어	원 어	해 설
org	organic	기관의, 기질의
ORIF	**open reduction and internal fixation**	**개방정복과 내부고정**
orig	origin	기시, 원점, 유래, 발생
ORL	otorhinolaryngology	이비인후과학
ORN	operating room nurse	수술실간호사
ORO	orotic acid	오르티산
OROS	osmotic release oral system	삼투성 방출 구강체계
ORP	occiput right posterior	후두 우측후방의
ORS	oral rehydration solutions	경구 재수화 용액
ORT	operating room technician	수술실 기사
	oral rehydration therapy	경구 재수화 요법
	registered occupational therapist	등록된 작업치료사
orth	orthopedics	정형(외과학)
OS	**left eye(oculus sinister)**	**좌측 눈**
	mouth	**입**
	occipitosacral	후두골 천골의
	opening snap	승모판 개방음
	ophthalmic solution	안용액
	oral surgery	구강외과
	orthopedic surgery	**정형외과**
	os=bone	뼈
	osmium	오스뮴
	out of bed	침대 밖으로
O_2 sat	oxygen saturation	산소포화상태
OSA	obstructive sleep apnea	폐쇄성 수면 무호흡증
OSAS	**obstructive sleep apnea syndrome**	**폐쇄성 수면 무호흡증 증후군**
OSB	organic brain syndrome	기질성 뇌 증후근
osc	oscilloscope	역전류검출관(심전도)

약 어	원 어	해 설
OSD	overside drainage	옆으로 배액
ose	glucose	포도당
OSFT	outstretched fingertips	밖으로 뻗친 손가락 끝
OSHA	occupational safety & health administration	직업적 안전과 건강관리
OSM	oxygen saturation meter	산소포화미터
osm	osmalality	중량몰 삼투압 농도
	osmotic	삼투성의
OSM S	osmolarity serum	삼투성 혈청
OSM U	osmolarity urine	삼투성 뇨
OSN	off service note	서비스 제외 노트
OSP	outside pass	밖으로 배출
OSS	osseous	뼈의
	over shoulder strap	어깨위 반창고대
Osteo	osteoarthritis	골관절염
	osteomyelitis	골수염
OT	occiput transverse	후두 횡위
	occupational therapy	**작업치료요법**
	ocular tension	안압
	old term	구명, 구용어
	old tuberculin	구 튜버큘린 (결핵반응검사법의 일종)
	oral tumor	구강종
	orientation	오리엔테이션
	orotracheal	경구기관의
	osteomyelitis	골수염
	oxytocin	옥시토신
OTA	open to air	공기에 노출
OTC	**organ transplantation center**	**장기이식센터**
	ornithine transcarbamoylase	오르니틴 트랜스카르바밀라제

약 어	원 어	해 설
OTC	over the counter(drug)	처방전 없이(파는 약)
	oxytetracycline	오시테트라사이클린
OTD	open thoracotomy drainage	개흉술 배액법
	organ tolerance dose	기관 내성 용량
OTH	other	다른
OTHS	occupational therapy home service	작업요법 가정서비스
OTO	**otology**	**이학**
oto	otolaryngology	이후두학
OTR	occupational therapist registered	등록된 작업치료사
OT/RT	occupational therapy/ recreational therapy	작업요법/오락요법
OTS	orotracheal suction	구강기관 흡인
OTT	orotracheal tube	구강기관 관
OT test	old tuberculin test	구 튜버큘린 검사
OU	observation unit	관찰병동
	oculus unitas(both eyes)	**양안**
	oculus utergue(each eye)	각각의 눈(양쪽 눈)
OURQ	outer upper right quadrant	외측 상부 우측 1/4
OV	office visit	사무실 방문
	ovary	난소
	ovum	난자
OVA	ovalbumin	난백 알부민
OVAL	ovalocytes	난원세포
OV. Ca	ovarian cancer	난소종양
OVF	Octopus[R] visual field	옥토퍼스 시야
OVLT	organum vasculosum of the lamina terminalis	혈관기관 종판
OVN	ocular vegetative neurosis	안 자율신경증

약 어	원 어	해 설
OVR	office of vocational rehabilitation	직업재활 사무실
OW	once weekly	일주일에 한번
	outer wall	벽외부의
	oval window	전정창, 난원창
O/W	oil in water(enema)	기름과 물관장
	otherwise	다른 방식으로
OX	oximeter	산화측정계
Oxi	oximeter(oximetry)	산화측정계
OXM	pulse oximeter	맥박 산화측정계
OXPHOS	oxidative phosphorylation	산화정 인산화
OXT	oxytocin	옥시토신(자궁수축제)
Oxy-5®	benzoyl peroxide	과산화 벤조일
OXZ	oxazepam	옥사제팜(정신안정제)
OYE	old yellow enzyme	구황색 효소
OZ	ounce	온스(28.349g)
OZap	opothecary ounce	약국 온스(31.1035g)
OZt	troy ounce	경량형 온스(31.1035g)

P

약 어	원 어	해 설
P	para	산모
	parent	부모
	parity	출산수, 출산경력
	partial pressure	분압
	percussion	타진
	perforation	천공
	peripheral	말초의
	pharmacopeia	약전
	phosphorus	인
	plan	**계획**
	plasma	혈장
	position	위치
	positive	양성의
	post(after)	후, 후반
	posterior	뒤의
	postpartum	분만후
	powder	파우더
	premolar	전구치
	pressure	압력
	presyopia	노안
	primary	일차의
	primipara	초산부
	private	개인적
	protein	단백질
	proximal	근위의
	pulse	**맥박**

약 어	원 어	해 설
P	pupil	동공
	pyloroplasty	유문형성술
P-	after	부수적인
/P	partial lower denture	부분적 하부 의치
P/	partial upper denture	부분적 상부 의치
P_1	first parental generation	부모세대
	first pulmonic sound	폐동맥판 제1음
	pilocarpine eye solution	필로카로핀 안용액
P_2	second pulmonic sound	폐동맥판 제2음
P20	Ocusert^{R}	오큐서트 P20
^{32}p	radioactive phosphorus	방사성 활동성 인
PA	paralysis agitation	진전마비
	paranoid	편집의
	pathology	병리학
	periapical(X-ray)	심첨주위의
	pernicious anemia	**악성 빈혈**
	phenol alcohol	페놀 알코올
	physician's assistant	내과의 보조
	pineapple	파인애플
	platelet apheresis	혈소판 분반술
	posterior anterior(x-ray)	후전방의
	postpartum amenorrhea	산후 무월경
	precaution acting out	외행동화의 주의
	presents again	현재 다시
	primary amenorrhea	원발성 무월경
	primary anemia	원발성 빈혈
	professional association	전문적 연합
	prolonged action	지속적 작용
	psychiatric aide	정신과 보조
	psychoanalysis	정신분석

약 어	원 어	해 설
PA	pulmonary artery	폐동맥
	pulmonic atresia	폐동맥 폐쇄
Pa	pascal	파스칼
	protactinium	프로탁티늄(원소기호)
P&A	percussion and auscultation	타진과 청진
	position and alignment	자세와 교정
$P_2 > A_2$	pulmonic second heart sound greater than aortic second heart sound	대동맥 심음보다 2번째 폐동맥 심음이 더 크게 들림
PAB	premature atrial beat	심방성 조기박동
	pulmonary artery banding	폐동맥대
PABA	paraaminobenzoic acid($C_6H_4NH_2COOH$)	아미노 벤조 산 (국소성 자외선 차단제)
PAC	physician assistant certified	면허내과의사보조
	premature atrial complex	심방성 조기수축 복합군
	premature atrial contraction	심방성 조기수축
	pulmonary artery catheter	폐동맥 카테터
$PACO_2$	**partial pressure (tension) of carbon dioxide aveolar**	**폐포내 탄산가스 분압**
$PaCO_2$	**partial pressure of carbon dioxide arterial blood**	**동맥혈 탄산가스 분압**
PACS	**picture archiving and communication system**	**의료영상전송시스템**
PACT	prism and alternate cover test	
PACU	postanesthesia care unit	마취후 회복실
PACV	cisplatin, doxorubicin, and cyclophosphamide	항암제의 일종
PAD	percutaneous abscess drainage	경피적 농양 배액법
	peripheral arterial disease	말초동맥질환

약 어	원 어	해 설
PAD	preliminary anatomic diagnosis	예비적 해부적 진단
	primary affective disorder	원발성 정동장애
PADP	pulmonary artery diastolic pressure	폐동맥 확장기압
	pulsatile assist devide	박동성 보조장치
PAE	postanoxic encephalopathy	무산소증후 뇌병증
	postantibiotic effect	항생제후 효과
	progressive assistive exercise	점진적인 보조운동
P.ae	partes aeguales	등분, 등량
PAEDP	pulmonary artery and end diastole pressure	폐동맥과 말기 확장기압
PAF	paroxysmal atrial fibrillation	발작적인 심방세동
	platelet activating factor	혈소판 활성인자
	pulmonary arteriovenous fistula	폐동정맥루
PA&F	percussion, auscultation and fremitus	타진, 청진과 진탕음
PAFD	percutaneous abscess and fluid drainage	경피적 농약 및 체액 배액법
PAG	**pelvic angiography**	**골반내 혈관조영**
	pregnancy associated glucoprotein	임신성 당단백
PAGA	premature appropriate for gestational age	제태기간이 적절한 미숙아
PAGE	polyacrylamide gel electrophoresis	폴리아크릴아미드 겔 전기영동법
PAH	paraaminohippurate	파라아미노히프르산
	phenylalanine hydroxylase	페닐알라민 하이드록실라제
	pulmonary arterial hypertension	**폐동맥 고혈압**

약 어	원 어	해 설
PAI	parathyroid activity index	부갑상선 활동지수
	plasminogen activator inhibitor	**플라스미노젠 활성억제 인자**
	platelet accumulation index	혈소판 축적 지수
PAIVS	pulmonary atresia with intact ventricle septum	손상없는 심실중격과 폐동 맥판막 폐쇄
PAL	posterior axillary line	후측액와선
Pa Line	pulmonary artery line	폐동맥선
PALN	para aortic lymph node	부대동맥 림프결절
PALP	palpable	촉진할 수 있는
	palpation	촉진
	palpitations	심계항진
	pyridoxal phosphate	인산피리독살
PALS	pediatric advanced life support	소아생활개선지원(프로그램)
PAM	penicillin aluminum monostearate	페니실린 알루미늄 모노스테아레이트
	periodic acid methenamine silver stain	과요오드산 메테나민 은염색
	primary amebic meningoencephalitis	원발성 아메바성 수막뇌염
	prostatic specific antigen	전립성 특수항원
2-PAM	pralidoxime	프랄리독심
PAMP	pulmonary arterial(artery) mean pressure	폐동맥 평균압
	pyridoxamine phosphate	인산피리독신
PAN	pancuronium(bromide)	취화(부롬)
	periarteritis nodosa	결절성 동맥주위염
	periodic alternating nystagmus	주기적 교대성 안구 진탕성
	polyacylonitrile	플리아실로니트라밀

약 어	원 어	해 설
PAN	polyarteritis nodosa	다발성 동맥염 결절
panendo	panedoscopy	범내시경(요도 내시경)
PANESS	physical and neurological examination for soft signs	가벼운 징후에 대한 신체검진과 신경학적 검진
Panpe	**panperitonitis**	**범복막염**
PANSS	positive and negative syndrome scale	정신분열증의 양성·음성 증상척도
PAO	peak acid output	최대 산분비
PAO_2	**alveolar partial pressure of oxygen**	**폐포내 산소분압**
PaO_2	**arterial partial pressure of oxygen in arterial blood**	**동맥혈 산소분압**
PAOD	peripheral arterial occlusive disease	말초 동맥 폐색성 질환
PAOP	p-aminopropiophenone	p-아미노 프로피오페논
	papanicolaous smears for cancer	암에 대한 파파니클로우 도말표본
	pulmonary artery occlusion pressure	폐동맥 폐쇄압
PAP	papanicolaou(test)	파파니콜라우(검사)
	passive aggressive personality	수동적 공격적 성격
	peroxidase antiperoxidase	과산화수소 항과산화수소효소
	positive airway pressure	기도 양압
	primary atypical pneumonia	원발성 비전형성 폐렴
	prostatic acid phosphatase	전립선 산성 인산화효소
	pulmonary alveolar proteinosis	폐포 단백질증
	pulmonary artery pressure	**폐동맥압**
PA Pase	phosphohydrolase	

약 어	원 어	해 설
PAPP	pregnancy associated plasma protein	임신관련 혈장 단백질
Pap smear	**Papanicolaou's smear**	**파파니콜로 시험 (자궁경부암 검진)**
PA/PS	pulmonary atresia/ pulmonary stenosis	폐동맥 폐쇄증/ 폐동맥 협착증
PAPVC	partial anomalous pulmonary venous connection	부분적 폐정맥 연결 이상증
PAPVR	partial abnomalous pulmonary venous return	부분적 폐정맥환류 이상증
PAR	para	주위, 부
	parafin	파라핀
	parallel	수평의
	paraplegic	대마비
	perennial allergic rhinitis	다년성 알레르기성 비염
	platelet aggregate ratio	혈소판 응집 비율
	postanesthetic recovery	마취후 회복
	procedures, alternatives and risks	위험한 절차, 시술, 위험요소
	proximal alveolar region	근위 폐포 부위
	pulmonary arteriolar resistance	폐소동맥 저항
PARA	number of pregnancies	임신횟수
para	paraplegia	대칭마비, 양측하지마비
	partity	분할기
para I	unipara	1회 분만한 여자
para II	bipara	2회 분만한 여자
paracent	paracentesis	복막천자
par aff	to the part affected	환부에
PARC	perennial allergic rhinoconjunctivitis	다년성 알레르기성 비결막염
parent	parenterally	비경구적으로

약 어	원 어	해 설
PAROM	passive assistance range of motion	수동적 보조 운동범위
parox	paroxismal	돌발적, 발작적
PARR	postanesthesia recovery room	마취후 회복실
PARS	postanesthesia recovery score	마취후 회복점수
part aeq	*partes aequales* (in equal parts)	같은 부분의
PARU	postanesthetic recovery unit	마취후 회복단위(병동)
PAS	paraaminosalicylic acid	파라아미노살리실산
	periodic acid Schiff(reagent)	**과요드산 쉬프(염색법)**
	peripheral anterior synechia	주변부 홍채전 유착
	pneumatic antiembolic stocking	공기항색전 차단제
	postanesthesia score	마취후 점수
	premature atrial systole	조기심방 수축
	professional activities study	전문적 활동 연구
	pulmonary artery stenosis	**폐동맥 협착**
	pulmonary artery systolic	폐동맥 확장기의
	pulsatile antiembolism system(stockings)	박동성 항색전 차단제
PASA	paraaminosalicylic acid	파라아미노살리실산
Pas Ex	passive exercise	수동적 운동
PASG	pneumatic antishock garment	공기 항충격 의복
PASP	pulmonary artery systolic pressure	폐동맥 수축압
pass	passive	수동의
past	pasteurella	파스퇴렐라속
PAT	**paroxysmal atrial tachycardia**	**발작성 심방 빈맥증**
	patella	슬개골
	patient	환자

약 어	원 어	해 설
PAT	percent acceleration time	퍼센트 가속화 시간
	platelet aggregation test	혈소판 응집 검사
	preadmission testing	입원전 검사
	pregnancy at term	만기 임신
	pulmonary artery wedge pressure	폐동맥 쐐기압
Path	**pathology**	**병리학**
pat med	patent medicine	특허약
PAV	Pavulon℞	
PA-VF	pulmonary arteriovenous fistula	폐동·정맥 누공
PAVM	pulmonary arteriovenous malformation	폐동·정맥 기형
PAWP	**pulmonary artery wedge pressure**	**폐동맥쐐기압**
PAX	periapical X-ray	심첨주위 X-선
PB	barometric pressure	대기압
	paraffin bath	파라핀욕
	perineal body	회음체
	peripheral blood	말초혈
	peroneus brevis	단비골
	powder board	분쇄판
	power building	건물 힘
	premature heats	조기박동
	Presbyterian	장로교
	pressure breathing	가압호흡
	pudendal block	음부신경차단
pb	lead	납
	phenobarbital	**페노바르비탈**
	presbyopia	노안

약 어	원 어	해 설
pb	protein binding	단백질 결합
P&B	pain and burning	동통과 화상
	phenobarbital and belladonna	페노바비탈 벨라도나
PBA	percutaneous bladder aspiration	경피적 방광흡인
PBAL	protected bronchoalveolar lavage	보호된 기관폐포 세척
PbB	whole blood lead	전혈 납
PBC	point of basal convergence	기초 폭주점
	pre bed care	취침전 간호
	primary biliary cirrhosis	원발성 담경화증
PBD	percutaneous biliary drainage	경피적 담낭배액
	proliferative breast disease	증식성 유방질환
PBE	partial breech extraction	부분적 둔위 만출
PBED	partial breech extral delivery	부분적 둔위 분만
PBF	peripheral blood flow	말초혈류
	placental blood flow	태반혈류
	pulmonary blood flow	폐혈류
PBG	pedobarograph	소아체중 그래프
	porphobilinogen	포르포빌리노젠
PBI	**protein bound iodine**	**단백결합 요오드**
PBK	pseudophakic bullous keratopathy	위수정체 수포성 각화증
PBL	peripheral blood lymphocyte	말초혈액 림프구
PBMC	peripheral blood mononuclear cell	말초혈액 단핵세포
PBMNC	peripheral blood mononuclear cell	말초혈액 단핵세포
PBN	paralytic brachial neuritis	마비성 상완 신경염
	peripheral benign neoplasm	말초양성 신생물
	polymyxin B sulfate, bacitracin and neomycin	항생제의 일종

약 어	원 어	해 설
PBO	placebo	위약
PBP	purified Brucella protein	정제된 브루셀라 단백질
PBPI	penile brachial pulse index	음경 상완 맥박지수
PBS	**peripheral blood smear**	**말초혈액 도말검사**
	phosphate buffered saline	인 완충 생리식염수
	pulmonary branch stenosis	폐분지 협착증
PBSC	peripheral blood stem cells	말초혈액 간세포
	post bum scar contracture	화상후 반흔 구축
PBSCC	**peripheral blood stem cell collection**	**말초 조혈모세포 채집술**
PBSCT	**peripheral blood stem cell transplantation**	**말초 조혈모세포 이식술**
PBSP	prognostically bad signs in pregnancy	임신중 좋지 않은 예후의 증후
PBT_4	protein bound thyroxine	단백결합 티록신
PBV	percutaneous ballon valvuloplasty	경피적 풍선 판막성형술
	predicted blood volume	예상 혈량
PBx	punch biopsy	펀치 생검
PBZ	phenoxybenzamine	페녹시벤자민
	phenylbutazone	페닐부타존
	pyribenzamine	파리벤자민
PC	**packed cells**	**농축 세포**
	pain clinic	**통증클리닉**
	pheochromocytoma	**갈색세포종**
	phosphocreatine	크리아틴 인산
	plasma concentration	혈장농도
	plasmacytoma	형질세포증
	platelet concentrate	혈소판 응집
	platelet count	혈소판 수
	pneumotaxic center	호흡조절 중추

약 어	원 어	해 설
P.C	pondus civile	중량
	poor condition	불량상태
	popliteal cyst	슬개낭
	portacaval	문맥 대정맥 문합술
	portal canal	문맥관
	***post cibum*(after meals)**	**식후**
	posterior chamber(of eye)	**후안방**
	posterior cortex	후방피질
	present complaint	현재있는 호소
	primary closure	일차 봉합
	private corporation	사적 조합
	productive cough	분비물 기침
	professional corporation	전문직 법인(전문단체)
	prostatic carcinoma	전립선암
	proximal calon	근위결장
	psychiatric counselor	정신과 상담원
	pubococcygeus	치골·미골의
	pulmonary capillary	폐모세혈관
	pulmonary closure	폐동맥 폐쇄
	pyloric canal	유문관
P.C	after meals(*post cibum*)	식후
PCA	passive cutaneous anaphylaxis	수동적 피부과민증
	patient care assistant(aide)	환자 간호 보조
	patient controlled analgesia	**자가 통증 조절기구**
	percutaneous carotid arteriogram	경피적 경동맥 조영도
	percutaneous coronary angioplasty	경피적 관상동맥 혈관성형술
	porous coated anatomic (joint replacement)	유공 외막 해부의

약 어	원 어	해 설
PCA	post ciliary artery	후 모양체 동맥
	postconceptional age	수태연령
	posterior cerebral artery	후뇌 동맥
	posterior communicating aneurysm	**후교통동맥 동맥류**
	posterior communicating artery	후교통동맥
	potacaval anastomosis	문맥대정맥 문합
	procainamide	프로케인 아마이드
	procoagulation activity	응혈 촉진정도
PCAA	pancreas cancer associated antigen	췌장암 관련 항원검사
PCAA/N	posterior cerebral artery aneurysm	후대뇌 동맥 동맥류
PCB	pancuronium bromide	판큐로니움 브로마이드
	paracervical block	경 주위 단절
	prepared childbirth	준비된 분만
PCBs	**polycholorinated biphenyls**	**다염화 바이페닐**
PCC	pheochromocytoma	갈색 세포종
	position control center	위치조절 중추
	premature chromosome condensation	조기 염색체응결
pcc	precipitated calcium carbonate	침전 탄산칼슘
PCCC	pediatric critical care center	소아 집중 간호센터
PCCU	postcoronary care unit	후 관상동맥 간호병동
PCD	percutaneous drainage of abscess	경피적 농양배액
	photo contact dermatitis	**광안 접촉 피부염**
	polycystic disease	다낭포성 질환
	posterior corneal deposits	후각막 침착물
	postmortem cesarean delivery	사후 제왕절개
PCDS	para cul-de-sac	맹낭주위

약 어	원 어	해 설
PCE	physical capacities evaluation	신체적 능력 평가
	potentially compensable event	잠재적 보상행위
PCE[R]	erythromycin particles in tablets	정제형 에리트로마이신 입자
PCEA	patient controlled epidural analgesia	환자가 조절할 수 있는 경막하 마취
PCF	peripheral circulatory failure	말초순환부전
	pharyngoconjunctival fever	인두결막성 열
	posterior cranial fossa	후두개와
	prothrombin conversion factor	프로트롬빈 전환인자
PCFT	platelet complement fixation test	혈소판 보체 유착검사
PCG	phonocardiogram	심음도
PCGG	pereutaneous coagulation of gasserian ganglion	신경절의 경피 응고
PCH	paroxysmal cold hemoglobinuria	발작성 냉 혈색소뇨증
PC&HS	after meals and at bedtime	식후 & 취침시간
PCI	**percutaneous coronary intervention**	**경피적 관상동맥 중재술**
	prophylactic cranial irradiation	**예방적 두부방사선조사**
PCIOL	posterior chamber intraocular lens	후방 안내 수정체
PCKD	polycystic kidney disease	다발성 신장병
PCL	pacing cycle length	인공박동 주기 길이
	posterior chamber lens	**후방 인공 수정체**
	posterior cruciate ligament	**후방 십자 인대**
	proximal collateral ligament	근위의 측부인대
PCLI	posterior chamber lens implantation	수정체 후방 이식술
PCM	plasma cell myeloma	혈장세포 골수종

약 어	원 어	해 설
PCM	primary cutaneous melanoma	원발성 피부 흑색종
	protein calorie malnutrition	단백질 열량의 영양실조
PCMX	chloroxylenol	클로로사이레놀
PCN	penicillin	페니실린
	percutaneous nephrostomy	경피 신절개술
PCNA	percutaneous needle aspiration	경피 천자 흡인술
PCNL	percutaneous nephrostolithotomy	경피 신석절개술
PCNT	percutaneous nephrostomy tube	경피 신절개술 관
PCO	polycystic ovary	다낭 난소
pCO_2	**partial pressure(tension) of carbon dioxide artery**	**이산화탄소의 동맥 부분압**
PCOD	polycystic ovarian disease	다낭포 난소질환
Pcom	posterior communication aneurysm	후 교통동맥류
PCOMMA	posterior communicating artery	후교통동맥
PCOS	polycystic ovary syndrome	다낭 난소 증후군
PCP	patient care plan	환자 간호 계획
	pentachlorophenal poisoning	제초제 중독
	peripheral coronary pressure	말초관상동맥압
	phencyclidine hydrochloride	염산펜사이클리딘 (강력 진통마취제)
	pneumocystis carinii pneumonia	**폐흡충 폐렴**
	primary care person	일차 간호인
	primary care physician	일차적 신체간호
	pulmonary capillary pressure	폐모세혈관압

약 어	원 어	해 설
PCR	pathologically confirmed remission	병리학적으로 완쾌
	polymerase chain reaction	**중합효소 연쇄반응**
	protein catabolic rate	단백질 이화율
PCS	patient care system	환자 간호 체계
	portable canal shunt	문맥대정맥문합
	portable cervical spine	c-spine을 이동용 X-선으로 찍은 것
	portacaval shunt	문맥과 하대정맥의 문합
	postcardiotomy syndrome	심장절개술후 증후군
	postconcussion syndrome	후진탕 증후군
Pcs	preconscious	전의식의
P c/s	primary cesarean section	1회째 제왕절개
P c/s D	premature cesarean section delivery	조기 제왕절개분만
PCT	peak concentration time	최대농축시간
	plasmacrit test	플라스마크릿 검사
	porphyria cutanea tarda	만발성 피부 포르피린증
	portacaval transposition	문맥 대정맥 전위
	post coital test	성교후 검사
	posterior chest tube	후방흉관
	progestin challenge test	프로제스틴 검사
	prothrombin consumption time	프로트롬빈 소비시간
	proximal convoluted tube	근위곡뇨세관
PCTA	percutaneous transluminal coronary angioplasty	경피적 경혈관 관상동맥 혈관성형술
PCU	pain control unit	통증조절 병동
	palliative care unit	**완화간호 병동**
	primary care unit	1차 간호병동
	progressive care unit	진행 간호병동
	protective care unit	보호 간호병동

약 어	원 어	해 설
PCV	packed cell volume	농축 세포량
PCVCP	**percutaneous central venous catheter placement**	**경피적 중심정맥관 삽입**
PCWP	**pulmonary capillary wedge pressure**	**폐모세혈관 쐐기압**
PCX	paracervical	경경추
	pararizing dose	마비용량
	periscopic convex	균등굴절 볼록렌즈
PCXR	portable chest radiograph	휴대용 흉부 방사
PCZ	procarbazine	프로카르바진 항암제의 일종
	procholorperazine	프로클로로페라진 진토제
PD	The division of pulmonology	호흡기 내과
	palladium	팔라디움(원소)
	doctor of pharmacy	약학박사
	panic disorder	공황장애
	papilla diameter	유두직경
	Parkinson's disease	**파킨슨 병**
	patent ductus	관개존
	patient day	환자일정
	penrose drain	펜로즈 배농관
	percutaneous drain	경피 배액관
	per diem(every day)	매일
	peritoneal dialysis	복막투석
	personality disorder	성격 장애
	poorly differentiated	어렵게 구별된
	postnasal drainage	후비배액법
	postural drainage	체위배농
	prism diopter	분광 굴절도
	progressive disease	진행성 질병
	psychotic dementia	정신병적 치매
	psychotic depression	정신병적 우울증

약 어	원 어	해 설
PD	pulmonary disease	폐질환
	pulse duration	맥박간격
	pupil diameter	동공 크기
	pupillary distance	동공 거리
P/D	packs per day(cigarette)	1일 흡연량
PDA	parenteral drug abuser	비경구적 약물남용자
	patent ductus arteriosus	**동맥관 개존증**
	personal digital assistance	개인 휴대 단말기
	posterior descending (coronary) artery	후 관상동맥
	pulmonary disease anemia	폐질환성 빈혈
PDC	preliminary diagnostic clinic	건강관리과, 조기진단 클리닉
	private diagnostic clinic	개인 병원
PD&C	postural drainage and clapping	체위성 배농과 클래핑
PDCA	plan, do, check, act (process improvement)	계획, 행동, 체크, 행동 (개선과정)
PDD	pervasive development disorder	정신도착증
	photo drug dermatitis	**광약물 피부염**
PDE	paroxysmal dyspnea on exertion	운동시 발작성 호흡곤란
	pulsed Doppler echocardiography	도플러 심장 초음파
PDFC	premature dead female child	여 미숙아 사망
PDGF	platelet derived growth factor	혈소판 성장인자
PDGXT	predischarge graded exercise test	퇴원 전단계 운동시험
PDI	periodontal disease index	치주질환지수
	periodontal ligament	치주인대
	psychogenic diabetic insipidus	심인성 요붕증

약 어	원 어	해 설
PDL	periodontal ligament	치근막인대(치주인대)
	poorly differentiated lymphocytic	미분화 림프구
	postures of daily living	일상생활 자세
	progressively diffused leukoencephalopathy	진행성확산 백질내증
PDLD	poorly differentiated lymphocytic diffuse	미분화 림프구 확산
PDLL	poorly differentiated lymphocytic lymphoma	미분화 림프구성 림프종
PDLN	poorly differentiated lymphocytic nodular	미분화 림프절
PDMC	premature dead male child	남아 미숙아 사망
PDN	prednisone	프레드니손
	private duty nurse	독간호사
PD&P	postural drainage and percussion	체위배농과 타진
PDR	peripheral diabetic retinopathy	말초성 당뇨성 망막병증
	physician's desk reference	의사의 참고문헌
	postdelivery room	분만후의 방
	proliferaive diabetic retinopathy	증식성 당뇨 망막병증
pdr	powder	분말
PDRc-VH	proliferative diabetic retinopathy with vitreous hemorrhage	초자체 출혈을 동반한 증식성 당뇨 망막증
PDS	pain dysfunction syndrome	통증 기능장애 증후군
	polydioxanone suture	폴리디옥산 봉합
PDT	photodynamic therapy	광역학 치료법
PDU	pulsed doppler ultrasonography	초음파 촬영술
PDW	platelet distribution width	혈소판의 광범위한 분포
PE	cisplatin and etoposide	시스플라틴과 에토포사이드

약 어	원 어	해 설
PE	parietal epilepsy	두정간질
	pedal edema	발 부종
	pelvic examination	골반검사
	pemphigus erythematosus	**홍반성 천포창**
	pericardial effusion	심낭 삼출액
	phacoemulsification	수정체유화
	pharyngoesophagogram	**인두식도 촬영술**
	physical examination	**신체검진**
	physical exercise	신체운동
	pitting edema	함몰부종, 요입부종
	plasma exchange	혈장 교환
	pleural effusion	흉막 삼출액
	polyethylene	폴리에틸렌
	precaution escape	도피 예방
	preeclampsia	전자간증, 자간전증
	pressure equalization	압력의 균등화
	pulmonary edema	폐부종
	pulmonary embolism	폐 색전증
Pe	pressure expiratory	호기압
P1E1[R]	epinephrine 1% pilocapine 1% ophthalmic solution	에피네프린 1%, 필로카르핀 1%, 오프탈믹 용액
P&E	preparation and enema	(수술)준비와 관장
PEA	pulseless electrical activity	무맥성 심전기활성
PEA_2	pelvic examination under anesthesia	마취하 골반검진
PEARL	pupils equal accommodation reactive to light	빛에 대한 동공의 동등조절 반응
	pupils equal and reactive to light	같은 크기의 동공과 빛 반응
PEARLA	pupils equal and react to light and accommodation	같은 크기의 동공, 빛반응과 조절

약 어	원 어	해 설
PEB	cisplatin, etoposide and blemomycin	항암제의 일종
PEC	persistent fetal circulation	태아 순환 지속증
	pneumo encephalogram	공기주입 뇌내촬영술
PECD	partial endocardical cushion defect	부분 심장대 쿠숀 결손
PECCE	planned extracapsular cataract extraction	계획된 낭외 백내장 검출술
PECHO	prostatic echogram	전립선 초음파
PECHR	peripheral exudative choroidal hemorrhagic retinopathy	말초의 삼출성 맥락막출혈성 망막증
$PECO_2$	mixed expired carbon dioxide tension	혼합호기중 이산화탄소 장력
Ped	**pediatrics**	**소아과**
PEDD	proton electron dipoledipo	양자 전자 쌍극자
PEDIDEG	pediatric deglycerolized red blood cells	소아 탈글리세롤 적혈구 세포
PEDO	pedodontist	소아치과 의사
Peds.	pediatrics	소아과학
PEEP	**positive end expiratory pressure**	**호기말 양압**
PEF	peak expiratory flow	최대 호기량
PEFR	**peak expiratory flow rate**	**최대 호기유속**
PEG	**percutaneous endoscopic gastrostomy**	**경피 내시경적 위루술**
	pneumoencephalogram	공기 뇌조영도
	polyethylene glycol	폴리에틸렌 글리콜
PEGELS	polyethylene glycol and isoosmolar electrolyte solution	폴리에틸린 글리콜과 이소오스몰전해질 용액
PEGG	Parent Education and Guidance Group	부모교육과 안내자 단체

약 어	원 어	해 설
PEIT	**percutaneous ethanol injection therapy**	**경피적 에탄올 주입술**
PEJ	percutancous endoscopic jejunostomy	경피적 내시경 공장루술
PEK	punctate epithelial keratopathy	점상 표피성 케라틴병증
PEL	permissible exposure limit	(독성물질)노출허용단계
PEM	protein energy malnutrition	단백질 열량 실조증
	pulmonary endothelial membrane	폐내피막
PEMA	phenylethylmalonamide	페닐에틸말로나마이드
PEMF	pulsating electromagnetic fields	박동성 전자장
PEN	parenteral and enteral nutrition	비경구적 장경유의 영양
Pen	penicillin	페니실린
PENG	photoelectronystagmography	광전자식 안진 기록법
PENS	percutaneous epidural nerve stimulator	경피성 경막하의 신경 자극제
PEO	progressive external ophthalmoplegia	진행적인 외측 안근마비
PEP	pre-ejection period	전구출기
	protein electrophoresis	단백질 전기영동
PER	by or through	~로 통해
	pediatric emergency room	소아 응급실
	protein efficiency ratio	단백질 효율비
per	by	~에 의해
	for each	각각에 대해
	perineal	회음부의
	period	때, 기간
PERC	perceptual	지각의

약 어	원 어	해 설
PERC	percutaneous	경피의
perf	perfect	완전한
	perforation	천공
	performed	(수술이나 처치를) 실행하다
periap	periapical	치근막 주위
Peri Care	perineum care	회음 간호
PERIO	periodontitis	치주병과 의사
peri pads	perineal pads	회음 패드
PERL	pupils equal, reactive to light	같은 크기의 동공과 빛 반응
perm	permanent	영구적
per os	by mouth	입으로
PERR	pattern evoked retinal response	망막유발 반응
PERRL	pupils equal round and reactive to light	동공주위 크기와 빛반응
PERRLA	pupils equal, round, reactive to light and accommodation	눈의 조절능력 평가(동공의 크기, 원형, 광반응과 조절)
pert	pertussis	백일해
PES	preexcitation syndrome	조기흥분 증후군
	pseudoexfoliation syndrome	가성엑스폴리에이션 증후군
peSPL	peak equivalent sound pressure level	절정 당량 소리 압력치
PET	parent effectiveness training	부모의 효율성 훈련
	peritoneal equilibrium test	**복막 평형 검사**
	poor exercise tolerance	빈약한 운동내성
	positron emission tomography	**양전자 방출 단층촬영술**
	pre-eclamptic toxemia	전자간 중독증
	pressure equalizing tubes	양압 평형관
PETN	pentaerythritol tetranitrate	사질산 펜타에리트리틸

약 어	원 어	해 설
Pev onit	pevaryl ointment	페바릴 연고
PEx	physical examination	신체 검진
PF	**paranoid feature**	**망상 현상**
	patellofemoral	슬개 대퇴골의
	peak flow	최고유량
	peripheral fields	말초 영역
	peritoneal fluid	복막액
	planter fasciotomy	매종의 근막 절개술
	plantar flexion	발바닥굴곡
	pleural fluid	흉수
	posterior fusion	후방 유합
	power factor	힘요소
	preservative free	보관하지 않고
	prostatic fluid	전립선의 액
PF3	platelet factor 3	혈소판 3요소
PF4	repligen	리플리젠
16PF	the sixteen personality factors test	16개의 개인 요소 시험
PFA	foscarnet (phosphonoformatic acid)	포스카네트
PFB	potential for breakdown	
PFC	pelvic flexion contracture	골반굴절 수축
	permanent flexure contracture	영구만곡 수축
	persistent fetal circulation	지속적 태아 순환
PFD	premature forcep delivery	조기겸자 분만
PFFD	proximal femoral focal deficiency(defect)	대퇴 근위부 국소적 결손
PFFFP	Pall filtered fresh frozen plasma	Pall(회사이름)사 여과 신선동결 혈장

약 어	원 어	해 설
PFGE	pulsed field gel electrophoresis	겔전기영동
PFI	progression free interval	진행성 무증상기
PFJS	patellofemoral joint syndrome	슬개대퇴관절 증후군
PFK	kinase	
PFM	**peak flow meter**	**최대 유속 측정기**
	porcelain fused to metal	RAST 방사선 알레르기 흡착시험
	primary fibromyalgia	원발성 섬유근통
PFO	**patent foramen ovale**	**난원공 개존증**
PFPC	Pall filtered packed cells	천여과 농축세포
PFR	parotid flow rate	이하선 유출 속도
	peak flow rate	결정 유출 속도
PFRC	plasma free red cells	혈장이 없는 적혈구
PFROM	pain free range of motion	통증이 없는 운동 범위
PFS	prefilled syringe	미리 채워진 주사기
	pulmonary function studies (study)	폐 기능 검사
PFT	parafascicular thalamotomy	부섬유속 시상절개술
	posterior fossa tumor	후두와 종양
	pulmonary function test	**폐기능 검사**
PF tumor	posterior fossa tumor	후두와 종양
PFU	plaque forming unit	프라그 형성 단위
PFUO	prolonged fever of unknown origin	지속성 원인불명열
PFW	PhisoHex[R] face wash	피소헥스 세안
PFWB	Pall filtered whole blood	천여과 전혈
PG	paged in hospital	병원내 호출
	paregoric	진통제, 지사제
	parotid gland	이하선

약 어	원 어	해 설
PG	phosphatidylglycerol	포스파티딜 글리세롤
	picogram(pg)	10^{-12}, 피코그램
	polygalacturonate pregnant	다유증 임신
	post gastrectomy	위절제술 후
	prostaglandin	프로스타글란딘
	pyoderma gangrenosum	농피적 괴저
pg	pregnant	임신
PGA	prostaglandin A	프로스타글란딘 A
PGE	posterior gastroenterostomy	후측 위장문합술
PGE_1	**alprostadil(prostaglandin Es)**	
PGE_2	dinoprostone (prostaglandin Et)	
PGF	paternal grandfather	배우자의 할아버지
PGFα	**dinoprost(prostaglandin Ftα)**	**디노프로스트**
PGGF	paternal great grandfather	배우자의 증조할아버지
PGGM	paternal greatgrandmother	배우자의 증조할머니
PGH	**pituitary growth hormone**	**뇌하수체 성장호르몬**
PGI	potassium, glucose and insulin	칼륨, 당과 인슐린
PGK	phosphoglycerate kinase	포스포글리세라이트 키나아제
PGL	persistent generalized lymphadenopathy	지속적인 전신 림프종대
PGL_2	epoprostenol	에포프로스테놀
PGM	phosphoglycerate mutase	포스포글리세라이트 뮤타아제
	paternal grandmother	배우자의 할머니
PGN	proliferative glomerulonephritis	증식성 사구체신염
PGO	ponto-geniculo-occipital	뇌교 슬 후두의
PGP	postgamma proteinuria	후감마 단백뇨
	psychogalvanic phenomenon	정신전류 현상

약 어	원 어	해 설
PGP	paternal grandparent	배우자의 증부모
PGR	progesterone receptor	프로게스테론 수용체
	psychogalvanic response	정신전류 반응
PGSR	psychogalvanic skin response	정신전류 피부 반응
PGTR	plasma glucose tolerance rate	혈장 당부하율
PGTT	prednisolone-glucose tolerance test	당류코티코이드-당부하 검사
PGU	postgonococcal urethritis	후임균성 요도염
PGV	proximal gastric vagotomy	근위 위 미주신경 절단술
PGY-I	post graduate year one	의대 졸업후 일년(인턴)
PH	parathyroid hormone	부갑상선 호르몬
	partial hepatectomy	부분적 간절제술
	past history	**과거력**
	persistent hepatitis	지속성 간염
	personal history	**개인력**
	pin hole	핀홀
	poor health	건강이 좋지 않은
	precaution homicide	살인 예방
	pubic hair	치모
	public health	공중보건
	pulmonary hypertension	**폐 고혈압**
pH	**hydrogen ion concentration (degree of acidity)**	**수소 이온 농도, 산도**
	acidity or alkalinity of a solution	용액의 산소 혹은 알칼리도
PhI	Philadelphia chromosome	필라델피아 성염색체
pH A	arterial pH	동맥 pH
PHA	passive hemagglutinating	수동혈구응집반응
	peripheral hyperalimentation	말초 과영양법
	phytohemagglutinin antigen	식물성 혈구 응집소항체
	postoperative holding area	수술후의 유지지역

약 어	원 어	해 설
PHACO	phacoemulsification	수정체 유화
PHACOOD	phacoemulsification of the right eye	오른눈의 수정체 유화
PHACOOS	phacoemulsification of the left eye	왼쪽눈의 수정체 유화
PHAL	peripheral hyperalimentation	말초 과영양
PHAR	pharmacist	약사
	pharmacy	**조제술, 약국**
	pharynx	인두
Pharm D	doctor of pharmacy	조제의사
PHC	primary hepatic carcinoma	원발성 간암종
PHD	public health department	공중보건과
	pulmonary heart disease	폐성 심질환
PhD	Doctor of Philosophy	박사 학위
Phe	phenylalanine	페닐알라닌
pheno	phenotype	표현형
PHG	pharyngoesophagogram	인두식도 촬영술
	portal hypertensive gastropathy	문맥고혈압성 위증
PHH	pharyngoesophagogram	인두식도 촬영
	posthemorrhagic hydrocephalus	출혈후 수두증
PHI	phosphohexose isomerase	포스포헥소스 이성화효소
	prehospital index	병원전(前) 지표
PHIS	post head injury syndrome	후두 상처증후군
PHL	Philadelphia(chromosome)	필라델피아
	physical half life	물리적 반감기
PHN	postherapeutic neuralgia	치료후 신경통
	public health nurse	공중보건간호사
	Puritanc^{R} heated nebulizer	퓨리탄크 가열된 분무기

약 어	원 어	해 설
PHNI	pinhole no improvement	향상없는 핀홀
PHP	pseudohypoparathyroidism	가성 부갑상선 기능저하증
PHPT	primary hyperparathyroidism	원발성 부갑상선 기능항진증
PHPV	persistent hyperplastic primary vitreous	지속적 증식성 원발성 초자체
PHR	peak heart rate	최대 심박동률
PHS	partial hospitalization program	부분적 병원 프로그램
	US Public Health Service	US 공중보건 서비스
PHT	phenytoin	페니토인
	portal hypertension	문맥성 고혈압
	primary hyperthyroidism	원발성 갑상선 기능항진증
	pulmonary hypertension	폐 고혈압
PHx	**past history**	**과거력**
	power of hydrogen	수소 힘
Phx	pharynx	인두
phy	physical	신체적, 자연의, 물리적
	physician	의사
phys. dia	physical diagnosis	신체진단
phys. med	physical medicine	물리의학
PI	package insert	거즈 삽입
	pancreatic insufficiency	췌장 부전증
	parainfluenza	파라인플루엔자
	pearl index	진주 목차
	periodontal index	치주 지수
	peripheral iridectomy	말초 홍체 절제술
	poison ivy	독성 담쟁이
	post injury	상처 후(손상 후)
	prednisolone	프레드니솔론

약 어	원 어	해 설
PI	premature infant	미숙아
	present illness	**현병력**
	present infarction	현재 경색되어 있음
	protamine insulin	프로타민 인슐린
	proximal intestine	근위대장
	pulmonary incompetence	폐동맥판 부전
	pulmonary infarction	폐 경색
pi	inspiratory pressure	흡기압
P&I	probe and irrigation	탐침과 세척
PIA	plasma insulin activity	혈장 인슐린 활동도
	preinfarction angina	경색전 협심증
	pyrazinamide	피라지나마이드
PIAT	peabody individual achievement test	
PIC	peripherally inserted catheter	말초에서 삽입된 카테터
PICA	Porch index of communicative ability	
	posterior inferior cerebellar artery	후측하부 뇌동맥
	posterior inferior communicating artery	**후측 하부 교통 동맥**
PICC	peripherally inserted central catheter	말초에서 삽입된 중앙혈관 카테터(삽입과 유지)
PICU	pediatric intensive care unit	소아 집중 치료실
	pulmonary intensive care unit	폐질환 집중 치료실
PID	**pelvic inflammatory disease**	**골반의 염증성 질환**
	prolapsed intervertebral disc	추간판 탈출
	proportional integral derivative(controller)	
PIE	pulmonary infiltration with eosinophilia	호산구 폐침윤

약 어	원 어	해 설
PIE	pulmonary interstitial emphysema	폐 간질성 기종
PIF	**peak inspiratory flow**	**최대 흡기 속도**
	prolactin inhibitory factor	프로락틴 억제 인자
PIFG	poor intrauterine fetal growth	자궁내 태아성장이 불충분한(빈약한)
PIG	pertussis immune globulin	백일해 면역 글로불린
PIGI	pregnancy induced glucose intolerance	임신관련 당 불내성
PIH	**pregnancy induced hypertension**	**임신성 고혈압**
	preventricular intraventricular hemorrhage	전심실과 심실내 출혈
	primary intracerebral hemorrhage	원발성 뇌내출혈
PIIS	posterior inferior iliac spine	후방하부 장골극
Pil	pill	환약
PIMS	programmable implantable medication system	
PIO	pemoline	페몰린
PIO_2	partial pressure of inspired O_2	흡입된 산소분압
PIOK	poikilocytosis	이형 적혈구 증가증
PIP	paralytic infantile paralysis	마비성 소아마비
	peak inspiratory pressure	절정 흡기 압력
	posterior tibial pulse	후경골 맥박
	postinfusion phlebitis	정맥주입후 정맥염
	proximal interphalangeal(joint)	**근위 수지(관절)**
PIPB	performance index phonetic balance	수행색인 음성균형
	performance intensity phonemically balanced	

약 어	원 어	해 설
PIPIDA	N-para isopropylacetanilideiminodiacetic acid	N-파라이소프로필아세트아닐리 데이미노디아세틱 산
PIPJ	proximal interphalangeal joint	근위 지절간 관절
PIQ	performance intelligence quotient(part of Wechsler tests)	수행지능지수
PISA	phase invariant signature algorithm	불변상의 서명 알고리즘
PIT	patellar inhibition test	슬개골 억제 검사
	pitocin[R]	피토신
	pitressin[R]	피트레신
	pituitary	뇌하수체
PITP	pseudoidiopathic thrombocytopenic purpura	가성 특발성 혈소판 감소성 자반증
PITR	plasma iron turnover rate	혈장 철교체율
PIV	parainfluenza virus	파라인플루엔자 바이러스
	peripheral intravenous	말초 정맥내
PIVD	protruded intervertebral disc	추간원판 탈출증
PIVKA	**proteins induced by vitamin K absence**	비타민 K 결핍에 의한 단백질
PIVR	pacemaker-induced ventricular rhythm	심박조율기 유발성 심실 박동
PIWT	partially impacted wisdom teeth	부분적으로 매복된 지치
PJB	premature junctional beat	조기 연접부 박동
PJC	premature junctional contractions	조기 연접부 수축
PJS	peritoneojugular shunt	복막 경정맥 문합
	Peutz Jeghers syndrome	포이츠 증후군
PJT	paroxysmal junctional tachycardia	발작성 접합부 빈맥

약 어	원 어	해 설
PJVT	paroxysmal junctional-ventricular tachycardia	발작성 접합부-심실성 빈맥
PK	penetrating keratoplasty	관통된 각질형성술
	psychokinesis	(폭발성)정신 발작
PKA	protein kinase	프로테인 키나제
PKB	prone knee bend	복와위 무릎구부림
PKC	**paroxysmal kinesogenic choreoathetosis**	**발작성 운동성 무도병**
PKD	**polycystic kidney disease**	**다낭성 신장질환**
PK Test	Prausnitz Kustner(transfer) test	프라우스니쯔 쿠스트너(전이)시험
PKU	**phenylketonuria**	**페닐 케톤뇨증**
PKV	poliomyelitis killed vaccine	회백질척수염 사백신
PL	light perception	광선지각
	palmaris longus	수장근
	perception of light	광각
	phospholipid	인지질 검사
	placebo	위약
	plantar	발바닥
	pulpolingual	수설의
pl	place	부위, 장소
	plasma	혈장
	pleural	흉막의
PLA	Plasmalyte A^R	혈장 라이트 에이
	product license application	생산 허가 보조
PLAP	placental alkaline phosphatase	태반의 알칼리성 인산효소
plat	platelets	혈소판
PLAX	parasternal long axis	흉골방의 긴축
PLBO	placebo	위약(가약)
PLC	pityriasis lichenoides chronica	만성 비강진 유태선

약 어	원 어	해 설
PLC	primary liver cirrhosis	원발성 간 경변증
PL ca	primary liver cancer	원발성 간 암
PLED	periodic lateralizing epileptiform discharge	
PLEVA	pityriasis lichenoides et varioliformis acuta	급성 두창 태선방 비강진
PLF	perilymphatic fistula	외림프구
	posterolateral fusion	후측면융합술
PLFC	premature living female child	미숙아로 태어나서 생존한 여아
PLH	paroxysmal localized hyperhidrosis	발작성 국부다한증
PLIF	posterior lumbar interbody fusion	후방 요추간 융합술
	posterior lumbar internal fixation	후방 요추간 고정술
PLL	posterior longitudinal ligament	후종인대
	prolymphocytic leukemia	전림프구의 백혈병
PLMC	premature living male child	미숙아로 태어나서 생존한 남아
PLMS	periodic limb movements during sleep	수면시 주기적 사지 운동
PLN	**pelvic lymph node**	**골반 림프 결절**
	popliteal lymph node	슬와 림프 결절
PLND	**pelvic lymph node dissection**	**골반 림프절 절제술**
PLOSA	physiologic low stress angioplasty	생리적 저스트레스 혈관성형술
PLP	partial laryngopharyngectomy	부분적 인후두 절제술
PLPH	post lumbar puncture headache	후요부 천자 두통
PLR	pupillary light reflex	동공 빛반사
PLS	plastic surgery	성형외과
	preschool language scale	취학전 언어 척도

약 어	원 어	해 설
PLS	primary lateral sclerosis	원발성 측색 경화증
PLSO	posterior leafspring orthosis	후대의 정형술
PLSURG	plastic surgery	성형외과
PLSVC	**persistent left superior venacava**	**지속성 좌 상대정맥**
PLT	**platelet**	**혈소판**
plt	**platelets**	**혈소판**
PLT EST	platelet estimate	혈소판 추정
PLV	posterior left ventricular	후좌심실
PLX	plexus	집합체
PM	**afternoon = post meridiem**	**오후**
	evening	저녁
	pacemaker	심박동 조율기
	papillary muscle	유두근
	particulate matter	미립자 물질
	petit mal	소발작
	physical medicine	물리의학
	poliomyelitis	**회백수염**
	polymorphs	다핵형 백혈구
	polymyositis	**다발성 근염**
	poor metabolizers	대사결핍증 환자
	post mortem	사후
	presents mainly	주로 현재
	presystolic murmur	수축기 잡음
	pretibial myxedema	경골전 점액수종
	primary motivation	첫번째 동기
	prostatic massage	전립선 마사지
	protective medicine	예방의학
pm	pleomorphic adenoma	다형성 선종
	promethium	프로메튬

약 어	원 어	해 설
PMA	pleomorphic adenoma	다형성 선종
	premarket approval	시판전 승인
	premenstrual asthma	월경전 천식
	Prinzmetal's angina	프린즈메탈 협심
	progressive muscular atrophy	진행성 근위축증
PMB	polymorphonuclear basophil	다형핵 호염기성(백혈구)
	polymyxin B	폴리믹신 B
	post menopausal bleeding	폐경기후 출혈
PMC	pleural mesothelial cell	흉막 중피세포
	premature mitral closure	조기 승모판 폐쇄
	pseudomembranous colitis	**위막성 대장염**
PMCP	paramonchorophenol perinatal mortality counseling program	주산기 사망 상담 프로그램
PMD	perceptual motor development	지각 운동 발달
	primary myocardial disease	원발성 심근질환
	primidone	항경련제
	private medical doctor	주치의
	progressive muscular dystrophy	**진행성 근이영양증**
PM/DM	**polymyositis and dermatomyositis**	**다발성 근염과 피부근염**
PMDS	performance management development system	성과관리개발시스템
	primary myelodysplastic syndrome	일차성 척수 발육부전 증후군
PME	polymorphonuclear eosinophil	다형핵 호산성(백혈구)
	postmenopausal estrogen	폐경기후 에스트로젠
PMEALS	after meals	식후
PMEC	pseudomembranous enterocolitis	위막성 대장염
PMF	progressive massive fibrosis	진행성 거대 섬유증

약 어	원 어	해 설
PMF	pupils midposition, fixeds	동공 중심부에 고정
PMH	past medical history	과거력
	persistent microscopic hematuria	지속성 현미경적 혈뇨
	posteromedial hypothalamus	후내측 시상하부
	previous mental hopitalization	이전의 정신과 입원
PMHR	predicted maximal heart rate	예측 최대 심박수
PMHx	past medical history	기왕력
PMI	past medical illness	과거 의학적 질병력
	patient medications instructions	투약에 대한 환자교육
	plea of mental incompetence	정신부전의 탄원
	point of maximum impulse	최대 심박점
	point of maximum intensity	최강점
	posterior myocardial infarction	후부 심근경색
	postmyocardial infarction	심근경색후
	previous medical illness	이전의 의학적 질병력
	progressive multifocal leukoencephalopathy	진행성 다초점성 백질뇌병증
PML	**polymorphonuclear leukocytes**	**다형핵 백혈구**
	premature labor	미숙아 분만
	progressive multifocal leukoencephalopathy	진행성 다소성 백질뇌증
PMLE	polymorphous light eruption	다형 광선 피진
PMMA	polymethyl methacrylate	폴리메틸 메타크릴레이트
PMMC	pectoralis major myocutaneous	대흉근 피판의
PMMF	pectoralis major myocutaneous flat	대흉근 피판 평면
PMNL	polymodal nociceptors	
	polymorphonuclear leukocyte	**다형핵 백혈구**

약 어	원 어	해 설
PMNN	polymorphonuclear neutrophil	다형핵 호중구
PMN's	polymorphonucleocytes	다형핵구
PMO	perturbational molecular orbital	불규칙성 분자 궤도
	postmenopausal osteoporosis	폐경기후의 골다공증
pmol	picomole	피코(10-12)몰
PMP	pain management program	통증관리 프로그램
	past menstrual period	지난 월경기
	premorbid personality	**병전 성격**
	previous menstrual period	전(前) 생리주기
	psychotropic medication plan	
PMPA	phenyl-methoxy propyl adenine	AIDS 치료제
PMPO	postmenopausal palpable ovary	폐경기후 손으로 만져지는 난소
PMR	pacemaker rhythm	심박동 조율기 리듬
	perinatal mortality rate	주산기 사망률
	polymorphic reticulosis	**다형 망상체증**
	polymyalgia rheumatica	류마티스성 다발근통
	psychomotor retardation	정신 운동성 지체
PM&R	physical medicine and rehabilitation	물리치료와 재활
PMS	periodic movements of sleep	수면중 주기적 움직임
	postmenopausal syndrome	**폐경후 증후군**
	premenstrual syndrome	생리전(前) 증후군
PMT	point of maximum tenderness	최대 민감점
PMTS	premenstrual tension syndrome	생리전 압박 증후군
PMV	**percutaneous mitral valvuloplasty**	**경피적 승모판 성형술**
	prolapse of mitral valve	승모판의 탈출
PMW	pacemaker wires	심박동조율기(철사)

약 어	원 어	해 설
PN	pacemaker needle	심박동 조율기 침
	papillary necrosis	유두괴사
	parenteral nutrition	비경구적 영양
	percussion note	타진노트
	percutaneous nephrosonogram	경피 신초음파술
	periarteritis nodosa	결절성 동맥주위염
	peripheral nerve	말초신경
	peripheral neuropathy	말초 신경병증
	pneumonia	폐렴
	polyarteritis nodosa	**결절성 다발동맥염**
	polyneuropathy	다발성 신경병증
	poorly nourished	결핍된 영양
	positional nystagmus	체위안진
	postnasal	후비의
	postnatal	생후의
	practical nurse	전문간호사
	premie nipple	여자 유두
	primary nurse	1차 간호사
	pyelonephritis	**신우신염**
P&N	psychiatry and neurology	정신과와 신경학
PNAB	percutaneous needle aspiration biopsy	경피생검천자
PNB	percutaneous needle biopsy	경피생검
	premature newborn	미숙아
	premature nodal beat	조기 결절박동
	prostate needle biopsy	전립선 생검
PNC	penicillin	페니실린
	peripheral nerve conduction	말초 신경전도
	postnecrotic cirrhosis	괴사후 경변증
	premature nodal contraction	조기 결절수축

약 어	원 어	해 설
PNC	prenatal care	산전간호
	prenatal course	산전과정
	psychiatric nurse clinician	정신과 전문간호사
PND	**paroxysmal nocturnal dyspnea**	**발작성 야간 호흡곤란**
	pelvic node dissection	골반 결절 절제
	postnasal drip	비후 적주법
	pregnancy, not delivered	임신, 분만하지 않은
PNE	peripheral neuroepithelioma	말초신경상피종
	pneumoen cephalography	기뇌조영법
PNET	peripheral neuroectodermal tumor	말초신경 외배엽 종양
	primitive neuroectodermal tumors	원발성 신경외배엽종
PNETMB	primitive neuroectodermal tumors medulloblastoma	원발성 신외막수아종
pneumo	pneumonia	폐렴
	pneumothorax	기흉
PNF	proprioceptive neuromuscular facilitation reaction	고용수용체 신경근 감각촉진반응
PNH	paroxismal nocturnal hemoglobinuria	발작성 야간성 혈색소뇨
PNI	peripheral nerve injury	말초신경손상
	postnatal infection	생후감염
	prognostic nutrition index	예상 영양 지침
	psychoneuroimmunology	정신신경면역학
PNL	**percutaneous nephrolithotomy**	**경피적 신장 결석 제거술**
PNMA	progressive neural muscular atrophy	진행성 신경근 위축
PNMG	persistent neonatal myasthenia gravis	지속적 신생아 근무력증

약 어	원 어	해 설
PNP	peak negative pressure	절정음압
	Pediatric Nurse Practitioner	아동(소아과) 전문간호사
	peripheral neuropathy	말초신경병증
	progressive nuclear palsy	진행성 핵마비
	psychogenic nocturnal polydipsia	심인성 야간 다음다갈증
	purine nucleoside phosporylase	퓨린 뉴클레오사이드 인산화효소
PNPB	positive negative pressure breathing	음양압 호흡
PNS	**para nasal sinusitis**	**부비동염**
	parasympathetic nervous system	**부교감 신경계**
	partial nonprogressing stroke	부분적 비진행충격
	peripheral nerve stimulator	말초신경자극제
	peripheral nervous system	**말초신경계**
	practical nursing student	실습중 간호 학생
PNS view	**para nasal series view**	**부비강 주위부면**
PNT	percutaneous nephrostomy tube	경피의 신조루술관
pnthx	pneumothorax	기흉
PNU	protein nitrogen units	단백질 질소 단위
PNV	postoperative nausea and vomiting	수술후 오심구토
	prenatal vitamins	산전비타민
Pnx	pneumonectomy	폐절제술
	pneumothorax	기흉
PO	**per os(by mouth)**	**경구로**

약 어	원 어	해 설
PO	**phone order**	**전화지시**
	postoperative	수술후
PO_2	**partial pressure(tension) of oxygen in artery**	**동맥내 산소분압**
PO_4	phosphate	인산염
POA	pancreatic oncofetal antigen	췌장 암(종양)태아 항원
	phalangeal osteoarthritis	인두 골관절염
	primary optic atrophy	원발성 시신경 위축
POACG	primary open angle closure glaucoma	원발성 개방각폐쇄 녹내장
POACH	prednisone, vincristine, doxorubicin, cyclophosphamide and cytarabine	항암제의 일종
POAG	primary open angle glaucoma	원발성 개방성 우각녹내장
POB	phenoxybenzamine	페녹시벤자민
	place of birth	출생장소
POBA	**percutaneous old balloon angioplasty**	**경피적 구 풍선혈관 성형술**
POC	plans of care	간호계획
	position of comfort	편안한 자세
	postoperative care	수술후 간호
POCC	**postoperative cheek cyst**	**수술후 협부낭종**
POD	pacing on demand	요구성 인공심장박동
	polycystic ovarian disease	다낭성 난소질환
POD 1	postoperative day one	수술후 1일
PODx	preoperative diagnosis	수술전 진단
POE	position of ease	편안한 자세
POEMS	polyneuropathy, organomegaly, endocrinopathy, monoclonal gammopathy, skin changes	다발신경병증, 장기종대, 내분비병증, 단클론 감마병증, 피부변환 증후군
POF	**pentalogy of Fallot**	팔로의 5징(ASD + TOF)
	position of function	기능적 자세

약 어	원 어	해 설
POF	premature ovarian failure	조기 난소 부전
P of I	proof of illness	병의 증명
POG	pediatric oncology group	소아 종양학 단체
	Penthrane[R] oxygen gas (nitrous oxide)	펜트란 옥시젠 가스
	products of gestation	임신의 산물
POH	personal oral hygine	개인 구강 위생학
POHA	preoperative holding area	수술전 홀딩 부위
POHI	physically or otherwise health impaired	물리적 혹은 다른 방법으로의 건강 손상
POHS	presumed ocular histoplasmosis syndrome	눈의 히스토 플라스마 증후군
POI	personal orientation inventory	개인 지남력 조사
	postoperative instructions	수술후 교육(지시)
poik	poikilocytosis	변형적혈구 증가증
POL	premature onset of labor	조기 분만시작
polio	poliomyelitis	소아마비
POLY	polychromic erythrocytes	다염성 적혈구
	polymorphonuclear leukocyte	다형핵 백혈구
POLYCHR	polychromatophilia	다염적혈구증가증
poly or seg	neutrophils	호중구
POM	pain on motion	동작시 통증
	polyoximethylene	
	prescription_only medication	단지 약 처방
POMC	proopiomelanocortin	
POMP	purinethol, oncovin, methotrexate and prednisone	항암제의 일종
POMR	**problem oriented medical record**	**문제중심 의무기록**

약 어	원 어	해 설
POMS	profile of mood states	
PONI	postoperative narcotic infusion	수술후 마취제 주입
PONV	postoperative nausea and vomiting	수술후 오심구토
POOH	postoperative open heart (surgery)	개심술후
POP	pain on palpation	촉진시 통증
	persistent occipitoposterior	지속적인 후두후면
	plaster of paris	석고붕대
POp	poplit popliteal	슬와근
	postoperative	수술후
poplit	popliteal	슬와근의
POPP	**persistent occiput posterior position**	**지속적 후두위**
	presenting part	현위
POR	problem oriented record	문제중심기록
PORP	**partial ossicular replacement prosthesis**	**부분적 이소골 대치법**
PORT	perioperative respiratory therapy	수술시 호흡 치료 요법
	postoperative respiratory therapy	수술후 호흡 요법
POS	parosteal osteosarcoma	골방 골육종
	physician's order sheet	의사의 처방전
	position	체위
	positive	양성
pos press	positive pressure	양압
poss	possible	가능한
post	posterior	후방의

약 어	원 어	해 설
post	post mortem examination (autopsy)	병리해부
post Fusion	posterior fusion	후측 융합
post op	postoperative	수술후의
Post sag D	posterior sagittal diameter	후 세포 직경
post tib	posterial tibial	후 경골의
POT	peak occupancy time	
	plans of treatment	치료 계획
	position	체위
	potential	전위
pot	potassuim	칼륨
POU	placenta, ovaries and uterus	태반 난소 자궁
POV	polyp on vesical neck	방광경 용종
POVT	puerperal ovarian vein thrombophlebitis	산욕성 난소정맥 혈전성 정맥염
POW	prisoner of war	전쟁포로
powd	powder	분말, 가루
POX	pulse oximeter(reading)	맥박산소계
PP	near point of accommodation	조절 근점
	paradoxical pulse	기맥
	partial pressure	분압
	partial upper and lower dentures	부분적 상하의치
	pedal pulse	족맥박
	pellagra preventive	펠라그라예방
	peripheral pulses	말초맥박
	peritonel pseudomyxoma	복막 가성점액종
	permanent pacemaker	영구적 인공심박동기
	phthisis pulmonum	폐결핵

약 어	원 어	해 설
PP	pin prick	핀통각
	plasmapheresis	혈장 반축법
	plaster of paris	소석고
	poor person	빈약한 사람
	posterior parietal	후 벽측의
	posterior pituitary	하수체 후엽
	post partum	분만후
	post prandial	**식후의**
	premorbid personality	병전성격
	presenting part	**선진부**
	private patient	개인환자
	procaine penicillin	프로카인 페니실린
	pro poupre	
	protoporphyria	프로토포르피리아증
	proximal phalanx	기절골
	pulse pressure	맥압
P&P	pins and plaster	핀과 반창고
	policy and procedure	정책과 방법
PPA	palpation, percussion and auscultation	촉진, 타진과 청진
	phenylpropanolamine	페닐프로파놀아민
	phenylpyruvic acid	페닐피루빅상
	postpartum amenorrhea	분만후 무월경
ppa	*phiala prius agitata*	우선 병을 흔든 다음에
PP&A	palpation, percussion and auscultation	촉진, 타진과 청진
PPAS	post polio atrophy syndrome	척수회백질염후성 위축증후군
PPB	positive pressure breathing	양압 호흡법
PPBE	postpartum breast engorgement	분만후 유방울혈

약 어	원 어	해 설
PPBS	post prandial blood sugar	식후 혈당치
PPC	progressive patient care	단계적 환자간호
PPD	packs per day	1일 흡연량
	posterior polymorphous dystrophy	후 다형핵 이상발육
	postpartum day	분만후 하루
	purified protein derivative (of tuberculin)	정제단백 유도체
P&PD	percussion & postural drainage	타진과 체위배농
PPDS	purified protein derivative, standard	순수 단백질유도체, 표준
PPE	**pigmentary purpuric eruption**	**색소성 자반성 발진**
PPF	plasma protein fraction	혈장 단백질분획
PPG	photoplethysmography	포토플레티모그라피(술)
	postprandial glucose	식후 당
	pyloric preserving gastrectomy	**유문보존 위절제술**
PPGI	psychophysiologic gastrointestinal(reaction)	정신생리적 위장반응
PPH	postpartum hemorrhage	분만후 출혈
	primary pulmonary hypertension	**원발성 폐고혈압**
pph	peripheral	말초의
PPHN	persistent pulmonary hypertension of the newborn	신생아 원발성 폐부종
PPI	benzylpenicilloylpolysine	벤질 페니실로 일폴리신
	patient package insert	환자 팩 삽입
	Present Pain Intensity	현재 통증 강도
PPK	population pharmacokinetics	인체 약동력학
	psychoprophylactic	정신적 예방

약 어	원 어	해 설
PPL	**pars plana lensectomy**	**평면부 수정체 절제술**
	prostatic profile length	**전립선부의 요도길이**
PPLP	partial penetrating keratoplasty	부분투과성 각막 이식증
PPM	permanent pacemaker	영구적 심박 조율기
	pigmented pupillary membrane	색소성 동공막
ppm	parts per million	백만분율
PPMA	post poliomyelitis muscular atrophy	회백수염후근위축
PPMD	posterior polymorphous dystrophy of cornea	각막의 후다형성 위축증
PPMM	postpolycythemia myeloid metaplasia	적혈구증가후 골수양 화생
PPMS	psychophysiologic musculoskeletal(reaction)	정신생리학적 근골격반응
PPN	**peripheral parenteral nutrition**	**말초 비경구 영양**
PPNAD	primary pigmented nodular adrenocortical disease	원발성 색소결절 부신피질질병
PPNG	penicillinase producing Neisseria gonorrhoeae	페니실린효소 산출 니에세리아 코노레아
PPO	diphenyloxazole	디 페닐옥사졸
	pleuropneumonia organism	우폐역 미생물
	prefered provider organization	선택적 공급기관 (의료서비스 기관)
	purified protein derivative	정제 단백질 유도체
PPOB	postpartum obstetrics	분만후 산과학
PPP	palato pharyngeal plasty	구개-인두-성형술
	pedal pulse present	현재의 족맥박
	peripheral pulses palpable (present)	촉진되는 말초의 맥박

약 어	원 어	해 설
PPP	postpartum psychosis	분만후 정신증
	protamine paracoagulation phenomenon	프로타민 부응고 현상
PPPBL	peripheral pulses palpable both legs	양다리 촉지 가능한 말초 맥박
PPPG	postprandial plasma glucose	식후 혈장 혈당
PPR	patient progress record	환자 진행 기록
PPRC	physician payment review commission	
PPRF	postpartum renal failure	분만후 신부전
PPROM	prolonged premature rupture of membranes	지속된 조기양막 파수
PPS	peripheral pulmonary stenosis	말초성 폐동맥 협착
	postpartum sterilization	분만후 불임
	prospective payment system	예상 지불 체계
PPSS	peripheral protein sparing solution	말초 단백질 절약 용액
PPT	person, place and time	사람, 장소와 시간
	placenta previa totalis	전치태반
ppt	precipitate	침전물
pptd	preciipitated	침강한
PPTL	postpartum tubal ligation	분만후(난)관 결찰술
PPU	perforated peptic ulcer	천공된 소화성 궤양
Ppul	intrapulmonary pressure	폐내압
PPV	**pars plana vitrectomy**	**평면부 초자체 절제술**
	positive predictive value	양성 예측치
	positive pressure ventilation	양압환기
PPVT	peabody picture vocabulary test	
PQ	**paraquat**	**제초제(그라목손)**

약어	원어	해설
PQ	pronator quadratus	방형회내근
PQOCN	psychiatric questionnaire obsessive compulsive neurosis	강박성 신경증의 정신과 질문지
PR	far point of accommodation	순응의 원점
	pack removal	팩 제거
	panama red	마리화나의 일종
	partial remission	**부분관해**
	pathology reflex	병리 반응
	patient relations	환자 관계
	peer review	동료심사
	pelvic rock	골반
	peripheral resistance	말초저항
	per rectum	직장을 통해
	polymyalgia rheumatica	다발성 류마티스성 근육통
	premature	미숙
	profile	윤곽
	progesterone receptor	**프로게스테론 수용체**
	progressive resistance	진행성 내성
	prolonged remission	장기 완해
	prosthion	치조점
	Protestant	프로테스탄트
	Puerto Rican	푸에리토 리칸
	pulmonic regurgitation	폐성 역류
	pulse rate	**맥박수**
	punctum remotum	안조절 원점
Pr	pair	쌍, 짝
	presbyopia	노안
P = R	pupils equal in size and reaction	크기와 반응에 있어서 양쪽 동공이 같음
P&R	pelvic and rectal	골반과 직장의

약 어	원 어	해 설
P&R	pulse and respiration	맥박과 호흡
PR2	Bennett pressure ventilator	벤네트압력환기계
PRA	plasma renin activity	혈장 레닌 활성
prac	practice	실습, 연습
pract	practical	실제적으로
PRAT	platelet radioactive antiglobulin test	혈소판 방사성의 항 글로불린 검사
PRBC	packed red blood cells	농축 적혈구
PRC	**packed red cells**	**농축 적혈구**
	peer review committee	
	plasma renin concentration	혈장레닌농도
PRCA	pure red cell anemia	적혈구계 빈혈
	pure red cell aplasia	적혈구계 무형성증
PRD	partial reaction of degeneration	분압변성반응
	polycystic renal disease	다낭포성 신질환
	postradiation dysplasia	방사선 치료후 이형성증
	prednisolone	**프레드니솔론**
PRE	passive resistance exercises	수동저항운동
	pregnancy	임신
	progressive resistive exercise	진행성 저항운동
	proton relaxation enhancement	양자 이완 증강작용
Pred	prednisone	프레드니손
pref	preference	우선권, 선취권
preg	Pregestimil[R]	
	pregnant	임신
pregang	preganglionic	신경절전의
prelim	preliminary	예비적
PREMIE	premature infant	미숙아

약 어	원 어	해 설
pre-op	**before surgery = preoperation**	**수술전**
prep	prepare for surgery	수술준비
	preposition	전위
PRERLA	pupils round, equal, react to light and accommodation	동공 범위, 크기(같기), 빛과 조절에 대한 반응
press	pressure	압력
prev	prevent	예방하는
	previous	앞의
PRF	prolactin releasing factor	프로락틴 방출인자
	pulse repetition frequency	맥박반복빈도
PRFM	prolonged rupture of fetal membranes	양수막 파열 지연
PRFN	percutaneous radio frequency	경피의 고주파
PRG	phleborheogram	정맥혈압측정도
PRH	past relevant history	과거력과 관련된
	preretinal hemorrhage	망막전의 출혈
PRI	pain rating index	동통 평가 지수
	patient review instrument	환자 검사 도구
prim	primary	원발성의
prim. bact	primary bacteria	원발성 세균
PRIMIP	primipara(1st pregnancy)	초산부
princ	principal	주요한
	principle	원리, 원칙
PR interval	part of the electrocardiographic cycle from onset of atrial depolarization on onset of ventricular depolarization	P파의 시작에서 R파의 시작까지의 간격
PRISM	pediatric risk of mortality score	소아과 사망 위험 점수

약 어	원 어	해 설
PRIST	paper radioimmunosorbent test	페이퍼 방사면역 흡수법
priv	private	개인의
	privilege	특권
PRK	photorefractive keratectomy	광굴절성 각막절제술
PRL	prolactin	프로락틴
PRLA	pupils react to light and accommodation	빛과 조절에 대한 동공반응
PRM	partial rebreathing mask	부분적 재호흡 마스크
	phosphoribomutase	인지보유타제
	photoreceptor membrane	광수용체막
	prematurely ruptured membrane	조기파막
	preretinal membrane	망막의 앞막(망막 전의 막)
	preventive medicine	예방의학
	primidone	프리미돈
PRMSDX	pyrimethamine sulfadoxine	프리메타민 설파독신
PRN	*pro re nata* (whenever necessary, as occasional requires)	필요시에
PRO	professional review organization	의료심사원
	pronation	손발의 내전
	protein	**단백질**
	prothrombin	프로트롬빈
prob	probable	확률
proc	procedure	처치, 방법
	proceeding	진행
	process	과정
proct	proctology	직장항문병학
PROCTO	proctoscopic	직장경의

약 어	원 어	해 설
prod	product	생산물
prof	profession	직업
PROG	prognathism	상악전돌증
	prognosis	예후
	program	프로그램
	progressive	진행성
proj	project	계획
PROM	**passive range of motion**	**수동적 운동범위**
	premature rupture of membranes	**조기양막파수**
Pro MACE	prednisone, methotrexate. calcium, leucovorin, doxorubicin, cyclophosphamide and etoposide	항암치료제의 일종
Promy	promyelocyte	전골수구
PRON	pronation	(손발의) 내전
proph	prophylactic(condom)	예방제, 콘돔
PROS	prostate	전립선
	prosthesis	인공기관, 보철의치
	proteinuria alternate test for albumin in urine	소변에 알부민 위한 뇨단백검사
prost	prostate	전립선
prosth	prosthesis	보철물, 보장구
prot	protein	단백질
prothrcont	prothrombin content	프로트롬빈 (용량)검사
pro time	prothrombin time	프로트롬빈 (응고)시간
PROT REL	protrusive relationship	돌출관계
prov	provisional	잠정적인
PROV IMI	proteins, vitamins and minerals	단백질, 비타민과 무기질

약 어	원 어	해 설
PROX	proximal	근위의
PRP	panretinal photocoagulation	범망막 광응고
	patient recovery plan	환자회복계획
	penicillinase resistant penicillin	페니실리나제 저항 페니실린
	pityriasis rubra pilaris	비강진 루브라 필라리스
	platelet rich plasma	혈소판 풍부혈장
	pneumoretroperitoneum	후복막 기종
	polyribose ribitol phosphate	폴리리보스 리비탈 포스페이트
	progressive rubella panencephalitis	진행성 풍진 범뇌염
	proliferative retinopathy photocoagulation	증식성 망막병증 광응고
PrP	prion protein	프리온 단백질
PRPD	haemophilus influenzae type B diphtheria conjugate vaccine	디프테리아의 혈균균속 인플루엔자 B형 공역백신
PRRE	pupils round regular and equal	정상적인 동공반사와 동등함
PRS	para retropubic space	부치골후강
PRSs	positive Rolandic spikes	로랜드 양성 심전도극파
PRT	protamine response test	프로타민 반응 검사
PRTA	proximal renal tubular acidosis	근위 신세뇨관 산성증
PRTHC	prothrombin time control	프로트롬빈 시간조절
PRV	polycythemia rubra vera	진성 적혈구 증가증
	pseudorabies virus	위광견병 바이러스
	pulmonary vascular resistance	폐혈관 저항
PRVEP	pattern reversal visual evoked potentials	반전시각 유발전위의 형태
PRW	polymerized ragweed	중합 레그위드(돼지풀)

약 어	원 어	해 설
PRX	panoramic facial X-ray	파노라믹 안면 X-선 촬영
PRZ	prazepam	프라제팜
PRZF	pyrazofurin	파라조피린
PS	paranoid schizophrenia	편집성 정신분열
	pathologic stage	병리학적 단계
	performance status	수행상태
	periodic syndrome	주기적 증후군
	peripheral smear	말초의 도말 표본
	physical status	신체 상태
	plastic surgery(surgeon)	**성형외과(외과의)**
	population sample	인구표본
	postanesthesia shivering	마취후 떨림
	precaution suicide	자살예방책
	prescription	처방
	pressure support	압력지지
	protective services	예방 서비스
	pulmonary stenosis	**폐동맥 협착증**
	pupil size	동공크기
	pyloric stenosis	**유문부 협착증**
	serum from pregnant women	임신부 혈청
P/S	polyunsaturated to saturated fatty acids ratio	다 불포화 지방산과 포화지방산 비
P&S	pain and suffering	통증과 고통
	paracentesis and suction	천자술과 흡인
PS Ⅰ	healthy patient with localized pathological process	국소적 병리과정을 가진 건강한 환자
PS Ⅱ	a patient with mild to moderate systemic disease	가벼운 정도에서 중정도 증상중의 전신질환 환자

약 어	원 어	해 설
PS Ⅲ	a patient with severe systemic disease limiting activity but not incapacitating	무능하지는 않지만 활동에 한계가 있는 심한 전신성 질환자
PS Ⅳ	a patient with incapacitating systemic disease	무능력한 전신성 질환을 가진 환자
PS Ⅴ	moribund patient not expected to live	생존을 기대할 수 없는 죽어가는 환자
PSA	progressive spinal ataxia	진행성 척수성 운동실조
	prostate specific antigen	**전립선 특이 항원**
PsA	**psoriatic arthritis**	**건선의 관절염**
PSAGN	poststreptococcal acute glomenulonephritis	연쇄구균감염후 급성 사구체신염
PSAP	prostatic serum acid phosphatase	전립선 혈청 산성 포스파타제
PSB	**para sternal border**	**흉골부연**
PSC	pediatric symptom checklist	소아과 증후조사목록
	posterior subcapsular cataract	후낭하 백내장
	primary sclerosing cholangitis	원발성 경화성 담관염
PSCH	peripheral stem cell harvest	말초 간세포 채취물
PSCP	posterior subcapsular precipitates	후낭하 침전물
PSCT	peripheral stem cell transplant	말초 간세포이식
PSCU	pediatric special care unit	소아과 특수 간호 병실
PSD	premature spontaneous delivery	조기 자연분만
	psychosomatic disorder	정신신체 장애
PSE	portal systemic encephalopathy	문맥계에 의한 뇌증
PSF	posterior spinal fusion	후척수외주입
PSG	**palliative subtotal gastrectomy**	**고식적 위부분 절제술**
	polysomnogram	수면다원기록

약 어	원 어	해 설
PSG	presystolic gallop	수축전기 분마
PSGN	**post streptococcal glomerulonephritis**	**연쇄구균 감염후 사구체신염**
PSH	past surgical history	과거 수술력
	post spinal headache	후척수 두통
PSI	Physiologic Stability Index	생리적 안전성 지수
	pounds per squae inch	평방인치 당 파운드
PSIG	pounds per square inch gauge	P/S CL/R(ou)
	pupil size with light	빛에 대한 동공 사이즈(크기)
	reflex(oculus uterque) = each eye	양쪽(각) 눈 반사
PSIS	**posterior superior iliac spine**	**후상방 장골극**
PSL	parasternal line	흉골방선
PSM	presystolic murmur	전수축기 잡음
	psychosomatic medicine	정신신체 의학
PSMA	progressive spinal muscular atrophy	진행성 척추근 위축증
PSO	**partial stitch out**	**부분 발사**
P/sore	pressure sore	욕창
PSP	pancreatic spasmolytic peptide	췌장성 경련소실 펩타이드
	periodic short pulse	주기성 단맥
	phenolsulfonphthalein	페놀술폰프탈레인(시험)
	photostimulable phosphor	광자극성 인
	positive spike pattern	양극파 패턴
	progressive supranuclear palsy	진행성 상핵 마비
PSP test	phenolsulfonphthalein test	페놀술폰프탈레인 검사
PSR	proliferative sickle retinopathy	증식성 겸상 망막병증

약 어	원 어	해 설
PSRBOW	premature spontaneous rupture of bag of waters	자연적인 양수조기파열
PSS	painful shoulder syndrome	견갑통 증후군
	physiologic saline solution (0.9% sodium chloride)	생리식염수
	progressive systemic sclerosis	진행성 전신경화증
PSSO peer	specialist second opinion	전문가의 두번째 의견
PST	**paroxysmal supraventricular tachycardia**	**발작성 상심실성 빈맥**
	platelet survival time	혈소판 생존시간
PSTT	placental site trophoblastic tumor	태반부위 영양막 종양
PSU	primary site undetermined	불분명한 원발부위
Psurg	plastic surgery	성형외과
PSV	**pressure supported ventilation**	**압력으로 지지한 환기**
PSVT	**paroxysmal supraventricular tachycardia**	**발작성 상심실성 빈맥**
PSW	psychiatric social worker	정신과 사회사업가
PSY	pre sexual youth	성의식 전기
	psychiatric	**정신의**
	psychiatry	정신과
	psychology	심리학
PT	cisplatin	항암제의 일종
	parathormone	부갑상선 호르몬
	parathyroid	부갑상선
	paroxysmal tachycardia	발작성 빈맥
	patient(pt.)	**환자**
	phenytoin	페니토인
	phototoxicity	광독소

약 어	원 어	해 설
PT	**physical therapy**	**물리치료**
	physical training	신체단련
	pine tar	파인 타르
	pneumothorax	기흉
	posterior tibial	경골후부
	preterm	분만직전
	prothrombin time	**프로트롬빈 시간**
	pulmonary thrombosis	폐동맥 혈전증
pt	part	부분
	patient	환자
	pint(O)	파인트(16액량온스, 473.18cc)
	platinum	백금
	point	지점
P&T	paracentesis and tubing (of ears)	귀의 천자 및 삽관
	permanent and total	영구적과 전체
PTA	**percutaneous transluminal angioplasty**	**경피적 횡요추 혈관성형술**
	persistent truncus arteriosus	동맥간 존속증(개존증)
	physical therapy assistant	신체요법 보조
	plasma thromboplastin antecedent	혈장 트롬보플라스틴 전구물
	post traumatic amnesia	외상후 건망증
	post traumatic arthritis	외상후 관절염
	pretreatment anxiety	치료전 불안
	prior to admission	입원전
	prothrombin activity	프로트롬빈 활성도
	pure tone audiometry	순음청력검사
	pure tone average	순음평균역치
P'tase	phosphatase	포스파타아제

약 어	원 어	해 설
PTB	**patellar tendon bearing (prosthesis)**	**슬건부하(인공보장구)(무릎 아래 의족)**
	prior to birth	출산전의
	pulmonary tuberculosis	폐결핵
PTBA	**percutaneous transluminal balloon angioplasty**	**경피적 경요추 풍선 혈관성형술**
PTBD	percutaneous transhepatic biliary drainage	경피적 경간담도 배액
PTBDEF	percutaneous transhepatic biliary drainage enteric feeding	경피적 경간담도 배액 장관영양
PTBS	post traumatic brain syndrome	외상후 뇌증후군
PTBSCSP	patellar tendon bearing supracondylar suprapatellar	슬관절 인대 파열
PTC	patient to call	환자를 부르다
	percutaneous transhepatic cholangiography	**경피적 간담관조영술**
	pheochromocytoma, thyroid carcinoma	크롬친화세포종, 갑상선 암종
	plasma thromboplastin components	혈장 트롬보플라스틴 구성요소
	plastin component	플라스틴 성분
	prematue tricuspid closure	삼첨판 조기폐쇄
	prior to conception	수정전
	procurement transplant coordinator	장기 이식 코디네이터
	prothrombin time control	프로트롬빈 시간조절
	pseudotumor cerebri	뇌의 위 종양
PTCA	**percutaneous transluminal coronary angioplasty**	**경피적 관상동맥 확장술**
PTCCa	papillary transitional cell carcinoma	유두상 이행성 세포암종

약 어	원 어	해 설
PTCD	percutaneous transhepatic cholangiographic drainage	경피 경간 담관조영 배액법
PTCL	peripheral T-cell lymphoma	말초 T-세포 림프종
PTCR	percutaneous transluminal coronary recanalization	경피적 경요추 관상동맥 재소통
PTCRA	percutaneous transluminal coronary rotational atherectomy	경피적 경요추 관상동맥 죽종제거술
PTD	period to discharge	퇴원시기
	permanent and total disability	영구적이고 전체적인 장애
	persistent trophoblastic disease	지속성 영양배엽 질환
	pharmacy to dose	약의 용량
	prior to delivery	분만전의
PTDP	permanent transvenous demand pacemaker	영구 경정맥성 요구성 심박동조율기
PTE	parathyroid extract	부갑상선 추출물
	pretibial edema	전경골 부종
	proximal tibial epiphysis	근위의 경골 골단
	pulmonary thromboembolism	폐동맥의 혈전색전증
PTED	pulmonary thromboembolic disease	폐동맥 혈전색전질환
PTF	plasma thromboplastic factor	혈장 트롬빈플라스틱인자
PTFE	polytetrafluoroethylene	폴리테트라플루토에틸렌
PTG	palliative total gastrectomy	고식적 위전 절제술
	parathyroid gland teniposide	상피소체선 테니포사이트
PTH	**parathyroid hormone**	**부갑상선 호르몬**
	post transfusion hepatitis	**수혈후 간염**
	prior to hospitalization	입원전의
PTHBD	percutaneous transhepatic biliary drainage	경피적 경간담도 배액술

약 어	원 어	해 설
PTHC	percutaneous transhepatic cholangiography	경피적 간담관 조영술
PTI	perinatal telencephalic leukoencephalopathy	주산기 종뇌 백질뇌증
	persistent tolerant infection	지속성 내성 감염
	posterior tricuspid valve leaflet	후방 삼첨판 첨
PTJV	percutaneous transtracheal jet ventilation	경피적 기도내 제트환기
PTK	phototherapeutic keratectomy	광치료의 각막 절제술
PTL	preterm labor	출산전의
	Sodium Pentothal[R]	
PTLD	post transplant lymphoproliferative disorder	이식후 림프구 증식장애
PTM	post transfusion mononucleosis	수혈후 단핵증
	post traumatic meningitis	외상후 수막염
PTMDF	pupils, tension, media, disc and fundus	동공, 긴장, 매개, 디스크 저부
PTMV	percutaneous transluminal mitral valvuloplasty	경피적 승모판막 형성술
PTN	post traumatic neurosis	외상후 신경증
PTNB	preterm newborn	조산아
PTNM	postsurgical resection pathologic staging of cancer	수술후 절제병리학적 암의 단계
PTP	**percutaneous transhepatic portography**	**경피경간문맥 조영술**
	posterior tibial pulse	후경골 맥박
	post tetanic potentiation	강직후 상승작용
	post transfusion purpura	수혈후 자반병
PTPM	post traumatic progressive myelopathy	외상후 진행성 척수병증

약 어	원 어	해 설
PTPN	peripheral(vein) total parenteral nutrition	말초(정맥) 총비경구 영양
PTR	paratesticular rhabdomyosarcoma	고환 주위의 횡문근육종
	patella tendon reflex	**슬개건 반사**
	patient to return	환자로 돌아가다
	perlsucht tuberculin rest	우결핵형 투베르쿨린
	prothrombin time ratio	프로트롬빈시간 비율
PTRA	percutaneous transluminal renal angioplasty	경피적 경요추 신혈관 성형술
PTS	patellar tendon suspension	슬개건 고정법
	pediatric trauma score	소아과외상 점수
	permanent threshold shift	영구역치 변동
	prior to surgery	수술전의
PTSD	**post traumatic stress disorder**	**외상후 스트레스 장애**
PTT	**partial thromboplastin time**	**부분 트롬보플라스틴 시간**
	patellar tendon transfer	슬개건 전이
	platelet transfusion therapy	혈소판 수혈치료
PTTC	partial thromboplastin time control	부분적 트롬보플라스틴 시간조절
PTU	pain treatment unit	통증치료실
	propylthiouracil	프로티우라실
PTV	posterior tibial vein	후경골 동맥
PTWTKG	patient's weight in kilograms	환자의 몸무게
PTX	parathyroidectomy	부갑상선 절제술
	pelvic traction	골반견인
	pneumothorax	기흉
PTZ	pentylenetetrazlol	펜틸렌테트라졸
	peptic ulcer	소화성궤양

약 어	원 어	해 설
PTZ	phemothiazine	페모티아진
	pregnancy urine	임신한(여성의) 뇨
PU	pass urine	소변배설
	pelviureteric	신우요관
	peptic ulcer	소화성 궤양
	pregnancy urine	임신소변
	prostatic utricle	전립소실
PUA	pelvic(examination) under anesthesia	골반하(지) 마취법
PUBS	**percutaneous umbilical blood sampling**	**경피적 제대혈 채취**
PUC	pediatric urine collector	소아용 소변 수집기
PUD	**peptic ulcer disease**	**소화성 궤양**
	percutaneous ureteral dilatation	경피요관 확장
	pulmonary disease	폐질환
PUE	pyrexia of unknown etiology	원인불명의 열
PUF	pure ultrafiltration	순수한 초여과
PUFA	polyunsaturated fatty acids	과불포화 지방산
PUJ	**pelviureteric junction**	**신우요관 이행부**
pulm	pulmonary	폐
PULSEOX	pulse oximetry	맥박 산소계측정법
Pulv	powder, pulvis	가루분말
PUN	plasma urea nitrogen	혈장 질소요소
PUNL	percutaneous ultrasonic nephrolithotripsy	경피초음파 신우절석술
PUO	pyrexia of unknown origin	원인불명의 열
PUP	percutaneous ultrasonic pyelolithotomy	경피 초음파 신우 절석술
PU/PL	**partial upper and lower dentures**	**부분적인 상하 의치**

약 어	원 어	해 설
PUPPP	pruritic urticarial papule and plaques of pregnancy	임신성 소양성 담마진 및 반점
PUS	percutaneous ureteral stent	경피요관 스텐트
PUVA	psoralen ultraviolet light (treatment)	소랄렌 자외선 광선(치료)
PV	papilloma virus	유두종 바이러스
	pemphigus vulgaris	**심상성 천포창**
	peripheral vascular	말초혈관
	peripheral vein	말초정맥
	per vagina	질을 통한
	plasma volume	혈장량
	polio vaccine	폴리오 백신
	polycythemia vera	진성 적혈구 증가증
	popliteal vein	슬와 정맥
	portal vein	문맥
	post voiding	배뇨후
	pulmonary vein	폐정맥
P&V	perk and valley use peak and trough	
	pyloroplasty and vagotomy	유문성형술과 미주신경 절개술
PVA	partial villous atrophy	부분적 융모위축
	polyvinyl alcohol	폴리비닐알코올
	postvoiding cystogram	배뇨후 방광조영도
	premature ventricular contraction	심실성 조기수축
	Prinzmetal's variant angina	프린즈메탈의 변위 협심증
	pulmonary venous congestion	폐정맥 울혈
PVAD	prolonged venous access devices	연장된 정맥 연결장치
PVB	cisplatin, vinblastine and bleomycin	항암제의 일종
	premature ventricular beat	심실기외박동

약 어	원 어	해 설
PVC	polyethylene vacuum cup	폴리에틸렌 바큠 컵
	polyvinyl chloride	염화폴리비닐
	postvoiding cystogram	배뇨후 방광경
	premature ventricular complex	**심실조기수축 복합군**
	pulmonary venous congestion	폐정맥 울혈
$pvco_2$	partial pressure(tension) of carbon dioxide vein	카르본 디옥사이드 정맥의 분압
PVD	patient very disturbed	매우 신경질적인 환자
	peripheral vascular disease	**말초혈관 질환**
	positive vertical divergence	양성수직발산
	posterior vitreous detachment	후방 초자체 박리
	postvagotomy diarrhea	미주신경 절단후 설사
	premature ventricular depolarization	조기심실 탈분극화
	pulmonary vascular disease	**폐동맥질환**
PVE	perivenous encephalomyelitis	정맥주위의 뇌척수염
	premature ventricular extrasystole	조기 심실 기외수축
	prosthetic valve endocarditis	인공판막 심내막염
PVED	premature vacuum extract delivery	조기 흡입분만
PVF	peripheral visual field	말초혈관영역
	portal venous flow	문맥혈류량
	portal ventricular fibrillation	문맥심실세동
	prostatovesicular fluid	**전립선 정낭선액**
PVFS	post viral fatigue syndrome	바이러스후 피로증후군
PVG	pneumoventriculography	공기주입 뇌실조영술
PVH	periventricular hemorrhage	심실주위출혈

약 어	원 어	해 설
PVH	periventricular hyperintensity	심실주위 과수축
	pulmonary vascular hypertension	폐혈관 고혈압
PVI	peripheral vascular insufficiency	말초혈관의 부전증
PVK	penicillin V potassium	페니실린 V 칼륨
PVL	**periventricular leukomalacia**	**뇌실주위의 백질 연화증**
PVM	paravertebral muscle	척주 방외 근후
	proteins, vitamins and minerals	단백질, 비타민과 무기질
PVN	peripheral venous nutrition	말초 정맥 영양
PVNS	pigmented villonodular synovitis	색소 융모결절성의 활막염
PVO	peripheral vascular occlusion	말초혈관의 교합
	pulmonary venous occlusion	폐정맥의 교합
	pyogenic vertebral osteomyelitis	화농성 척추 골수염
PvO_2	partial pressure(tension) of oxygen in venous blood	정맥혈 산소분압
PVOD	pulmonary vascular obstructive disease	폐맥관(혈관) 폐쇄질환
PVP	**peripheral venous pressure**	**말초 정맥압**
	polyvinylpyrrolidone	
	portal venous pressure	문맥압
PVPB	cisplatin, etoposide and bleomycin	항암제의 일종
PVR	**peripheral vascular resistance**	**말초혈관 저항**
	postvoiding residual	배뇨후 여량
	proliferative vitreoretinopathy	**증식성 초자체 망막병증**
	pulmonary vascular resistance	폐혈관 저항
	pulse volume recording	맥박 기록

약 어	원 어	해 설
PVS	paravesicle space	방광주위 강
	percussion, vibration and suction	타진, 진동과 흡입
	peripheral vascular surgery	말초혈관 수술
	peritoneovenous shunt	복강 정맥단락술
	persistent vegetative state	지속적인 생장 상태
	Plummer Vinson syndrome	플루머 빈슨 증후군
	premature ventricular systole	심실 조기수축
	pulmonic valve stenosis	폐동맥 판막협착
PVT	paroxysmal ventricular tachycardia	발작성 심실성 빈맥
	portal vein thrombosis	문맥 혈전증
pvt	private	사적인, 개인적인
PVTS	pediatric vascular transplantation surgery	소아혈관이식외과
PVTT	tumor thrombus in the portal vein	문맥단의 트롬보스 종양
PW	pacing wires	고정철사
	patient waiting	환자기다림
	plantar wart	발바닥 사마귀
	posterior wall	후벽
	pulse width	맥박폭
	puncture wound	천자 상처 부위
P&W	pressure and waves	압력과 파동
PWA	persons with AIDS	에이즈 환자
PW and CS skin test	paragonimiasis and clonorchis sinensis skin test	폐디스토마와 간디스토마의 피부검사
P wave	part of the electrocardiographic cycle representing atrial depolarization	심방의 탈분극으로 심방흥분 상태

약 어	원 어	해 설
PWB	partial weight bearing	부분 하중
	psychological well being	심리적 안녕상태
PWC	physical work capacity	신체작업력
PWI	pediatric walk in clinic	소아과 보행 크리닉
	posterior wall infarct	후벽경색
PWLV	posterior wall of left ventricle	좌심실벽의 후벽
PWM	pokeweed mitogens	억새풀 분열제
PWP	**pulmonary wedge pressure**	**폐 쐐기압**
PWS	port wine stain	포도주색 반점
PWV	polistes wasp venom	장수말벌 독액
Px	**physical exam**	**신체검진**
	pneumothorax	기흉
	prognosis	**예후**
PXE	pseudoxanthoma elasticum	탄력섬유 가성 황색종
PXF	pseudoexfoliation	위박탈
PXS	dental prophylaxis(cleaning)	치아예방
PY	**pack year**	**권련(담배)**
PYE	person years of exposure	PYP
	pyrophosphate	
PYP®	pyrophosphate kit technetium Tc^{99m}	피로포스페이트 키트
PYS	**pack years**	**흡연력**
PZ	peripheral zone	말초혈관 영역
PZA	pyrazinamide	파라지나마이드
PZI	protamine zinc insulin	프로타민 아연 인슐린
PZP	pregnancy zoneprotein	임신기간 단백질

Q

약 어	원 어	해 설
Q	coulomb	쿨롱(전기량)
	quantity	양
	quarter	1/4
	rate of blood flow	혈류속도
	volume of blood flow	혈류량
q	**each, every**	**각각, 마다**
QA	**quality assurance**	**질 보장**
qac	before every meal	매 식사전
qam	*quaque mane* (every morning)	매일 아침
	Q angle	Q각(사두근의 입사각)
QC	quad cane	네발 지팡이
	quality control	**질관리**
	quick connect(catheter)	신속접속관
QCA	quantitative coronary angiography	정량의 관상동맥혈관조영법
QCM	Quality chain management	통합품질관리
QCT	quantitative computed tomography	정량적 컴퓨터 단층촬영법
qd	***quaque die* (every day)**	**매일마다**
q2d	every second day	이틀마다
QE	**quinidine effect**	**퀴니딘 효과**
QF	Q fever	Q열(급성열성질환)
	quality tactor	(생물학적 효과비) 성질계수
qh	***quaque hora* (every hour)**	**매시간마다**
q2h	**every two hours**	**2시간마다**
q4h	**every four hours**	**4시간마다**

약 어	원 어	해 설
qhs	every night, at bedtime	매일밤마다
QI	quality improvement	질향상, 질개선
qid	*quarter in die* (four times daily)	하루에 4번
qidm	four times daily with meals and at bedtime	3식사와 취침시 하루 4번
QIG	quantitative immunoglbuline	정량의 면역글로불린
QL	*quantum libet* (as much as desired)	원하는 만큼의 양
qli	quality of life index	삶의 질 지수
QM	quality monitering	질모니터링
	quaque mane (every morning)	매일아침
QMI	Q wave myocardial infarction	Q파 심근경색
QMRP	qualified mental retardation professional	면허 정신박약 전문가
QMT	quantitative muscle testing	근육검사
qn	*quaque nocte* (every night)	매일 밤
qns	quantity not sufficient	불충분한 양
QO_2	oxygen consumption	산소 소모량(흡수량)
qod	every other day	이틀에 한번
qoh	every other hour	2시간마다
qon	every other night	하루걸러 밤마다
qp	*quantum placeat* (as much os desired)	좋아하는 양
qpm	every evening	매일 저녁마다
QP/QS	ratio of pulmonary blood to systemic blood flow	전신혈류량에 대한 폐혈류량의 비율
qqh	*quaque qurta hora* (every four hours)	4시간마다
QR	quiet room	조용한 방
QRi	Q-R interval	Q-R간격(심전도상)

약 어	원 어	해 설
QRS	part of electrocardiographic wave repressenting ventricular depolarization	심전도의 파를 억제하는 심실탈분극의 부분
qs	every shift	모든 변화
	quantum satis	적당량
	quantum sufficient	**충분한 양**
qsad	sufficient quantity	충분한 양
	to a sufficient quantity (prescriptions)	충분히
QSE	quadriceps setting exercise	사두근 근력강화운동
QSP	physiological shunt fraction	생리적인 문합 분획
Qs/Qt	intrapulmonary shunt fraction	폐내 우회 분획
qt	quart	1/4, 용액의 부피측정 단위
QTB	quadriceps tendon bearing	대퇴 사두근
QTC	quantitative tip cultures	정량의 팁 배양
QU	quiet	조용한
QUAD	quadrant	1/4
	quadriceps	사두
	quadriplegia	사지마비의
qual	qualitative	질적의 ~, 정성의
quant	quantitative	양적의 ~, 정량의
	quantity	양
QUART	quadrantectomy, axillary dissection and radiotherapy	절제술, 액와 절개와 방사선 요법
qv	*quantum vis* (as much as you wish)	원하는양 만큼, 충분한 양
QWB	quality of well being(scale)	복지의 질(척도)
qwk	once a week	일주에 한번

R

약어	원 어	해 설
R	radical	근치적
	radius, complete(congenital absence of limb)	요골, 완전 (사지의 선천적 부재)
	rales(ⓡ)	수포음
	ramus	가지
	rate, ratio	비율
	reacting	반작용, 반응성
	rectal	직장의
	rectum	직장
	registered	등록된
	relapse	재발
	release	유리, 방출
	remission	경쾌
	resistant(ohm)	저항(전기저항)
	resolution	용해
	respiration exchange ratio	호흡 교환율
	rhythm	율동, 리듬
	rickettsia	리케치아
	right	우측
	Röentgen	뢴트겐(=r)
	rub	마찰
r	drug resistance	약물 내성
(R)	rectal temperature	항문체온
R^+	Rinne's test positive	린네 검사 양성(청력)
R^-	Rinne's test negative	린네 검사 음성(청력)
RA	resistance airway	기도 저항력
	rate of absorption	흡수속도

약 어	원 어	해 설
RA	refractory anemia	불응성 빈혈
	renal artery	신동맥
	repeat action	반복행위
	rheumatoid agglutinins	류마티스성 응집소
	rheumatoid arthritis	**류마티스성 관절염**
	right anterior	우측 앞
	right arm	우측 팔
	right atrium	우심방
	right auricle	우심 이개
	room air	방 공기
Ra	radium	라듐
RAA	**renin angiotensin aldosterone**	**레닌 엔지오텐신 알도스테론**
RAAGG	rheumatoid arthritis agglutination	류마티스성 관절염 응집
RAAS	**renin angiotensin aldosterone system**	**레닌 엔지오텐신 알도스테론계**
RABG	room air blood gas	방공기 혈액가스
RAC	right atrial catheter	우심방 카테터
RACCO	right anterior caudocranial oblique	우전미두사위
RACT	recalcified wholeblood activated clotting time	칼슘이 재침착된 전혈 활성화 응고시간
RAD	ionizing radiation unit	이온화 방사선량
	radiation absorbed dose	**방사선 흡수량**
	radical	근치의
	radiology	**방사선학**
	reactive airway disease	반응성 기도질환
	right axis deviation	**우측편위**
rad	radial	요골의
RADISH	rheumatoid arthritis diffuse idiopathic skeletal hyperostosis	미만성 특발성 골격 과골증을 겸한 류마티스성 관절염

약 어	원 어	해 설
RADP	right acromodorso posterior	우후방의 아크로모도스
RAE	right atrial enlargement	우심방 비대
RAEB	refractory anemia, erythroblastic	불응성 빈혈, 적아구성의
RAF	rapid atrial fibrillation	급속 심방세동
RA factor	rheumatoid arthritis factor	류마티스성 관절염 인자
RAFT	rehabilitative addicted family treatment	약물 중독자를 위한 재활가족치료
RAG	room air gas	방공기 가스
	radical abdominal hysterectomy	근치 복식 자궁절제술
RAH	regressing atypical histiocytosis	퇴행성 이형 조직구증
	right atrial hypertrophy	**우심방 비대증**
RAI	**radioactive iodine**	**방사능 요오드**
RAIU	radioactive iodine uptake	방사능 요오드 흡수(율)
RALS	remote after loading system	자궁암 방사선 치료법
RALT	routine admission laboratory tests	정기입원 임상검사
RAM	radioactive material rapid alternating movements	방사성 물질의 급속 교류운동
	rectus abdominis myocutaneous	복직근피의
RAN	resident's admission notes	주치의의 입원기록
R2AN	second year resident's admission notes	2년차 레지던트의 입원기록
RAO	right anterior oblique	우전사위
RAP	right atrial pressure	우심방 압력
RAPA	radial artery pseudoaneurysm	요골동맥 가성동맥류
RAPD	**relative afferent pupillary defect**	**상대적 구심성 동공 결손**

약 어	원 어	해 설
RAPS	recurrent abdominal pain syndrome	재발성 복통 증후군
RAQ	right anterior quadrant	우측전방 1/4
RAS	recurrent aphthous stomatitis	재발성 아프타성 구내염
	renal artery stenosis	신동맥 협착
	reticular activating system	**망상 활성계**
RASE	rapid acquisition spin echo	급속 획득 스핀 반향
RAST	**radioallergosorbent test**	**방사성 알레르겐 흡착시험**
RAT	right anterior thigh	우측 전방 대퇴
RA test	test for rheumatoid factor	류마티스인자 검사
RATx	radiation therapy	방사선 요법
R(AW)	airway resistance	기도 저항
Raz OP	bladder neck suspension	방광경 현수고정술
RB	respiration bronchiole	기관세지 호흡
	retinoblastoma	망막아세포증
	retrobulbar	교후부
	right buttock	오른쪽 둔부
	rubidium(Rb)	루비듐
R&B	right and below	우측하
RBA	right basilar artery	우측 기저동맥
	right brachial artery	우측 상완동맥
RBB	right breast biopsy	우측 유방생검
RBBB	**right bundle branch block**	**우각 차단**
RBBX	right breast biopsy examination	우측 유방생검 검사
RBC	**red blood cell(count)**	**적혈구(수)**
RBC frag	erythrocyte fragility	부서지기 쉬운 적혈구
RBCD	right border cardiac dullness	우측가장자리의 심장탁음

약 어	원 어	해 설
RBCM	red blood cell mass	적혈구 덩어리
RBC s/f	red blood cells spun filtration	적혈구 여과기
RBCV	red blood cell volume	적혈구양
RBD	right border of dullness	우측 가장자리의 탁음
RBE	relative biologic effectiveness	상대적 생물학적 효과
RBF	**renal blood flow**	**신장 혈류량**
RBG	random blood glucose	무작위 혈당
RBL	Roche biomedical laboratory	로쉬 생의학적 실험
RBN	retrobulbar neuritis	안구후 시신경염
RBOW	rupture bag of water	양막 파열
RBP	rentinol binding protein	레티놀 결합 단백질
RBS	random blood sugar	임의의 혈당
RBT	rational behavior therapy	합리적 행동요법
RBV	right brachial vein	우 상완정맥
RC	race	경주
	recession	후전법
	red cell	적혈구
	Red Cross	적십자사
	report called	불러서 보고
	retrograde cystogram	역행성 방광조영도
	right coronary	우 관상동맥
	Roman Catholic	로마 카톨릭
	rotator cuff	회전 커프
R/C	reclining chair	안락의자
RCA	radionuclide cerebral angiogram	방사선 핵종 뇌 혈관조영도
	renal cell carcinoma	신세포 암종
	right carotid artery	우경동맥

약 어	원 어	해 설
RCA	**right coronary artery**	**우관상동맥**
RCBF	regional cerebral blood flow	국소적인 대뇌 혈류량
RCBV	regional cerebral blood volume	국소 뇌혈액 량
RCC	red cell count	적혈구 수
	renal cell carcinoma	**신세포 암종**
RCCT	randomized controlled clinical trial	임의조절 임상적 시도
RCD	relative cardiac dullness	상대적 심장 탁음
RCE	right carotid endarterectomy	우측 경동맥 내막절제술
RCF	Reiter complement fixation	라이터 보체 고정
RCG	radiocardiogram	심방사도, 심장조영술
RCHF	right sided congestive heart failure	우측 울혈성 심부전
RCM	radiographic contrast media	방사선 조영물질
	red cell mass	적혈구 종
	retinal capillary micro aneurysm	망막의 모세혈관 미세동맥류
	right costal margin	우측 늑골연
RCP	Royal College of Physicians	왕립 내과학회
RCPT	registered cardiopulmonary technician	응급구조사 면허
RCR	respiratory control ratio	호흡 조절률
RCS	red color sign	적색징후
	repeat cesarean section	반복 제왕절개
	reticulum cell sarcoma	세망세포육종
	Royal Collage of Surgeons	왕립 외과학회
RCT	randomized clinical trial	임의추출 임상적 시도
	root canal therapy	근관 요법
	Rorschach content test	로사하 검사
RCU	red cell utilization	적혈구 이용도

약 어	원 어	해 설
RCU	respiratory care unit	호흡기계 병실
	retrocaval ureter	후대정맥 요관
RCV	red cell volume	적혈구량
RD	Raynaud's disease	레이노드 병
	reaction of degeneration	병성반응
	reflex decay	반사쇠퇴
	registered dietitian	면허 영양사
	renal disease	신장질환
	respiratory disease	**호흡기질환**
	retinal detachment	**망막박리**
	Reye's disease	라이 증후군
	right deltoid	우측 삼각
	ruptured disc	디스크 파열
RDA	recommended daily allowance	1일 권장량
RDCS	registered diagnostic cardiac sonographer	진단초음파 기사
RDE	receptor destroying enzyme	수용기 파괴효소
RDEA	right deviation of electrical axis	우측 전기적 축추골의 탈골
RDEB	recessive dystrophic epidermolysis bullosa	열성 영양장애성 표피박리 수포증
RDG	right dosdonluteal	우측 도스돈루틸
RDH	registered dental hygienist	면허치위생사
RDI	recommended daily intake	1일 권장섭취량
	respiratory disturbance index	호흡 장애지수
RDIH	right direct inguinal hernia	우측 직접 서혜부 탈장
RDMS	registered diagnostic medical sonographer	진단 초음파 기사
RDOD	retinal detachment, right eye	우측 눈 망막박리

약 어	원 어	해 설
RDOS	retinal detachment, left eye	좌측 눈 망막박리
RDP	random donor platelets	임의의 혈소판 공여자
	right dorsoposterior position	우 배후위(태위)
RDPE	reticular degeneration of the pigment epithelium	피부 색소의 망상성 변성
RDS	research diagnostic criteria	진단기준 연구
	respiratory distress syndrome(of the newborn)	**호흡장애 증후군(신생아)**
RDT	regular dialysis (hemodialysis) treatment	규칙적인 투석(혈액투석) 치료
RDTD	referral, diagnosis, treatment and discharge	참고, 진단, 치료와 퇴원
RDVT	recurrent deep vein thrombosis	재발한 심부정맥 혈전증
RDW	red(cell) distribution width	적혈구 분포정도
RE	concerning	관계된(~에 관해서)
	rectal examination	직장검진
	reflux esophagitis	역류식도염
	regarding	고려
	regional enteritis	국소적인 장염
	reticulo-endothelial	세망 내피
	retinol equivalents	레티놀 당량
	right ear	우측 귀
	right eye	우측 눈
	rowing ergometer	조정형(노젓기형) 근력계
R&E	rest and exercise	휴식과 운동
	round and equal	둥글고 같다(동공)
R↑E	right upper extremity	우측 상부사지
RE ∨	recheck	재확인
READM	readmission	재입원
REC	rear end collision	배면 끝 충돌

약 어	원 어	해 설
REC	**recommend**	**추천 및 권고하다**
	record	기록
	recovery	회복
	recreation	오락
	recur	재발하다
RECA	right external carotid artery	우외경동맥
RECG	radioelectrocardiology	방사성심전도
recip	recipient	수용자
recond	recondition	재조정화
reconstr	reconstruction	재구성
rect	**rectum**	**직장**
recur	recurrent	재발성
REDSUBS	reducing substances	환원물질
REE	resting energy expenditure	휴식시 에너지 소비
REED	reeducation	재교육
REEG	resting electroencephalogram	휴식시 뇌전도
REEGT	registered electroencephalogram technologist	면허 뇌전도 기록 기사
REF	refer, reference	조회하다, 참조하다
	refuse	거절하다
	renal erythropoietic factor	신장 적혈구 조혈인자
ref→	**refer to**	**조회하다**
REG	radioencephalogran	방사성 뇌조영도
reg	region	부위
	regular	규칙의
Reg block	regional block anesthesia	국소 마취
rehab	**rehabilitation**	**재활**
REL	relation	관계, 관련
	relative	친척, 친족

약 어	원 어	해 설
REL	religion	종교
REM	**rapid eye movement**	**급속 안구운동(수면중)**
	recent event memory	최근 사건 기억
	remission	진정, 병의 차도, 쾌유
	Roentgen equivalent manmal	뢴트젠 동등경감
REMS	rapid eye movement sleep	수면시 급속 안구운동
ren	renal	신장의
REP	repair	회복, 복구
	repeat	반복
	report	보고
repol	repolarization	재분극
REPS	repetitions	반복
REPT	registered evoked potential technologist	면허 유발전위기사
RER	renal excretion rate	신장의 배설률
RES	research	연구, 조사
	resection	절제술
	reserve	저장, 예비
	resident	레지던트, 전공의
	reticuloendothelial system	**세망내피계**
RESC	resuscitation	인공 소생술
resp.	respectively	제각기, 따로
	respirations	**호흡**
	respiratory	호흡의
REST	restoration	복귀
RET	rational emotion therapy	합리적인 정서치료요법
	retention	정체, 매복
	reticulocyte	망상 적혈구
	retina	망막
	retired	퇴직한

약 어	원 어	해 설
RET	return	되돌아가다
	right esotropia	우 내사위
ret cath	retention catheter	보유 도뇨관
retic	reticulocyte count	망상 적혈구수
	roentgen equivalent unit	뢴트겐 동등 단위
REV	reverse	전환
	review	**검토**
	revision	교정, 수정
	revolutions	순환
RF	regular feeding	일반 수유
	relative fluorescence	상대적 형광
	renal failure	**신부전**
	respiratory failure	호흡부전
	retardation factor	지체인자
	retroperitoneal fibromatosis	복막후 섬유종증
	rheumatic fever	류마티스 열
	rheumatoid factor	**류마티성 인자**
	risk factor	위험 인자
Rf	radiofrequency	고주파
R&F	radiographic and fluoroscopic	방사선 촬영과 형광경 검사
RFA	**radiofrequency ablation**	**고주파 절제술**
	right femoral artery	우대퇴 동맥
	right frontoanterior	우전측 부위의
RFB	retained foreign body	잔류이물질
RFC	right frontal craniotomy	우전두골 개두술
RFCA	**radiofrequency catheter ablation**	**고주파 전극도자 절제술**
RFE	return flow enema	관장액 회수
RFG	radiofrequency generator	고주파발생기

약 어	원 어	해 설
RFIPC	ration form of IBD (inflammatory bowel disease) patient concerns	염증성 장질환
RFL	right frontolateral	우전 외측(태위)
RFLP	restriction fragment length polymorphism(patterns)	제한적 분절길이 다형성 (장애관련 유전자 검출법)
RFM	**rifampin**	**결핵약(리팜핀)**
RFP	request for payment	지불청구
	retrolental fibroplasia	수정체 후부 섬유증식증
	right frontoposterior	우 전후측 부위의
RFR	radiofrequency rhizotomy	고주파 신경근 절개술
RFS	rapid frozen section	속 냉동절개
	relapse-free survival	재발 유리생존
	renal function test	신장기능 검사
RFT	**renal function test**	**신기능 검사**
	right frontotransverse	우 전횡위
	routine fever therapy	일반 열치료법
RFW	in cardiology rapid filling wave	급속 충만파 파동
RG	right(upper outer) gluteus	우 둔근
RGM	right gluteus medius	우 중둔근
RGO	reciprocating gait orthosis	왕복 보행 정형술
RGP	**retrograde pyelography**	**역행성 신우조영술**
	rigid gas permeable	공기투과성 콘텍트렌즈
RGU	retrograde urethrography	역행성 요도조영술
RH	**radical hysterectomy**	**근치적 자궁절제술**
	reactive hyperemia	반응성 충혈
	reduced haloperidol	감소된 할로페리돌
	releasing hormone	**유리촉진 호르몬**
	rest home	집에서 안정
	retinal hemorrhage	망막 출혈

약 어	원 어	해 설
RH	right hand	오른손
	right hyperphoria	오른쪽 상사위
	room humidifier	방의 습도 조절기
Rh	**Rhesus factor(in blood Rhesus)**	**붉은 원숭이 혈액의 Rh 인자**
	rhodium	로디움
Rh^+	Rhesus positive	Rh^+형
Rh^-	Rhesus negative	Rh^-형
Rh agglut	rheumatoid agglutinins	류머티스성 응집반응 검사
RHB	raise head of bed	침상머리 부위의 상승
	regular heart beat	**규칙적 심장박동**
RH/BSO	**radical hysterectomy and bilateral salpingooophorectomy**	**근치적 자궁절제술과 양측 난관 난소 절제술**
RHC	respiration have ceased	호흡정지
RHD	**regular hospital diet**	**일반 병원식이**
	relative hepatic dullness	상대적 간 탁음
	renal hypertensive disease	고혈압성 신질환
	rheumatic heart disease	**류마티스성 심장질환**
rheum	rheumatic	류머티스성
Rh NEG	rhesus factor negative	Rh 음성 인자
RHF	**right heart failure**	**우심 부전증**
Rh factor	rhesus factor	Rh 혈액형
RHG	right hand grip	오른손 주먹 쥠
RHH	right homonymous hemianopsia	우 동측성 반맹증
Rhin	rhinology	비과학(鼻科學)
RHL	right hemisphere lesions	우뇌 반구 병변
	right hepatic lobe	우간엽
RHLN	right hilar lymph node	우폐문 림프절

약 어	원 어	해 설
rhm	Roentgen(per) hour meter	램(방사선량)
rHmEPO	recombinant human erythropoietin	재조합된 인간 조혈촉진인자
Rho(D)	**immune globulin to an Rh-negative woman**	**Rh음성인 여성에게 면역글로불린**
Rho-GAM[R]	Rho(D) immune globulin	Rho(D) 면역 글로불린
RHS	right hand side	오른손쪽
RHT	right hypertropia	우상사위
RHW	radiant heat warmer	방사 온열기
RI	radioisotope	방사성 동위원소
	refractive index	굴절률
	regional ileitis	국소성 회장염
	regular insulin	**단기형 인슐린**
	renal insufficiency	신부전
	respiratory illness	호흡기병
	rooming in	방안
RIA	**radioimmunoassay**	**방사선 면역측정법**
RIAT	radioimmune antiglobulin test	방사선 면역 항글로불린 검사
RIC	right iliac crest	우장골능
	right internal carotid(artery)	우측 내경(동맥)
RICE	**rest, ice, compression and elevation**	**휴식, 얼음, 압박과 상승**
RICM	right intercostal margin	우늑골간 연
RICS	right intercostal space	우늑간극
RICU	respiratory intensive care unit	호흡기계 집중 치료실
RID	radial immunodiffusion	방사면역 확산
	ruptured intervertebral disc	파열된 추간원판
RIE	rocket immunoelectrophoresis	로켓형 면역전기 영동법

약 어	원 어	해 설
RIF	resistance inducing factor	저항유발인자
	right iliac fossa	우 장골와
	right index finger	우 시지
	rigid internal fixation	확고한 내부고정
RIG	rabies immune globulin	광견병 면역글로불린(액)
RIH	**right inguinal hernia**	**우측 서혜부 탈장**
RIHA	rheumatoid arthritis hemagglutination	류마티스성 관절염 응집검사
RIHSA	radioactive iodine labeled human serum albumin	방사선 요오드화 인체 혈청 알부민
RIJ	right internal jugular	우 내측 경정맥
RIMA	right internal mammary anastomosis	우 내측 유방 문합술
RIND	**reversible ischemic neurologic defect**	**가역성 허혈성 신경결손**
RIP	radioimmunoprecipitation test	방사선 면역지각검사
	rapid infusion pump	급속 정맥주입기
	reflex inhibiting pattern	반사성 억제형태
	respiratory inductance plethysmograph	호흡 자기감응계수, 혈량 측정법
RIPA	ristocetin induced platelet agglutination	리스토세틴 유도 혈소판 응집
RIR	right inferior rectus	우하직근
RISA	radioactive iodinated serum albumin	방사성 요드화 혈청 알부민
RISA test	radioactive iodine serum albumin test	방사성 요오드화 혈청 알부민 검사
RIST	**radioimmunosorbent test**	**방사성 면역 흡착검사**
RIU	radioactive iodine uptake	방사성 요오드 섭취율
RIV	radioisotope venography	정맥 핵동위원소 촬영
RK	radial keratotomy	방사상 각막절개술

약 어	원 어	해 설
RK	right kidney	우측 신장
RL	right lateral	우측 방향(우측위)
	right leg	오른쪽 다리
	right lung	우 폐
	Ringer's lactate	링거 유산염
R→L	right to left	우측에서 좌측으로
RLBCD	right lower border of cardiac dullness	심탁음계의 우하연
RLC	residual lung capacity	잔류 폐용량
RLD	related living donor	살아있는 공여자
	right lateral decubitus	우측의 욕창
	ruptured lumbar disk	파열된 요추 추간판
RLDP	right lateral decubital position	우 측방 욕창체위
RLE	right lower extremity	우 하지
RLF	retrolental fibroplasia	수정체 후부 섬유 증식증
RLL	right lower lid	우 하안검
	right lower lobe	**우 폐하엽**
RLLF	**right lower lung field**	**우측 하부폐야**
RLN	recurrent laryngeal never	회귀된 인두신경
RLQ	**right lower quadrant**	**우 하복부 1/4**
RLR	right lateral rectus	우측 직근
RLS	**restless legs syndrome**	**하지불안 증후군**
	Ringer's lactate solution	링거 유산액
RLT	right lateral thigh	우측 대퇴
RLTCS	repeat low transverse cesarean section	반복 하횡 제왕절개
RM	**radical mastectomy**	**근치적 유방절제술**
	rehabilitation medicine	**재활의학**
	repetitions maximum	최대 반복
	respiratory movement	호흡운동

약 어	원 어	해 설
RM	risk management	위험관리
	room	실내
	ruptured membranes	양막파열
R&M	routine and microscopic examination for urine	뇨 정기검사와 현미경검사
RMA	registered medical assistant	면허 의료보조사
	right mentoanterior	우측 이전위의
RMCA	right main coronary artery	우측 주관상동맥
	right middle cerebral artery	우측 중대뇌 동맥
RMCL	right midclavicular line	우 중앙 쇄골선
RMD	rapid movement disorder	급속 운동 장애
RME	resting metabolic expenditure	휴식시(에너지) 대사량
	right mediolateral episiotomy	중앙 측면부위의 회음절개
RMEE	right middle ear exploration	오른쪽 중이 관찰(조사)
RMK	Rhesus monkey kidney	붉은털 원숭이 신장
RMK#1	remark number 1	소견 1
RML	right mediolateral	우측 중앙측면부위의
	right middle lobe	우 폐중엽
RMLE	right mediolateral episiotomy	우 중외측 회음 절개
RMP	relative metabolic rate	에너지 비교 대사율
	right mentoposterior	우측 이후위의
RMR	resting metabolic rate right medial rectus	우 내직근 휴지기 대사율
	right medical rectus	우 대퇴직근
RMS	rehabilitation medicine service	재활의료서비스
	repetitive motion syndrome	반복성 운동 증후군
	rhabdomyosarcoma	횡문근종
	rheumatic mitral stenosis	류마티스성 승모판 협착증

약 어	원 어	해 설
RMS[R]	rectal morphine sulfate (suppository)	직장의 몰핀 황산염(좌약)
RMSB	right middle sternal border	우 중간 흉골의 연
RMSE	root mean square error	평균 제곱근 실수
RMSF	Rocky Mountain spotted fever	록키산 홍반열
RMT	Registered Music Therapist	면허가 있는 음악 요법사
	retromolar trigone	후구치 삼각
	right mentotransverse	우악횡위(태위)
RMV	respiratony minute volume	분당호흡량
RN	**registered nurse**	**면허간호사**
	right nostril(nares)	우 비공(콧구멍)
Rn	radon	라돈
R/N	renew	새롭게 하다, 회복하다
RNA	radionuclide angiography	방사선 핵종 혈관 조영법
	ribonucleic acid	**리보핵산**
RNC	registered nurse certified	면허간호사증
RNCD	registered nurse chemical dependency	약물의존증 전문간호사
RND	**radical neck dissection**	**근치적 경부절개술**
RNEF	resting(radio) nuclide ejection fraction	정지된 방사성 핵종 분사분획
RNLP	registered nurse, license pending	등록(면허)간호사
RNP	registered nurse practitioner	면허 개업 간호사
	ribonucleoprotein	리보뉴클레요단백
RNS	replacement normal saline (0.9% sodium chloride)	대치된 생리 식염수
RNST	reactive non stress test	반응성 비스트레스 검사
RO	relative odds	비교 우위
	reverse osmosis	역삼투
	routine order	일상적 지시

약 어	원 어	해 설
R/O	**rule out**	**제외하다, 불명확**
ROA	right occiput anterior	우 후두 전위(태위)
ROAC	repeated oral doses of activated charcoal	활성 탄소 구강약의 반복
ROAD	reversible obstructive airway disease	가역성 폐쇄성 기도질환
ROC	record of contact	접촉 기록
	resident on call	대기중인 전공의
	residual organic carbon	잔류 유기탄소
ROD	renal osteodystrophy	신성 골이영양증
ROF	regular oral feeding	일반 구강식이
ROI	region of interest	관심 영역
ROIDS	hemorrhoids	치질
ROIH	right oblique inguinal hernia	우 사선 서혜부 탈장
ROL	right occipitolateral	우 후두외측
ROM	**range of motion**	**운동범위**
	right otitis media	우 중이염
	rupture of membranes	**양막파열**
Romb	Romberg sign	롬버그 징후
ROMI	rule out myocardial infarction	심근경색증 배제
ROMSA	right otitis media, suppurative, acute	급성 화농성 우 중이염
ROMSC	right otitis media suppurative chronic	만성 화농성 우 중이염
ROP	**retinopathy of prematurity**	**미숙아 망막증**
	right occiput posterior	우 후두 후위(태위)
ROPE	regional organ physical examination	국소 기관 신체검진
RoRx	radiation therapy	방사선 요법
ROS	review of systems	신체검진
	rod outer segments	간상체 외분절

약 어	원 어	해 설
ROSC	restoration of spontaneous circulation	자발적인 순환의 회복
ROT	remedial occupational therapy	교정 작업 요법
	right occipital transverse	우 후두 횡회전(태아)
ROUL	rouleaux	두루마리
RP	radial pulse	요골 맥박
	radiopharmaceutical	방사선 제약학의
	Raynaud's phenomenon	레이노 현상
	reactive protein	단백질 반응
	relapsing polychondritis	재발성 다발성연골염
	residual poliomyelitis	잔여 회백수염
	resting pressure	안정압
	retinitis pigmentosa	망막염 색소
	retractory period	후퇴기
	retrograde pyelogram	**역행성 신우 촬영**
RPA	radial photon absorptiometry	방사선 광자 흡수계
	right pulmonary artery	우폐동맥
RPCF	Reiter protein complement fixation	라이터 단백질 보체고정
RPD	removable partial denture	착탈식 부분의치
RPE	rating of perceived exertion	지각운동 노력 평가
RPEP	retinal pigment epithelium	망막 색소 상피
	right preejection period	우전방출 시기
RPF	relaxed pelvic floor	이완 골반 저부
	renal plasma flow	신장 혈장 유량
RPG	retrograde pyelogram	역행성 신우 촬영법
RPGN	glomerulonephritis	사구체신염
	rapidly progressive	**급속 진행성 사구체신염**
RPH	retroperitoneal hemorrhage	후복막의 출혈

약 어	원 어	해 설
R.Ph.	registered pharmacist	면허 약사
RPHA	reverse passive hemagglutination	역수동적 적혈구 응집반응
RPI	reticulocyte production index	망상적혈구 생산지수
RPICCE	round pupil intracapsular cataract extraction	동공주위 낭내의 백내장 적출
RPL	retroperitoneal lymphadenectomy	후복막 림프선 절제술
RPLND	retroperitoneal lymph node dissection	후복막 림프절 절제
RPN	renal papillary necrosis	신장 유두의 괴사
	resident's progress notes	주치의의 진행기록
R2PN	second year resident's progress notes	2년차 레지던트의 진행기록
RPO	right posterior oblique	우 후방 사위
RPP	radical perineal prostatectomy	근치 회음 전립선 절제술
	retropubic prostatectomy	치골후 전립선 절제술
RPR	rapid plasma reagin (test for syphilis)	급속혈장항체 (매독검사)
	Reiter protein reagin	라이터 단백질 반응체
RPRF	rapidly progressive renal failure	급성 진행성 신부전
RPT	registered physical therapist	면허 물리치료사
RPV	right pulmonary vein	우폐 정맥
RQ	respiratory quotient	호흡 지수
RR	radiation response	방사선 효과
	recovery room	**회복실**
	regular respirations	규칙 호흡
	relative risk	상대 위험
	renin release	레닌유리
	respiratory rate	호흡률
	retinal reflex	망막 반사

약 어	원 어	해 설
RR	root rest	근안정
R/R	rales rhonchi	수포음
R&R	rate and rhythm	비율과 리듬
	recent and remote	최근과 원격
	recession and resection	후전술과 절제술
	remove and replace	제거와 대치(복의)
	rest and recuperation	안정과 회복
RRA	radioreceptor assay	방사수용체 측정법
	registered record administrator	면허 의무기록사
RRAM	rapid rhythmic alternating movements	급속한 리듬으로 교류하는 움직임
RRCT. no(m).	regular rate, clear tones, no murmurs	정상률, 깨끗한 소리, 무잡음
RRD	rhegmatogenous retinal detachment	열공성 망막박리
RRE	round, regular and equal (pupils)	원형, 규칙적, 크기가 동일(동공)
RREF	resting radionuclide ejection fraction	휴지기 방사선핵종 방출률
RRNA	resident registered nurse anesthetist	등록된 수련 마취 전문간호사
rRNA	ribosomal ribonucleic acid	리보솜 리보핵산
RRND	right radical neck dissection	우 근치 목 절개
RROM	resistive range of motion	제한된 운동 범위
RRP	radical retropubic prostatectomy	치골후 근치 전립선절제술
	relative refractory period	상대불응기
RRPM	rate responsive pacemaker	심박응답형 조정기
RRR	regular rhythm and rate	정상 리듬과 비율
RRRN	round, regular and react normally	원형, 규칙적, 정상반응

약 어	원 어	해 설
RRsM	regular rate and rhythm without murmur	잡음없는 정상적인 맥박수와 리듬
RRT	registered respiratory therapist	등록된 호흡요법사
	relative retention time	상대적 정유시간
RRVO	repair relaxed vaginal outlet	이완된 질 출구 치료
RS	Raynaud's syndrome	레이노드 증후군
	rectal suppository	직장 좌약
	Reiter's syndrome4	라이터 증후군
	resection	절제술
	review of symptoms	증상조사
	Reye's syndrome	레이 증후군
	rhythm strip	율동대, 율동압착
	right side	우측면
	Ringer's solution	링거액
R/S	rest stress	여가 스트레스
	rupture spontaneous	자발적 파열
RSA	respiratory sinus arrhythmia	호흡성 동 부정맥
	reticulum cell sarcoma	세망세포 육종
	right sacrum anterior	우천골 전위(태위)
	right subclavian artery	우 쇄골하 동맥
RSC	rested state contraction	안정 상태 수축
	right subclavian	우 쇄골하
RScA	right scapuloanterior	우견갑 전위
RSCN	resistered sick children's nurse	공인 병약아 간호사
RScP	right scapuloposterior	우견갑 후위
rscu-PA	recombinant. singlechain. urokinase type plasminogen activator	유전자 재조합된 urokinase형의 plasminogen 활성형
RSD	**reflex sympathetic dystrophy**	**반사성 교감신경계 이영양증**

약 어	원 어	해 설
RSDS	reflex sympatholytic dystrophy syndrome	반사교감 신경차단제의 영양실조증후군
RSG	**radical subtotal gastrectomy**	**근치 부분 위절제술**
RSI	repetitive strain injury	반복된 부하 손상
RSICU	respiratory surgical intensive care unit	호흡기 외과 집중 치료실
RSIVP	repid sequence intravenous pyelogram	급속 연쇄정맥 신우 조영상
RSO	**right salpingo-oophorectomy**	**우측난관-난소절제술**
	right superior oblique	우측 상사위
RSP	rapid sequential pyelogramphy	급속 신우 조영술
	rapid straight pacing	**신속직접 향도잡이**
	right sacro posterior	우천골 후위
RSR	**regular sinus rhythm**	**정상 동조 리듬**
	relative survival rate	친족 생존율
	right superior rectus	우측 상직근, 우상직근
RSS	Russian spring, summer (encephalitis)	러시아의 봄, 여름(뇌염)
RST	radiation sensitivity test	방사선 감수성 실험
	right sacrum transverse	우측 천골 횡위
RSTs	Rodney Smith tubes	로딘 스미스 튜브
RSV	respiratory syncytial virus	호흡기 질환을 유발하는 바이러스 일종
	right subclavian vein	우측 쇄골하 정맥
RS virus	respiratory syncitial virus	폐렴균
RSW	right sided weakness	우측 쇠약
RT	**radiation therapy**	**방사선 요법**
	radiologic technologist	방사선 기사
	recreational therapy	레크레이션 요법(오락요법)
	rectal temperature	직장체온

약 어	원 어	해 설
RT	registered technologist	면허 의료기사
	registered trademark	상표를 등록
	renal transplant	신장 이식
	repetition time	반복 시간
	respiratory therapy	호흡(치료)요법
	revers transcriptase	역전사 효소
	right	**우측의**
	right thigh	우 대퇴
R/t	related to	~와 관련된
Rt. lat	right lateral	우 옆쪽의
RTA	renal tubular acidosis	신세뇨관성 산증
	road traffic accident	교통사고
RTC	return to clinic	재입원
	round the clock	시계 주위
rt.↑cxt.	right upper extremity	우 상지
RTD	routine test dilution	일반 검사 희석도
RTER	return to emergency room	응급실 재입원
RTF	ready to feed	수유준비
	return to flow	혈류회복
RTG	radical total gastrectomy	근치적 위전절제술
RTI	reverse transcriptase inhibitor	역전사 효소억제
RTL	reactive to light	광반응
rt lat	right lateral	우측의
RTM	routine medical care	정규의료 치료
RTN	renal tubular necrosis	신세뇨관 괴사
RTNM	retreatment staging of cancer	암의 재치료기
RTO	return to office	사무실로 돌아가다
RTOG	radiation therapy oncology group	방사선요법 종양학회

약 어	원 어	해 설
RTP	radiotherapy planning	방사선 치료계획
	return to pharmacy	약 반환
rtPA	alteplase(recombinant tissue type plasminogen activator)	변질형성(재조합 기준형 플라스미노젠)
RT(R)	radiologic technologist (registered)	방사선 기사(면허)
RTRR	return to recovery room	회복실로 되돌아 옴
RTS	raised toilet seat	화장실의자에서 일어서다
	real time scan	신시간 스캔
	return to sender	재 송신
	revised trauma score	개정 외상 지수
RTT	respiratory therapy technician	호흡 치료 기사
RT_3U	resin tri-iodothyronine uptake	T_3 레신 섭취(율)
RTUS	realtime ultrasound	실제시간(즉시) 초음파
RTW	return to ward	병동으로 돌아오다
	return to work	일을 다시 하다
RTWD	return to work determination	재작업 결정
RTx	radiation therapy	방사선 요법
RU	radioactive uptake	방사능 흡수
	rectourethral	직장 요도의
	residual urine	**잔뇨**
	retrograde ureterogram	역행성 요관 조영상
	right upper	우측상부
	Roentgen unit	뢴트겐 단위
	routine urinalysis	일반 뇨 분석
Ru	ruthenium	루테니움(원소)
RUA	routine urine analysis	일반 뇨 분석
RUE	right upper extremity	우측 상지
RUG	**retrograde urethrography**	**역행성 요도조영술**
RUL	**right upper lobe**	**우측 폐상엽**

약 어	원 어	해 설
RUOQ	right upper outer quadrant	우측 상외측 1/4
rupt.	ruptured	파열되다
RUQ	**right upper quadrant**	**우측 상부 1/4**
RUR	resin uptake ratio	레진 섭취율
RURTI	recurrent upper respiratory tract infection	재발성 상기도 감염
RUSB	right upper sternal border	우상 흉골연
RV	rectovaginal	직장질의
	residual volume	**잔기량**
	respiratory volume	호흡량
	retinal vasculitis	망막 맥관염
	return visit	재방문
	right ventricle	**우심실**
	rubella vaccine	풍진백신
RVA	right ventricular apex	우심실첨
RVAD	right ventricular assist device	우심실 보조장치
RVD	relative vertebral density	비교 척추 조밀도
	respiratory viral disease	호흡기 바이러스 질환
RVE	**right ventricular enlargement**	**우심실 비대**
RVEDP	right ventricular end diastolic pressure	우심실 확장종 기압
RVET	right ventricular ejection time	우심실 박출 시간
RVF	Rift Valley fever	리프트 계곡 열
	retraversion of uterus flection	자궁 후경 후굴증
	right ventricular failure	우심실 부전
RVG	radionuclide ventriculography	방사선 핵종 뇌실 조영법
	retroversio flexed	후경굴곡
	right ventrogluteal	우복둔근의
RVH	renovascular hypertension	신장 혈관성 고혈압
	right ventricular hypertrophy	**우심실 비대**

약 어	원 어	해 설
RVIDD	right ventricle internal dimension diastole	확장기동안 우심실내경
RVL	relaxed vaginal orifice	이완된 질구
	right vastus lateralis	우광근 외측
RVO	relaxed vaginal outlet	이완된 질 출구
	retinal vein occlusion	망막정맥 폐쇄
	right ventricular outflow	우심실의 박출량
	right ventricular overactivity	우심실의 과도한 활동성
RVOT	right ventricular outflow tract	우심실 유출로
RVOTO	right ventricular outflow tract obstruction	우심실 유출로 협착
RVOTT	right ventricular outflow tract tachycardia	우심실 유출로 빈맥
RVP	right ventricular pressure	우심실압
RVR	**rapid ventricular response**	**급속한 심실반응**
	renal vascular resistance	신혈관 저항
	resistance to venous return	정맥 환류 저항
	right ventricular rhythm	우심실 율동
RVRC	renal vein renin concentraction	신정맥 레닌 농축
RVS	rabies vaccine, adsorbed	광견병 백신, 흡착된
RVSWI	right ventricular stroke work index	우심실 박동 작업율
RVT	**renal vein thrombosis**	**신정맥 혈전증**
RV/TLC	residual volume to total lung capacity ratio	총폐활량에 대한 잔기량의 비율
RVV	rubella vaccine virus	풍진백신 바이러스
RW	ragweed	두드러기 쑥
	red welt	붉은 자국
R/W	return to work	작업 복귀
RWM	regional wall motion	국소 벽운동

약어	원어	해설
Rx	**drug**	**약 약제, 의약품**
	medication	투약법
	pharmacy	**약국**
	prescription	**처방**
	radiotherapy	방사선 요법
	recipe(take)	~취하다(처방전)
	take	처방
	therapy	치료, 요법
	treatment	처치
RXN	reaction	반응
RXT	**radiation therapy**	**방사선 요법**
	right exotropia	우 외사시

S

약 어	원 어	해 설
S	sacral	천골의
	saline	소금의, 식염수 용액
	schizophrenia	정신분열증
	second(s)	초
	section	절개, 절단면
	Semilente Insulin®	세미렌트 인슐린
	sensitive	민감한, 감수성의
	serum	혈청
	siderocyte	철적혈구
	sign	징후
	sine (Lat.)=without	**~없이**
	single	독신의
	sinister (Lat.)	왼쪽
	smooth	평활형
	solvent	**용제**
	son	아들
	sone	손(음성의 고저단위)
	spasm	연축
	steady state	항정상태
	streptomycin	스트렙토마이신
	subjective findings	자각소견
	suction	흡인
	sulcus	고랑, 구
	supervision	관리, 감독
s	half(semis)	절반
	left(sinister)	왼쪽의
	symmetrical	대립적인

약 어	원 어	해 설
Sor Spho (sph)	spherical lens	구형의 렌즈
S_1	**first heart sound**	**제 1심음**
	hydrocortisone eye solution	하이드로코티존 안용액
$S-_1$	hertz	헤르츠
	combison eye ointment	콤비손 안 연고
S_2	**second heart sound**	**제 2심음**
S_3	**third heart sound (ventricular gallop)**	**제 3심음**
S_4	**fourth heart sound (atrial gallop)**	**제 4심음**
$S_1 \cdots S_5$	sacral vertebra 1 through 5	천골 척추 1에서 5
S_1 to SIV	symbols for the first to fourth heart sounds	1번째에서 4번째 심음의 상징
SA	salicylic acid	살리실산(아스피린)
	sarcoma	육종
	secondary amenorrhea	속발성 무월경
	secondary anemia	속발성 빈혈
	semen analysis	정액 분석
	serum albumin	혈청 알부민
	sinoatrial(node)	동방(결절)
	sinus arrest	동정지
	sleep apnea	**수면 무호흡**
	Spanish American	스페인계 미국인
	spontaneous abortion	**자연유산**
	Stokes-Adams(syndrom)	스토크스-아담스 증후군
	substance abuse	약물 남용
	suicide alert	자살 경고
	suicide attempt	자살 시도
	surface area	표면적, 체표면적

약 어	원 어	해 설
SA	surgeon's assistant	외과의 보조자
	sustained action	지속작용
S/A	same as	~와 같은
	semen analysis	정액 분석
	sugar and acetone	당과 아세톤
S&A	sugar and acetone	당과 아세톤
SAA	same as above	~위와 같은
	severe aplastic anemia	**중증 재생불량성 빈혈**
SAB	serum albumin	혈청 알부민
	sinoatrial block	동방 차단
	spontaneous abortion	자연유산
	subarachnoid bleed	지주막하 출혈
	subarachnoid block	지주막하 차단
SAC	serum aminoglycosid concentration	혈청 아미노글리코사이드 농도
	short arm cast	짧은 팔원주(붕대)
	substance abuse counselor	약물남용 고문(상담역)
SACC	short arm cylinder cast	짧은 팔 원통 붕대
SACH	soft ankle, cushioned heel	연성 족부 완충족
	solid ankle, cushioned heel	경성 족부 완충족
SACT	sinoatrial conduction time	동방의 전도시간
SAD	seasonal affective disorder	계절성 정동 장애
	self assessment depression (scale)	자가사정 우울증(척도)
	source axis distance	선원 중심축간 거리
	subacute dialysis	아급성 투석
	sugar, acetone and diacetic acid	당, 아세톤과 중초산
	sugar and acetone determination	당과 아세톤 정량
	superior axis deviation	상축 편위

약 어	원 어	해 설
SADL	simulated activities of daily living	일상생활 중 가장된 활동
SADR	suspected adverse drug reaction	의심스러운 부작용
SADS	schedule for affective disorders and schizophrenia	정동장애와 정신분열증을 위한 계획
SAE	short above elbow(cast)	팔꿈치까지 시행한 석고붕대
SAEKG	signaled average electrocardiogram	자극 평균 심전도
SAESU	substance abuse evaluating screen unit	약물남용 평가 선별 단위
SAF	self analysis form	자가 분석유형
	self articulating femoral	자가 교합대퇴
Sag D	sagittal diameter	시상면의 직경
	subarachnoid hematoma	지주막하 혈종
SAH	**subarachnoid hemorrhage (hematoma)**	**지주막하 출혈(혈종)**
	systemic arterial hypertension	전신계 동맥의 고혈압증
SAI	social adequacy index	사회적성지수
	sodium amytal interview	나트륨 아미탈 면접(신경증상, 긴장병 혼미요법)
SAIN	society for advancement in nursing	간호향상협회
SAL	salicylate	살리실산염
	saline	생리식염수
	Salmonella	살모넬라
SAL 12	sequential analysis of 12 chemistry constituents	12화학 구성의 연속적 분석
SAM	selective antimicrobial modulation	선택적 항미생물의 적응
	self administered medication	자가 약물 투여

약 어	원 어	해 설
SAM	subaortic membrane	대동맥판막하
	systolic anterior motion	**수축기 전방 운동**
S-amylase	serum amylase	혈청 아밀라제
SAN	side arm nebulizer	팔측 분무기
	sinoatrial node	동방 결절
	slept all night	밤새도록 수면
SANC	short arm navicular cast	짧은 팔 주상골의 붕대
sang	sanguineous	혈액성의, 다혈질의
sanit	sanitarium	요양소
	sanitary	위생적인
SANS	schedule(scale) for the assessment of negative symptoms	음성 증상의 사정을 위한 표(척도)
	sympathetic autonomic nervous system	교감성 자율 신경계
SAO	small airway obstruction	소기도 폐쇄
	source-axis distance	선원-피부간 거리
SaO_2	**arterial oxygen percent saturation**	**동맥혈 산소 포화도**
SAP	serum alkaline phosphatase	혈청 알카리 포스파타아제
	stable angina pectoris	**안정형 협심증**
	systemic arterial pressure	전신성 동맥압
SAPD	self administration of psychotropic drug	향정신성 약의 자가투여(관리)
SAPH	saphenous	복재의, 복재성
SAPS	short arm plaster splint	짧은 팔 석고 부목
SAQ	short ar quad	짧은 쿼드
SAR	seasonal allergic rhinitis	계절성 알레르기성 비염
	seclusion and resitraint	차단과 억제
	structure-activity relationship	구조-활동도 관계

약 어	원 어	해 설
SARA	sexually acquired reactive arthritis	성별 획득 반응 관절염
	system for anesthetic and respiratory administration analysis	마취와 호흡관리분석을 위한 체계
SARAN	senior admitting resident's admission note	4년차 레지던트의 입원 노트
SARC	seasonal allergic rhinoconjunctivitis	계절성 알레르기 비결막염
SARS	senior assistant resident	4년차 보조전공의
	severe acute respiratory syndrome	**중증 급성호흡기 증후군**
	sexual attitudes reassessment	성적 태도 재사정
	Simpson Angus rating scale	심프슨-앵거스 평가단계
SAS	saline, agent and saline	증류수, 약품과 증류수
	scalenus anticus syndrome	사각근 전방 증후군
	self rating anxiety scale	자기평가 불안척도
	short arm splint	짧은 팔부목
	sleep apnea syndrome	**수면 무호흡 증후군**
	social adjustment scale	사회적인 적응 척도
	specific activity scale	특이적 활동척도
	subaortic stenosis	대동맥하 협착
	subarachnoid space	지주막하강
	sulfasalazine	설파살라진
	supravalvular aortic stenosis	대동맥판 상부 협착증
SASH	saline, agent, saline and heparin	식염수, 약품, 식염과 헤파린
SASP	sulfasalazine (salicylazosulfapyridine)	설파살라진
SAT	saturated	포화(상태)가 된
	saturation	**포화(상태)**
	saturday	토요일

약 어	원 어	해 설
SAT	senior apperception test	수석 통각 검사
	speech awareness threshold	언어 인식 역치
	subacute thyroiditis	아급성 갑상선염
SATL	surgical achilles tendon lengthening	외과적 아킬레스건 길이 확장
SATU	substance abuse treatment unit	약물남용 치료병동
SAVD	spontaneous assisted vaginal delivery	자연 지지된 질 분만
SB	safety belt	안전벨트
	sand bag	모래주머니
	scleral buckling	공막차단술
	seat belt	좌석벨트
	seen by	~에 의해 보여지다
	Sengstaken Blakemore (tube)	생스타켄-블레이크모어관
	serum bilirubin	혈청 빌리루빈
	side bending	측면이 휨
	single breath	단일호흡, 한숨
	sinus bradycardia	**동서맥**
	small bowel	소장
	spina bifida	이분척추
	stand by	준비된, 준비
	Stanford Binet(test)	스탠포드 비넷(검사)
	sternal border	흉골연
	stillbirth	사산
Sb	antimony	안티몬
	strabismus	사시
SB+	seat belt(wearing)	좌석벨트(착용함)
SB-	seat belt(not wearing)	좌석벨트(착용 안함)
SBA	serum bactericidal activity	혈청살균활성도
	stand by angioplasty	혈관 형성술 대기

약 어	원 어	해 설
SBA	stand by assistant (assistance)	조수대기
SBC	sensory binocular cooperation	감각의 양안 협조
	simple bone cyst	단순 골낭종
	single base cane	단독 기초 줄기(막대기)
	solitary bone cyst	고립성 골낭종
	special back care	특수 등간호
	standard bicarbonate	표준 붕산수
	strict bed confinement	절대 안정
SBD	seizure-brain damage	발작-뇌손상
	straight bag drainage	직선 주머니 배농
SBE	self breast examination	자가 유방검진
	short below elbow(cast)	짧은 팔꿈치 아래(붕대)
	shortness of breath on exertion	노력시에 짧은 호흡
	subacute bacterial endocarditis	아급성 세균성 심내막염
SBFT	small bowel follow through	소장 관류
SBGM	self blood glucose monitoring	자가 혈당 모니터
SBI	serious bacterial infection	위독한 박테리아 감염
	systemic bacterial infection	전신성 세균 감염
SBK	spinnbarkeit	스핀 바르케이트
SBLM	Stanford Binet intelligence test form LM	LM형식의 스탠퍼드 비넷 지능 검사
SBO	small bowel obstruction	소장 폐색증
SBOD	scleral buckle, right eye	공막차단, 오른쪽 눈
SBOH	state board of health	위생국
SBOM	soybean oil meal	대두유식
SBOS	scleral buckle, left eye	공막차단, 왼쪽눈
SBP	school breakfast program	학교 아침식사 프로그램

약 어	원 어	해 설
SBP	scleral buckling procedure	공막차단술식
	small bowel polyp	소장 폴립
	spontaneous bacterial peritonitis	**자연성 세균성 복막염**
	systolic blood pressure	수축기 혈압
SBR	sluggish blood return	혈액순환 불량
	stillbirth rate	사산율
	strict bed rest	절대 안정
SBS	shaken baby syndrome	어린애의 진동(떪) 증후군
	short bowel syndrome	단 장 증후군
	small bowel series	**소장 연속 촬영**
	spino-bullbo-spinal	척수-연수-척수(반사)
SBT	serum bactericidal titers	혈청 살균성 역가
SBTB	sinus breakthrough beat	동방 획기적 약진의 박동
SBTT	small binocular vision	소형 쌍안경 시야
SBX	symphysis, buttocks and xiphoid	둔부와 검상돌기
SC	schizophrenia	정신 분열병
	self care	자가 간호
	serum creatinine	혈청 크레아티닌
	serve connected	지속적 제공(연결)
	sickle cell	**겸상 적혈구**
	sine correctione (without glasses)	교정없이 (안경을 착용하지 않고)
	skin care	피부 관리
	Snellen's chart	스넬렌의 차트
	special care	특수치료
	spinal cord	척수
	sternoclavicular	흉 쇄골의
	streptococcus	연쇄구균

약 어	원 어	해 설
SC	subclavian	쇄골하의
	subclavian catheter	쇄골하의 카테터
	subcostal	늑골하의
	subcutaneous	**피하의**
	systemic candidasis	전신성 칸디다증
Sc	Scandium	스칸듐
SCA	sickle cell anemia	겸상적혈구 빈혈
	spinocerebellar ataxia	**척수소뇌 실조증**
	subclavian artery	쇄골하 동맥
	subcutaneous abdominal (block)	복부피하의 (차단)
SCABG	single coronary artery bypass graft	단일 관상동맥 우회로 이식술
SCAG	selective celian angiography	선택적 복강동맥 조영술
SCAI	**superior cerebella anterior infarction**	**상방소뇌 전방 경색증**
SCAN	suspected child abuse and neglect	아동 학대와 방치 의심
SCAT	sheep cell agglutination test	양적혈구 응혈반응
	sickle cell anemia test	겸상적혈구 빈혈 검사
SCB	strictly confined to bed	절대안정
SCBB	**subcutaneous before breakfast**	**아침식사전 피하주사**
SCBC	small cell bronchogenic carcinoma	기관지에 생기는 암종의 하나
SCBE	single contrast barium enema	단일 조영 바륨관장
SCBF	spinal cord blood flow	척수 혈류량
SCBS	**subcutaneous before supper**	**저녁식사전 피하주사**
SCC	sickle cell crisis	겸상적혈구 발증
	small cell carcinoma	**소세포암**
	squamous cell carcinoma	편평세포암

약 어	원 어	해 설
SCCA	semiclosed circle absorber	반밀폐 순환흡수기
	squamous cell carcinoma antigen	편평상피세포암 항원
SCCI	subcutaneous continuous infusion	피하 지속 주입
SCCL	small cell cancer of lung	소세포형 폐암
SCD	sequential compression device	일련의 압축장치
	service connected disability	장애자를 위한 서비스
	sickle cell disease	겸상적혈구 질환
	spinal cord disease	척수 질환
	subacute combined degeneration	아급성 결합성 변성 (비타민 B_{12} 결핍증)
	sudden cardiac death	심장성 급사
	sudden coronary death	관상동맥성 급사
ScDA	scapulodextra amterior	우견갑 전위(태위)
SCDM	soybean casein digest medium	콩건락소 소화물 매개체
ScDP	scapulodextra posterior	우견갑 후위(태위)
SCE	sister chromatid exchange	자매 염색분체 교환
SCEP	somatosensory cortical evoked potential	체감각의 피질성 유발 전위
SCF	special care formula	특별 간호형식
SCFE	epiphysis	골단
	slipped capital femoral	대퇴골두 골단 분리증
SCG	seismocardiography	심진동 기록법
	sodium cromoglycate	기관지 이완제
SCh	succinylcyoline chloride	골격근 이완제
SCHed	schedule	스케줄
SCHISTO	schistocytes	분열적혈구
SCHIZ	schizophrenia	정신분열증
SCHLP	supracricoid hemilaryngopharyngectomy	상윤상 반후두인두절제술

약 어	원 어	해 설
SCI	**subcortical infarction**	**피질하부 뇌경색**
SCID	severe combined immunodeficiency disorders	중증 복합면역 부전증 (결핍증)
SCIPP	sacrococcygeal to inferior pubic point	천미추부에서 치골하부까지의 점
SCIU	spinal cord injury unit	척수 손상 병동
SCIV	subclavian intravenous	쇄골하 정맥내의
SCJ	sternoclavicular joint	흉쇄관절
SCL	skin conductance level	피부 전도치
	soft contact lens	연성 콘택트렌즈
	symptom check list	증후 체크리스트
SCL-90	symptoms check list 90 items	간이 정신 진단검사 (90개 항목)
ScLA	scapulolaeva anterior	좌견갑 전위(태위)
SCLAX	subcostal long axis	늑골하의 장축
SCLC	**small cell lung cancer**	**소세포 폐암**
	squamous cell lung cancer	편평세포성 폐암
SCLE	**subcutaneous lupus erythematosus**	**피하의 홍반성낭창**
ScLP	scapulolaeva posterior	좌견갑 후위(태위)
SCLs	soft contact lenses	부드러운 콘택트렌즈
SCM	sensation, circulation, motion	감각, 순환과 운동
	special cough mixture	특수 기침 약물
	spondylitic caudal myelopathy	척수성 미부의 척수병증
	sternocleidomastoid	흉쇄유돌근
	supraclavicalar muscle	쇄골위의 근육
SCMD	senile choroidal amcular degeneration	노인성 융모막 반점의 변성
SCMIA	self contained enzymic membrane immunoassay	자가함유 효소막 측정법

약 어	원 어	해 설
SCN	special care nursery	특별 신생아실
SCO	supra condylar osteotomy	과상부 절골술
SCOP	scopolamine	스코폴라민
SCOPE	arthroscopy	관절경검사법
SCP	sodium cellulose phosphate	나트륨 섬유소 인산염
	standardized care plan	표준화된 간호계획
SCR	special care room (seclusion room)	특별 간호실(격리실)
	spondylitic caudal radioculopathy	척추분리성 미추부신경방사증
SCr	serum creatinine	혈청 크레아티닌
SC/RP	scaling and root planing	치석제거와 치근 계획
SCS	shaken child syndrome	소아 진탕 증후군
SC/SD	still birth cesarean section delivery	사산 제왕절개 분만
SCSAX	subcostal short axis	하늑골 단축
SCT	sentence complete test	문장 완성검사
	Sertololi cell tumor	세르톨리세포(정세관의 지지세포) 종양
	sickle cell trait	겸상적혈구 특성
	suction catheter tube	흡인 카테터 관
	sugar coated tablet	당으로 입혀진 정제
SCTERA	sacro coccygeal teratoma	천골미골의 기형종
SCU	self care unit	자가간호실
	special care unit	특수 병동
SCUCP	small cell undifferentiated carcinoma of the prostate	전립선의 미분화된 소세포 암종
SCUF	slow and continuous ultrafiltration	느리며 지속적인 초여과
SCUT	schizophrenia, chronic undifferentiated type	정신분열증, 만성 미분화된 형태

약 어	원 어	해 설
SCV	sensory nerve conduction velocity	지각신경 전달속도
	subclavian vein	쇄골하 정맥
	subcutaneous vaginal(block)	질 피하조직(차단)
SD	scleroderma	피부경화증, 경피증
	senile dementia	노인성 치매
	septal defect	**중격 결손**
	septal deviation	중격 편위
	severely disabled	심한 불구
	shoulder disarticulation	견관절 절단
	single dose	일회량
	skin dose	피부(피폭)선량
	soft diet	**연식, 죽**
	spasmodic dysphonia	경련성 음성장애
	spontaneous delivery	자연분만
	standard deviation	표준편차
	standard diet	표준식이
	sterile dressing	무균적 드레싱
	straight drainage	직접 배액법
	streptozocin and doxorubicin	항암제의 일종
	sudden death	**갑작스런 사망, 급사**
	surgical drain	**외과적 배농**
S&D	stomach and duodenum	위와 십이지장
S/D	systolic diastolic ratio	수축기 이완기 비율
SDA	sacrodextra anterior	우천골 전위(태위)
	steroid dependent asthmatic	스테로이드 의존성 천식의
SDAT	senile dementia of Alzheimer's type	알쯔하이머형 노인성치매
SDB	self destructive behavior	자해행위
	sleep disordered breathing	수면장애 호흡

약 어	원 어	해 설
SDC	serum digoxin concentration	혈청 디곡신 농도
	sleep disorders center	수면장애 중추
	sodium deoxycholate	나트륨 데옥사콜레이트
SD&C	suction, dilation and curettage	흡인, 확장과 소파술
SDD	selective digestive(tract) decontamination	선택적인 소화기관의 오염제거
SDH	**subdural hematoma**	**경막하 혈종**
SDHD	sudden death heart disease	심장질환성 급사
SDL	serum digoxin level	혈청 디곡신 수준
	serum drug level	혈청약 수준
	speech discrimination loss	언어구별능력 부족상실
S/D/M	systolic, diastolic, mean	수축압의, 이완완의 평균
SD/N	signal difference to noise ratio	신호 차이에 소음 비율
SDP	sacrodextra posterior	우천골 후위
	single donor platelets	혈소판 단순 공여자
	stomach, duodenum and pancreas	위십이지장 췌장
SDQ	Samsung dementia questionnaire	삼성 치매 질문지
SDR	selective dorsal rhizotom	선택적인 배측 신경근절개술
	surgical dressing room	외과적 처치실
SDS	same day surgery	수술당일
	self rating depression scale	자가평가 우울척도
	sensory deprivation syndrome	감각결손 증후군
	sodium dodecylsulfate	도데실 설파 나트륨
	speech discrimination score	언어구별 점수
	sudden death syndrome	돌연사 증후군
sds	sounds	소리, 음
SDT	sacrodextra transversa	우천골 횡위(태위)
	speech detection threshold	**언어측정역치**

약 어	원 어	해 설
SDT	speech discrimination threshold	어음명료도
SDU	step down unit	아래단계 치료실
SDV	specific desensitizing vaccine therapy	탈감작 백신요법
SE	**saline enema**	**증류수 관장**
	side effect	부작용
	soft exudates	부드러운 삼출물
	sphenoethmoidal suture	접형사골 봉합
	spin echo	스핀에코법(NMR)
	squamous epithelium	편평상피
	standard error	표준오차
	Start Edwards(pacemaker)	인공심박동기
	status epilepticus	간질 지속상태
	subendocardial	심내막하의
	subendothelial	내피하의
Se	selenium	셀레늄
S/E	suicidal and eloper	자살 & 가출(도망)
sec	**second**	**초**
	secondary	이차적인
	secretary	서기, 비서
SECL	seclusion	차단, 격리
SECPR	standard external cardiopulmonary resuscitation	표준 외부의 심폐 인공소생술
sect	section	절개, 절단면
SED	sedimentation	침강, 침전
	side effect of drugs	약물의 부작용
	skin erythema dose	피부 홍반량
	socially and emotionally disturbed	사회적 정서적으로 방해를 받은

약 어	원 어	해 설
SED	spondyloepiphyseal dysplasia	척추골단골 이형성증
sed rate	sedimentation rate	침강률
SEG	segment	절
	sonoencephalogram	초음파 뇌조영도
segs	segmented neutrophils	분절 호중구
	segmented white cell	분절 백혈구
SEH	spinal epidural hematomas	척수 경막하혈종
	subependymal hemorrhage	뇌실상피하의 출혈, 체강상피하의 출혈
SEI	subepithelial(comeal) infiltrate	상피하에 침투시키다
SELFVD	sterile elective low forceps vaginal delivery	무균 전기 저겸자 질 분만
SEM	**scanning electron microscopy**	**주사전자현미경**
	semen	정액
	slow eye movement	느린 안구운동
	standard error of mean	평균치의 표준오차
	systolic ejection murmur	수축기 박출잡음
SEMI	subendocardial myocardial infarction	심내막하 심근층의 경색증
SENS	sensitivity	감수성
	sensorium	감각기, 지각중추
SEP	separate	분리
	serum electrophoresis	혈청 전기영동
	somatosensory evoked potential(test)	체성감각의 유발전위 (검사)
	systolic ejection period	수축기 박출기간
SEQ	sequela	후유증, 속발증
	sequence	속발
	sequestrum	부골
SER	scanning equalization radiography	등전위 스캔 방사선 촬영법

약어	원어	해설
SER	smooth endoplasmic reticulum	평활 내형질 세망
	systolic ejection rate	수축기 박출율
SEROS ANG	serosanguinous	장액 혈액상의
SERs	somatosensory evoked responses	체성감각 유발반응
serv	serva	보존하시오
	service	서비스, 봉사
SES	socioeconomic status	사회경제적 상태
sesquih	*sesqui hora*	1시간 30분
SET	still birth embryotomy	사산 태아절단술
	systolic ejection time	수축기 박출 시간
SEV	several	몇몇의
	severe	심한
	severed	절단하다
SEWHO	shoulder elbow wrist hand orthosis	어깨-팔꿈치-손목-손 정형술
SF	salt free	무염
	saturated fat	포화지방
	scarlet fever	성홍열
	seizure frequency	간질발작횟수
	seminal fluid	**정액**
	sickle cell hemoglobin F	겸상적혈구 헤모글로빈 F
	skin flap	**피판**
	soft feces	부드러운 분변
	sound field	소리영역
	spinal fluid	척수액
	spontaneous fibrillation	특발성 세동
	spontaneous fracture	특발성 골절
	streptococcus faecalis	대변 연쇄구균
	sugar free	당없이

약 어	원 어	해 설
SF	symptom free	증상없이
	synovial fluid	활액, 관절액
S&F	soft and flat	부드럽고 편평한
SF 36	short form 36	단모형 36
SFA	saturated fatty acids	포화된 지방산
	superficial femoral angioplasty	표재성 대퇴혈관
	superficial femoral artery	**표재성 대퇴동맥**
SFC	spinal fluid count	척수액 계수
	superficial fluid chromatography	표재성 체액 크로마토그래피
SFD	small for dates	발육지연 (임신기간에 비해 작은)
SFEMG	single fiber electromyography	단일섬유 근전도
SFP	screen filtration pressure	선별 여과압
	semi Fowler's position	반파울러위, 반좌위 (30° 정도 침대머리를 올림)
	simulated fluorescence process	모의 실험된 형광과정
	simultaneous foveal perception	동시 망막인식
	spinal fluid pressure	**척수압**
SFPT	standard fixation preference test	표준 고정선택 테스트
SFS	serial focal seizures	연속적 국소적 발작
	split function studies	정신기능 연구
SFT	skin fold thickness	얇은 피부 주름살
	smooth full term	자연만삭
SFTR	sagittal, frontal, transverse, rotation	정중성, 전두, 횡행, 회전
SFTVD	**self forced transvaginal delivery**	**자연분만상태**
SFUP	surgical follow up	외과적 추후간호

약 어	원 어	해 설
SFV	superficial femoral vein	표재성 대퇴정맥
SFW	shell fragment wound	외피조각 상처
SG	**salivary gland**	**타액선**
	scrotography	음낭그래피
	serum globulin	혈철 글로불린
	serum glucose	혈청 당
	skin graft	**피부이식**
	specific gravity	**비중**
	Swan Ganz(catheter)	스완 관쯔(카테터)
SGA	**small for gestational age**	**부당 경량아**
SGB	**stellate ganglion block**	**성상 신경절 차단**
	sympathetic ganglionic block	교감신경절
SGC	Swan Ganz catheter	스완 관쯔 카테터
SGE	significant glandular enlargement	주요 선비대
s-gl	without correction/without glasses	교정없이/안경없이
SGM	serum glucose monitoring	혈청당 관찰
SGOT	**serum glutamic oxaloacetic transaminase(same as AST)**	혈청글루타믹옥살아세트산 트랜스아미나제
SGP	serine glycerophosphatide	세린 인산글리세린
SGPT	**serum glutamic pyruvic transaminase(same as ALT)**	혈청글루타믹 피루빅 트랜스아미나제
SGS	second generation sulfonylurea	2세대 설펴닐기 요소
	subglottic stenosis	성문하의 협착증
SGV	selective gastric vagotomy	선택적 위-미주신경 절단술
SH	**serum hepatitis**	**혈청 간염**
	sex hormone	성 호르몬
	short	짧은
	shoulder	어깨, 견갑의
	shower	발현

약 어	원 어	해 설
SH	sinus histiocytosis	동조직구증
	social history	**사회력**
	somatotropic hormone	**성장촉진 호르몬**
	surgical history	외과수술력
S&H	speech and hearing	말하기와 듣기
S/H	suicidal/homicidal ideation	자살/살인 사고과정
SHA	super heated aerosol	과열된 연무질
SHAL	standard hyperalimentation	표준 고영양
S Hb	sickle hemoglobin screen	겸상적혈구 헤모글로빈 선별
SHBG	serum hormone binding globulin	혈청호르몬 결합글로불린
	sex hormone binding globulin	성호르몬-결합 글로불린
SHCC	statewide health coordinating committee	주립보건조정위원회
SHEENT	skin, head, eyes, ears, nose and throat	피부, 두부, 눈, 귀, 코와 인후
SHG	synthetic human gastrin	합성 인체 가스트린
SHI	standard heparin infusion	표준 헤파린 주입
shig	Shigella	이질균
SHL	supraglottic horizontal laryngectomy	성문위 수직 후두절제술
SHO	secondary hypertrophic osteoarthropathy	속발성 비후성 골관절 병증
SHS	sliding hip screw	활주 고관절 나선
	student health service	학생 보건교육(봉사)
SHx	social history	사회력
SI	International System of Units	국제 단위체계
	sacroiliac	천장골의
	sector iridectomy	부채꼴 홍채 절제술
	self inflicted	손상된 자아

약 어	원 어	해 설
SI	seriously ill	심각한 질병
	serum iron	혈청내 철
	small intestine	소장
	stress incontinence	스트레스성 요실금
	strict isolation	엄격한 분리
	stroke index	박출지수, 1회심박출계수
	suicidal ideation	자살표상
	systolic index	수축기 지수
Si	silicon	실리콘
S&I	suction and irrigation	흡인과 세척
SIADH	**syndrome of inappropriate antidiuretic hormone secretion**	**항이뇨 호르몬 부적합분비이상증후군**
SIB	self injurious behavior	자기에게 해로운 행동
sibs	siblings	혈족, 친족
SIC	**senile immature cataract**	**미성숙 노인 백내장**
	serum iron colloids	혈청 철 콜로이드
SICH	**spontaneous intracerebral hemorrhage**	**자발적 뇌내출혈**
SICT	selective intracoronary thrombolysis	선택적인 관상동맥내 혈전용해
SICU	**surgical intensive care unit**	**외과계 중환자실**
SID	sudden infant death	영아 돌연사
	systemic inflammatory disease	전신성 감염성 질환
sid	semel inh die	하루 한 번
SIDA	French and Spanish abbreviation for AIDS	AIDS에 대한 프랑스어와 스페인어 약어
SIDD	syndrome of isolated diastolic dysfunction	독립 이완 기능이상 증후군
SIDS	**sudden infant death syndrome**	**영아 돌연사 증후군**

약 어	원 어	해 설
SIEP	serum immunoelectrophoresis	혈청면역 전기영동법
SIG	let it be marked(appears on prescription before directions for patient) signa (mark)	만드는 용법(환자치료 지시 전에 처방전을 나타냄)
	sigmoidoscopy	**직장경**
	significant	유의한
	surface immunoglobulin	표면 면역글로불린
sigmo	sigmoidoscopy	S상 결장경 검사
signpro	signa nomine proprio	고유 이름의 표지
SIJ	**sacroiliac joint**	**천장 관절**
SIL	sister in law	며느리
SILFVD	sterile indicated low forceps vaginal delivery	무균적으로 지시된 낮은 겸자 질 분만
SILV	simultaneous independent lung ventilation	동시성 독립 폐환기
SIM	selective ion monitoring Similac[R]	선택된 이온 시밀락계
simul	at the same time	동시에
SIMV	**sychronized intermittent mandatory ventilation**	**동시간헐적 강제환기**
sing	singulorum	각각의
si non val	*si non valeat* (if not enough)	충분하지 않다면
si op sit	*si opus sit* (if necessary)	필요하면
SIP	sickness impact profile	질병이환경력
SIR	single isomorphous replacement	단순 동형 치환
SIS	sister	누이, 수녀
	strategic information system	전략정보시스템
	surgical infection stratification(system)	외과적 감염층형성(기전)

약 어	원 어	해 설
SISI	short increment sensitivity index(test)	소증폭 인지도(검사)
SISS	severe invasion streptococcal syndrome	중증연쇄구균 감염증
SIT	silicon intensified target	실리콘 증가의 표적
	Slossen intelligence test	슬로센 지능검사
	sperm immobilization test	정자 고정검사
	surgical intensive therapy	외과적인 집중요법
SITBAL	sitting balance	앉은 균형
SITTOL	sitting tolerance	앉은 내성
SIV	simian immunodeficiency virus	원숭이의 면역결핍 바이러스
SIVP	slow intravenous push	느린 정맥내 주입
SIW	self inflicted wound	자해 상처
SJS	**Stevens Johnson syndrome**	**스티븐 존슨 증후군**
	Swyer James syndrome	쇠이어 제임스 증후군
SK	seborrheic keratosis	지루성 각화증
	senile keratosis	노인성 각화증
	solar keratosis	태양 각막증
	streptokinase	스트렙토키나제
SKAO	supracondylar knee ankle orthosis	무릎 발목 상관절 정형술
SKSD	streptokinase streptodornase	스트렙토키나제 스트렙토도나제
SL	sclerosing leukoencephalopathy	경화성 백질뇌병증
	sensation level	감각수준
	sensus luminis	광각(명암식별 정도의 시력)
	short leg	단하지
	slight	경도의, 약간의
	soda lime	소다 석회, 가성소다
	streptolysin	연쇄구균용혈소

약 어	원 어	해 설
SL	**sublingual**	**설하의**
S/L	slit lamp(examination)	세극등
SLA	sacrolaeva anterior	좌천골 전위
	sex and love addictions	성과 사랑의 습관성중독
	slide latex agglutination	슬라이드 라텍스 응집
SLAA	sex and love addicts anonymous	성과 사랑의 익명의 중독자
SLAP	serum leucine aminopeptidase	혈청 루신아미노 펩티다제
SLB	short leg brace	짧은 다리부목
SLC	short leg cast	짧은 다리붕대
SLCC	short leg cylinder cast	짧은 다리 원통붕대
SLCT	Sertoli Leydig cell tumor	세르톨리 레이다히 세포종양(정세관내)
SLD or SLDH	serum lactic dehydrogenase	혈청 유산 탈수소효소
SLE	slit lamp examination	안과 검사의 일종
	St. Louis encephalitis	세인트루이스 뇌염
	systemic lupus erythematosus	**전신성 홍반성 낭창**
SLEV	St. Louis encephalitis virus	세인트 루이스 뇌염 바이러스
SLFVD	sterile low forceps vaginal delivery	무균성 겸자 질분만
SLGXT	symptom limited graded exercise test	한계 증후운동 검사
SLK	superior limbic keratoconjunctivitis	상 가장자리에 각막결막염
SLKC	superior limbic keratoconjunctivitis	상변연 각결막염
SLL	small lymphocytic lymphoma	소림프구 림프종
SLMFVD	sterile low mid forceps vaginal delivery	무균적인 낮은 중간 겸자 질분만
SLMP	since last menstrual period	마지막 월경시기 이래로

약 어	원 어	해 설
SLN	superior laryngeal nerve	상 후두신경
SLNTG	sublingual nitroglycerin	설하의 니트로글리세린
SLNW BC	short leg nonweight bearing cast	단하지 비하중성 석고고정
SLNWC	short leg non walking cast	단하지 비보행성 석고고정
SLO	streptolysin O	스트렙톨리신 O
SLP	single-locus probe	단일 유전자좌 탐침 (친자확인법)
	speech language pathology	언어병리학
SLRT	**straight leg raising test**	**하지 거상 검사**
SLS	segment long-spacing	분절 장-공간
	short leg splint	단하지의 부목
	single limb support	외다리로 지탱하다
SLT	sacrolaeva transversa	좌천골 횡위(태위)
	swing light test	움직이는 빛에 의한 검사
sl. tr.	slight trace	경미한 흔적(음양성) 트레이스
SLUD	salivation, lacrimation, urination and defecation	타액요법, 눈물을 흘림, 방뇨와 배변
SLV	since last visit	마지막 방문이후
SLWB	severely low birth weight	출생시 심각하게 낮은 몸무게
SLWC	short leg walking cast	단하지 보행성 석고고정
SM	sadomasochism	가학피학애증
	simple mastectomy	단순 유방 절제술
	skim milk	탈지유
	small	작은
	Stairmaster[R]	스타이마스터제
	streptomycin	**스트렙토마이신**
	submandibular	하악의
	submucous	점막하의
	systolic mean	평균 수축기압
	systolic murmur	수축기 잡음

약 어	원 어	해 설
Sm(Sa)	samarium	사마륨
SMA	**sequential multiple analyzer**	**속발 다중분석기**
	simultaneous multichannel autoanalyzer	동시 다중채널 자동분석기
	spinal muscular atrophy	**척수근 위축증**
	superior mesenteric artery	상장간막 동맥
	supplementary motor area	보존운동영역
SMA-6	sequential multiple analyzer for sodium, potassium, CO_2, chloride, glucose and BUN	나트륨, 칼륨, 이산화탄소, 염화물, 글루코스와 BUN을 위한 속발 다중분석기
SMA-7	sodium, potassium, CO_2 chloride, glucose BUN and creatinine	나트륨, 칼륨, 이산화탄소, 염화물, 글루코스, BUN과 크레아티닌
SMA-12	glucose, BUN, uric acid, calcium, phosphorus, total protein, albumin, cholesterol, total bilirubin, alkaline phosphatase, SGOT and LDH	글루코스, BUN, 위산, 칼슘, 인, 모든 단백질, 알부민, 콜래스테롤, 총빌리루빈, 알칼리, 인산염, SGOT 그리고 LDH
SMA-23	includes the entire SMA-12 plus sodium, potassium, CO_2 chloride, direct bilirubin, triglyceride, SGPT, indirect bilirubin, R fraction, and BUN/creatinine ratio	SMA 12가지를 모두 포함하고 나트륨, 칼륨, 이산화탄소, 염화물, 빌리루빈의 부분적 글리세라이드, SG PT, 간접적인 빌리루빈 R일부분 그리고 BUN 크레아틴
sma, amts	small amount	적은 양
SMAS	**superior mesenteric arterial syndrome**	**상장간동맥 증후군**
	superficial musculoaponeurotic system	표재성의 근건막 체계
sma syn	superior mesenteric artery syndrome	상장간막 동맥 증후군
SMBG	self monitoring blood glucose	자가혈당 모니터
SMC	**senile mature cataract**	**성숙노인백내장**

약 어	원 어	해 설
SMC	smooth muscle cell	평활근 세포
	special mouth care	특별 구강간호
SMCD	senile macular chorioretinal degeneration	노인성 반점 융모망막성 변성
SMCP	submucosal cleft palate	점막하 구개열
SMD	senile macular degeneration	노인성 반점의 변성
	spine malleolar distance	극과간 거리
	submucosal diathermy	점막하 투열요법
SMF	streptozocin, mitomycin, and fluorouracil	스트렙토조신, 미토마이신과 플루오로우라실
SMFVD	sterile mid forceps vaginal delivery	무균적인 중간겸자 질분만
SMG	submucosal resection	점막하 절제술
SMI	sensory motor integration (group)	감각운동의 통합
	severely mentally impaired	정신적으로 심각하게 손상된
	small volume infusion	소량 주입
	suggested minimum increment	최소수량 증가를 제안하다
	sustained maximal inspiration	지속적인 최대흡기
SMILE	sustained maximal inspiratory lung exercises	지속적인 최대흡기로 인한 폐운동
SMON	subacute myeloopticoneuropathy	아급성 척수 시신경장애증
SMP	self management program	자가관리 프로그램
SMPN	sensorimotor polyneuropathy	감각운동의 다신경증
SMR	senior medical resident	4년차 레지던트
	sex maturity rating	성 성숙도
	skeletal muscle relaxant	골격근 이완제
	somnolent metabolic rate	수면 대사율
	standardized mortality ratio	표준화된 사망비율

약 어	원 어	해 설
SMR	submucosal membrane resection	점막하 절제술
	submucosal resection	점막하 절제술
SMRR	submucous resection and rhinoplasty	점막하 절제술과 비형성술
SMS	senior medical student	의학과 4학년
	serial motor seizures	연속 운동 발작
	somatostatin	체세포 염색
SMV	submentovertical	악하경정위
	superior mesenteric vein	**상부장간정맥**
SMVT	sustained monomorphic ventricular tachycardia	지속된 단형태적 심실빈맥
SMWD	single, married, widowed, divorced	독신의, 결혼한, 배우자 사망한, 이혼한
SMXTMP	sulfamethoxazole and trimethoprim	설페메트락졸과 트라메톨로프림
SN	sciantic notch	좌골신경 절흔
	sensory neuron	감각 뉴런
	sinus node	동결절
	standard nomenclature	표준 명명법
	student nurse	**간호 학생**
	superior nasal	상비부의
	suprasternal notch	흉골상 절흔
sn	tin	주석
S/N	signal to noise ratio	신호잡음비
SNA	specimen not available	유용하지 않은 검사물
	student nursing assistant	간호학생 보조자
	subacute necrotizing adenitis	아급성 괴사성 선염
	superior nasal artery	상비동맥
SNAT	suspected nonaccidental trauma	고의적인 외상이 의심된

약 어	원 어	해 설
SNB	scalene node biopsy	사각근 결절생검
SNC	skilled nursing care	숙련된 간호
SNCV	sensory nerve conduction velocity	감각 신경전도 속도
SND	single needles device	단일 바늘 장치
	sinus node disease	동결절 질환
	sinus node dysfunction	동결절 기능장애
SNE	sinus node electrogram	동결절 전기곡선도
	subacute necrotizing encephalo myelopathy	아급성 괴사성 뇌척수장애
SNEP	student nurse extern program	통근간호 학생 계획표
SNF	skilled nursing facility	숙련된 간호시설
SNGFR	single nephron glomerular filtration rate	단일 네프론 사구체 여과율
SNHL	sensorineural hearing loss	감각신경의 청각상실
SNIP	strict no information in paper	서류상 엄격하지 못한 정보
SNL	subacute necrotizing lymph	아급성 괴사성 림프
SNOOP	systemic nursing observation of psychopathology	정신병리학의 체계적인 간호관찰
SNOP	systematized nomenclature of pathology	병리학 계통적 명명법
SNP	school nurse practitioner	학교전문간호사
	simple neonatal procedure	단순한 신생아의 과정
	sodium nitroprusside	나트륨, 니트로프루사이드
SNR	signal to noise ratio	신호잡음비
SNRT	sinus node recovery time	동결절 회복시간
SNS	sterile normal saline (0.9% sodium chloride)	무균적 생리식염수
	sympathetic nervous system	**교감신경계**
SNT	sinuses, nose and throat	등, 코와 인후
SNV	systemic necrotizing vasculitis	전신성 괴사성 맥관염

약 어	원 어	해 설
SO	salpingo-oophorectomy	난관 난소적출술
	second opinion	2번째 견해
	shoulder orthosis	견갑 정형술
	significant other	다른 의미
	spheno-occipital synchondrosis	접형-후두 연골결합
	spheno-occipital synovial chondromatosis	접형골 후두골 활액연골종증
	sphincter of Oddi	오디 괄약근
	standing orders	표준화된 처방
	stitches out	봉합 제거
	suboccipital	후두하의
	superior oblique	상사위
	supraoptic	눈위의
	supraorbital	안와위의
	sutures out	봉합실 제거
S&O	salpingo oophorectomy	난관 난소적출술
SO_2	O_2 saturation	혈액가스 분석법
SO_3	sulfite	아황산염
SO_4	sulfate	황산염
SOA	serum opsonic activity	혈청 옵소닌 활성도
	spinal opioid analgesia	척수(진통제) 통각결여
	supraorbital artery	안와위의 동맥
	swelling of ankles	발목의 부종
SOAA	signed out against advice	조언 거절하고 서명
SOAM	stitches out in the morning	아침에 봉합실 제거
SOAP	subjective, objective assessment and plans	주관적, 객관적 사정과 계획(문제지향형 시스템의 진료기록양식)
SOAPIE	subjective, objective assessment, plan, intervention and evaluation	주관적, 객관적 사정, 계획, 중재와 평가

약 어	원 어	해 설
SOB	see order book(blank)	지시도서(용지)를 보라
	shortness of breath	**숨참, 헐떡임**
	side of bed	침상옆
	stool occult blood	대변잠혈
SOC	sequential-type oral contraceptive	연속형 경구 피임제
	socialization	사회화
	standard of care	표준화된 간호
	state of consciousness	의식상태
S&OC	signed and on chart (e. g. permit)	차트에 서명하다
SOD	sinovenous occlusive disease	정맥동 폐색성 질환
	superoxide dysmutase	슈퍼옥사이드 디스무타제
	surgical officer of the day	외과 당직자
SOG	suggestive of good	좋은 암시
SOH	sympathetic orthostatic hypotention	교감신경성 기립성 저혈압
SOI	syrup of ipecac	시럽, 토근제
SOL	sleep onset latency	수면시간 지연
	solution	**용액**
	space occupying lesion	공간점유 병변
SOLV	solvent	용해제
SOM	**serous otitis media**	**장액성 중이염**
	superior oblique muscle	상사근
SOMI	**sterno occipital mandibular immobilizer**	**흉골 후두골 하악 고정기**
SOMR	**superior oblique muscle recession**	**상사근 후전술**
SON	supera optic nucleus	시각교차위핵
SONI	society of nursing informatics	전산담당 간호사회
SONK	spontaneous osteonecrosis of knee	무릎의 자발성 골괴사증

약 어	원 어	해 설
sono	**sonogram**	**음파그램**
SONP	solid organs not palpable	촉진할 수 없는 단단한 기관
SOP	standard operating procedure	수술절차의 표준
SOPM	stitches out in afternoon	오후에 봉합실 제거
SOPS (SOS)	si opus sit = if necessary	필요할 때
SOR	sign own release	증후자가 표현
SOS	**if there is need**	**필요할 때만**
	may be repeated once if urgently required (Latin : si opus sit)	만약 자주 사용 않는다면 다시 반복될 수 있다
	self obtained smear	자가 획득 도말표본
SOSOB	sit on side of bed	침상 옆에 앉다
SOT	something other than	또 다른 무엇
	stream of thought	사고의 흐름
	superficial ocular trauma	표재성 안외상
SP	sacrum to pubis	천골 치골간의
	semiprivate	2~3인용 병실
	sequential pulse	잇달아 일어나는 맥박
	serum protein	혈청단백질
	shunt procedure	문합과정
	sinus pause	동 휴지기
	skin protential	피부전위
	soft palate	연구개
	space	공간, 강
	spastic dysphonia	경련성 음성장애
	species	종
	specific	특이한
	speech	언어
	speech pathologist	언어병리학자
	spinal	척수

약어	원어	해설
SP	spine	척추
	spouse	배우자
	stand pivot	중추에 위치, 주축
	state post	수술후 경과
	steady potential	항존 전위
	suicide precaution	자살예방책
	summating potential	가중전압
	suprapubic	치골상부의
	symphysis pubis	치골결합
	systolic pressure	수축기 혈압
SP_1	suicide precautions number 1	자살예방 1순위
SP_2	suicide precautions number 2	자살예방 2순위
SPA	albumin human(formerly known as salt poor albumin)	알부민 휴먼(원래는 염부족 알부민으로 알려졌다)
	salt poor albumin (albumin human)	저염 알부민 (알부민 휴먼)
	serum prothrombin activity	혈청 프로트롬빈 활성
	single photon absorptiometry	단순자 흡수측정법
	spinal progressive amyotrophy	척수성 진행성 근위축증
	stimulation produced analgesia	무통각을 유발하는 자극
	student physician's assistant	학생 내과의 보조
	suprapatellar amputation	슬개골상 절단
	suprapubic aspiration	치골상부(방광) 천자
SPAC	satisfactory postanesthesia course	마취후 과정의 만족
SPAD	stenosing peripheral arterial disease	협착성 말초동맥질환
SPAG	small particle aerosol generator	소립자 분무 발생기
SPAMM	spatial modulation of magnetization	자장영역 조정

약어	원어	해설
SPBI	serum protein bound iodine	혈청단백질 결합 요오드
SPBT	suprapubic bladder tap	치골상부의 방광천자
SPC	serum protein electrophoresis	혈청단백 전기영동법
	suprapubic catheter	치골상부의 카테터
SPCA	serum prothrombin conversion accelerator	혈청 프로트롬빈 전환 촉진인자
Spcc Ed	Special education	특별교육
SP cd	sponal card	척수
SPCT	simultaneous prism and cover test	동시에 존재하는 분광기와 덮개검사
SPD	subcorneal pustular dermatosis	각막하 농포의 피부병증
	supply, processing and distribution(department)	공급, 과정과 분배(부서)
	suprapubic drainage	치골상 배액법
SPE	serum protein electrophoresis	혈청 단백질 전기영동
	sucrose polyester	자당 폴리에스테르
SPEC	specimen	표본
spec	special	특별한
	specific	특이한
SPECT	single photon emission computer tomography	단일 광전자 방출 전산화 단층 촬영술
SPEEP	spontaneous positive end expratory pressure	자발성 호기말 양성 압력
SPEP	serum protein electrophoresis	혈청 단백질 전기영동
SPET	single photon emission tomography	단일의 광자방출 촬영술
SPF	skin protection factor	피부 보호인자
	split products of fibrin	피브린 분해물
	streptococcial proliferative factor	연쇄구균 증식인자
	sun protective factor index	자외선 차단지수

약 어	원 어	해 설
sp fl	spinal fluid	척수액
SPG	scrotopenogram	음낭 페노그람
	sphenopalatine ganglion	접형골 구개의 신경절
Sp. G	**specific gravity**	**비중**
SPH	spherocytes	구상 적혈구
sph	spherical	구면의
SPHERO	spherocytes	구상 적혈구
SPI	speech processor interface	
	surgical peripheral iridectomy	외과적 주변부 홍채 절제술
SPIA	solid phase immunoabsorbent assay	고상 면역 흡착분석
SPIF	spontaneous peck inspiratory force	자발적 흡기력 절정
S-pin	**Steinmann pin**	**스테인만 핀(경골근이나 대퇴골근 견인용 대직경 핀)**
Spine Cic-MM	netrizamide myelography	네트리자마이드 척수조영술
SPK	superficial punctate keratitis	표재성 점상 각막염
SPL	sound pressure level	음압수준
	staphage lysate	능동적 면역억제제
SPMA	spinal progressive muscle atrophy	척수성 진행성 근위축증
SPMSQ	short portable mental status questionnaire	간이 휴대용 정신상태 질문지
SPN	solitary pulmonary nodule	경성(단단한) 폐결절
	student practical nurse	학생실습간호사
S-P nail	Smith Peterson's nail	스미스 피터르슨 손톱
SPO	Status Postoperative	수술후의 상태
spont	**spontaneous**	**자발성의, 특발성의**
SPP	species(specus)	종, 종족
	super packed platelets	진한 농축 혈소판

약 어	원 어	해 설
SPP	suprapubic prostatectomy	치골상 전립선 절제술
SPR	**schizophrenia**	**정신분열증**
	selective posterior rhizotomy	**선택적 척수신경후근 절단술**
SPRAS	Sheehan's patient rated anxiety scale	쉬한의 환자불안정도율 (분만후 허탈상태 정도)
SPROM	spontaneous premature rupture of membrane	자발성 양막 조기파막
SPS	simple partial seizure	단순 부분적 발작
	sodium polyethanol sulfonate	황산화한 나트륨 폴리에스타놀
	subduro peritoneal shunt	뇌경막하-복막강 단락술
	sodium polystyrene sulfonate	황산화 나트륨 폴리스틸넨
	systemic progressive sclerosis	전신성 진행 경화증
SPSS	statistical package for the social sciences	간호연구에 사용되는 통계프로그램
SPT	skin prick test	피부 동통 시험
spt	spirits	주정제
SP TAP	spinal tap	척수천자
SP TUBE	suprapubic tube	상치골 관
SPTX	static pelvic traction	정적 골반 견인
SPU	short procedure unit	단시간 과정의 치료실
SPV	sulfo-phospho vanillin method	지질 혈청 검사
SPVR	systemic peripheral vascular resistance	전신성 말초혈관의 저항
SQ	status quo	매일의 상태
	subcutaneous	피하의
sq	squamous(cell)	편평상피세포
Sq CCa	squamous cell carcinoma	편평상피세포암
Sq cm	square centimeter	제곱 센티미터
Sq epith	squamous epithelium	편평상피

약 어	원 어	해 설
SR	sarcoplasmic reticulum	근형질내세망
	screening	선별(검사)
	sedimentation rate	**(적혈구) 침강률(ESR)**
	sensitivity response	과민반응
	side rails	침상 옆에 부상을 방지하기 위한 난간
	sinus rhythm	동 리듬
	skin resistance	피부 저항
	smooth rough	부드러운 거치른
	stimulus response	자극반응
	superior rectus	상직근
	sustained release	유리지연
	suture removal	봉합실 제거의
	system review	각계조사, 건강검진
S&R	seclusion and restraint	차단과 억제
^{85}SR	redioactive strontium	방사성 스트론튬
SRA	segmented renal artery	분절 신동맥
SRBC	sheep red blood cells	양 적혈구
	sickle red blood cells	겸상 적혈구
SRBOW	spontaneous rupture of bag of water	양수 자연 파막
SRC	sedimented red cells	침강적혈구
SRD	service related disability	봉사와 관련된 무능력
	sodium restricted diet	나트륨 제한 식이
SRF	somatotropin releasing factor	성장호르몬 방출인자
	split renal function	분신기능
	subretinal fluid	망막하액
SRFA	slow releasing factor of anaphylaxis	아나필락시스의 지연 방출인자
SRFD	subretinal fluid drainage	망막하액 배액법

약 어	원 어	해 설
SRH	signs of recent hemorrhage	최근 출혈의 징후
	somatotropin releasing hormone	성장호르몬 방출호르몬
SRI	serotonin reuptake inhibitor	세로토닌 재흡수 억제인자
SRICU	surgical respiratory intensive care unit	외과적 호흡기 중환자실 (흉부외과 집중치료실)
SRIF	somatotropin release inhibiting factor(somatostatin)	성장호르몬 방출억제인자
SRM	**superior rectus muscle**	**상직근**
SRMD	stress related mucosal damage	스트레스와 관련된 점막손상
SRME	surgical rapidly maxillary expansion	외과적 긴급 악관절 확장
SRMR	superior rectus muscle recession	상직근 후전술
SR/NE	sinus rhythm, no ectopy	동리듬, 변위(전위)가 아님
SRNVM	senile retinal neovascular membrane	노인성 망막의 신맥관 막
	subretinal neovascular membrane	망막하의 신맥관의 막
SRO	single room occupant	독거인, 독거노인
SROCPI	self rating obsessive compulsive personality inventory	자기비율 강박성 인격검사
SROM	spontaneous rupture of membrane	자연 양막 파막
SRP	septorhinoplasty	비중격 형성술
	stapes replacement prosthesis	등골 대치 보철
SRS	without redness or swelling	발적이나 팽윤이 없는 상태
SRSA	slow reacting substance of anaphylaxis	아나필락시 지연반응 물질
SRT	sedimentation rate test	침강률 검사
	sleep related tumescence	수면과 관련된 종창(상태)
	speech reception threshold	**언어청취역치**

약 어	원 어	해 설
SRT	surfactant replacement therapy	계면활성제 대치요법
	sustained release theophylline	지속적인 데오필린 방출
SRU	side rails up	사이드레일을 위로 올리다
SRUS	solitary rectal ulcer syndrome	단일 직장궤양 증후군
SRV	superior radicular rein	상근정맥
SR↗X2	both siderails up	양쪽 사이드레일위로 올리다
SS	half	(슬)절반
	sacrosciatic	천골좌골의
	saline soak	염장
	saline solution	생리식염수
	saliva sample	타액검체
	salmonella-shigella	살모넬라-이질균
	salt substitute	염산 대용
	saturated solution	포화용액
	semis one half	1/4
	sickle cell	겸상적혈구
	side to side	측면에서 측면
	Sjögren's syndrome	쇼그렌 증후군
	sliding scale	활탈척도
	soap solution	**비눗물 용액, 비누용액**
	social security	사회적 안전
	social service	사회봉사
	somatostatin	성장 억제 호르몬
	steady state	항정상태(최대안정상태)
	sterile solution	무균액
	subaortic stenosis	대동맥하 협착
	substernal	흉골하의
	susceptible	느끼기 쉬운, 민감한
	suprasciatic(notch)	상좌골신경의(절흔)

약 어	원 어	해 설
SS	symmetrical strength	대칭적 강도
	systemic sclerosis	전신성 경화증
ss	one half	절반
1SS	one and one half	1 s/t
S&S	shower and shampoo	샤워와 머리감기
	signs and symptoms	징후와 증상
	sling and swathe	팔걸이
	support and stimulation	지지와 자극
	swish and spit	침(가래)을 뱉으시오
	swish and swallow	침(가래)을 삼키시오
SSA	sagittal split advancement	시상 단층면 보강
	salicylsalicylic acid (salsalste)	살리실살리실산
	Sjögren's syndrome antigen A	쇼그렌 증후군 A항원
	social security administration	사회적 안전관리
	sulfasalicylic acid(test)	설파살리닐산(검사)
SSC	sign symptom complex	징후 증상 복합
	special service for children	아이를 위한 특별봉사
SSc	systemic sclerosis	전신성 경화증
SSCA	single shoulder contrast arthrography	단견대조 관절 조영술
SSCP	substernal chest pain	흉골하의 가슴통증
SSCr	stainless steel crown	스테인레스강의 치관
SSCU	surgical special care unit	외과적 특별간호치료실
SSCVD	sterile spontaneous controlled vaginal delivery	무균적 자발적 조절에 의한 질분만
SSD	serosanguineous drainage	장액혈액상의 배액
	sickle cell disease	겸상적혈구 질병
	silver sulfadiazine	은 술파디아진
	social security disability	사회적 안전무능력
	source to skin distance	**원점 피부간거리**

약 어	원 어	해 설
SSD	source to surface distance	원점 표면간 거리
SSDI	still birth spontaneous delivery	사산자연분만
	social security disability income	사회적 안전 무능력 소득
SSE	saline solution enema	식염수 관장
	soap solution enema	비눗물 용액 관장
	soapsuds enema	비누액 관장
	systemic side effects	전신성 부작용
SSEP	somatosensory evoked potentials	신체감각 유발전위
SSER	somatosensory evoked response	체성감각 유발반응
SSF	subscapular skinfold	견갑골하 피부추벽
SSG	sublingual salivary gland	입술하 타액선
SSI	segmental spinal instrumentation	분절 척추 기계사용
	sub shock insulin	대부분 인슐린 쇼크
SSKI	**saturated solution of potassium iodide**	**요오드화 칼슘 포화액**
SSL	subtotal supraglottic laryngectomy	성문 위의 후두절제술
SSLI	serum sickness like illness	혈청병 유사질병
SSM	superficial spreading melanoma	표재성 확산 흑색종
SSN	social security number	사회 안전요원
SSNHL	sudden sensory neural hearing loss	돌발적 신경성 난청
SSOP	second surgical opinion program	재수술 판정 프로그램
SSPE	**subacute sclerosing panencephalitis**	**아급성 경화성 전뇌염**
SSPI	saturated solution of potassium iodide	요오드화 칼륨 포화용액
SSPL	saturation sound pressure level	포화 음압수준
SSPU	surgical short procedure unit	외과적 단기 과정병동 (단위)

약 어	원 어	해 설
SSR	substernal retractions	흉골하 퇴축
	sympathetic skin response	교감신경계의 피부반응
SSRI	**selective serotonin reuptake inhibitor**	**선택적 세로토닌 재흡수 억제제**
SSRO	**sagittal split ramus osteotomy**	**하악지 시상골 절단술**
SSS	layer upon layer	층을 포개어
	scaled skin syndrome	인설 피부증후군
	sepsis severity score	패혈증 중증도 수치
	short stay service(unit)	단기입원 치료병동
	sick sinus syndrome	**동기능 부전 증후군**
	skin and skin structures	피부와 피부구조
	specific souble substance	특이용성 물질
	sterile saline soak	무균성 염장
SSSB	sagittal split set back	시상절단 방지
SSSIs	skin and skin structure infections	피부와 피부구조 감염
SSSS	**staphylococcal scalded skin syndrome**	**포도구균성 열상피부 증후군**
	somatosensory thalamus	체성감각 시상
SST	sagittal sinus thrombosis	시상정맥동혈전증
SS test	Sulkowitch's test	슐코비치 테스트
SSX	sulfisoxazole acetyl	설피속사졸 아세틸
S/SX	signs/symptoms	징후/증상
SS wire	stainless steal wire	스테인레스 스틸 철사
ST	esotropic	내사시의
	sacrum transverse	천골횡위
	sclerotherapy	경화용법
	shock therapy	쇼크 치료
	sinus tachycardia	**동성 빈맥**
	skin temperature	피부온도

약 어	원 어	해 설
ST	**skin test**	**피부 검사**
	slight trace	극미량
	sore throat	인후염
	speech therapist	언어치료사
	speech therapy	언어치료
	speech & though	언어와 사고
	split thickness	중간층
	sternothyroid	흉골갑상
	stomach	위
	straight	곧은
	stress testing	스트레스 검사
	stretcher	들 것
	subtalar	거골하의
	subtotal	부분적인 것, 소계
	surface tension	표면장력
	surgical technologist	외과 기사
	survival time	생존기간
STA	second trimester abortion	중반기 유산
	superficial temporal artery	천측두 동맥
stab.	polymorphonuclear leukocytes (white blood cells, in nonmature form)	다형핵 백혈구 (미성숙형 백혈구)
STAB W	stab wound	자상
STAC	superficial temporal artery catheter	천측두동맥 카테터
STAI	stat trait anxiety inventory	상태 기질불안 검사
STAI-I	State Trait Anxiety Index-I	상태기질불안 색인 I
STAMCA	superficial temporary artery middle cerebral artery(bypass)	표재성 측두동맥 중대뇌동맥(측로)
stand	standard	표준

약 어	원 어	해 설
STAPES	stapedectomy	등골절제술
staph	staphylococcus	포도구균
	staphylococcus aureus	황색포도구균
stat	**statim**	**즉시**
stato	immediately(order)	즉시
STB	stillborn	사산의
STBAL	standing balance	직립균형
ST BY	stand by	대기하다
STC	serum theophylline concentration	혈청 테오필린 농도
	soft tissue calcification	연조직 석회화
	stimulate to cry	울도록 자극하다
	subtotal colectomy	부분적 결장절제술
	sugar tongs cast	각설탕 집게
ST CLK	station clerk	간호사실 사무원
STD	Sckick's test dose	시크검사용량
	sexually transmitted diseases	**성병**
	skin test dose	피부 검사량
	skin to tumor distance	선원종사간 거리
	sodium tetradecyl sulfate	Na 테트라데실기 황산염
	source tumor distance	**원점 종양간 거리**
	standard tset dose	표준 시험량
Std	standard	표준
	let it stand	세워두다
STD TF	standard tube feeding	표준 위관영양
STEAM	stimulated echo acquisition mode	동시성 심초음파 인지모드
STEEP force	sociological, technological, economic, environmental, political forces	사회적, 기술적, 경제적, 환경적, 정책적 힘
STEMI	**ST elevation myocardial infarction**	**ST상승 심근경색**

약 어	원 어	해 설
STET	single photon emission tomography	단광자 방출 단면 촬영법
	submaximal treadmill exercise test	아최대 답차운동검사
STETH	stethoscope	청진기
STF	slow-twitch fiber	완서연축 근섬유
	special tube feeding	특수 위관영양
	standard tube feeding	표준 위관영양
STG	short term goals	단기 목표
	split thickness graft	분활한 피부이식
STH	soft tissue hemorrhage	연조직 출혈
	somatotrophic hormone	성장촉진호르몬
	subtotal hysterectomy	부분 자궁자궁절제술
	supplemental thyroid hormone	갑상선호르몬 보충
STHB	said to have been	말한 적이 있다
STI	soft tissue injury	연조직 손상
	systolic time interval	수축기 시간 간격
STILLB	stillborn	사산의
stim	stimulus	자극
STIR	short TI inversion recovery	단축 TI 역전
STIs	systolic time intervals	수축기 간격
STJ	subtalar joint	거골하관절
STK	streptokinase	스트렙토키나아제
STL	serum theophylline level	혈청데오필린 수준
	space taking legion	공간 전염병변
STLE	St. Louis encephalitis	세인트 루이스 뇌염
STLI	subtotal lymphoid irradiation	부분적 림프양 방사선 조사
STLOM	swelling, tenderness and limitation of motion	부종, 압통과 운동 제한
STM	short term memory	단기 기억

약 어	원 어	해 설
STM	streptomycin	스트렙토마이신
STMT	seat movement	좌석운동
STN	subthalamic nucleus	시상하액
STNM	surgical evaluative staging of cancer	암의 외과적 평가 단계
STNR	symmetrical tonic neck reflex	대칭성의 긴장성 목반사
Stool OB	stool occult blood	대변 잠혈 반응
STOP	sensitive, timely and organized programs(battered spouses)	민감한, 적시에, 그리고 조직화된 문제(오래된 배우자)
STORCH	syphilis, toxoplasmosis, other agents, rubella cytomegalovirus, and herpes (maternal infections)	매독, 톡소플라스마증, 기타 약물 풍진, 거대세포바이러스, 포진(감염)
STP	short term plans	단기계획
	sodium thiopental	나트륨 티오펜탈
STPD	standard temperature and pressure dry	정상체온과 건압
STR	stretcher	들 것
str	straight	일직선이
strab	strabismus	사시
strep	streptococcus	연쇄구균
	streptomycin	스트렙토마이신
struc	structure	구조
STS	serologic test for syphilis	매독 혈청검사
	soft tissue swelling	연조직 부종
	standard test for syphilis	매독 표준 검사
	surgical technology	외과적 기술
	student	학생
STSG	**split thickness skin graft**	**부분층 피부이식술**
STT	scaphoid, trapezium and trapezoid	주상골, 유두골과 유두골성의

약 어	원 어	해 설
STT	skic temperature test	체온검사
STTOL	standing tolerance	직립내성
STU	shock trauma unit	쇼크 외상병동
	skin test unit	피부검사 단위
	surgical trauma unit	외과적 외상병동
STV	short term variability	단기 변이성
STX	stricture	협착
STZ	streptozocin	스트렙토조신
SU	sensory urgency	긴박감
	Somogyi units	소모기 단위
S&U	supine and upright	앙와위와 직립상태
S/U	shoulder/umbilicus	어깨/제대
SUA	serum uric acid	혈청 요산
	single umbilical artery	단순 제대동맥
SUB	Skene's urethra and Bartholin's glands	스켄의 요도와 바르톨린선
Subcrep	subcrepitant	수포음
Subcut	**subcutaneous**	**피하의**
Sub. IU	subinvolutional uteri	자궁 퇴축부전
SUBL	sublingual	설하의
Subling	sublingual	설하의
SUBMAND	submandibular	하악골의
sub q	subcutaneous	피하의
SUD	subjective unit of depression	자각적 우울척도
	sudden unexpected death	갑작스런, 예상치 못한 죽음
SUDS	subjective unit of distress	고통의 주관적 단위
suff	sufficient	충분한
SUG	sugar	당
SUI	stress urinary incontinence	스트레스성 요실금

약 어	원 어	해 설
SUI	suicide	자살
SUID	sudden unexplained infant death	갑작스런, 예상치 못한 유아사망
SULFPRIM	sulfamethoxazole and trimethoprim	설파메톡사졸과 트리메토프림(복합 항생제)
SUN	serum urea nitrogen	혈청 요소질소
SUNDS	sudden unexplained nocturnal death syndrome	갑작스런, 예상치 못한 야행의 사망 증후군
SUP	superior	상방의
	supination	회의
	supinator	회외근
	symptomatic uterine prolapse	증후성 자궁탈출
supp	suppository	좌약
	suppurative	화농성의
suppl	supplement	보충
SUR	surgery, surgical	외과, 외과적인
SURT	sarcoidosis of upper respiratory tract	상기도의 사르코이드증
SUUD	sudden unexpected, unexplained death	갑작스런, 예상치 못한, 설명할 수 없는 죽음
SUX	succinylocholine chloride	염화숙시닐콜린
	suction	흡인
SV	selective vagotomy	선택적 미주신경 절단술
	semilunar valve	반월판
	seminal vesical	정액 방광의
	sigmoid volvulus	S상 장축염
	single ventricle	단일 심실
	sinus venosus	정맥동
	snake venom	뱀독
	spiritus vini	알코올성, 휘발성 물질
	stroke volume	**심박출량**

약 어	원 어	해 설
SV	subclavian vein	쇄골하정맥
	submentovertical	하악두정외
SVA	small volume admixture	소량혼합체
SVB	saphenous vein bypass	복재정맥 우회술
SVC	selective venous catheterization	선택적 정맥 카테터 삽입법
	slow vital capacity	느린 폐활량
	superior vena cava	**상대정맥**
	special vector cardiogram	특수벡터 심전도
SVCO	superior vena cava obstruction	상대정맥 폐색
SVCS	superior vena cava syndrome	상대정맥 증후군
SVD	single vessel disease	단순 혈관 질환
	spontaneous vaginal delivery	자연 질 분만
SVE	sterile vaginal examination	무균적 질검진
	streptococcus viridans endocarditis	녹색연쇄구균의 심내막염
	supraventricular ectopic	상실성 기외
SV&E	suicidal, violent and eloper	자폭적인, 격렬한, 도망자
SVG	saphenous vein graft	복재정맥 이식편
SVI	stroke volume index	1회 박출량 지표
SVL	severe visual loss	심한 시력손실
SVM	syncytiovascular membrane	합포혈관막
SVN	small volume nebulizer	작은 용량 분무기
SVO_2	mixed venous oxygen saturation	혼합한 정맥의 산소포화도
SVP	spontaneous venous pulse	자연 정맥 맥박
SVPB	supraventricular premature beat	심실상부 조기수축
SVPC	supraventricular premature contraction	상심실성의 조발수축
SVR	slow ventricular response	저심실반응
	supraventricular rhythm	심실상부리듬

약 어	원 어	해 설
SVR	systemic vascular resistance	전신 혈관저항
SVRI	systemic vascular resistance index	전신 혈관저항 지수
SVT	sinoventricular tachyarrhythmia	동심실 부정빈맥
	spiritus vini tenuis	알코올의 표준강도
	subclavin vein thrombosis	쇄골하 정맥 혈전증
	supraventricular tachycardia	상심실성 빈맥
SVVD	spontaneous vertex vaginal delivery	자연 두정의 질분만
	social worker	사회사업가
	stab wound	자상
SW	social worker	사회 사업가
S&W enema	soap and water enema	비누물 관장
S/W	somewhat	도대체, 얼마간, 약간, 다소
SWD	short wave diathermy	단파투열요법
SWFI	sterile water for injection	주사용 무균 증류수
SWG	standard wire gauge	표준 철사 거즈
SWI	sterile water for injection	주사용무균 증류수
	stroke work index	박출력 지표
	surgical wound infection	외과적 상처감염
S&WI	skin and wound isolation	피부와 상처격리
SWOG	southwest oncology group	남서부 종양학 단체
SWP	small whirlpool	작은 월풀
SWS	slow wave sleep	서파 수면
	student ward secretary	학생 병동 비서
	Sturge Weber syndrome	스터지 웨버 증후군
SWT	stab wound of the throat	인후의 천자 상처
SWU	septic work up	패혈성의 정밀검사
Sx	signs	징후

약 어	원 어	해 설
Sx	surgery	외과
	symptom	**증후(증상)**
SXR	skull X-ray	두개골 X-선
sym	symmetry	좌우대칭성
symb	symbol	기호
sympt	symptom	증상
syn	synovial	활액
	synovitis	활액염
synd	syndrome	증후군
syph	syphilis	매독
syr	**syrup**	**시럽**
sys	system, systemic	계, 체계
SYS BP	systolic blood pressure	수축기혈압
syst	systemic	체계적
SZ	schizophrenic	정신분열성의
	seizure	**간질발작**
	suction	흡인
SZN	streptozocin	스트렙토조신

T

약 어	원 어	해 설
T	table spoon(15ml)	큰 숟가락
	taenia	끈
	temperature	**온도**
	temporary	일시적인
	tender	유연한
	tension	장력, 긴장
	terminal	말단의
	testis	고환
	testis both down	고환 양측 하강
	thoracic	가슴(흉곽의)의
	thrombus	혈전
	thymus	흉선
	tidal volume	일회 호흡량
	tight	단단한
	time	시간
	tissue	조직
	tocopherol	토코페롤
	torque	회전력
	trace	흔적, 미량
	transmittance	투과율
	treponema	트레포니마 속
	trichophyton	백선균 속
	tritium	삼중수소
	trypanosoma	트리파노소마 속
	tuberculin	투베르쿨린
	tuberculosis	결핵
	tumor	종양

약 어	원 어	해 설
t	tea spoon(5ml)	작은(차) 숟가락
	telephoned	전화통화했음
	temporal	측두부의
	teriary	3차의
	test of significance	유의성 검사
	three time	3회
T+	increase tension	장력 증가
T-	decreased tension	장력 감소
$T_1/_2$	half life, half time	반감기, 반쇠기(감쇠기)
T_1	tricuspid first sound	삼첨판 제 1심음
T_2	terramycin eye ointment	테라마이신 안연고
T_3	**triiodothyronine**	**트리요오드 티로닌**
	Tylenol[R] with codeine 30mg	타이레놀과 코데인 30ml
T_4	**levothyroxine**	**레보티록신**
	thyroxine	티록신
T_{3-4} ind	triiodothyronine to thyroxine index	트리요오드티로닌에 대한 티록신지수
$T-_7$	free thyroxine factor	티록신 유리인자
$T_1 \cdots T_{12}$	thoracic nerve 1 through 12	흉부신경 1~12
	thoracic vertebra 1 through 12	흉추 1~12
TA	alkaline tuberculin	알칼리 투버쿨린
	Takayasu's arteritis	다카야스 동맥염
	temperature axillary	액와체온
	temporal arteritis	측두 동맥염
	terminal anastomosis	**말단문합술**
	therapeutic abortion	치료적 유산(중절수술)
	titratable acid	적정산
	toxin-antitoxin	독소-항독소

약 어	원 어	해 설
TA	tracheal aspirate	기관흡인
	traffic accident	**교통사고**
	transactional analysis	**상호교류작용분석**
	tricuspid atresia	**삼첨판 폐쇄**
	truncus arteriosus	동맥간
Ta	tantalum	탄탈럼(원소)
	temperature by axillary	액와체온
	tonometry applanation	편평화 안압계
T&A	**tonsillectomy and adenoidectomy**	**편도절제술과 아데노이드 절제술**
T(A)	temperature by axillary	액와 체온
TAA	thoracic aortic aneurysm	흉곽대동맥 동맥류
	total ankle arthroplasty	전체 발목관절 형성술
	transverse aortic arch	횡 대동맥궁
	triamcinolone acetonide	트리암시놀론 아세트나이드
	tumor associated antigen (antibodies)	종양 관련 항원 (항체)
TAB	**tablet**	**정제**
	therapeutic abortion	치료적 유산(중절수술)
	triple antibiotic(bacitracin, neomycin and polymyxin)	3대 항생제(박시트라신, 네오마이신, 폴리믹신)
Tab	therapeutic abortion	치료적 유산
tab	tablet	정제
TAB vaccine	typhoid-paratyphoid A and B vaccine	장티푸스 파라티푸스 A 및 B 백신
TAC	tetracaine, adrenalin[R] and cocaine	테트라카인, 아드레날린, 코카인
	tibial artery catheter	경골동맥 카테터
	triamicinolone cream	트리암시놀론 크림
TACE	**transarterial chemoembolization**	**경 간동맥 약물색전술**

약 어	원 어	해 설
TACI	transarterial chemoinfusion	경동맥 화학 주입요법
TAD	thoracic asphyxiant dystrophy	흉부 위축 질식제
	transverse abdominal diameter	복부횡경
TADAC	therapeutic abortion, dilation, aspiration and curettage	치료적 유산, 확장(이완), 흡입과 소파술
TAE	**transarterial embolization**	**경 간동맥 색전술**
TAF	tissue angiogenesis factor	조직혈관 형성인자
	tumor angiogenesis factor	종양혈관 형성인자
TAH	**total abdominal hysterectomy**	**전복식 자궁절제술**
	total artificial heart	전체 인공심장
TAHBSO	**total abdominal hysterectomy, bilateral salpingooophorectomy**	**복식 자궁절제술, 양측 난관 난소 절제술**
TAI	transarterial infusion	경동맥 주입술
T Air	airpump tonometry	공기펌프 압력측정법
TAL	**tendon Achilles lengthening**	**아킬레스건 연장술**
	thymic alymphoplasia	흉선 림프무형성증
	total arm length	전체 팔길이
talc	talcom powder	탈콤 파우더
TALCON	Alcohol℞ tonometry	알코올 압력측정법
TAM	tamoxifen teenage mother	타목시펜 십대모성
TAML	therapy related acute myelogenous leukemia	급성 골수성 백혈병과 관련된 치료
TAN	treatment authorization number	치료위임수
	tropical ataxic neuropathy	열대성 운동실조성 신경병
TANI	total axial(lymph) node irradiation	전축성 (림프)결절 방사선요법
TAO	**thromboangitis obliterans**	**폐색성 혈전혈관염**
	troleandomycin	폐렴치료 항생제
TAPVC	**total anomalous pulmonary venous connection**	**총 폐정맥 연결(환류)이상**

약 어	원 어	해 설
TAPVD	total anomalous pulmonary venous drainage	총 폐정맥 배출(환류)이상
TAPVR	total anomalous pulmonary venous return	총 폐정맥 복귀(환류)이상
TAR	thrombocytopenia with absent radius	혈소판감소성 요골결여증
	tissue air ratio	조직공기 비율
	total ankle replacement	전체 발목 대치술
	treatment authorization request	치료 위임 요구
	total ankle replacement arthroplasty	전체발목 대치 관절 성형술
TARA	total articular replacement arthroplasty	전관절 인공관절 대치술
	tumor-associated rejection antigen	종양 관련 거부 항원
TAS	therapeutic activities specialist	치료적 행동 전문가
	typical absence seizures	전형적 결신 발작
TAT	**tetanus antitoxin**	**파상풍 항독소**
	thematic apperception test	주제 통각 검사
	thromboplastin activation test	트롬보플라스틴 활성도 검사
	till all taken	모두 주입될 때까지
TB	terminal bronchiole	말단 세기관지
	terrible burning	심한 화상
	toothbrush	칫솔
	total base	총 염기
	total bilirubin	총 빌리루빈
	total body	전신, 몸전체
	tracheobronchitis	기관기관지염
	tubercle bacillus	결핵균
	tuberculosis	**결핵증**

약어	원어	해설
Tb	terbium	테르븀(화학기호 Tb, 원자번호 65의 희금속원)
TBA	to be absorbed	~에 흡수되다
	to be added	~에 첨가되다
	to be admitted	~에게 입원이 허락되다
	to be arranged	정돈된
	total body(surface) area	총체표면적
TBAB	transbronchial needle aspiration biopsy	기관지 삽입 생검
TBB	transbronchial biopsy	경기관지 생검
TBC	total blood cholesterol	총 혈중 콜레스테롤
	total body clearance	전신 정화치
	tuberculosis	**결핵증**
TBD	total body density	전신 밀도
	twin breech delivery	쌍생아 둔위분만
TBE	tick born encephalitis	곤충 매개 뇌염
	total breech extraction	전둔위 만출
TBF	total body fat	총 체지방
TBG	**thyroxine binding globulin**	**티록신 결합 글로불린**
TBH	total body hematocrit	총 적혈구 용적률
TBI	thyroxine-binding index	티록신 결합 지수
	toothbrushing instruction	칫솔질 교육
	total body involved	전신병발
	total body irradiation	**전신 방사선조사**
	traumatic brain injury	**외상성 뇌손상**
T bili	total bilirubin	총 빌리루빈
TBK	total body potassium	전신 칼륨량
tbl.	table spoon(15ml)	식탁용 큰 스푼
TBLB	**transbronchial lung biopsy**	**경기관지 폐생검**
TBLC	term birth, living child	만기출산, 생존아

약 어	원 어	해 설
TBLF	term birth, living female	만기출산, 생존여아
TBLM	term birth, living male	만기출산, 생존남아
TBM	tracheobronchomalacia	기관기관지 연화증
	tuberculous meningitis	결핵성 수막염
	tubular basement membrane	관기저막
TBNA	total body sodium	전신 나트륨량
	transbronchial needle aspiration	경기관지 바늘 흡인
	treated but not admitted	통원치료
TBP	total body photographs	전신 사진
	tuberculos peritonitis	결핵성 복막염
TBPA	thyroxine binding prealbumin	티록신 결합 전단백
TBR	total bed rest	완전 안정(누워서 요양하기)
TB-Rd	tuberculosis-respiratory disease	결핵성 호흡기 질환
TBSA	total body surface area	총체표면적
	total burn surface area	총화상 체표면적
tbsp	tablespoon(15ml)	식탁용 큰 스푼
TBT	tolbutamide test	톨부타미드 검사
	tracheal bronchial toilet	기도내 청소, 기관내 청소
	tracheobronchial tree	기관 기관지 수상구조
	transbronchoscopic balloon tipped	경기관지검사
TBV	total blood volume	전혈액량
	transluminal ballon valvuloplasty	경내강 풍선 판막형성술
TBW	tension band wiring	압박붕대 감기, 긴장대기법
	total body water	**총 체액**
	total body weight	전체체중
TBX[R]	thiabendazole	티아벤다졸
	therapeutic community	치료적 지역사회
TBZ	tetrabenazine	마취보조제

약 어	원 어	해 설
TC	temperature compensation	체온 보상
	therapeutic community	치료적 지역사회
	thermal conductivity	열전도율
	thoracic circumference	흉위
	throat culture	인후 배양
	tissue culture	조직 배양
	total capacity	총 폐활량
	total cholesterol	총 콜레스테롤
	to(the) chest	흉부에서
	to consider	고려할 것, 참조할 것
	trauma center	외상 치료소
	true conjugate	진성 결합선
	tubocurarine	투보큐라린
Tc	technetium	테크네티움
T/C	telephone call	전화를 걸다
TC_7	Interceed[R]	인터시드제
^{99m}TC	radioactive technetium	방사성 테크네튬
	technetium ^{99m}TC	테크네튬 ^{99m}TC
T&C	turn and cough	체위변경과 기침
	type and cross match	혈액형과 교차반응검사
T&C#3	Tylenol[R] with 30mg codeine	코데인 30mg과 타이레놀
TCA	team conference	팀 회의, 검토회
	terminal cancer	말기 암
	transluminal coronary angioplasty	경혈관 관상동맥 성형술
	thioguanine and cytarabine	티오구아민과 싸이타라빈
	trichloroacetic acid	삼염화 초산
	tricuspid atresia	삼첨판 폐쇄
	tricyclic antidepressant	**삼환계 항우울제**
TCABG	triple coronary artery bypass graft	삼중 관상동맥 우회로 이식술

약 어	원 어	해 설
^{99m}TC AMA	**technetium ^{99m}TC albumin microaggregated**	**테크네튬 ^{99m}TC 알부민 미세응집**
T-Cannula	tracheostomy cannular	기관 누공형성술 배관
TCBS	thiosulfate citrate bile salt sucrose agar	염 자당 한천
TCC	transitional cell carcinoma	이행성 세포암
TCCB	transitional cell carcinoma of bladder	방광의 이행세포암종
TCD	transcerebellar diameter	경소뇌 직경
	transcranial doppler	**경두부 도플러**
	transverse cardiac diameter	횡경의 심장 직경
TCDB	turn, cough and deep breath	선회, 기침과 심호흡
TCDD	tetrachlorodibenzo-p-dioxin	다이옥신
TCE	tetrachloroethylene	사염화에틸렌(구충제)
T cell	small lymphocyte	소림프구
TCF	total coronary flow	총 관상동맥 유량
TCG	time compensation gain	시간 보상 획득
TCH	total circulating hemoglobin	총 순환 헤모글로빈
	turn, cough, hyperventilate	선회, 기침과 과도호흡
TCI	transient cerebral ischemia	일과성 뇌허혈증
	transmural colitis ischemia	전층허혈성 대장염
TCID	tissue culture infective dose	조직배양 감염범위
TCIE	transient cerebral ischemic episode	일과성 뇌허혈증
TCL	tibial collateral ligament	경골의 측부인대
TCM	tissue culture media	조직배양 배지
	traditional Chinese medicine	전통 중국의학
	transcutaneous(oxygen) monitor	경피성의(산소) 모니터

약 어	원 어	해 설
TCMA	transcortical motor aphasia	초피질성 운동성 실어증
TCMH	tumor direct cell mediated hypersensitivity	종양 직접세포 간접 과감작
TCMI	T-cell mediated immunity	T세포 간접면역
TCMS	transcranial cortical magnetic stimulation	경두개 회백질 자기자극
TCMZ	trichloromethiazide	트리클로로메티아지드
TCN	tetracycline	테트라 싸이클린
	triciribine phosphate (tricyclic nucleoside)	트리시리빈 인산염
TCNS	transcutaneous nerve stimulator	경피성 신경자극원
TCO	total contract orthosis	전체 접촉 보장구
TCOM	transcutaneous oximetry	경피적 산소포화도 측정
	transcutaneous oxygen monitor	경피성 산소 모니터
TCP	**transcutaneous pacemaker**	**경피적 심박동기**
	tranylcyprormine	항우울제
	trichloruphenol	트리클로로페놀
$TcPCO_2$	transcutancous carbon dioxide	경피성 이산화탄소
$TcPO_2$	transcutaneous oxygen	경피적 산소
^{99m}TC PYP	technetium ^{99m}TC pyrophosphate	테크네튬 99m 피로-인산염
TCR	**total calory ratio**	**총열량 비율**
	T-cell receptor	T-세포 수용기
TCRE	transcervical resection of the endometrium	자궁내막 경추 횡행절제술
^{99m}TC SC	technetium ^{99m}TC sulfur colloid	테크네튬 99m 유황콜로이드
TCT	thrombin clotting time	트롬빈 응고시간
	thyrocalcitonin	갑상선 칼시토닌
	tincture	팅크제

약 어	원 어	해 설
TCU	transitional care unit	이행성 치료병동
TCVA	thromboembolic cerebral vascular accident	혈전색전성 뇌혈관사고 (혈전성 뇌졸중)
TD	Takayasu's disease	다카야스병
	tardive dyskinesia	만발성 이상운동
	tetanus diphtheria toxoid (pediatricuse)	파상풍 디프테리아 독소 (소아용)
	thoracic duct	흉관
	threshold of discomfort	불쾌역치
	thymus-dependent	흉선의존
	tidal volume	1회 호흡량
	to deliver	분만하다
	tolerable diet	일반식이
	tolerance dose	내선량
	tone decay	긴장력(톤) 쇠퇴
	torsion dystonia	염전 근이긴장증
	total disability	전신장애(전신무력증)
	toxic dose	중독용량
	transverse diameter	횡경(가로 길이)
	travelers' diarrhea	여행자 설사
	treatment discontinued	치료 중단
	trophoblastic disease	영양배엽성 질환
T-D	tolerable diet	일반 식이
T/D	treatment discontinued	치료중단
Td	**tetanus diphtheria toxoid (adult type)**	**파상풍, 디프테리아 톡소이드(성인형 유독소)**
TD_3	toxic dose	독성량(중독량)
TD_{50}	median toxic dose	50%의 독성
TDA	TSH-displacing antibody TSH	TSH 변위항체
TDC	twisted drill craniostomy	염전 천공 두개조루술

약 어	원 어	해 설
TDD	telephone device for the deaf	청각장애자를 위한 전화장치
	thoracic duct drainage	흉관 배액
	transdermal drug delivery	경피적 약물투여
TDE	total daily energy (requirement)	총 하루 열량(요구량)
TDF	testis determining factor	고환 결정 유전자
	thoracic duct fistula	흉관루
	thoracic duct flow	흉관유량
	time dose fractionation	시간선량분획조사법
	tumor dose fractionation	종양선량분획조사법
TDI	toluene diisocyanate	톨루엔 디이속시아네이트
	total-dose infusion	총 주입량
TDK	tardive diskinesia	만발성 비정상 운동병
TDL	thoracic duct lymph	흉관 림프액
TDM	therapeutic drug monitoring	혈중약물농도 측정
TDMAC	tridodecylmethyl ammonium chloride	
TDN	transdermal nitroglycerin	경피적 니트로글리세린
tDNA	transfer DNA	전이 DNA
TDP	thoracic duct pressure	흉관압
Tdp	torsades de pointes	다형성 심실빈맥
TDR	time dose relationship	시간 용량 관계
TdR	thymidine	티미딘
t.d.s.	ter die sumendum	하루 세 번 복용
TDT	tentative discharge tomorrow	내일 일시 퇴원
	terminal deoxynucleotidyl transferase	**말단 데옥시누클레오티드 전이효소**
	tone decay test	청각피로(순응소실)검사
	tumor doubling time	종양 배가시간
TDX[R]	fluorescence polarization immunoassay	형광 편광 면역분석

약 어	원 어	해 설
TE	echo time	반향시간
	tennis elbow	테니스 팔굽염 (외측상완골 상과염)
	threshold energy	역치에너지
	tissue-equivalent	조직당량
	tooth extraction	발치
	total estrogen	총 에스트로겐
	toxic eruption	**중독성 발진**
	trace elements	미량원소
	tracheoesophageal	기관식도의
	transesophageal echocardiography	경식도 심장 초음파 촬영술
Te	tellurium	텔루륨
	tetanic contraction	강직성 수축
	tetanus	파상풍
T&E	trial and error	시행착오
T_E	expiratory phase time	호기상 시간
TEA	temporal external artery	측두 외동맥
	thromboendarterectomy	혈전 혈관내막 절제술
	total elbow arthroplasty	전체 팔꿈치 관절형성술
TEC	total eosinophil count	전체 호산구계산
T&EC	trauma and emergency center	외상과 응급센터
TECT	transluminal embolectomy catheter therapy	경관강 색전적출술 도관요법
TED	threshold erythema dose	홍반 역치량
	thromboembolic disease	혈전색전성 질환
TEDD	total end-diastolic diameter	총 종말-확장 직경
TEDS	antiembolism stockings	항색전증 양말
TEE	**transesophageal echocardiography**	**경식도 심장 초음파**

약 어	원 어	해 설
TEF	tracheal-esophageal fistura	기관식도누공
TEG	thromboelastogram	혈전탄성도
TEI	tissue expander implantation	조직 확장기 이식술
	total episode of illness	전체 에피소드(삽화)병
	transesophageal imaging	경식도 상
TEL	telemetry	원격계측기
tele	telemetry	원격계측기
TEM	transmission electron microscopy	주사전자현미경
temp	temperature	체온
	temporal	측두의
	temporary	일시적인
temp dext	tempori dextro	우측두
temp sinist	tempori sinistro	좌측두
TEN	tension(intraocular pressure)	압력(안압)
	toxic epidermal necrolysis	중독성 표피 괴사증
TEN®	total enteral nutrition	전체 장내의 영양
TENS	transcutaneous electrical nerve stimulation	경피적 신경 전기자극
TEP	thromboendophlebectomy	정맥내 혈전 절제술
	tracheoesophageal puncture	기관식도의 천자
	tubal ectopic pregnancy	난관의 자궁외 임신
TEPG	terminoesophago proximal gastrostomy	식도하부 위상부 문합술
TER	total elbow replacement	전체 팔꿈치 대치
	total endoplasmic reticulum	총 내형질 세망
	total energy requirement	총 에너지 필요량
	transurethral electroresection	경요도의 전기적 절제

약 어	원 어	해 설
TERB	terbutaline	터부탈린
term	terminal	말단의
tert.	tertiary	제3의
	terminate	종말, 말단
TES	toxic epidemic syndrome	독성 표피 증후군
	transcutaneous electrical stimulation	경피적 전기자극
	transmural electrical stimulation	통벽성 전기자극
	treatment emergent symptoms	치료 돌발사고의 증상
TESS	treatment emergent symptom scale	치료요법 돌발사고의 증상 척도
TET	transcranial electrostimulation therapy	두개의 전기자극 치료
	treadmill exercise test	답차 운동검사
tet tox	tetanus toxoid	파상풍 독소
TEV	talipes equinovarus (deformity)	내반첨족(기형)
TF	tactile fremitus	촉감 진탕음
	tetralogy of Fallot	팔롯의 4징후
	tissue-damaging factor	조직 손상 인자
	to follow	계속하다
	transfer factor	전달인자
	tube feeding	(위)관 영양
	tuberculin filtrate	투베르쿨린 여과액
	tubular fluid	관상액
TFB	trifascicular block	삼차 섬유속의 차단
TFCA	**transfemoral cerebral angiography**	**경대퇴 뇌혈관 조영술**
TFL	tensor fascia lata	대퇴근막장근
TFM	transverse friction massage	횡경 마찰 마사지

약 어	원 어	해 설
TFS	testicular feminization syndrome	고환 여성화 증후군
TFT	trifluridine	3중 플루라딘
	thyroid function test	갑상선 기능검사
TG	tendon graft	건 이식술
	therapeutic goal	**치료적 목표**
	thyroglobulin	티로글로불린
	total gastrotomy	**완전 위절제술**
	toxic goiter	중독성 갑상선종
	triglycerides(test)	**중성지방(지질검사)**
6-TG	thioguanine	6-티오구아닌
TGA	transient global amnesia	일시적인 전기억상실증
	transposition of the great artery	대동맥전위
TGAR	total graft area rejected	총 이식부위 거부
TGC	time gain compensation	시간 보상 이익
TGD	thyroglossal duct	갑상설관
TGDC	thyroglossal duct cyst	갑상설관 낭종
TGF	transforming growth factor	형질 전환성 증식인자
	tubuloglomerular feedback	세뇨관 사구체 환류
TGFA	triglyceride fatty acid	트리글리세라이드 지방산
TGGE	temperature gradient gel electrophoresis	온도구배 겔 전기영동
TGI	total gut decontamination	총 소화관 오염제거
TGS	tincture of green soap	식물성 그린 비누 팅크
TGs	triglycerides	트리글리세라이드
TGT	thromboplastin generation test	혈전 생성검사
TGV	thoracic gas volume	흉강내 가스용량
	transposition of the great vessels	대혈관 전위증
TGXT	thallium graded exercise test	탈륨 정도(등급) 운동검사

약어	원어	해설
TH	thrill	진동, 진전음
	thyroid hormone	갑상선 호르몬
	topical hypothemia	국소성 저체온증
	total hysterectomy	자궁 완전 적출술
th	thoracic	흉곽의
T&H	type and hold	유형과 고정(혈액형 고정)
THA	tacrine (tetrahydroacridine)	타크린
	total hip arthroplasty	**고관절 성형술**
	transient hemispheric attack	일반적 반구 자극
THBR	thyroid hormone binding ratio	갑상선호르몬 결합비율
thal	thalassemia	지중해 빈혈
THAM[R]	tromethamine	
THC	tetrahydrocannabinol (cannabis)	테트라하이드로카나비놀 (대마활성성분)
	transhepatic cholangiogram	경간 담관조영술
	transplantable hepatocellular carcinoma	이식 가능성 간세포성 암종
THCULT	throat culture	인후 배양
THE	transhepatic embolization	경간 색전술
	tropical hypereosinophilia	열대성 호산구 과대증가증
theor	theoretical	이론적
ther	therapy	치료
Ther Ex	therapeutic exercise	치료적 운동
therm	thermal	열성의
	thermometer	온도계
THF	thymic humoral factor	흉선의 체액성 인자
THI	transient hypogammaglobinemia of infancy	영아의 일시적 저감마글로빈 혈증
THKAFO	trunk-hip-knee-ankle foot orthosis	몸통-둔부-무릎-발목-발-정형술

약 어	원 어	해 설
THO	titrated water	적정물
THP	transhepatic portography	경간 문맥조영법
	trihexyphenidyl	
THR	**total hip replacement**	**고관절 전치환술**
	training heart rate	훈련시킨 심박동수
THRA	total hip replacement arthroplasty	총 고관절 치환 형성술
throm	thrombosis	혈전증
THTV	therapeutic home trial visit	치료적 가정 시험 방문
TI	terminal ileum	말단 회장
	terminal ileus	말단 장폐색증
	therapeutic index	치료지수
	tibia	경골
	time interval	시간 간격
	transischiac	좌골간의
	tricuspid insufficiency	**삼천판 폐쇄부전증**
Ti	thallium	탈륨
	titanium	티타늄
TIA	**transient ischemic attack**	**일과성 허혈 발작**
tib.	tibia	경골
TIBC	**total iron binding capacity**	**총철결합능**
TIC	trypsin inhibitor capacity	트립신 억제인자 용량
TICH	traumatic intra cranial hemorrhage	외상성 두개내 출혈
TICU	transfer intensive care unit	중환자실로 옮김
	trauma intensive care unit	외상 집중간호실
TID	titrated initial dose	적정 초기량
t.i.d	***ter in die* (three times a day)**	**1일 3회**
	time interval difference	시간 간격차
TIDM	three times daily with meals	식사와 함께 1일 3회
TIE	transient ischemic episode	일과성 허혈성 뇌발작력

약 어	원 어	해 설
TIG	tetanus immune globulin	파상풍 면역글로불린
TIL	tumor infiltrating lymphocytes	종양 침윤 림프구
% tile	percentile	
TIMP	tissue inhibitor of metalloproteinase	메탈로프로테인나제의 조직 억제
TIN	tubulointerstitial nephritis	세뇨관성 간질성 신염
t.i.n	*ter in nocte*(three times a night)	밤에 3번
tinct	tincture	팅크제
TIPS	**transjugular intrahepatic portosystemic shunt**	**경정맥을 통한 문맥계와 체순환계의 측로**
TIPSS	transjugular intrahepatic portosystemic stent shunt	경내 경정맥간내 문맥 간정맥 단락술
TIS	tumor in situ	종양의 위치
TISS	therapeutic intervention scoring system	치료적 중재 점수체계
TIT	Treponema(pallidum) immobilization test	매독 비가동화 검사
	triiodothyronine	트리요오드티로닌(갑상선에서 발견되는 호르몬)
titr	titrate	적정한(역가)
TIU	**thyroid iodine uptake**	**갑상선 요오드 섭취**
TIUP	term intrauterine pregnancy	자궁내 임신기간
TIV	trivalent inactivated influenza vaccine	삼가 비활성 인플루엔자 백신
TIVC	thoracic inferior vena cava	흉부의 하대정맥
+tive	positive	양성
TIW	three times a week	일주일에 3번
TJ	triceps jerk	삼두근 경동(연축반사)
TJA	total joint arthroplasty	전체 관절 성형술
TJN	twin jet nebulizer	이중분무기
TK	thymidine kinase	티미딘 키나제
TKA	**total knee arthroplasty**	**전 슬관절 성형술**

약 어	원 어	해 설
TKD	tokodynamometer	자궁근 수축 측정계
TKG	thrombokineticogram	혈액응고 이상 검사
TKNO	to keep needle open	주사바늘 유지(개방유지)
TKO	**to keep open**	**개방유지**
TKP	thermokeratoplasty	열 각막 형성술
TKPA	total knee replacement arthroplasty	전체 무릎 관절 대치 형성술
TKR	**total knee replacement**	**슬관절 전치환술**
TKVO	to keep vein open	정맥 개방유지
TL	team leader	팀 지도자
	transverse line	횡선
	trial leave	시도하다
	tubal ligation	**난관 결찰술**
	terminal latency	말기 잠복기
	transverse loop	횡행루프의
TLA	translumbar arteriogram (aortogram)	경요추 동맥촬영술 (대동맥조영도)
TLAC	triple lumen arrow catheter	삼중 내강 화살형 카테터
TLC	tender loving care	친절하고 애정어린 간호
	thin layer chromatography	박층 색층분석법
	T-lymphocytc choriocarcinoma	T-림프구 융모막암
	total lung capacity	**총 폐활량**
	total lymphocyte count	총림프구 수
	triple lumen catheter	삼중 내강 카테터
TLD	themoluminescent dosimeter	열형광 선량계
TLE	temporal lobe epilepsy	측두엽 간질
TLI	total lymphoid irradiation	전체림프구 조사
	translaryngeal intubation	경후두 통해 삽관
TLK	thermal laser keratoplasty	온열레이저 각질형성술
TLNB	term living newborn	만기 생존 신생아

약 어	원 어	해 설
TLR	tonic labyrinthine reflex	긴장성 미로반사
TLS	tumor lysis syndrome	종양 박리 증후군
$TL^{(201)}S$	thallium 201 myocardial perfusion scan	탈륨 심근관류 핵촬영
TLSO	**thoracic lumbar sacral orthosis**	**흉요천골 정형술**
TLSSO	thoracolumbosacral spinal orthosis	흉요천골 척수정형술
TLT	tonsillectomy	편도절제술
TLV	total lung volume	전폐용량, 전폐기량
TM	temperature by mouth	구강체온
	Thayer lumbar	테이어 허리
	Thayer Martin (culture)	테이어 마틴(배양), 임균 선택적 배양
	transcendental meditation	초월 명상
	treadmill	답차
	tumor	종양
	tympanic membrane	고막
Tm	thulium	툴륨
T&M	type and cross match	혈액형 & 교차시험
TMA	thrombotic microangiopathy	혈전성 미세혈관병증
	transmetatarsal amputation	경중족골 절단술
T/MA	tracheostomy mask	기관누공술 마스크
TMAS	Taylor manifest anxiety scale	테일러 메니페스트 불안척도
Tmax	temperature maximum	최대체온
tmax	time of occurrence for maximum(peak) drug concentration	약물의 최고 농도시간
TMB	transient monocular blindness	일시적인 단안 실명
	trimethoxybenzoates	트리메톡시벤조이트
TMC	transmural colitis	결정막 대장염

약 어	원 어	해 설
TMC	triamcinolone	steroid 종류
TMCA	trimethylcolchicinic acid	트리메칠콜치시닉 산
TME	thermolysin like metalloendopeptidase	가열분해와 같이 금속의 단백질내 분해효소
TMET	treadmill exercise test	답차 운동검사
TMI	threatened myocardial infarction	위협적인 심근 경색증
	transmural enteritis	전층(벽내)장염
	transmural infarction	전층경색증
TMJ	**temporomandibular joint**	**측두하악골 관절**
TMJ Ankylosis	tempormandibular joint ankylosis	측두하악골의 관절 강직
TMM	torn medial meniscus	반월 중간의 열상부위
	total muscle mass	전체 근육 덩어리
TMNG	toxic multinodular goiter	독성 다결절성 갑상선종
TMP	thallium myocardial perfusion	탈륨의 심근 관류
	transmembrane pressure	횡격막 압력
	trimethoprim	트리메토프림
TMP/SMX	**trimethoprim and sulfamethoxazole**	**트리메토프림과 설파메독사졸**
TMR	tissue maximum ratio	조직 최대 선량비
	trainable mentally retarded	일련의 정신지연
TMST	treadmill stress test	답차 스트레스 검사
TMT	**treadmill test**	**답차 검사**
TMTC	too many to count	너무 많아서 셀 수 없다
TMTX	trimetrexate	트리메트렉세이트
TMWKTM	tender mass with known tissue malignancy	악성 조직으로 알려진 유연한 종괴
TMX	tamoxifen	타목시펜(항 에스트로겐제)
TMZ	temazepam	테마제팜
TN	normal intraocular tension	정상적인 안압
	team nursing	팀간호

약 어	원 어	해 설
TN	temperature normal	정상체온
	total nitrogen	총질소
T&N	tension and nervousness	긴장과 신경과민증
TNA	**total nutrient admixture**	**종합영양제**
TNB	term newborn	만삭아
	Tru-Cut R needle biopsy	Tru-Cut(조직검사기기명) 바늘생검
TNBP	transurethral needle biopsy of prostate	경요도 전립성 생검
TNF	tumor necrosis factor	종양괴사 인자
TNG	trinitroglycerin	트리니트로글리세린
TNI	total nodal irradiation	전체 결절의 방사선 조사
TNM	primary tumor, regional lymph nodes and distant metastasis (used with subscripts for the staging of cancer)	원발성 종양, 국소 림프절과 원격전이
TNS	transcutaneous nerve stimulation (stimulator)	경피성 신경 자극
	Tullie-Nieborg syndrome	툴리에니에보그 증후군
TNT	triamcinolone and nystatin	트리암시놀론과 니스태틴
TNTC	too numberous to count	셀 수 없이 많은 수
	telephone order	전화지시
	time off	시간이 끝나다
	total obstruction	전체 폐색
	transfer out	밖으로 이동하다
To	torsion	연전
T(O)	oral temperature	구강체온
T&O	tubes and ovaries	난관과 난소
TOA	time of arrival	도착시간
	tubo ovarian abscess	**난관난소 농양**
TOB	tobacco	담배

약 어	원 어	해 설
TOB	tobramycin	토브라마이신
TOBEC	total body electric conductivity	전신전기전도율 (신체구조 측정법)
TOC	total organic carbon	전체 유기탄소
TOCE	transcatheter oily chemoembolization	카테터를 통한 유성의 화학색전술
TOF	**tetralogy of Fallot**	**팔롯의 4징후**
	total of four	1/4
TOGV	**transposition of the great vessels**	**대혈관 전위**
TOH	throughout hospitalization	입원을 통하여
TOL	tolerate	내성
	trial of labor	분만시도
TOM	tomorrow	내일
	transcutaneous oxygen monitor	경피성 산소 모니터
Tomo	tomogaphy	단층촬영
TON	tonight	오늘밤
TOP	termination of pregnancy	임신중절
TOPV	trivalent oral polio vaccine	3가 경구용 소아마비백신
TORCH	**toxoplasmosis, other (syphilis, hepatitis, zoster), cytomegalovirus and herpes simplex (maternal infections)**	**톡소플라스마증 이외에 풍진, 거대세포바이러스, 단순포진**
TORP	**total ossicular replacement prosthesis**	**전체 이소골 대치법**
TOS	intraocular pressure of the left eye	좌안의 안압
	thoracic outlet syndrome	흉곽 출구 증후군
TP	temperature and pressure	온도와 압력
	temporoparietal	측두 두정골의
	tendon plasty	건 성형술

약 어	원 어	해 설
TP	**therapeutic planning**	**치료적 계획**
	thrombophlebitis	혈전성 정맥염
	Todd's paralysis	토드의 마비
	total protein	**총단백**
	'T' piece	'T' 조각
	treating physician	치료의사
	treponema palladium	매독
T&P	temperature and pulse	체온과 맥박
	turn and position	회전과 태위
TPA	tissue plasminogen activator	조직 플라스미노겐 활성제
	tissue polypeptide antigen	**조직 폴리펩타이드 항원, 종양표지검사**
	total parenteral alimentation	총정맥 영양
TPBF	total pulmonary blood flow	총 폐혈류양
TPC	total patient care	전인간호
TPCF	treponema pallidum complement fixation test	매독균 보체결합검사
TPD	tropical pancreatic diabetes	열대성 췌장 당뇨병
TPE	therapeutic plasma exchange	치료적 혈장교환
	total protective environment	전체 예방 환경
TPF	thrombopoietic factor	혈소판(혈전) 형성인자
	trained participating father	훈련에 참여하는 아버지
TPH	thromboembolic pulmonary hypertension	혈전색전성 폐 고혈압
	trained participating husband	훈련에 참여하는 남편
TPHA	treponema pallidum hemoagglutination (test)	매독 혈구 응집(검사)
T PHOS	triple phosphate crystals	3인산 결정체
TPI	**Treponema pallidum immobilization(test)**	**매독균 고정법**
	trigger point injection	유발점 주사

약 어	원 어	해 설
TPL	thromboplastin	트롬보플라스틴
T plasty	tympanoplasty	고실성형술
TPM	temporary pacemaker	일시적 인공 심박동기
TPN	**total parenteral nutrition**	**총 비경구적 영양**
TPO	temporo parieto occipital	측두 두정 후두의
	thrombopoietin	혈전 형성
	trial prescription order	시험 조제 지시
TPP	thiamine pyrophosphate	티아민 피로인산염
TP&P	time, place and person	시간, 장소와 사람
TPPN	total peripheral parenteral nutrition	전체 말초 비경구적 영양
TPPV	trans pars plana vitrectomy	평면부 유리체 절제술
TPR	**temperature, pulse and respiration**	**체온, 맥박과 호흡**
	total peripheral resistance	전신 말초혈관 저항력
	total pulmonary resistance	총 폐혈관 저항
T PROT	total protein	총 단백질
TPT	time to peak tension	최대 장력 시기
	transpyloric tube	유문부 통과 관
	treadmill performance test	답차 수행 검사
TPU	tropical phagedenic ulcer	열대성 침식 궤양
TPVR	total peripheral vascular resistance	총말초혈관저항력
TQ	tocopherol quinone	토코페롤 퀴논
TQM	total quality management	총체적 질 관리
TR	therapeutic radiology	치료방사선과
	tincture	팅크제
	to return	되돌아가다
	trace	흔적
	transfusion reaction	수혈반응

약 어	원 어	해 설
TR	transplant recipients	이식조직 수령자
	treatment	치료
	tremor	진전
	tricuspid regurgitation	삼첨판 역류
	tubal reanastomosis	난관 복원술
	tumor registry	종양 등록
tr	shearing rate	전단율
T(R)	rectal temperature	직장체온
T&R	tenderness and rebound tenderness	압통과 반동성 압통
trach	tracheal	기관의
	tracheostomy	기관 누공술
TRAFO	tone reducing ankle/foot orthosis	긴장력 감소 발목/발 정형술
TRAM	transverse rectus abdominis muscle free flap	횡복직근 유리피판술
trans D	transverse diameter	횡경
TRAP	tartrate resistant (leukocyte) acid phophatase	주석산염 저항산 인산화제
	trapezium	능형골
TRAS	transplant renal artery stenosis	(이식) 신 동맥협착
TRBF	total renal blood flow	총 신장 혈류량
TRC	tanned red cells	탄닌산 처리 적혈구
TRD	tongue retaining device	언어 교정장치
	traction retinal detachment	견인성 망막박리
Tren	Trendelenburg(position)	트렌델렌버그 체위 (쇼크 체위)
TRF	thyrotropin releasing factor	갑상선 자극호르몬 방출인자
TRH	protirelin(thyrotropin releasing hormone)	프로티레린(갑상선 자극호르몬 방출호르몬)
TRI	trimester	임신 3기

약 어	원 어	해 설
T_3RIA	triiodothyronine level by radioimmunoassa	방사선 면역분석에 의한 트리요오드티로닌 치
TRIC	trachoma inclusion conjunctivitis	트라코마 봉입체성 결막염
TRICH	Trichomonas	트리코모나스
TRIG	triglycerides	중성지방
Triple Op	ECCE, IOL, trabeculectomy operation	백내장 낭외적출술, 인공 수정체 삽입술, 섬유주 절제술
TRISS	trauma score and injury severity score	외상평점과 상처의 심한 정도에 따른 평점
TRMSMX	trimethoprim sulfa methoxazole	혼합된 복합항성제
tRNA	transfer ribonucleic acid	전이 리보핵산
TRND	Trendelenburg	트렌델렌버그
TRNG	tetracycline resistant Neisseria gonorrhoeae	테트라사이클린 내성 임균
TRO	to return to office	일터로 돌아가다
TRP	trigger point	유인점
	tubular reabsorption of phosphate	세뇨관 인산 재흡수력
TRPT	transplant	이식조직
TRS	**Therapeutic Recreation Specialist the real symptom**	**실제증상에 대한 오락요법 치료전문가**
TRT	thermoradiotherapy	열 방사선 요법
TRU	turbidity reduction unit	혼탁도 저하단위
T_3RU	triiodothyronine resin uptake	트리아이오드티로닌 레신 흡수
TRUS	transrectal ultrasonography	경직장 초음파 검사
TRUSP	transrectal ultrasonography of the prostate	전립선 경직장 초음파 검사
TRZ	triazolam	트리아졸람
TS	temperature sensitive	체온감각
	test solution	시험용액

약 어	원 어	해 설
TS	thoracic spine	흉추
	toe signs	발가락 징후
	Tourette's syndrome	뚜렛 증후군
	tracheal stenosis	기관협착증
	transsexual(ly)	성전환의
	trauma score	외상평점
	tricuspid stenosis	삼천판 협착증
	triple strength	3배의 강도
	Turner's syndrome	터너증후군
T&S	type and screen	유형과 선별
Ts	Schiotz tension	
TSA	toluenesulfonic acid = tolylsulfonyl acid	톨루렌설포닉산
	total shoulder arthroplasty	전 어깨 관절 성형술
	trans sphenoid approach	횡 접형동 도달법
	traumatic subarachnoid hemorrhage	외상성 지주막하 출혈
	tumor specific antigen	종양 특이항원
TSAb	thyroid stimulating antibodies	갑상선 자극항체
TSAH	**traumatic subarachnoid hemorrhage**	**외상성 지주막하 출혈**
TSAR[R]	tape surrounded Applirulers	테이프로 둘러싸인 아플리룰러스
TSB	trypticase soy broth	트립티케이스 정유 육즙
TSBB	transtracheal selective bronchial brushing	경기관 선택적 기관지 세척
TSC	technetium sulfur colloid	테크네튬 유황 콜로이드
	theophylline serum concentration	테오필린 혈청 농도
TSD	target to skin distance	표적 피부간 거리
	Tay Sachs disease	**테이 삭스 병**

약 어	원 어	해 설
TSE	targeted systemic exposure	표적 전신 노출
	testicular self examination	**고환의 자가검진**
T sect	transverse section	횡절개
TSEM	transmission scanning electron microscopy	투과형 주사전자현미경
T set	tracheotomy set	기관 절개술 세트
TSF	tricep skin fold	삼두근 피부 주름
TSH	**thyroid stimulating hormone**	**갑상선 자극 호르몬**
TSH-RF	thyroid stimulating hormone-releasing factor	갑상선 자극 호르몬 방출인자
TSI	thyroid stimulating immunoglobulin	갑상선 자극 면역글로불린
T-SKULL	trauma skull	두개골 외상
TSO	total stitch out	전체 발사
TSP	total serum protein	총 혈청 단백
	tropical spastic paraparesis	열대성 경련 대부전 마비
tsp	teaspoon (5mL)	차스푼(작은 스푼)
TSPA	thiotepa (thio-TEPA) triethylenethiophosoramide	
T-SPINE	thoracic spine	흉추
TSR	total shoulder replacement	전체 견갑 대치술
	trans sphenoidal removal	횡접형동 제거
TSS	toxic shock syndrome	독성 쇼크 증후군
TST	trans scrotal testosterone	경음낭의 테스토스테론
	treadmill stress test	답차 스트레스 검사
	tuberculin skin test(s)	결핵 피부 반응검사
TSTA	tumor specific transplantation antigens	종양 특이성 이식항원
TT	test tape®	시험 테이프
	tetanus toxoid	파상풍 독소
	thrombin time	응혈 시간

약 어	원 어	해 설
TT	thrombolytic therapy	혈전용해요법
	thymol turbidity	티몰 혼탁도
	tilt table	경사 탁자
	tonometry	압력 측정법
	transtracheal	경기관지의
	twitch tension	연축 긴장
	tympanic temperature	고실온도
T&T	tobramycin and ticarcillin	토브라마이신과 티카실린
	touch and tone	접촉과 소리
T/T	trace of – / trace of –	~의 흔적
TT_4	total thyroxine	총 티록신
TTA	total toe arthroplasty	전체 발가락 관절 성형술
	transtracheal aspiration	경기관 흡인술
TTC	transtracheal catheter	경기관 카테터
	T-tube cholangiography	T관 담관조영술
TTD	temporary total disability	일시적 전신 무력증
	transverse thoracic diameter	횡 흉곽 직경
TTE	**transthoracic echocardiography**	**경흉부 초음파 검사**
TTF	tibia talar fusion	경골 거골 유합술
TTH	thyrotropic hormone	갑상선자극 호르몬
TTM	tamoxifen teenage mother	십대모성 타목시펜
	total tumor mass	전체 종양 덩어리
TTN	transient tachypnea of the newborn	신생아의 일시적 빈호흡
TTNA	**transthoracic needle aspiration**	**경피적 세침 흉곽흡인술**
TTNB	**transient tachypnea of the newborn**	**신생아의 일과성 빈호흡**
TTO	to take out	~을 꺼내다
	transtracheal oxygen	경기관의 산소

약 어	원 어	해 설
TTOD	tetanus toxoid outdated	폐기용 파상풍 톡소이드
TTOT	transtracheal oxygen therapy	경기관 산소요법
TTP	**thrombotic thrombocytopenic purpura**	**혈전성 혈소판 감소성 자반증**
TTR	triceps tendon reflex	삼두근 건 반사
TTS	tarsal tunnel syndrome	족근관 증후군
	temporary threshold shift	일과성 역치변동
	through the scopy (ballon dilatation)	내시경적 식도확장술
	transdermal therapeutic system	경피치료 체계
	transfusion therapy service	수혈치료 서비스
	Thomas Tomson strauber ober bar operation	수술명
TTT	tilt table test	경사 탁자 검사
	tolbutamide tolerance test	톨부타미드 부하검사
	thymol turbidity test	티몰 혼탁검사(간염검사)
TTUTD	tetanus toxoid up to date	최신 파상풍 톡소이드
TTVP	temporary transvenous pacemaker	일시적 경정맥 인공 심박동기
TTWB	touch toe weight bearing	무지 감지성 체중부하
TU	Todd units	토드단위
	toxic unit, tixin unit	독성단위, 독소단위
	transrectal ultrasound	경직장 초음파
	tuberculin units	튜버쿨린 단위
TUC	**transurethral coagulation**	**경요도적 전기응고술**
TUE	transurethral extraction	경요도 적출술
TUF	total ultrafiltration	총 초여과
TUIBN	transurethral incision of bladder neck	방광경 경요도 절개술
TUIP	transurethral incision of the prostate	전립선 경요도 절개술

약 어	원 어	해 설
TULIP[R]	transurethral ultrasound guided laser induced prostatectomy (system)	경요도 초음파 유도 레이저 전립선 절제술
zTUN	total urinary nitrogen	총 요질소
TUPR	transurethral prostatic resection	경요도 전립선 절제술
TUR	transurethral resection	경요도적 절제술
T_3UR	triiodothyronine uptake ratio	트리요오드티로닌 흡수율
	transurethral resection of bladder	방광의 경요도 절제술
Turb	turbidity	혼탁도
TURBN	transurethral resection bladder neck	경요도적 방광경 절제술
TURBT	transurethral resection bladder tumor	경요도적 방광암 절제술
TURP	**transurethral resection of prostate**	**경요도적 전립선 절제술**
TURV	transurethral resection valves	경요도적 판막 절제술
TUS(tus)	transanal ultrasonogram	경직장 초음파
	tussis=cough	기침, 해소
TUU	transureterostomy	경요관 문합술
TUV	transurethral valve	경요도 판막
	total urine volume	전요량(총 소변량)
TV	television	텔레비젼, 원격 시각기
	temporary visit	일시 방문
	tidal volume	**1회 호흡량**
	total volume	총량
	transvenous	경정맥의
	trial visit	방문 시도
	Trichomonas vaginalis	질 트리코모나스
T/V	touch verbal	~에 관해 언급하다
TVC	total volume capacity	총폐활량

약 어	원 어	해 설
TVC	trans vaginal cystectomy	경질식 낭종절제술
	triple voiding cystogram	3단 배뇨 방광 조영도
	true vocal cord	진 성대
TVD	triple vessel disease	삼중맥관(혈관)병
	twin vacuum delivery	쌍생의 진공 분만
TVDALV	triple vessel disease with an abnormal left ventricle	비정상 좌심실을 동반한 3중 맥관병
TVF	tactile vocal fremitus	촉각의 음성 진탕음
TVH	**total vaginal hysterectomy**	**전 질식 자궁절제술**
TVI	tricuspid valve insufficiency	삼첨판 기능부전증
TVL	tenth-value layer	10분의 1 방사선 조사층
TVN	tonic vibration response	긴장성 진동반응
TVP	transvenous pacemaker	경정맥 인공 심박동기
	transvesical prostatectomy	경방광 전립선 절제술
TVR	tricuspid valve replacement	삼천판 대치술
TVS	transvaginal sonography	경질 초음파 검사
TVSC	transvaginal sector scan	경질주사(초음파상 측정부위에 따른 방법)
TVU	total volume of urine	전체뇨량
TVUS	transvaginal ultrasound	경질 초음파
TW	tap water	수돗물
	test weight	시험체중
	T-wave	T파
TWAR	Chlamydia pstittaci	클라미디아 페스타키
T wave	**part of the electrocardiographic cycle representing a portion of ventricular repolarization**	**심실재분극의 부분을 나타내는 심전도 주기 중의 일부**
TWD	total white and differential count	총 백혈구와 감별 계산
TWE	tap water enema	수돗물 관장
TWETC	tap water enema till clear	깨끗할 때까지 수돗물 관장

약 어	원 어	해 설
TWG	total weight gain	전체 무게증가
TWH	transitional wall hyperplasia	이행성 벽 과형성
TWHW ok	toe walking and heel walking all right	무지 감지성 체중부하, 발뒤꿈치 체중부하
TWI	T-wave inversion	T파 전도
TWR	total wrist replacement	전체 팔목 대치
TWWD	tap water wet dressing	수돗물 습 드레싱
Tx	**therapy**	**치료, 요법**
	traction	견인
	transfuse	수혈
	transplant	이식
	treatment	**치료, 관리**
	tympanostomy	고실 문합술
T&X	type and crossmatch	혈액형과 교차반응시험
TXA_2	thromboxane A_2	트롬복산 A_2
TXB_2	thromboxane B_2	트롬복산 B_2
TXM	type and crossmatch	혈액형과 교차시험
	T cell crossmatch	T세포 교차시험
TYCO #3	Tylenol[R] with 30 mg of codeine(#1=7.5 mg, #2=15 mg and #4=60 mg of codeine present)	코데인 30mg과 함께 타이레놀(7.5mg을 1번, 15mg을 두번 나누고 코데인 60mg을 4번 나누어 준다)
Tyl	Tylenol[R]	타이레놀
	tyoma (callus)	티오마(가골)
TYMP	tympanogram	고실전도
TZ	transition zone	전이 대

U

약 어	원 어	해 설
U	ultralente insulin[R]	지속성 인슐린
	units	단위
	unknown	알려지지 않은
	upper	위의, 상부의
	uranium	우라늄
	urine	소변
	urology	비뇨기화학
U/1	1 finger below umbilicus	제대아래 손가락 한개 폭
1/U	1 finger over umbilicus	제대위 손가락 1개 폭
U/	at umbilicus	제대(배꼽) 위치
UA	umbilical artery	제대동맥
	uncertain about	~에 대해서 분명치 않은
	upper airway	상기도
	upper arm	상지
	uric acid	요산
	urinalysis	**뇨분석, 소변검사**
	urinary albumin	요중알부민
	urine amount	소변량
UAC	**umbilical artery catheterization**	**제대동맥관 삽입술**
	under age	미성년, 부족량(액)
	upper airway congestion	상기도 울혈
UAE	urinary albumin excretion	뇨알부민 배출
UAL	umbilical artery line	제대 동맥선
UA&M	urinalysis and microscopy	요분석 검사와 현미경검사법
UAO	upper airway obstruction	상기도 폐쇄

약 어	원 어	해 설
UAP	**unstable angina pectoris**	**불안정형 협심증**
UAPF	upon arrival patient found	
UAT	up as tolerated	내성에 관하여
UAVC	univentricular atrioventricular connection	제1뇌실 방실계 연결
UBC	University of British Columbia(brace)	영국 콜롬비아대학
UBF	unknown black female	신원미상의 흑인여성
	uterine blood flow	자궁순환
UBI	ultraviolet blood irradiation	자외선 혈액조사법
UBM	unknown black male	신원미상의 흑인남성
UBT	urea breath test	요소 호기검사
UBW	usual body weight	평상시 몸무게
UC	**ulcerative colitis**	**궤양성 대장염**
	umbilical cord	제대
	unconscious	무의식의
	unit clerk	병동 사무원
	urea clearance	요소 청소율
	urine culture	뇨배양
	uterine cancer	자궁암
	uterine colic	자궁산통
	uterine contraction	**자궁수축**
U&C	urethral and cervical	요도와 자궁경부
	usual and customary	일상적인 것과 습관적인 것
UCD	urine collection device	요 수집 장치
	usual childhood diseases	흔한 소아기 질환
UCE	urea cycle enzymopathy	요소주기효소병증
UCG	urethro cystography	요도방광조영
	urinary chorionic gonadotropins	요중 융모성 성선자극 호르몬

약 어	원 어	해 설
UCHD	usual childhood diseases	소아기 흔한 질환
UCHS	uncontrolled hemorrhagic shock	비조절 출혈성 쇼크
UCI	urethral catheter in	요도 카테터 삽입
	usual childhood illnesses	소아기 통상 질환
UCL	uncomfortable loudness level	불안전한 소음 수준
UCO	urethral catheter out	요도 카테터 제거
UCP	urethral closure pressure	요도 폐쇄압
UCPP	urethral closure pressure profile	요도 폐쇄압
UCR	unconditioned response	무조건적 반응
	usual, customary, and reasonable	통상 습관적이고 이유가 있는
UCRE	urine creatinine	요 크레아틴
UCRP	universal coagulation reference plasma	통상적 응고 참고혈장
UCS	unconscious	무의식의
UCX	urine culture	요 배양
UD	as directed	지시대로
	urethral dilatation	요도 확장
	urethral discharge	요도 분비물
	uterine distension	자궁 팽창(확장)
	urodynamic	뇨 역동학
UDC	usual diseases of childhood	소아기 통상 질환
UDCA	ursodeoxycholic acid	우르소데옥시콜 산
UDO	undetermined origin	불확정 원인
UDP	unassisted diastolic pressure	독립된 확장기압
UDS	unconditioned stimulus	무조건적인 자극
	urodynamic study	뇨역동학 검사
UDT	urine diastix test	뇨당검사
UE	under elbow	팔꿈치 아래

약 어	원 어	해 설
UE	undetermined etiology	미확인된 원인
	upper esophagus	상부 식도
	upper extremity	상지
UES	upper esophageal sphincter	상부 식도괄약근
UESP	upper esophageal sphincter pressure	상부 식도괄약근의 압력
UF	ultrafiltration	초여과
	until finished	끝날 때까지
UFC	urine free cortisol	요중 유리 코티솔
UFF	unusual facial features	유별난 얼굴 생김새(특징)
UFFI	urea formaldehyde foam insulation	요소 포름알데히드 차단 거품
UFN	until further notice	추후 통지할 때까지
UFO	unflagged order	계속되는 지시
UFR	ultrafiltration rate	초여과율
UG	until gone	없어질 때까지
	urethrography	요도조영
	urinary glucose	당뇨
	urogenital	비뇨생식기의
UGDP	**university group diabetes project**	**당뇨병 연구 대학단체**
UGH	uveitis glaucoma, and hyphema(syndrome)	포도막염 녹내장과 전방출혈(증후군)
UGI(S)	**upper gastrointestinal(series)**	**상부위장관(촬영술)**
UGIH	upper gastrointestinal (tract) hemorrhage	상부위장관 출혈
UGK	urine glucose ketones	장 케톤뇨
UGS	upper gastrointestinal series	상부위장관계 촬영술
UGT	urogenital tuberculosis	비뇨생식기 결핵
UH	umbilical hernia	제대탈장
	university hospital	대학병원

약 어	원 어	해 설
UH	**urinary habit**	**배뇨습관**
	urinary hesitancy	배뇨곤란
UHBI	upper hemibody irradiation	상반신 방사선조사
UHP	university health plan	대학건강계획
	urinary ileostomy	요회장문합술
UI	urinary incontinence	요 실금
UIB	unemployment insurance benefits	실직자 보험
UIBC	unsaturated iron binding capacity	불포화 철결합력
UID	once a day	하루에 한번
UIEP	urine(urinary) immunoelectrophoresis	요 면역 전기 영동법
UIP	usual interstitial pneumonitis	통상형 간질성 폐렴
UIQ	**upper inner quadrant**	**상부내측의 1/4**
UJ	universal joint(syndrome)	여러 방향으로 움직이는 관절(증후군)
UK	**unknown**	**알려지지 않은**
	urine potassium	요 칼륨
	urokinase	**혈전용해제의 한 종류**
UL	unit leader	병동 지도자
	upper left	좌측 상부
	upper lid	상안검
	upper lobe	상엽
U/L	upper and lower	상부와 하부
U&L	**upper and lower**	**상부와 하부**
ULD	upper level discriminator	고위수준 감별기
ULLE	upper lid, left eye	좌 상안검
ULN	upper limits of normal	정상 상한도
ULQ	upper left quadrant	좌상부 1/4
ULRE	upper lid, right eye	우 상안검
ULSB	upper left sternal border	상좌 흉골연

약 어	원 어	해 설
UM	unmarried	미혼
	upper motor	상위운동
umb	umbilicus	배꼽의, 제대의
UMCD	uremic medullary cystic disease	요독성 수질낭포성 질환
UN	undernourished	영양부족의
	urea nitrogen	요소 질소
	urinary nitrogen	요질소
UNA	urinary nitrogen appearance	요질소 출현
UNa	urine sodium	요 나트륨
unacc	unaccompanied	동행자가 없는
UNC	uncrossed	교차하지 않는
Ung	unguentum(ointment)	연고
UNICEF	United Nations International Children's Emergency Fund	유엔 국제아동 긴급기금 (국제연합)
UNK	unknown	알려지지 않은
UNL	upper normal levels	상한선
UO	under observation	관찰하에
U/O	urine output	요 배설량, 소변량
	undetermined origin	불확정 원인
	ureteral orifice	요도구
	urinary output	요 배설량
UOQ	upper outer quadrant	상외측 1/4
Uosm	urinary osmolality	요 삼투압
UP	**ureteropelvic**	**요관신우의**
	urticaria pigmentosa	**색소성 두드러기**
	uteroplacental	자궁 태반의
	unipolar	단극의
U/P	urine to plasma(creatinine)	요혈장
√ up	**check up**	**확인**

약 어	원 어	해 설
UPEP	urine protein electrophoresis	요단백 전기영동
UPJ	**ureteropelvic junction**	**요관신우 이행부**
UPOR	usual place of residence	통상 거주 장소
UPP	urethral pressure profile	요도 내압곡선
UPPP	uvulopalatopharyngoplasty	인두구개형성술
U/P ratio	urine to plasma ratio	요 혈장비
UPT	uptake	섭취율
	urine pregnancy test	소변 임신 검사
UR	upper right	우측상부
	urinary retention	요 정체
	utilization review	유용성 검토
URAC	uric acid	요산
URD	undifferentiated respiratory disease	비분화성 호흡기질환
URI	**upper respiratory infection**	**상기도 감염**
URIC A	uric acid	요산
URINE P	urine protein	요단백
URINE S	urine sugar	요당
URINE SG	urine specific gravity	요비중
url	unrelated	관계없는
URO	**urology**	**비뇨기과(학)**
UROB	urobilinogen	유로 빌리노젠
urol	urology	비뇨기과학
URQ	**upper right quadrant**	**우상부 1/4**
URS	ureteroscopy	뇨관경
URSB	upper right sternal border	상부우측 흉골연
URT	upper respiratory tract	상기도
URTI	upper respiratory tract infection	상기도 감염

약 어	원 어	해 설
US	**ultrasonography**	**초음파 검사법**
	unit secretary	병실 비서(서기)
USA	unit services assistant	병실관리보조
	unstable angina	불안전성 협심증
USAN	united states adopted names	약물(로 사용되는 화합물) 명명기관
USB	upper sternal border	상부 흉골연
U-SCOPE	ureteroscopy	요관경 검사법
USCVD	unsterile controlled vaginal delivery	소독되지 못한 상태에서 자연분만
USG	ultrasonography	초음파 검사
USH	usual state of health	보통 건강상태
USI	urinary stress incontinence	긴장성 요실금
USN	ultrasonic nebulizer	초음파 분무기
USOGH	usual state of good health	건강상태가 양호
USOH	usual state of health	보통의 건강상태
USP	unassisted systolic pressure	비보조 수축압
	United States Pharmacopeia	미국 약전
USPHS	United States Public Health Service	미국 보건위생국
UST	**urine sugar test**	**요당검사**
USUCVD	unsterile uncontrolled vaginal delivery	소독되지 않고 조절되지 않는 질식분만
USVMD	urine specimen volume measuring device	소변용량 측정기구
UT	uterus	자궁
	urinary tract	비뇨관
ut cont	uterine contracture	자궁경축(수축)
UTD	up to date	현재까지
ut diet	as directed	지시대로
UTF	usual throat flora	후두 상재균

약 어	원 어	해 설
UTI	**urinary tract infection**	**요로 감염**
UTO	unable to obtain	얻을 수 없는
	upper tibial osteotomy	상부경골 절개술
UTP	unilateral tension pneumothorax	편측성 긴장성 기흉
UTS	ulnar tunnel syndrome	척골터널 증후군
	ultrasound	초음파
uu	urine urobilinogen	소변중 빌리루빈 검사
UUN	urinary urea nitrogen	뇨 요소 질소
uuo	unilateral occulusion	편측폐색
UV	**ultraviolet**	**자외선**
	unbilical vein	제대동맥
	ureterovesical	요관방광의
	urine volume	요량
UVA	ultraviolet A light	장파장 자외선
	ureterovesical angle	요관방광의 각
UVB	ultraviolet β light	자외선 β광선
UVC	**umbilical vein catheterization**	**제대정맥관 삽입술**
UVJ	**ureterovesical junction**	**요관방광 이행부**
UVL	ultraviolet light	자외선 빛
	umbilical venous line	제대 정맥선
UVR	ultraviolet radiation	자외선 조사
UVT	unsustained ventricular tachycardia	비지속적 심실 빈맥
UW	unilateral weakness	편측 쇠약
	U wave	심전도 U파
U/WB	unit of whole blood	전혈의 단위
UWF	unknown white female	신원미상의 백인여성
UWM	unknown white male	신원미상의 백인남성
	unwed mother	미혼모

V

약 어	원 어	해 설
V	five	다섯
	gas volume	가스량
	minute volume	분량
	vagina	질
	vein	정맥
	verb	구두의
	vomiting	구토
$\mathring{v}$	ventilation (L/min)	환기
+V	positive vertical divergence	양성 수직 발산
V_1	**fifth cranial nerve ophthalmic division**	**5번째 뇌신경(삼차신경)의 안신경분절**
V_2	**fifth cranial nerve maxillary division**	**5번째 뇌신경의 상악신경분절**
V_3	**fifth cranial nerve mandibular division**	**5번째 뇌신경(삼차신경)의 하악신경분절**
V_1 to V_6	precordial(chest) leads	흉부유도 1~6
VA	vacuum aspiration	진공흡인
	valproic acid	밸프로산(항전간제)
	ventricular aneurysm	심심동맥류
	vertebral artery	추골동맥
	veterans administration	재향군인 관리국
	visual acuity	**시력**
Va	volume of alveolar gas	폐포 가스 용량
V&A	vagotomy and antrectomy	미주신경절단술과 위전정부절제술
VAB	**vinblastine, dactinomycin, bleomycin, cisplatin and cyclophosphamide**	**항암제의 일종**

V

약 어	원 어	해 설
VAC	ventriculoarterial connections	뇌실동맥 연결
	vincristine, dactinomycin and cyclophosphamide	항암제의 일종
	vincristine, doxorubicin and cyclophosphamide	항암제의 일종
VAD	vascular(venous) access device	혈관 사정도구
	ventricular assist device	심실 보조장치
	vincristine, doxorubicin and dexamethasone	
VADCS	ventricular atrial distal coronary sinus	심실심방 원위 관상동
VADR IAC	vincristine, doxorubicin and cyclophosphamide	항암제의 일종
VAERS	Vaccine Adverse Events Reporting System	백신 부가반응 보고체계
VAG	vertebral arteriography	추골동맥 조영술
vag	vagina	질
VAG HYST	vaginal hysterectomy	질식 자궁절제술
VAH	veterans administration hospital	퇴역 군인병원
VAHBE	ventricular atrial His bundle electrocardiogram	심실심방 히스속 심전도
VAHRA	ventricular atrial height right atrium	심실심방높이 우심방
VAHS	virus associated hemophagocytic syndrome	바이러스 관련성 혈액 탐식성 조직구 증식증
VAIN	vaginal intraepithelial neoplasia	질 상피내의 신생물
VALE	visual acuity, left eye	시력(왼쪽)
VAMC	veterans affairs medical center	퇴역군인문제 의학센터
VAMS	visual analogue mood scale	시력아날로그 기분척도
Vand	Van den Bergh or bilirubin	반 덴 베르크 또는 빌리루빈
VAOD	visual acuity, right eye	시력, 오른쪽 눈

약 어	원 어	해 설
VAOS	visual acuity, left eye	시력, 왼쪽 눈
VAOSLP with P	visual acuity, left eye, left perception with projection	시력, 왼쪽 눈, 왼쪽 지각과 투사
VAP	ventilator associated pneumonia	인공호흡기와 관련된 폐렴
	venous access port	정맥평가도구
	vincristine, asparaginase and prednisone	항암제의 일종
VAPCS	ventricular atrial proximal coronary sinus	심실심방 근위 관상동
VAR	variant	변위
VARE	visual acuity, right eye	시력, 오른쪽 눈
VAS	vascular	혈관의
	visual analogue scale	시력 아날로그 척도
VASC	visual auditory screen test for children	어린이를 위한 시청각 검사
V-A shunt	**ventricle atrial shunt**	**심실심방 우회로**
VAS RAD	vascular radiology	혈관방사선학
VAT	ventricular activation time	심실 흥분시간
VATER	vertebral, anal, tracheal, esophageal and renal anomalies	추골, 항문, 기관, 식도와 신장의 비정상
VATH	vinblastine, doxorubicin, thiotepa, and fluoxymesterone	항암제의 일종
VATS	**video assisted thoracoscopic surgery**	**비디오 흉강경하 수술**
	venous blood	정맥 혈액
VB	Van Buren(catheter)	벤뷰렌(카테터)
	vertebral basilar	추골뇌기저 동맥계
VB_1	first voided bladder specimen	처음 배뇨 방광 검사물
	initial urine	처음 소변

약 어	원 어	해 설
VB_2	mid stream urine second midstream bladder specimen	2번째 중간뇨 방광 검사물
VB_3	urine after prostatic massage	전립선 마사지후 소변
VBAC	vaginal birth after cesarean	제왕절개후 질식분만
VBAP	vincristine carmustine doxorubicin and prednisone	항암제의 일종
VBC	vinblastine, bleomycin and cisplatin	항암제의 일종
VBG	venous blood gas	정맥혈 가스
	vertical banded gastroplasty	상부결찰식 위형성술
VBI	vertebro basilar insufficiency	추골 기저동맥 부전증
	vestibulo basilar insufficiency	전정기저동맥 부전증
VBL	vinblastine	항암제의 일종
VBP	vinblastine, bleomycin and cisplatin	항암제의 일종
VBS	vertebral basilar system	척추기저 체계
VC	color vision	색각
	etoposide and carboplatin	항암제의 일종
	pulmonary capillary blood volume	폐모세혈관 혈액용량
	vena cava	**대정맥**
	ventilatory capacity	폐환기능
	vital capacity	**폐활량**
	vitamin C	비타민 C
	vocal cords	성대
VCAP	vincristine, cyclophosphamide, doxorubicin and prednisone	항암제의 일종
Vcc	vision with correction	교정시력
VCCA	velocity common carotid artery	총 경동맥 속도
VCG	vectorcardiography	백터 심전도
VCO	ventilator CPAP oxyhood	인공호흡기 CPAP 산소덮개

약 어	원 어	해 설
VCR	video cassette recorder	비디오 카세트 녹화기
	vincristine sulfate	항암제
VCT	venous clotting time	정맥혈의 응고시간
VCU	vesicouterine	방광 자궁의
	voiding cystourethrogram	배뇨중 방광요도조영도
VCUG	vesicoureterogram	방광요관조영도
	voiding cystourethrogram	**배뇨중 방광요도조영도**
VCUR	vesicoureteral reflux	방광요관역류
VD	vaginal delivery	질식분만
	venereal disease	**성병**
	voided	배뇨된
	volume of dead space	사강 용적
	volume of distribution	분포량
vd	volume of distribution	분포 용적
V/D	vaginal delivery	질식분만
V&D	vomiting and diarrhea	구토와 설사
VDA	venous digital angiogram	정맥지두 혈관조영도
	visual discriminatory acuity	분별 시력도
VDAC	vaginal delivery after cesarean	제왕절개후 질분만
VDD	atrial synchronous ventricular inhibited pacing	심방 동조성 심실억제조율
VDEL	venereal disease	성병
	experimental laboratory	실험실
VDG	**venereal disease gonorrhea**	**성병, 임질**
vdg	voiding	배뇨
VDH	valvular disease of the heart	심장판막 질환
VDJ	variable diversity joining	가변형 부동결합(관절)
VDL	vasodepressor lipid	혈관수축성 지질
	visual detection level	시각 감지단계

약 어	원 어	해 설
VDO	varus derotational osteotomy	내반슬(족) 골절개술
VD or M	venous distention or masses	정맥확장 또는 덩어리
VDP	ventricular demand pacing	심실 요구성 조율
	vinblastine, dacarbazine and cisplatin	항암제의 일종
VDRL	**venereal disease research laboratory(test for syphilis)**	**(매독검사)를 위한 성병반응검사**
VDRR	vitamin D resistant rickets	비타민 D 저항성 구루병
VDS	vasodilator substance	혈관 확장물질
	venereal disease syphilis	성병, 매독
VDT	visual display terminal	단말기 표시장치
VD/VT	dead space to tidal volume ratio	사강 환기율
VE	vaginal examination	질 검진
	venous engorgement	정맥울혈
	vertex	두정
	vocational evaluation	직업상의 평가
	minute volume(expired)	분당호흡량, 분당박출량
V/E	violence and elope	폭행과 도망
VEA	ventricular ectopic activity	심실기외 활동
VEB	ventricular ectopic beat	심실기외 박동
VEC	vecuronium(bromide)	신경근 차단제
VED	vacuum extraction delivery	진공 흡인 분만
	ventricular ectopic depolarization	심실성기외 분극
VEE	Venezuelan equine encephalitis	베네수엘라 말 뇌척수염
VEGF	vascular endothelial growth factor	혈관내피 성장요인
VEM	vasoexcitor material	혈관 수축 물질
VENT	**ventilation**	**환기**
	ventilator	인공호흡기

약 어	원 어	해 설
VENT	ventral	복측의
	ventricular	심실의
VEP	visual evoked potential	시각유발 전위검사
VER	ventricular escape rhythm	심실 이탈리듬
	visual evoked responses	시각유발 반응
VES	ventricular extrasystoles	심실성 기외수축
VET	veteran	베테랑, 숙련자, 퇴역군인
VF	left leg(electrode)	왼쪽다리(전극)
	ventricular fibrillation	**심실세동**
	ventricular flutter	심실조동
	vision field	시야, 시계
	vocal fremitus	목소리 진탕음
VFI	visual fields intact	손상받지 않는 시야
V. Fib	**ventricular fibrillation**	**심실 세동**
VFP vitrous	fluorophotometry	형광 분광법
VFPN	volu feed premie nipple	처음 유두로 먹는 양
VFRN	volu feed regular nipple	규칙적으로 유두로 먹는 양
V-F shunt	ventricle fallopian shunt	자궁강 난관 문합
VG	vein graft	정맥이식
	ventricular gallop	심실 갤럽
	very good	매우 좋음
V&G	vagotomy and gastroenterotomy	미주신경절개와 위장절개술
VGH	very good health	아주 좋은 건강 상태
VH	**vaginal hysterectomy**	**질식 자궁 절제술**
	veterans hospital	퇴역군인 병원(보훈병원)
	viral hepatitis	**바이러스성 간염**
	vitreous hemorrhage	**초자체 출혈**
VH I	very narrow anterior chamber angles	심한 전방협우각

약 어	원 어	해 설
VH Ⅱ	moderately narrow anterior chamber angles	중등도 전방협우각
VH Ⅲ	moderately wide open anterior chamber angles	중등도 넓게 개방된 전방 협우각
VH Ⅳ	wide open anterior chamber angles	넓게 개방된 전방 협우각
VHD	**valvular heart disease**	**심장 판막 질환**
VHF	visual half field	반측시야
VI	six	여섯
	volume index	용량 지수
VIA	virus inactivating agent	바이러스 불활성화 인자
vib	vibration	진동
VIBS	VictiM's Information Bureau Service	
VIC	**Volkman's ischemic contracture**	**폴크만의 허혈성 연축**
VICA	velocity internal carotid artery	내측 경동맥 속도
VID	videodensitometry	비디오 밀도계측, 농도 계측
VIG	vaccinia immune globulin	백신 면역 글로불린
VIN	vulvar intraepithelial neoplasm	외음 상피내의 신생물
VIP	vasoactive intestinal peptide	혈관활동성 장관 펩타이드
	vasoactive intracorporeal pharmacotherapy	혈관활동성 체부내 약물요법
	very important patient	매우 중요한 환자
	vinblastine, ifosfamide, and cisplatin	항암제의 일종
	voluntary interruption of pregnancy	자발적 임신중절
VIP omas	**vasoactive intestinal peptide secreting tumors**	**혈관활동성 장관에서 펩티드 분비하는 종양**

약 어	원 어	해 설
VIQ	verbal intelligence quotient (part of Wechsler tests)	언어지능 지수
VIS	visual impairment service	시각장애 서비스
	vis (force)	힘, 에너지
VIT	venom immunotherapy	독액의 면역요법
	vital	생명의
	vitamin	비타민
vit. cap	**vital capacity**	**폐활량**
Vit op	visual acuity	시력
VIU	visual internal urethrotomy	내부의 요도절개술
VIZ	namely	즉, 다시 말하자면
V-J	ventriculojugular(shunt)	뇌실 경정맥(측로)
VKC	vernal(kerato)conjunctivitis	춘계(각)결막염
VKH	Vogt Koyanagi Harada's disease	포크트 코야나기 하라다의 병
VL	left arm(electrode)	왼쪽 팔(전극)
	vial	바이알(고무마개 유리병)
VLBW	very low birth weight	출산시 매우 낮은 체중
VLCD	very low calorie diet	극저 카로식 식이
VLCFA	very long chain fatty acids	사슬이 매우 긴 지방산
VLDL	very low density lipoprotein	극저 비중 지단백
VLH	ventrolateral nucleus of the hypothalamus	시상하부 복외측 핵
VLM	visceral larva migrans	내장의 유충이행증
VLP	virus like particle	바이러스 같은 미립자
VLR	vastus lateralis release	측광근 방출
	ventilated mask	환기 마스크
VM	ventimask	판모양 마스크
	Venturi mask	벤투리 마스크
	vestibular membrane	전정막

약 어	원 어	해 설
VM	vinblastin and methotrexate	항암제의 일종
	viomycin	결핵치료제
VMA	vanillyl mandelic acid	소변내 카테콜라민 대사산물
VMC	vasomotor center	혈관 운동신경 중추
VMCP	vincrstine, melphalan cyclophosphamide and prednisone	항암제의 일종
VMH	ventromedial hypothalamus	복내측 사상하부
VMO	vastus medalis oblique	내측 광사근
VMR	vasomotor rhinitis	혈관 운동성 비염
VN	visiting nurse	방문 간호사
VNA	visiting nurses association	방문 간호사 협회
VNC	vesicle neck contracture	방광경 협착
VO	**verbal order**	**구두 지시**
	vitreous opacity	**초자체 혼탁**
Vo	**volume of dead**	**사강량**
VO_2	oxygen consumption	산소 소비량
VOCAB	vocabulary	어휘, 어구
VOCTOR	void on call to operating room	수술실에서 요구되는 배뇨
VOD	venoocclusive disease	안정맥 폐쇄질환
	vision right eye	**우안 시력**
	visus oculus dexter	우안 시력
VOL	volume	용량
	voluntary	자유의지의, 수의적
VOM	vomited	구토
VOO	continuous ventricular asynchronous pacing	지속적인 심실의 부동시성 보측
VOR	vestibular ocular reflex	전정-안구 반사
VOS	**vision left eye**	**좌안 시력**
VOT	visual organization test	시각 조직화검사

약 어	원 어	해 설
VOU	vision both eyes	양안 시력
VO/VC	venous outflow / venous capacitance	정맥계 흐름/ 용적조사
VP	etoposide	항암제의 일종
	venipuncture	정맥 천자
	venous pressure	정맥압
	ventriculoperitoneal	뇌실 복막의
V&P	vagotomy and pyloroplasty	미주신경 절단술과 유문형성술
	ventilation and perfusion	환기와 관류
VP-16	**etoposide**	**항암제 종류**
VPA	valproic acid	발프로산
V-pad	sanitary napkin	위생의(건강의) 냅킨
VPB	ventricular premature beat	심실성 기외박동
VPC	ventricular premature contractions	심실성 조기수축
VPDF	vegetable protein diet plus fiber	섬유질을 더한 야채 단백질 식이
VPDs	ventricular premature depolarizations	심실성 조기 탈분극
VPI	velopharyngeal incompetence	구개 인두 기능부전증
	velopharyngeal insufficiency	구개 인두 기능 부전증
VPL	ventroposterolateral	복측 후외면의
VPR	volume pressure response	용량압의 반응
VPS	valvular pulmonic stenosis	판상의 폐동맥의 협착증
	ventriculoperitoneal shunt	뇌실복막강 단락술
V/Q	ventilation perfusion ratio	환기량과 관류량의 비율
VR	valve replacement	판막복위, 판막치환
	right arm(electrode)	오른쪽 팔(전극)
	ventricular rhythm	심실의 리듬
	verbal reprimand	구두 징계

약 어	원 어	해 설
VR	vocational reprimand	직무상 징계
	vocational rehabilitation	직업 재활
VRA	visual reinforcement audiometry	시력강화 청력측정기
VRC	vocational rehabilitation counselor	직업적 재활 상담가
VRE	**vancomycin resistance enterococci**	**반코마이신 내성 장구균**
VRI	viral respiratory infection	바이러스성 호흡기 감염
VRL	ventral root, lumber	복측근, 요부
VRSA	**vancomycin resistance staphylococcus aureous**	**반코마이신 내성 황색 포도상 구균**
VRT	ventral root, thoracic	복측근, 흉곽의
	vertical radiation topography	수직 단층촬영법
	Visual Retention Test	시력고정 검사
VRU	ventilatory rehabilitation unit	환기 갱신 단위
VS	vagal stimulation	미주신경 자극 작용
	versus	~와 대비하여, ~에 대한
	very sensitive	매우 예민한
	visited	방문하다
	vital signs (temperature, pulse and respiration)	**활력징후 (체온, 맥박과 호흡)**
VSBE	very short below elbow(cast)	팔꿈치 아래 매우 짧은 석고 붕대
VSC	visa screen certification	비자 스크린 증명서
VSD	**ventricular septal defect**	**심실중격 결손(증)**
VSI	visual motor integration	시력운동통합
VSN	vital sign normal	정상 활력징후
VSO	vertical subcondylar oblique	수직 하과사근
VSOK	vital signs normal	정상 활력징후
VSP	ventricular synchronous pacing	심실 동조성 조율
VSR	venous stasis retinopathy	정맥 울혈성 망막증

약 어	원 어	해 설
VSS	vital signs stable	활력징후 안정
Vss	apparent volume of distribution	분포의 외견상 용량
VSSAF	vital signs stable, afebrile	활력징후안정, 체온정상
VSV	vesicular stomatitis virus	수포성 구내염 바이러스
VT	ventilation therapy	환기요법
	ventilation tube	환기관
	ventricular tachycardia	**심실성 빈맥**
	tidal volume	1회 환기량
V and T	volume and tension of pulse	맥박의 용량과 신장력
V tach	ventricular tachycardia	심실성 빈맥
VTE	venous thromboembolism	정맥 혈전색전증
VTEC	verotoxin prducing Escherichia coli	베러톡신을 분비하는 대장균
VTNS	ventricular tachycardia non sustained	비지속적인 심실빈맥
VTP	voluntary termination of pregnancy	임신중절
VTS	ventricular tachycardia sustained	지속성 심실빈맥
VT/VF	ventricular tachycardia/fibrillation	심실빈맥/세동
VTX	vertex	꼭지, 두정부
VUJ	**vesicoureteral junction**	**방광요관 접합부**
VUR	vesicoureteral reflux	방광요관 역류
VV	varicose veins	정맥류
V&V	vulva and vagina	외음부와 질
V/V	volume to volume ratio	용량대 용량의 비율
VVC	vulvovaginal candidiasis	외음부질 칸디다증
VVD	vaginal vertex delivery	질 두정부 분만
VVFR	vesicovaginal fistula repair	방광질루 복원술
V/VI	grade 5 on a 6 grade basis	5, 6등급 기초

약 어	원 어	해 설
VVOR	visual vestibuloocular reflex	시각 전정 안반사
VW	vessel wall	혈관벽
VWD	**von Willebrand's disease**	**폰 빌레브란트 병**
vWF	**von Willebrand's factor**	**폰 빌레브란트 인자**
VWM	ventricular wall motion	심실벽 운동
Vx	vitrectomy	유리체 절제술
V-XT	V-pattern exotropia	V형 외사시
VZ	varicella zoster	수두 대상포진
VZIG	**varicella zoster immune globulin**	**수두 대상포진 면역 글로불린**
VZV	**varicella zoster virus**	**수두 대상포진 바이러스**

W

약 어	원 어	해 설
W	wearing glasses	안경착용
	week	주
	weight	**중량, 체중, 무게**
	well	잘, 만족스럽게, 건강하고
	white	흰
	widowed	미망인이 된, 홀아비가 된
	wife	부인
	with	~함께
	wolframium	텅스턴(wolfram=tungsten)
WA	**wheel chair ambulation**	
	when awake	각성시
	while awake	깨우는 동안, 깨어있는 동안
	wide awake	폭넓은 각성
W or A	weakness or atrophy	허약하거나 발육불능(위축쇠약)
WAF	weakness, atrophy and fasciculation	허약함, 위축과 섬유속 형성
	white adult female	백인 성인 여자
WAIS	Wechsler adult intelligence scale	성인용 웩슬러 지능검사
WAISR	Wechter adult intelligence scale revised	성인용 웩슬러 지능검사
WAM	white adult male	백인 성인 남자
WAP	wandering atrial pacemaker	유주 심박 조율
WAS	Wiskott Aldrich syndrome	위스코트 알드리히 증후군
WASO	wakefulness after sleep onset	수면초기의 불면증
WASS	Wasserman test for syphilis	와세르만 매독검사

약 어	원 어	해 설
WAT	word association test	단어 연상 검사
WB	waist belt	허리띠
	weight bearing	무게 축받이
	well baby	건강한 아기
	western blot	서양 주사위 놀이
	whole blood	전혈
WBACT	whole blood activated clotting time	전혈액 활성화 응고시간
WBAT	weight bearing as tolerated	무게 축받이에 내성이 있는
WBBS	**whole body bone scanning**	**전신 골 동위원소 촬영**
WBC	well baby clinic	육아 상담클리닉
	white blood cell(count)	**백혈구(수)**
WBCT	whole blood clotting time	전혈 응고시간
WBH	whole body hyperthermia	전신 고체온
W Bld	whole blood	전혈
WBN	wellborn nursery	건강하게 태어난 신생아
WBPTT	whole blood partial thromboplastin time	전혈의 부분 응고시간
WBQC	wide base quad cane	밑면이 넓은 사각형 지팡이
WBR	whole body radiation	전신 방사선 조사
WBS	whole body scan	전신 동위원소 촬영
WBTF	Waring Blender tube feeding	블렌더 튜브 영양
WBTT	weight bearing to tolerance	체중 인내 내성
WC	**ward clerk**	**병동 사무원(서기)**
	warm compress	온 습포
	water closet	변소, 화장실
	wet compresses	젖은 습포
	wheel chair	휠체어
	when called	부를 때
	whooping cough	백일해 기침

약 어	원 어	해 설
WC	will call	부를 예정, 호출 예정
WCA	work capacity assessment	업무량 평가
WCC	well child care	건강한 아이 간호
	white cell count	백혈구 수
WCM	whole cow's milk	암소의 우유 전체
WD	**ward**	**병동**
	well developed	초기환자상태기록
	well differentiated	잘 분화된
	wet dressing	습포, 젖은 드레싱
	Wilson's disease	윌슨 질병
	word	낱말, 단어
	wound	창상, 외상
W/D	warm and dry	따뜻하고 건조한
	withdrawal	금단, 자폐증
W→D	wet to dry	젖은 것에서 건조한 것으로
W4D	worth four dot(test for fusion)	4점 융합력(안과 테스트)
WDCC	well developed collateral circulation	잘 발달된 측부 순환
WDF	white divorced female	이혼한 백인 여성
WDHA	watery diarrhea hypokalemia and achlorhydria	물 설사 저칼륨혈증과 무염산증
WDHH	watery diarrhea, hypokalemia and hypochlorhydria	물 설사, 저칼륨혈증과 저염산증
WDLL	well differentiated lymphocytic lymphoma	잘 분화된 림프구성 림프종
WDM	white divorced male	이혼한 백인 남자
WDS	watery diarrhea syndrome	수양성 설사 증후군
WDW NBM	well developed, well nourished black male	발육이 잘 되고 영양상태가 양호한 흑인남자
WDW NWF	well developed, well nourished white female	발육이 잘 되고 영양상태가 양호한 백인남자

약 어	원 어	해 설
WE	weekend	주말
WEE	Western equine encephalitis	서부 말 뇌염
WEP	weekend pass	지난 주말
wet preps	wet preparations	
WF	water feeding	수액 제공
	white females	백인 여성
W FEEDS	with feedings	급식과 함께
WFI	water for injection	주사용 증류수
WFL	within full limits	가능한 범위
	within functional limits	제한된 기능 안에
WF-O	will follow in office	직무를 수행한다
WFR	wheal and flare reaction	팽진과 발적 확장반응
WG	**Wegner's granulomatosis**	**베그너 육아종증**
WH	walking heel(cast)	보행 발꿈치(석고붕대)
	well hydrated	잘 수화한
WHO	world health organization	세계 보건기구
	wrist hand orthosis	수근-손 정형술
WHPB	whirlpool bath	소용돌이(월풀) 목욕
WHV	Wood-Chuck hepatitis virus	우드-척 간염바이러스
WHVP	wedged hepatic venous pressure	간정맥 쐐기압
WHZ	wheezes	천명, 천식음
WI	walk in	걷다
W/I	within	~의 안쪽에
W+I	work and interest	일과 관심
WIA	wounded in action	활동 중 입은 상처
WIC	women, infants and children	여자, 영아 그리고 어린이
WID	widow	미망인

약 어	원 어	해 설
WID	widower	홀아비
WIS	ward incapacity scale	병실 부적격 검사
WISC	Wechsler intelligence scale for children	어린이용 웩슬러 지능 검사
WISCR	Wechsler intelligence scale for children revised	개정 어린이용 웩슬러 지능검사
wk	week	주
	work	일
WKI	Wakefield inventory	웨이크필드 조사
WKS	Wernicke Korsakoff syndrome	베르닉-코르사코프 증후군(노인성 치매)
WL	waiting list	대기자 명단
	weight loss	체중 손실
WLS	wet lung syndrome	장액성 폐증후군
WLT	water load test	수 부하 검사
WM	white male	백인 남성
	whole milk	분유
WMA	wall motion abnormality	벽운동 비정상
WMD	warm moist dressings(sterile)	따뜻하고 축축한 드레싱(무균처리)
WMF	white married female	결혼한 백인 여자
WMI	wall motion index	벽운동 색인
WMM	white married male	결혼한 백인남자
WMP	warm moist packs(sterile)	따뜻하고 축축한 팩(찜질, 무균처리)
	weight management program	중량처리 프로그램
WMS	Wechsler memory scale	웩슬러 기억 검사
WMX	whirlpool, massage and exercise	월풀, 마사지와 운동
WN	well nourished	양호한 영양 상태
WND	wound	창상

약 어	원 어	해 설
WNL	within normal limits	정상 범위내
WNT50	Wagner Nelson time 50 hours	와그너 넬슨시간 50시간
WO	weeks old	지난주
	Whipple's operation	휘플수술, 췌십이지장 절제술
	written order	**서면 지시**
W/O	water in oil	기름속의 물방울, 유제
	without	**~없이**
WOB	work of breathing	호흡
WOP	without pain	고통없이
WP	whirlpool	월풀(소용돌이 목욕욕조)
WPCs	washed packed cells	세척한 농축세포
WPOA	wearing patch on arrival	도착즉시 패치 붙일 것
WPPSI	Wechsler preschool primary scale of intelligence	아동용(학령전기) 웩슬러 지능검사
WPW synd	**Wolff Parkinson white syndrome**	**볼프 파킨슨 화이트 증후군(조기 수축성 빈맥) WPW증후군**
WR	Wassermann reaction wrist	와세르만 수근 반응
WRAT	wide range achievement test	광범위 학력 테스트
WRATR	wide range achievement test revised	광범위 학력 테스트 복습
WRBC	washed red blood cells	적혈구를 씻어내다
WRC	washed red(blood) cells	적혈구를 씻어내다
WRIOT	wide range interest opinion test(for career planning)	광범위 호감도 테스트 (직업 계획을 위한)
WS	ward secretary	병동 비서
	watt seconds	일의 단위
	work simplification	일의 단순화
	work simulation	작업 모의실험
W&S	wound and skin	상처와 피부

약 어	원 어	해 설
W/S	suction wangensteen suction	흡입 왕겐스틴 흡인
WSB	wale sealed bottle	밀봉 배액병
WScpF	white separated female	별거중인 백인 여자
WScpM	white separated male	별거중인 백인 남자
WSF	white single female	독신 백인 여성
WSM	white single male	독신 백인 남성
WSP	weasel speech process	말 배우는 과정
WT	walking tank	이동용 탱크
	weight(wt)	**무게, 중량**
	Wilms' tumor	윌름스 종양
	wisdom teeth	지치(사랑니)
WTD	wet to dry	젖은 것에서 건조한 것으로
WTS	whole tomography slice	전신 단층촬영평면
W/U	workup	업무종료
WV	whispered voice	속삭이는 소리
W/V	weight per volume	중량대 체적비
WW	weight watchers	식이요법 중인 사람
W/W	weight to weight ratio	중량대 중량 비율
W→W	wet to wet	젖은 것에서 젖은 것으로
WWAC	walk with aid of cane	지팡이의 도움으로 걷다
WWidF	white widowed female	백인 미망인
WWidM	white widowed male	백인 홀아비
WYOU	women years of usage	여성의 해

X

약 어	원 어	해 설
X	break	깨뜨리다
	cross	교차
	crossmatch	교차 시험을 한다
	except	~을 제외하고
	exophoria for distance	외사위 거리
	start to anesthesia	마취의 시작
	ten	10
	times	시간, 배
	xylocaine(lidocaine)	국소마취제
X ′	exophoria for near	근거리 외사위
X	except	~을 제외하고
X^2	chi-square test	카이 스퀘어 검사 (통계기법 중의 하나)
X3	orientation as to time, place and person	시간, 장소, 사람에 관한 지남력
XBT	xylose breath test	크실로스(목당) 호흡검사
XC	excretory cystogram	배출성 방광경조영
XcCT	xenon enhanced computed tomography	제논 증강 컴퓨터 단층 촬영법
XD	times daily	매일의 시간
X&D	examination and diagnosis	검사와 진단
XDP	xeroderma pigmentosum	색소성 건피증
Xe	xenon	크세논(원소기호)
X-ed	crossed	교차하다
XFER	transfer	운반, 수송
XGP	xanthogranulomatous pyelonephritis	황색육아종성 신우신염

약 어	원 어	해 설
XI	eleven	십일, 11
XII	twelve	십이, 12
XIP	X-ray in plaster	깁스위 X선 촬영
XKO	not knocked out	노크없이 나가다
XL	extended release	광범위한 방출
	extra large	외측 큰, 넓은
XLA	X-linked infantile agammaglobulinemia	X-염색체 연쇄성의 유아의 무감마글로불린 혈증
X-leg	cross leg	다리를 꼬고 앉다
XLH	X-linked hypophosphatemia	X-염색체 관련 저인증
XLIR	X-linked juvenile retinoschisis	X염색체 관련 연소기 망막층간분리
XM	crossmatch	교차시험
X-mat.	crossmatch	교차시험
XMM	xeromammorgraphy	건조 유방 조영술
XOM	extraocular movements	외안운동
XOP	X-ray out of plaster	깁스외 X-선
XP	**xeroderma pigmentosum**	**색소성 건피증**
XR	X-ray	X-선
XRT	radiation therapy	방사선 치료
XS	excessive	최고도의, 과잉의
XS-LIM	exceeds limits of procedure	행동의 한계초과
XT	exotropia	외사시
X(T)	intermittent exotropia	간헐성의 외사시
XU	excretory urogram	배출성 요로 조영상
XULN	times upper limit of normal	정상 상한 시간
XV	fifteen	15
3X/WK	three times a week	일주일에 세 번
XX	**normal female sex chromosome type**	**정상 여성 염색체 유형**
	twenty	이십, 20

약 어	원 어	해 설
XX/XY	**sex karyotypes**	**성핵형**
XXX	thirty	삼십, 30
XY	**normal male sex chromosome type**	**정상 남성 염색체 유형**
XYL	Xylocaine[R]	지로카인=리도카인
XYLO	Xylocaine[R]	지로카인, 리도카인

Y

약어	원어	해설
Y	yttrium	이트륨
YACP	young adult chronic patient	젊은 성인 만성환자
YAG	yttrium aluminum garmet (laser)	이트륨, 알루미늄, 가멧 (레이저)
Yb	ytterbium	이테르붐
YBOCS	Yale Brown obsessive compulsive scale	예일 브라운 강박관념 검사
Yel	yellow	노란, 황색의
YF	yellow fever	황열
YFI	yellow fever immunization	황열 면역
YJV	yellow jacket venom	노란 표지 독물
YLC	youngest living child	가장 어린 생존아
YMC	young male Caucasian	코카서스의 젊은 남자
Y/N	yes/no	예/아니오
YO	years old	나이
YOB	year of birth	태어난 해
YORA	younger onset rheumatoid arthritis	연소자 류마티스성. 관절염 발병
YPLL	years of potential life lost before age 65	65세전 잃어버린 잠재적인 세월
yr	**year**	**해**
YSC	yolk sac carcinoma	난황낭 암
YTD	year to date	년 월 일
YTDY	yesterday	어제

Z

약 어	원 어	해 설
Z	impedance	임피던스
ZDV	zidovudine	
	azidothymidine(AZT)	AIDS 바이러스 억제제
Z-E	Zollinger Ellison(syndrome)	졸린거 엘리슨(증후군)
ZEEP	zero end expiratory pressure	제로 호기 종말압(호흡)
ZES	Zollinger Ellison syndrome	졸린거 엘리슨 증후군
Z-ESR	zeta erythrocyte sedimentation rate	제타 적혈구 침강율
ZG	**zirconium granuloma**	**지르코늄 육아종**
ZIG	**zoster(serum) immune globulin**	**대상포진(혈청) 면역글로불린**
ZIP	zoster immune plasma	대상포진 면역 혈장
ZMC	zygomatic	광대뼈의(관골, 협골의)
	zygomatic maxillary compound (complex)	광대뼈의 상악골의 화합물(복합체)
Zn	**zinc**	**아연**
ZnO	**zinc oxide**	**아연산화물**
ZnOE	zinc oxide and eugenol	아연산과 유제놀
ZNS	zonisamide	조니세미드
ZPC	zero point of charge	충전의 무점
	zopiclone	조피클론
ZPG	zero population growth	제로인구성장율
ZPO	zinc peroxide	과산화 아연
ZPP	zinc protoporphyrin	아연 프로토포르피린
ZPT	zinc pyrithione	아연 피리티온
Zr	zirconium	지르코늄
ZSB	zero stools since birth	출생후 무변

약 어	원 어	해 설
ZSR	zeta sedimentation rate	제타 침강율
Zwang	Zwangsneurose	강박신경증
Z · Z′ Z″	increasing degrees of contraction	수축강도의 증가도 표시 기호

의학약어해설

2006년 9월 10일 초판발행
2010년 3월 10일 초판2쇄발행

지은이 : 민 순
펴낸이 : 이상태
펴낸곳 : 청구문화사
주 소 : 120-831 서울특별시 서대문구 연희 1동 436-1
전 화 : 02) 332-0541(代) FAX : 02) 337-9577
등 록 : 1990년 11월 2일 제9-247호

정가 15,000원

ISBN 89-5616-184-4 93510